Bradley Nelson

DER BODY CODE

Bradley Nelson

DER BODY CODE

So aktivieren Sie Ihre Selbstheilungskräfte

Übersetzt aus dem Englischen von Dr. med Susanne Hufnagel

VAK Verlags GmbH
Kirchzarten bei Freiburg

Titel der Originalausgabe: The Body Code
Die amerikanische Originalausgabe ist erschienen bei St. Martin's Essentials,
einem Imprint der St. Martin's Publishing Group

ISBN der Originalausgabe: 978-1-250-77382-1 (Hardcover), 978-1-250-77383-8 (E-Book)

Bibliographische Information der der Deutschen Nationalbibliothek
Die Deutsche Nationalbibliothek verzeichnet diese Publikation in der Deutschen Nationalbibliographie; detaillierte bibliographische Daten sind im Internet über http://dnb.d-nb.de abrufbar

VAK Verlags GmbH
Eschbachstraße 5
79199 Kirchzarten
Deutschland
info@vakverlag.de
www.vakverlag.de

4. Auflage 2026

Übersetzung: Dr. med. Susanne Hufnagel
Lektorat: Josef K. Pöllath M.A.
Layout und Satz: Atelier Lehmacher, Friedberg b. Augsburg
Umschlaggestaltung: Richard Kiefer, VAK
unter Verwendung des Coverdesigns der Originalausgabe von Olga Grlic
Druck: Himmer GmbH, Augsburg
Printed in Germany
ISBN: 978-3-86731-266-0
Hinweise des Verlags (Haftungsausschluss) → Seite 14

WIDMUNG

…Gewidmet meiner Mutter, der ich meine Liebe zum Lesen verdanke, und als Dank dafür, dass sie mich mit einem offenen Geist erzogen hat. Du warst die Weltoffene und Heilerin, der ich mein ganzes Leben lang nachgeeifert habe. Danke für Dein großartiges Beispiel, immer das Gute im Menschen zu sehen. Danke, dass Du mich zu den richtigen Therapeuten gebracht hast, als ich mit dreizehn Jahren so krank war. Das hat für mich und, wie sich herausstellte, auch für viele andere den Unterschied ausgemacht.

Gewidmet meinem Vater: für Deinen Unternehmergeist und Dein Beispiel an bedingungsloser Liebe und ein Leben ohne Ego. Danke, dass Du mir an jenem kalten Wintertag im Jahr 1983 die entscheidende Frage gestellt hast, die mich auf meinen besten Weg geführt hat.

Für Jean, die meine beste Gefährtin und Freundin ist, die ein so wesentlicher Teil dieser Arbeit und Mission ist. Danke für all Deine harte Arbeit und Beständigkeit und für Deinen selbstlosen Dienst und Deine Opferbereitschaft.

Auch von Dr. Bradley Nelson: „Der Emotion Code“

INHALT

Der Körper ist ein selbstheilender Organismus, der weiß, was nicht stimmt und was er braucht. Der Body Code ist die Art und Weise, wie wir diese Bedürfnisse »dekodieren«.

HAFTUNGSAUSSCHLUSS

Das Body-Code-System ist eine Selbsthilfemethode, die oft zu erstaunlichen Ergebnissen und wunderbaren Vorteilen führt, sowohl physischer als auch emotionaler Natur. Dennoch handelt es sich um eine relativ neue Entdeckung, die noch nicht tiefer gehend erforscht wurde.

Die Informationen in diesem Buch sind nicht dazu gedacht, den Rat des eigenen Arztes oder anderer medizinischer Fachleute zu ersetzen. Sie sollten einen Arzt konsultieren, wenn es um Ihre Gesundheit geht, insbesondere wenn Sie bereits an einer Krankheit leiden und bevor Sie Medikamente einnehmen, absetzen oder deren Dosis ändern. Die Anwendung des auf den folgenden Seiten dargelegten Materials liegt im Ermessen der Leserinnen und Leser und erfolgt auf eigene Verantwortung.

Die in diesem Material enthaltenen Informationen sind für den persönlichen Gebrauch und nicht für die Ausübung einer Heilkunde bestimmt, es sei denn, dies ist gesetzlich zulässig. Keine der in diesen Materialien enthaltenen Darstellungen ist als medizinischer Rat gedacht und sollte nicht zur Diagnose oder medizinischen Behandlung verwendet werden. Für die Diagnose oder Behandlung eines medizinischen Problems sollten Sie Ihren eigenen Arzt konsultieren. Der Autor und der Verlag übernehmen keine Verantwortung für etwaige nachteilige Auswirkungen, die Einzelpersonen behaupten, direkt oder indirekt durch die in diesem Buch enthaltenen Informationen erfahren zu haben.

Die Fallberichte in diesem Buch sind alle wahr, und es wurde die Erlaubnis eingeholt, die vollen Namen der Personen zu verwenden, wo immer dies möglich war. Dieses Buch basiert auf den persönlichen Beobachtungen und Erfahrungen von Bradley Nelson und anderen, die diese Heilmethode angewendet haben. Sie, die Leserin bzw. der Leser, müssen zu hundert Prozent die Verantwortung für Ihre Gesundheit übernehmen. Der Body Code sollte nicht missverstanden oder dazu verwendet werden, das Vorhandensein oder Fehlen eines bestimmten psychischen, körperlichen oder emotionalen Leidens zu diagnostizieren. Weder der Muskeltest noch der Neigetest sollten dazu verwendet werden, das Vorhandensein oder Nichtvorhandensein einer Krankheit zu diagnostizieren.

Individuelle Ergebnisse können variieren, und weder Autor noch Herausgeber geben irgendwelche Zusicherungen oder Garantien noch übernehmen sie irgendeine Haftung in Bezug auf die Richtigkeit oder Vollständigkeit des Inhalts, und sie lehnen insbesondere jegliche stillschweigende Garantie der Marktgängigkeit oder der Eignung für einen bestimmten Zweck ab. Weder Autor noch Verlag können gegenüber einer natürlichen oder juristischen Person haftbar oder verantwortlich gemacht werden für Verluste oder zufällige Folgeschäden, die direkt oder indirekt durch die hierin enthaltenen Informationen oder Programme verursacht oder angeblich verursacht wurden.

Die Tatsache, dass eine Organisation oder eine Website in diesem Buch als mögliche Informationsquelle erwähnt wird, bedeutet nicht, dass Autor oder Verlag die von diesen Quellen bereitgestellten Informationen oder die von ihnen ausgesprochenen Empfehlungen unterstützt.

Dieses Buch enthält persönliche Erfahrungen, die von Menschen aus der ganzen Welt eingereicht wurden. Um ihre Privatsphäre zu schützen, werden die Nachnamen nur mit ihren Initialen wiedergegeben.

Die Übersetzung der Zitate in diesem Buch stammt – sofern nicht anders vermerkt – von Dr. med. Susanne Hufnagel.

VORWORT
GEORGE NOORY

Am bekanntesten bin ich für meine Erkundung dessen, was man im Leben nicht erklären kann. Das Unbekannte war mein Spielplatz und meine Karriereplattform. Im Wesentlichen habe ich versucht, das Unbekannte kennenzulernen. Für Sie ist es vielleicht eine ähnliche Suche. Vielleicht wollen Sie nicht nur unseren Planeten verstehen, sondern auch Ihren eigenen Körper, Ihre Gesundheit und vieles mehr.

Als ich Dr. Bradley Nelson zum ersten Mal in meiner Radioshow *Coast to Coast AM* interviewte, sprachen wir über sein äußerst populäres erstes Buch *Der Emotion Code* und darüber, wie Emotionen im eigenen Körper eingeschlossen werden. Dr. Nelson erklärte, wie diese eingeschlossenen Emotionen zu Krankheiten im Körper führen können. Ich war fasziniert, und meine Zuhörer waren es auch.

Inzwischen sind mehr als zehntausend Menschen auf der ganzen Welt, darunter Ärzte und medizinisches Fachpersonal, in Nelsons Methode *Der Emotion Code* ausgebildet, und heute hat er seine bahnbrechende Arbeit mit diesem Buch, das Sie jetzt in Händen halten, weiter ausgebaut: *Der Body Code*. Der Body Code hilft uns, die Ungleichgewichte zu finden und zu korrigieren, die Krankheiten, Störungen und andere nachteilige Gesundheitsprobleme verursachen. Das Ganze in einer leicht verständlichen Sprache, die die Leserin bzw. den Leser befähigt, zu erkunden, wie der Körper funktioniert und wie er mit unserem emotionalen Zustand verbunden ist. Der Körper wird unweigerlich in seiner ganzen geheimnisvollen Intelligenz zu Ihnen sprechen. Achten Sie darauf, und machen Sie sich mit dem vertraut, was er Ihnen im Zusammenhang mit den Symptomen sagen möchte, sodass Sie in der Lage sind, das zu lösen, was er zum Ausdruck bringt.

Was wäre, wenn Sie einen Einblick in das bekämen, was man in Bezug auf Ihre Gesundheit nicht erklären kann? Was, wenn Sie direkte Informationen aus Ihrem Unterbewusstsein erhalten könnten? Es gibt viele Dinge im Körper, die uns immer noch Rätsel aufgeben, aber eines wissen wir jetzt mit Sicherheit: Gehirn und Körper sind miteinander verbunden. Die hier im Body Code enthaltene hervorragende Arbeit gibt Ihnen eine Methode an die Hand, um das Codierungssystem Ihres Körpers zu verstehen. Mit anderen Worten: Es gibt Ihnen die Schlüssel, um die Geheimnisse zu lüften, die Ihnen derzeit Rätsel aufgeben. Ich freue mich, dass Hunderttausende vonMenschen mithilfe der Arbeit von Dr. Bradley Nelson die Geheimnisse ihres Körpers entschlüsseln können. Genau das wünsche ich Ihnen.

Gönnen Sie sich das Abenteuer, Codes zu knacken und Geheimnisse zu lüften, während Sie Ihrem Körper eine größere Chance geben, sich zu erholen, zu heilen und gesund zu bleiben, sodass Sie aktiv leben und gedeihen können, wozu wir alle bestimmt sind. Genießen Sie die Erfahrung, die Ihnen dieses Buch vermitteln wird, und genießen Sie die Reise!

GEORGE NOORY
Host der US-amerikanischen Radioshow *Coast to Coast, AM*

EINLADUNG

Die Dinge in meinem Leben liefen großartig, und eine Freundin sagte: „Auf eines kannst Du Dich im Leben verlassen – es wird sich ändern." Ich musste lachen, als mir klar wurde, dass sie recht hatte. Es kann gerade alles wirklich gut laufen, und dann geschieht vielleicht plötzlich etwas Unerwartetes, etwas, das einen tatsächlich aus dem Gleichgewicht bringt. So sehr man auch plant, sich vorbereitet und auf ein großes Ziel hinarbeitet, es wird immer irgendwo ein Hindernis oder eine Abzweigung geben, etwas, das man nicht gewollt hat oder nicht vorhersehen konnte. Das bedeutet nicht, dass man keine Träume haben oder sich keine Ziele setzen sollte. Es bedeutet nur, dass sich durch Herausforderungen Gelegenheiten ergeben. So ist das Leben nun einmal, und so soll es auch sein.

Hat das Leben Sie vor eine Herausforderung gestellt? Suchen Sie nach einer Lösung, um Ihre Gesundheit wiederzuerlangen oder Ihren verletzten Körper zu heilen? Vielleicht haben Sie geliebte Menschen, die Hilfe brauchen, und es fehlt Ihnen die Fähigkeit, ihnen zu helfen. Leiden Sie unter einem gebrochenen Herzen? Wünschen Sie sich eine tiefere oder verbundenere und liebevollere Beziehung? Vielleicht sind Sie nicht in der Lage, in Ihrer Arbeit erfolgreich zu sein. Hält Sie etwas Unbestimmtes davon ab, Ihren Traum zu verwirklichen? Vielleicht sind Sie immer noch auf der Suche nach Ihrer Lebensaufgabe. Oft sind es die vermeintlichen Herausforderungen und Schwierigkeiten und der Wunsch, es besser zu machen oder mehr zu haben, die dazu führen können, dass Sie an unbekannten Orten nach Antworten suchen.

Dieses Buch ist eine Einführung in eine einfache und praktische Methode, um Lösungen zu finden, die Ihren Körper und Ihr Leben ins Gleichgewicht und zum Funktionieren bringen können. Ich hoffe, Sie lassen nicht zu, dass die Probleme des Lebens Sie zurückhalten oder blockieren, obwohl Sie eine bessere Gesundheit, größeren Erfolg und mehr Glück haben könnten. Seit über dreißig Jahren lehre ich diese Methode oder Denkweise, teile sie mit anderen und finde Lösungen für scheinbar unlösbare Probleme. Sie hat sich für mich und für unzählige andere sehr bewährt. Gerne würde ich auch Ihnen damit weiterhelfen.

Jeder Mensch hat etwas, das er ändern möchte, etwas, das ihn stört, oder etwas, das ihm Kummer bereitet. Sie müssen wahrscheinlich nicht lange darüber nachdenken, was es für Sie ist. Vielleicht haben Sie sogar ein paar Dinge in Ihrem Leben, die Sie wirklich in großem Umfang ändern möchten.

Wir alle suchen von Zeit zu Zeit nach Antworten, denn das Leben verändert sich ständig und bringt seine eigenen Schwierigkeiten mit sich. Ich hoffe, Ihnen den Zugang zu den Antworten vermitteln zu können, damit Sie wissen, an wen Sie sich wenden können, wenn Sie Hilfe benötigen.

Fast jeder kann den Body Code nutzen, um Antworten zu finden, die für das eigene Wohlbefinden entscheidend sind. Viele Menschen nutzen den Body Code bereits als Hilfsmittel, um ihren Familien und Angehörigen zu Hause zu helfen, ohne dafür bezahlt zu werden. Einige nutzen ihn, um ihr eigenes Leben in eine neue Richtung von Sinn, Zweck und Freude zu lenken. Viele weitere nehmen an unseren Onlinekursen teil und werden zertifizierte Body Code-Anwender, um die Vorgehensweise wirklich zu beherrschen und ihre eigene Beratungspraxis aufzubauen oder zu erweitern.

Die meisten Menschen, die den Body Code anwenden, können damit ein ausreichendes Gleichgewicht wiederherstellen, um einen natürlichen Fluss der Selbstheilungskräfte und des Fortschritts zu ermöglichen – sich besser zu fühlen, Schmerzen zu lindern, Arztbesuche zu reduzieren, Funktionen zu verbessern, die Kreativität zu steigern, mentale Blockaden zu durchbrechen, Beziehungen zu verbessern usw.

Bevor Sie in die Kapitel darüber eintauchen, was der Body Code bietet, wie er funktioniert und wie man ihn anwendet, schlage ich vor, dass Sie einigen grundlegenden Prinzipien Beachtung schenken, die Ihre Erfolgschancen erheblich steigern werden:

1 Öffnen Sie sich für neue Informationen.
Ich werde Ihnen Konzepte anbieten, die für Sie neu sein könnten. Wenn Sie offen für neue Informationen sind, ist es wahrscheinlicher, dass Sie Ergebnisse erzielen, die Sie noch nie zuvor gesehen haben. Keiner von uns weiß alles, was es zu wissen gibt. Was wissen wir zum Beispiel über das Universum? Wir befinden uns am Rande einer Galaxie mit Milliarden von Sternen. Unsere Galaxie ist in Billionen von Galaxien eingebettet. Könnte es sein, dass es bei all den Möglichkeiten, die es da draußen gibt, einfache, kraftvolle und wirksame Wege der Heilung gibt, von denen Sie noch nie gehört haben? Ich bin sicher, dass ich trotz meiner jahrzehntelangen Arbeit auf diesem Gebiet und obwohl manche mich für einen Experten auf dem Gebiet der Energieheilung halten, nur einen Bruchteil dessen verstehe, was es über dieses Thema zu wissen gibt. Was ich bis jetzt gelernt habe, hat mein Leben und das der Menschen, mit denen ich gearbeitet habe, verändert. Ich glaube, dass das, was ich weiß, auch für Sie wertvoll sein wird. Ich hoffe, dass Sie offen sind, auch wenn diese Informationen für Sie neu sein mögen. Wenn Sie sich darauf einlassen, dass es für Sie noch mehr zu wissen gibt, werden Sie in der Lage sein, zu lernen. Wenn Sie bereit sind, Ihre emotionalen und körperlichen Schmerzen zu lindern, erfüllendere Beziehungen zu führen, eine bessere Zukunft zu schaffen, anderen auf ihrem Weg zu Glück und Erfolg zu helfen und dies alles im Licht von Liebe und Dankbarkeit zu

tun, dann werden Sie beim Lesen dieses Buches in der Lage sein, eventuelle Skepsis oder Misstrauen zurückzustellen. Wenn Sie Ihren Geist für neue Möglichkeiten öffnen und die Reise genießen, wird sie für Sie lohnend sein.

2 Legen Sie sich Gründe für die Verwirklichung Ihrer Wünsche zu, die größer sind als Sie selbst. Ohne eine Vision für Ihre Zukunft haben Sie vielleicht keinen ausreichenden Grund, gesund zu werden, sich aus der Sackgasse zu befreien und voranzukommen. Der Wunsch, frei von Schmerzen zu sein, kann ein großer Motivator sein, aber ist er auch zwingend genug? Nehmen Sie sich einen Moment Zeit, um sich das Leben vorzustellen, das Sie sich wünschen. Stellen Sie sich vor, wie viel mehr Freude Sie empfinden könnten. Stellen Sie sich vor, wie Sie mit Ihrer neuen Einstellung und Energie einen Beitrag für die Welt leisten, wie Sie als Friedensstifter das Leben anderer verbessern, in welchem Zustand auch immer Sie sich befinden. Durch diese Arbeit werden Sie befreit, um diesen Beitrag leisten zu können. Beginnen Sie jetzt, sich zu entscheiden, wie das für Sie aussehen könnte.

3 Entscheiden Sie sich dafür, mit der Energie der Liebe zu arbeiten.
Wenn Sie Ihr Herz und Ihren Verstand für das Unbekannte öffnen, lassen Sie mich zunächst ein Wort der Warnung aussprechen. In allen Dingen gibt es Gegensätze – Licht und Dunkelheit, Gesundheit und Krankheit, Liebe und Hass. Wenn Sie sich öffnen, um den Body Code zu erlernen, entscheiden Sie sich dafür, dies mit Liebe zu tun, nicht mit Angst. Vertrauen Sie darauf, dass Liebe und Wahrheit eine dauerhafte transformative Kraft haben und dass die Arbeit innerhalb der Grenzen dieses Lichts Sie auf einem positiven Weg des Fortschritts halten wird. Positive und negative Energien wirbeln ständig um uns herum. Bedenken Sie: Wenn Sie in der positiven Energie des Lichts, der Freude, der Hoffnung und der Liebe arbeiten, wird sich die Dunkelheit automatisch zurückziehen, so, als würden Sie einen Lichtschalter umlegen. Aus diesem Grund sind Sie eingeladen, sich auf die Glaubenstradition zu stützen, die Sie haben, welche auch immer es ist. Das, was Sie leidenschaftlich fühlen können, und das, was Sie zu Dankbarkeit, Frieden und Liebe inspiriert, wird Sie durch diese Arbeit führen. Die Essenz des Body Code ist die Wiederherstellung. Der Körper hat die angeborene Fähigkeit, sich selbst zu heilen. Der Body Code hilft Ihnen dabei, die Ursachen von vorhandenem Ungleichgewicht zu finden, sodass sie angegangen und korrigiert werden können. Wenn Sie Gleichgewicht herstellen, ist der Weg zur Heilung für Geist, Herz und Körper frei. Dies ist Ihre Einladung zur Ermächtigung, sich selbst und anderen zu helfen und die Freude zu entdecken, die mit der Kunst des Heilens einhergeht.

TERMINOLOGIE

Einige der Wörter, die ich in diesem Buch verwende, können durch andere ersetzt werden, wenn Sie sich damit wohler fühlen oder wenn sie besser zu Ihrem eigenen Glaubenssystem passen. Wenn ich zum Beispiel das Wort Gott verwende, können Sie es durch Höhere Macht, Quellenenergie, Schöpfer oder ein anderes Wort ersetzen, das Ihnen besser gefällt.

Die in Anhang 3 (→ Seite 442) aufgeführten Schlüsselbegriffe sind die in diesem Buch am häufigsten verwendeten Begriffe. Da es oft keine Standarddefinition für diese Begriffe gibt, auf die sich alle einigen können, biete ich meine eigenen Definitionen an, in der Hoffnung, etwas Klarheit zu schaffen. Ein besonders rätselhaftes Begriffspaar ist zum Beispiel Geist und Unterbewusstsein. Obwohl ich sie als zwei getrennte Aspekte des Selbst mit unterschiedlichen Zielen betrachte, verwende ich sie in diesem Buch der Einfachheit halber austauschbar. Die philosophische Diskussion zu diesem Thema könnte Bände füllen, aber das Wichtigste für unsere Anwendung des Body Code liegt darin, dass wir durch diese Intelligenz in uns allen, die ich als Unterbewusstsein bezeichne, die Antworten erhalten, die wir brauchen.

TEIL I
GRUNDLAGEN

Das Universum ist nicht nur seltsamer als wir denken,
es ist auch seltsamer als wir denken können.

WERNER HEISENBERG

1

EINFÜHRUNG IN DEN BODY CODE

Die Medizin der Zukunft wird eine Medizin der Frequenzen sein.

ALBERT EINSTEIN

In diesem Zeitalter der Ungewissheit habe ich eine gute Nachricht. Überall geschehen im Stillen scheinbar wundersame Dinge. Menschen wie Sie und ich befreien ihre Lieben sanft aus Depressionen, Ängsten, chronischen Krankheiten, Schmerzen und vielem mehr. Wir scheinen direkten Zugang zu Licht und Wahrheit zu haben wie nie zuvor. Früher war die Kunst des Heilens hochqualifizierten Fachleuten vorbehalten, aber damit ist es vorbei. In den letzten Jahrzehnten sind einfache und wirksame Methoden des natürlichen Heilens aufgetaucht. Die neuen Wege der Heilung und Transformation sind nicht aus der westlichen Medizin hervorgegangen. Diese innovativen Methoden basieren nicht auf einem weiteren Medikament oder einem neuen chirurgischen Ansatz, sondern sie nutzen die neuen Erkenntnisse der Quantenphysik, Neurobiologie und Epigenetik, um nur einige zu nennen. Wir fangen endlich an, den menschlichen Körper als das zu begreifen, was er tatsächlich ist: ein hochkomplexes Energiefeld.

Ganz gleich, womit Sie es zu tun haben, die Dinge können sich ändern. Vielleicht sind Sie erschöpft von unablässigen körperlichen Schmerzen. Vielleicht fühlen Sie sich leicht angeschlagen und sind danach emotional ausgelaugt. Vielleicht sind Ihre Beziehungen stressig und nicht erfüllend, oder Sie haben mit einer Diagnose zu kämpfen, die hoffnungslos erscheint. Ganz gleich, was Ihr Problem ist, Lösung und Heilung sind möglich. Ich bin energiegeladen und begeistert von dem, was uns plötzlich zur Verfügung steht. Demütig und voll Freude sehe ich, wie eine Mutter ihrem Kind hilft, sein Asthma loszuwerden, oder wie ein Großvater seinem Enkelkind beibringt, wie man Ängste beseitigt, oder wie eine Frau einer Freundin hilft, sie von ihren Knieschmerzen zu befreien. Ich habe sogar erlebt, wie Menschen ihren Haustieren geholfen haben, wieder ganz gesund zu werden. In diesem Buch erkläre ich, wie einfach es sein kann, die zugrunde liegenden Ungleichgewichte zu finden und zu beseitigen, die Stress, Schmerzen und Krankheiten verursachen, die erfüllende und liebevolle Beziehungen blockieren und die Sie davon abhalten, Ihr bestes Selbst zu sein.

In meinem ersten Buch *Der Emotion Code* habe ich erklärt, wie Ihr Unterbewusstsein, Ihr äußerst intelligentes inneres Selbst, alles über den *emotionalen Ballast* weiß, an dem Sie festhalten. Der Emotion Code bietet Ihnen einen Weg, Ihre eigenen eingeschlossenen Emotionen zu finden und zu entfernen, die emotionalen Altlasten, die Ihr Leben stören und körperliche, psychische und emotionale Symptome verursacht haben.

In den letzten drei Jahrzehnten, in denen ich mit Menschen aller Altersgruppen gearbeitet habe, die unter allen möglichen Krankheiten, Störungen und Symptomen litten, habe ich immer wieder festgestellt, dass das Unterbewusstsein die wahren Gründe für die Leiden eines Menschen kennt. Das Unterbewusstsein kennt die eingeschlossenen Emotionen, die Ihre körperlichen Schmerzen verursachen, zu Krankheitsprozessen beitragen oder Ihren Erfolg blockieren. Es weiß sogar um geerbte emotionale Energien, die vielleicht seit Generationen weitergegeben wurden und jetzt Ihr Leben sabotieren.

Der weltweite Erfolg des Emotion Codes ist vor allem darauf zurückzuführen, dass er die Menschen lehrt, ihr Unterbewusstsein anzuzapfen, Fragen zu stellen und auf einfache Weise Antworten zu erhalten, die sie befähigen, ihre Gesundheit selbst in die Hand zu nehmen, indem sie ihre eingeschlossenen Emotionen finden und lösen.

Der Body Code erweitert den Emotion Code, indem er lehrt, wie Sie auf das Unterbewusstsein zugreifen können, um die anderen Arten von Ungleichgewicht anzugehen, mit denen Sie möglicherweise zu tun haben. Es ist wichtig zu verstehen, dass diese Ungleichgewichte die Gründe für Ihre körperlichen, psychischen und emotionalen Symptome sind.

Ihr Unterbewusstsein weiß nicht nur über Ihren emotionalen Ballast Bescheid, sondern auch über alle anderen Ungleichgewichte in Ihrem Körper. Wenn Ihnen zum Beispiel ein bestimmter Nährstoff fehlt, den Ihr Körper braucht, um optimal zu funktionieren, weiß Ihr Unterbewusstsein das. Ihr Unterbewusstsein weiß, ob es eine unterschwellige Infektion gibt, die Ihrem Körper die Energie entzieht. Es weiß, dass eine Fehlausrichtung eines winzigen Knochens in Ihrem Schädel die geheime Ursache für Ihre Migräne ist. In Ihrem Unterbewusstsein ist das Wissen verborgen, dass Ihre Allergien in Wirklichkeit durch die Quecksilberfüllungen ausgelöst werden, die Sie als Kind bekommen haben, ein Schwermetall, das jetzt Ihre Leber überlastet.

Ungleichgewichte wie diese sind zwar extrem häufig, aber sie sind auch leicht zu erkennen und zu beheben. Und wenn sie erst einmal behoben sind, hat Ihr Körper eine unglaubliche Fähigkeit, sich zu erholen und seine Gesundheit und Vitalität wiederzuerlangen.

Das Body Code-System wurde entwickelt, um Ihnen dabei zu helfen, die Ungleichgewichte zu „dekodieren" und zu korrigieren, die die wahren Ursachen für Ihre Probleme sind. Es ist eine umfassende Wissensdatenbank über alles, was im Körper schieflaufen kann, und es nutzt die Gesetze der Quantenphysik, um dort, wo ein Ungleichgewicht besteht, das Gleichgewicht herzustellen. Wenn diese Gesetze mit Liebe und Intention angewendet werden, ermöglichen sie es Ihnen, im Körper zu navigieren, um herauszufinden, was falsch läuft, und die Korrekturen vorzunehmen, die zur Wiederherstellung der Gesundheit erforderlich sind.

Menschen wie Sie haben den Body Code erfolgreich eingesetzt, um Probleme wie Migräne, Nacken-, Rücken- und Knieschmerzen, Karpaltunnelsyndrom, Asthma, Schwangerschaftsübelkeit, Fibromyalgie, chronische Müdigkeit, Verdauungsprobleme, Unfruchtbarkeit, Depressionen, Ängste, Einsamkeit, schmerzhafte Erinnerungen, Beziehungsprobleme, Panikattacken, posttraumatische Belastungsstörung (PTBS), Essstörungen, Phobien, Geldprobleme und Selbstsabotage zu beenden – um nur einige zu nennen. Die gute Nachricht ist, dass die Überwindung von Problemen wie diesen viel einfacher sein kann, als Sie denken und dass dafür in der Regel keine toxischen Medikamente oder Operationen erforderlich sind.

Mein Ziel mit diesem Buch ist es, Ihnen die Grundlagen einer ganz neuen Art und Weise zu vermitteln, wie Sie für sich selbst sorgen können. Die Antworten finden sich in Ihnen selbst. Sie sind verfügbar, wenn Sie danach fragen. Selbst wenn Sie seit Jahrzehnten krank sind und das Gefühl haben, alle Möglichkeiten ausgeschöpft zu haben, ist die Wahrheit die ganze Zeit über in Ihnen vorhanden gewesen. In diesem Buch werde ich Ihnen zeigen, wie Sie diese Wahrheit finden können.

Stellen Sie sich vor, Sie hätten direkten Zugriff auf die fortschrittlichste medizinische Datenbank der Welt, die Ihnen die *richtige* Antwort auf fast jede erdenkliche Gesundheitsfrage geben kann. Stellen Sie sich nun vor, Sie könnten diese Antworten nutzen, um sich selbst und Ihren Lieben zu helfen, die gesundheitlichen Hindernisse zu überwinden, mit denen Sie konfrontiert sind, den Zustand Ihres Lebens zu verbessern und Ihrem täglichen Leben mehr Lebendigkeit zu geben. Was wäre, wenn Sie all dies von jedem Ort der Welt aus tun könnten, ohne mit der anderen Person in physischem Kontakt sein zu müssen? Dies ist nicht nur möglich, sondern es geschieht jeden Tag für viele Tausende von Menschen weltweit, die diese einfache Methode der Energieheilung erlernt haben.

Aber warum benötigen wir das? Unser westliches „hochmodernes" medizinisches System verfügt über die besten und klügsten Mediziner, für deren Unterstützung jährlich Billionen von Dollar und Euros ausgegeben werden. Sicherlich hätten sie die besten Antworten auf alle unsere Leiden. Aber aus irgendeinem Grund tun wir uns nicht nur schwer damit, psychisches und körperliches Wohlbefinden zu finden, wir scheinen den Kampf sogar zu verlieren. Eine kürzlich durchgeführte Studie ergab, dass weniger als fünf Prozent der Weltbevölkerung keinerlei gesundheitliche Probleme habe.

WARUM HABEN WIR IMMER NOCH ZU KÄMPFEN?

In unserem Gesundheitssystem läuft etwas schief. Im Jahr 2014 litten schätzungsweise 150 Millionen Amerikaner, 47 Prozent der Bevölkerung, an mindestens einer chronischen Krankheit, und es wurde prognostiziert, dass diese Zahl bis 2020 voraussichtlich auf 157 Millionen ansteigen werde.[1]

Die USA geben von allen Ländern der Welt den höchsten Betrag pro Jahr für die Gesundheitsversorgung aus, nämlich 9.237 Dollar pro Person im Jahr 2017.[2] Dennoch sterben die Amerikaner jünger und leiden häufiger an Krankheiten als Menschen in sechzehn anderen Industrienationen.

Medizinische Fehler und der Missbrauch von verschreibungspflichtigen Medikamenten oder deren Überdosierung gehören zu den häufigsten Todesursachen in den USA. Viele der durchgeführten Operationen sind drastisch und unnötig. Die Vereinigten Staaten geben im Verhältnis zur Wirtschaftsleistung mehr für das Gesundheitswesen aus als jedes andere Land der Welt, und dennoch haben sie die niedrigste Lebenserwartung und eine der höchsten Selbstmordraten unter den Industrienationen.

Was wir mit all diesem Geld kaufen, ist weder gute Gesundheit noch Glücklichsein. In einer Studie belegten die USA den siebzehnten Platz auf einer Liste von siebzehn wohlhabenden Nationen in Bezug auf die allgemeine Gesundheit.[3] Ich glaube, dass Dr. Benjamin Rush, einer der Unterzeichner der amerikanischen Unabhängigkeitserklärung, sehr vorausschauend war, als er sagte:

> *Wenn wir die medizinische Freiheit nicht in der Verfassung verankern, wird die Zeit kommen, in der sich das medizinische System zu einer verdeckten Diktatur organisieren wird, um die Heilkunst auf eine Klasse von Menschen und Individuen zu beschränken und anderen die gleichen Privilegien zu verweigern, und es wird die Bastille der medizinischen Wissenschaft bilden.*

Leider hat sich seine Vorhersage bewahrheitet, und genau in dieser Situation befinden wir uns jetzt, zumindest in den Vereinigten Staaten von Amerika.

Warum ist die Gesundheit der Amerikaner so schlecht, obwohl wir mehr Geld für dieses Problem ausgeben als jedes andere Land? Was machen wir falsch? Ein Grund besteht darin, dass sich die Medizin weitgehend auf die Bekämpfung von Symptomen konzentriert. Und die Jagd auf Symptome ist ein sehr ineffektiver Weg, sich um den Körper zu kümmern.

In den Köpfen der meisten Menschen sind die Symptome das Problem, und sie müssen unterdrückt werden. Die meisten Medikamente, die von Pharmaunternehmen hergestellt werden, sind auf die Unterdrückung von Symptomen ausgerichtet. Die meisten Menschen haben schon Medikamente eingenommen, um die eine oder andere Art von Symptomen zu blockieren, was zuweilen sehr sinnvoll sein kann. Aber die Unterdrückung von Symptomen löst nicht die Ursachen, die diesen Symptomen zugrunde liegen. Sie maskiert sie lediglich.

Die Jagd auf Symptome bleibt letztendlich unwirksam. Da dies so häufig vorkommt, ist es nicht ungewöhnlich, dass Menschen im Alter von über sechzig Jahren gleichzeitig ein Dutzend oder mehr verschiedene Medikamente einnehmen. Einige dieser Medikamente werden eingenommen, um die Nebenwirkungen anderer Medikamente, die sie bereits einnehmen, zu beseitigen, und es ist unmöglich festzustellen, welche gefährlichen Wechselwirkungen auftreten können, wenn so viele verschiedene Medikamente gleichzeitig eingenommen werden. Aber wie wäre es, Symptome auf eine ganz andere Weise zu betrachten?

Als praktizierender Chiropraktiker hatte ich weder die Lizenz, Medikamente zu verschreiben, die die Symptome der Menschen unterdrücken, noch konnte ich Operationen durchführen, um störende Organe zu entfernen. Ich stand also vor dem Dilemma, dass ich herausfinden musste, was die Probleme der Menschen tatsächlich verursachte.

Ich erinnere mich an eine bestimmte Patientin, Sheryl. Sie hatte sich beim Heben eines ihrer Kinder den Rücken verletzt und kam hilfesuchend zu mir. Als ich mit ihr sprach, konnte ich sehen, dass es ihr sehr schlecht ging. Es waren nicht nur ihre Rückenschmerzen. Außerdem litt sie seit zwei Wochen ununterbrochen unter migräneartigen Kopfschmerzen. Sie nahm starke Medikamente ein, um ihre Symptome in den Griff zu bekommen, aber die Medikamente zeigten kaum Wirkung.

Während ich sie behandelte, stellte ich fest, dass sie einen fehlausgerichteten Knochen an der Schädelbasis hatte. Nachdem ich diesen Knochen durch eine chiropraktische Anpassung neu ausgerichtet hatte, war ihre Migräne plötzlich verschwunden, und zwar sofort und vollständig. Das kam völlig unerwartet und war für sie ziemlich verwirrend, aber sie war dankbar für die Erleichterung, auch wenn sie ein wenig irritiert schien.

Etwa eine Woche später sah ich sie wieder, und ich war von ihrem emotionalen Zustand überrascht. Sie war wütend. Zuerst dachte ich, sie sei wütend auf mich, aber sie erklärte mir:

In den letzten zwanzig Jahren hatte ich fast jeden Tag Migräne. In diesen letzten zwei Jahrzehnten war ich bei vielen verschiedenen Ärzten, und alles, was sie getan haben, war, mir Medikamente zur Behandlung meiner Migräne zu verschreiben. Die letzten zwanzig Jahre waren die reinste Hölle. Ich kann Ihnen gar nicht sagen, wie viele unzählige Stunden ich in einem dunklen Zimmer mit zugezogenen Rollos verbracht habe, um diese Schmerzen zu ertragen. Und ich kann Ihnen nicht sagen, wie viel Geld ich für all diese Medikamente ausgegeben habe, die mir verschrieben wurden, von denen einige sehr teuer waren und mich krank gemacht haben. Seit ich bei Ihnen war und Sie mich eingerenkt haben, hatte ich keinerlei Kopfschmerzen mehr. Ich bin nicht wütend auf Sie, sondern auf all die Ärzte, die ich in all den Jahren aufgesucht habe, denn keiner von ihnen hat mir je gesagt, dass es für meine Migräne eine tiefer liegende Ursache geben könnte. Alles, was sie taten, war, mir Medikamente zu geben und mir zu sagen, ich solle damit leben und dass man sonst wirklich nichts tun könne. Das hätten sie wissen müssen. Ich bin wütend, weil ich zwanzig Jahre meines Lebens verloren habe, die ich nicht wieder zurückbekommen kann.

Geschichten wie diese von Sheryl sind im westlichen Medizinsystem nur allzu bekannt. Im Laufe der Jahre habe ich viele Menschen mit solchen Geschichten gesehen. Und man kann den Ärzten nicht wirklich einen Vorwurf machen. Sie tun ihr Bestes, aber ihre Ausbildung ist darauf ausgerichtet, die Symptome der Menschen zu unterdrücken, anstatt die eigentlichen Ursachen der Krankheit zu finden.

Solange die westliche Medizin keinen ganzheitlicheren Ansatz verfolgt, suchen die Menschen nach Alternativen, die funktionieren, und der Body Code kann diesen Bedarf sehr gut abdecken. In diesem Buch werde ich Ihnen nicht beibringen, wie Sie Ihre Knochen physisch einrenken können, aber ich werde Ihnen helfen zu verstehen, wie Sie die zugrunde liegenden Ungleichgewichte beseitigen können, von denen viele Fehlausrichtungen verursacht werden.

HEROISCHE MASSNAHMEN

Der traditionelle Ansatz in der Medizin reifte auf dem Schlachtfeld im Bürgerkrieg und im Ersten und Zweiten Weltkrieg. Er entwickelte sich um ein Konzept herum, das ich gerne als *heroische Maßnahmen* bezeichne. Das heißt, wenn Sie als Soldat auf dem Schlachtfeld von einer Kanonenkugel getroffen werden, die Ihnen das Bein abreißt, sollten Sie hoffen, dass Ihr Arzt schnellstens heroische Maßnahmen anwendet, denn Sie brauchen mit Sicherheit dringend Hilfe. Natürlich hat es auf dem Schlachtfeld und in den Operationssälen viele Ärzte gegeben, die Heldentaten vollbracht und lebensrettende Operationen durchgeführt haben, und es gibt selbstverständlich Zeiten, in denen dies die absolut beste Wahl ist.

Das Problem ist jedoch, dass dieser Fokus auf das Eingreifen in letzter Minute zu einer Situation geführt hat, in der wir dazu neigen zu warten, bis eine Krise ausbricht, bevor wir etwas dagegen unternehmen. Infolgedessen konzentriert sich die moderne westliche Medizin auf äußere Krankheitsursachen, auf dramatische Eingriffe und die Linderung von Symptomen. Ich sah mich hingegen mit dem Dilemma konfrontiert, herausfinden zu müssen, was die Probleme der Menschen tatsächlich verursacht.

CHIRURGIE – DRAMATISCHE INTERVENTION

Durch Operationen geschehen die häufigsten dramatischen Eingriffe in der westlichen Medizin. Sicherlich gibt es Zeiten, in denen eine Operation angebracht ist, zum Beispiel nach einem traumatischen Unfall. Die Fortschritte in der Mikrochirurgie haben zu erstaunlichen Erfolgen bei der Wiederbefestigung von Fingern und Gliedmaßen geführt, wobei winzige Blutgefäße und sogar Nerven mit unglaublicher Präzision wieder verbunden werden müssen. Niemand ist dankbarer für diese Fortschritte als diejenigen, die in ihrer eigenen Krise davon profitiert haben.

Eine Operation ist manchmal durchaus angebracht, sie hat sich aber in zu vielen Fällen als unnötige Behandlungsform erwiesen. Operationen sind extrem invasiv und oft unwirksam. So forderte die American Medical Association (AMA) 1976 eine Kongressanhörung über unnötige Operationen und behauptete, dass „2,4 Millionen unnötige Operationen an Amerikanern durchgeführt wurden, die 3,9 Milliarden Dollar kosteten und dass 11.900 Patienten an unnötigen Operationen gestorben sind“. Und über vierzig Jahre später hat sich daran nicht viel geändert.[4]

Was wäre, wenn diese Patienten den Body Code ausprobiert hätten, bevor sie sich operieren ließen? In folgendem Bericht half eine zertifizierte Body Code-Anwenderin namens Norah einer Klientin, genau das zu tun.

Rückenoperation abgewendet

Ich arbeitete mit einem Mann, der unter starken Rückenschmerzen litt und seit vielen Monaten auf eine Operation wartete. Seine Lendenwirbelsäule war stark degeneriert. In unserer ersten Body Code-Sitzung korrigierten wir Ungleichgewichte in jedem einzelnen seiner Lendenwirbel. In der zweiten Sitzung nahmen wir uns vor, die Schmerzen zu beseitigen, damit er die Medikamente, die er einnahm, nicht mehr benötigen würde. Er führte eine Leberreinigung durch und stellte den Glutenverzehr ein. Seit unseren Body Code-Sitzungen geht er nun täglich spazieren, nimmt keine Medikamente mehr und ist größtenteils schmerzfrei. Wir arbeiten weiterhin an der Entzündungsenergie und lösen bei Bedarf eingeschlossene Emotionen. Eines von vielen Wundern!

Norah B., Britisch-Kolumbien, Kanada

Körperliche Schmerzen sind wahrscheinlich das häufigste Symptom, mit dem Menschen zu kämpfen haben. Im Jahr 2016 litten schätzungsweise 50 Millionen Menschen in den USA an chronischen Schmerzen, das sind etwa 15 Prozent der Bevölkerung.

In der westlichen Welt neigen wir dazu, uns auf Medikamente und chirurgische Eingriffe zu verlassen, um unsere Symptome zu lindern, anstatt daran zu arbeiten, die Ungleichgewichte zu beseitigen, die die Ursache für unsere Symptome sind. Das ist eine sehr kostspielige Art und Weise, ein Gesundheitssystem oder besser gesagt ein Krankheitssystem zu betreiben.

Angesichts der enormen und oft unerschwinglichen Kosten ist es nicht verwunderlich, dass die Menschen nach Alternativen suchen. Es trifft sie nicht nur im Geldbeutel, sondern raubt ihnen auch wertvolle Zeit und Lebensqualität.

In Carmens Geschichte wurde eine düstere Zukunft voller Schmerzen und Leiden durch eine Freundin verändert, die lernte, den Body Code anzuwenden.

Eine andere Zukunft

Eine sehr enge Freundin von mir ließ sich vor einer Reise impfen, und kurz danach, während ihres Urlaubs in Costa Rica, bekam sie plötzlich starke Schmerzen und Entzündungen im ganzen Körper sowie einen benebelten Kopf und Ängste, die es ihr unerträglich machten, mit anderen zusammen zu sein… Schließlich wurden bei ihr Lupus, Fibromyalgie und Osteoarthritis diagnostiziert, und sie hatte Schmerzen von Kopf bis Fuß. Ihr Facharzt sagte ihr, dass sie den Rest ihres Lebens so leben und ihre Beschwerden mit verschreibungspflichtigen Medikamenten bekämpfen müsse, was dazu führte, dass sie sich noch schlechter fühlte.

Zu diesem Zeitpunkt hatte ich mich gerade im Emotion Code zertifiziert, und das Body Code-Zertifikat sollte folgen. Wir bearbeiteten ihre Beschwerden und Entzündungen sowie die gesamte Giftstoffbelastung. Wir benötigten einige Sitzungen, um diese chronischen Symptome zu bearbeiten, aber nach jeder Sitzung bemerkte sie eine Verbesserung! Sie sagte, ich sei die Antwort auf ihre Gebete. Das war vor fünf Jahren! Heute lebt sie frei von Leiden, nimmt keine Medikamente und fühlt sich energiegeladen wie in ihren Zwanzigern, obwohl sie schon zweiundsechzig ist. Ich erinnere mich an all die Qualen, unter denen sie ständig zu leiden hatte. Es war furchtbar. Sie sagte, ich sei ihr Geschenk des Himmels, und wünschte mir viel Erfolg mit dieser unglaublichen Technik. Brenda ist jetzt auch eine zertifizierte Emotion Code-Anwenderin und hat ebenfalls so viele Menschen berührt.

Carmen D., Ontario, Kanada

EIN WENDEPUNKT IN SACHEN HEILUNG

Noch vor wenigen Jahrzehnten leugnete die Wissenschaft die Existenz eines menschlichen Energiefeldes. Seitdem haben die Wissenschaftler ihre Meinung vollständig geändert. Es ist inzwischen gesichert, dass ein Energiefeld existiert.

Ein Gerät, das sogenannte SQUID-Magnetometer (Superconducting Quantum Interference Device), kann zum Beispiel biomagnetische Felder aufspüren, die durch die biochemischen und physiologischen Aktivitäten des Körpers entstehen.

Es hat sich gezeigt, dass biomagnetische Felder in der Umgebung des Körpers genauere Informationen über den Gesundheitszustand eines Patienten liefern als herkömmliche elektrische Messungen wie EEGs und EKGs. Tatsächlich weiß die Wissenschaft jetzt, dass das elektromagnetische Feld des Herzens so stark ist, dass es im Abstand von einem Meter vom Körper genau gemessen werden kann. Die Messung kann an jeder Stelle des Körpers und an jedem Punkt des elektromagnetischen Feldes vorgenommen werden, da das Feld selbst die Informationen auf dreidimensionale oder holografische Weise enthält.

Dennoch wird die Bedeutung des Energiefeldes in der konventionellen westlichen Medizin nicht beachtet. Infolgedessen leiden die Patienten oft unnötig, weil die Ursachen ihrer Krankheiten nicht die angemessene Aufmerksamkeit erhalten.

In letzter Zeit werden viele nichttraditionelle Heilmethoden jedoch nicht mehr belächelt, sondern respektiert. Das liegt zum Teil daran, dass sich die Technologie verbessert hat und Wissenschaftler genauere Messungen durchführen können, aber auch daran, dass diese alternativen Heilmethoden tatsächlich funktionieren. So ist z. B. die beliebte EMDR-Methode (Eye Movement Desensitization and Reprocessing, etwa Desensibilisierung und Aufarbeitung durch Augenbewegungen) eine der wirksamsten Behandlungen für PTBS (posttraumatische Belastungsstörung) bei Veteranen, wie mehrere Studien belegen. Noch vor weniger als zwanzig Jahren wurde sie jedoch von anerkannten Institutionen als Quacksalberei angesehen. Trotzdem wird EMDR bei PTBS oft als Vorgehensweise mit mindestens dreimonatiger Anwendungsdauer empfohlen, während der Body Code und andere energetische Methoden häufig schon nach wenigen Tagen oder Wochen wirksam sind.

Ein weiteres Beispiel für eine wirksame und weit verbreitete alternative Methode ist die Akupunktur. In Wikipedia hieß es zum Zeitpunkt, als ich dieses Buches schrieb, dazu:

> *Die Akupunktur ist eine Pseudowissenschaft; die Theorien und Praktiken der TCM [Traditionelle Chinesische Medizin] beruhen nicht auf wissenschaftlichen Erkenntnissen, und sie wurde als Quacksalberei bezeichnet.*

Das bekannte wissenschaftliche Magazin Scientific American schrieb jedoch 2014:

> *Es gibt starke Hinweise darauf, dass Akupunktur bei chronischen Schmerzen wirksam ist. Bei Depressionen gibt es Hinweise darauf, dass Akupunktur eine nützliche Ergänzung zur konventionellen Behandlung ist. In einer kürzlich durchgeführten Studie schnitten Patienten, die Antidepressiva einnahmen und Akupunktur erhielten, deutlich besser ab als diejenigen, die nur Medikamente einnahmen.*

Vielleicht noch überzeugender sind die Erfahrungsberichte von Millionen von Menschen, die durch die Akupunktur seit ihren Anfängen vor Tausenden von Jahren Schmerzlinderung erfahren und ihre Gesundheit verbessert haben.

Wissen und Verständnis über die Energiemeridiane, die seit Langem von chinesischen Ärzten verwendet und anerkannt werden, wurden von den Menschen im Westen einst als geheimnisvoll und seltsam angesehen. Doch jetzt, da die etablierte Wissenschaft anzuerkennen beginnt, dass alternative Therapien tatsächlich effektiv sein können, sind mehr Menschen offen für solche Methoden, die Energie nutzen. Insbesondere die Akupunktur wird für ihre energetische Heilkraft anerkannt. Auch die Chiropraktik, durch die Nerveninterferenzen beseitigt werden, hat sich in klinischen Studien als nachhaltig und wirkungsvoll erwiesen, was Chiropraktiker und Patienten schon seit über hundert Jahren wissen.

Die Chiropraktik wurde durch eine gut organisierte Verleumdungskampagne fast zerstört, die zu einer erfolgreichen Klage gegen die *American Medical Association*, das *American College of Surgeons* und das *American College of Radiology* führte. 1987 beschrieb

Bundesrichterin Susan Getzendanner deren Verschwörung als „systematisches, langfristiges Fehlverhalten und die langfristige Absicht, einen zugelassenen Beruf zu zerstören". In der Entscheidung von Richterin Getzendanner heißt es, dass die größte Ärztegruppe des Landes einen Ärzteboykott anführte, der darauf abzielte, „den chiropraktischen Beruf einzudämmen und zu eliminieren".

In den letzten dreißig Jahren hat sich die Hinwendung zu natürlichen Heilmethoden, einschließlich Methoden der Energieheilung, beschleunigt. Die Menschen suchen nach nicht-invasiven Wegen, um gesund zu werden, während das medizinisch-pharmazeutische Establishment auf fragwürdige Impfpraktiken und chemische Therapien setzt.

Es gibt reichlich Beweise dafür, dass der menschliche Körper ein energetisches, lebendiges, emotionales und spirituelles Wesen ist. Der Versuch, jede Krankheit mit Medikamenten und/oder Operationen zu behandeln, erweist sich als primitiver Umgang mit dem Körper, wenn man bedenkt, was wir über das Wesen der Energie und des Universums wissen.

Wir befinden uns heute an einem Wendepunkt in der Geschichte der Medizin. Mit den Entdeckungen der Quantenphysik und der Quantenbiologie, die beweisen, dass alles Energie ist und alles miteinander zusammenhängt, ist eine Tür geöffnet worden. Um Leiden zu lindern, ist es wesentlich effizienter und effektiver, die wirklichen Ursachen für Ungleichgewichte – die eigentlichen Gründe für die Symptome – anzugehen, um Ganzheit und Gesundheit wiederherzustellen.

Die Forschung wird die Grenzen dessen, was wir über das menschliche Energiefeld wissen, weiter verschieben. Ich bin zuversichtlich, dass energetische Ungleichgewichte und die von ihnen verursachten Schäden irgendwann von der medizinischen Gemeinschaft vollständig anerkannt werden. Magnetische und energetische Heiltechniken, die von alternativen Anwendern eingesetzt werden, werden allmählich in die Schulmedizin integriert, um die bestmögliche, gründlichste und sanfteste Heilung zu ermöglichen.

Siehe folgenden Vorfall, bei dem die westliche Medizin dem gelähmten Arm einer Frau nicht helfen konnte, aber ein Mann namens Robert in einer Sitzung den Body Code einsetzte, um genau das zu tun.

Ein gelähmter Arm

Als ich zum ersten Mal lernte, den Body Code anzuwenden, ging ich im Rahmen des Behandlungsprogramms, das ich leitete, oft zu den Schülern nach Hause. Ich wendete den Body Code bei jedem an, der es wollte. Nachdem eine Abendsitzung fast zu Ende war, fragte mich eine Mitarbeiterin, ob ich an ihrem linken Arm arbeiten könne. Sie erzählte, dass sie schon viele Jahre lang aufgrund einer Lähmung nicht in der Lage sei, ihren Arm zu heben. Sie hatte kein Gefühl in diesem Arm, obwohl sie den Arzt konsultiert und über Jahre hinweg Arztrechnungen angesammelt hatte. Mithilfe des Body Code konnten wir einige Ungleichgewichte aufdecken und lösen. Kurz nach ihrer Sitzung berichtete sie, dass ihr Arm zu kribbeln begann. Wenig später stellte sie fest, dass sie ihren Arm ein wenig anheben konnte. Als ich mich zum Gehen bereit machte, hob sie zum Erstaunen von uns allen ihren Arm ganz über ihren Kopf. Seitdem ist ihr Arm wieder in Ordnung, und das ist nun schon ein paar Jahre her. Als sie ihrem Arzt zeigte, dass sie ihren Arm heben konnte, und ihm von der Energiearbeit erzählte, erklärte er mit Nachdruck: „Das ist unmöglich!"

Robert N., Utah, Vereinigte Staaten

Das erinnert mich an ein Zitat des großen Science-Fiction-Autors Arthur C. Clarke, der sagte: „Jede hinreichend fortgeschrittene Technologie ist von Magie nicht zu unterscheiden." Der Body Code ist keine Magie, aber er ist in der Tat eine sehr fortschrittliche Technologie.

Wenn Sie die zugrunde liegenden Ungleichgewichte finden, die Krankheiten verursachen, können Sie sie beseitigen. Der Body Code macht es leicht.

MEINE BEGEGNUNG MIT DER ALTERNATIVMEDIZIN

Als ich dreizehn Jahre alt war, begann ich unter starken Rückenschmerzen zu leiden, die immer wieder kamen und gingen, mich unerwartet trafen und mir den Atem raubten. Meine besorgten Eltern brachten mich ins Krankenhaus, wo diagnostische Untersuchungen ergaben, dass ich an einer Form von Nierenerkrankung litt. Viele Jahre später erzählte mir meine Mutter, dass die Ärzte ihr und meinem Vater insgeheim gesagt hatten, dass meine Überlebenschancen fünfzig zu fünfzig stünden, dass es aber keine medizinische Behandlung für meine Krankheit gäbe. Da die westliche Medizin nichts zu bieten hatte, waren sie auf sich allein gestellt, um mir zu helfen. Die Ärzte hatten keinen Rat, außer dem, dass ich nicht rennen oder spielen sollte, um meine Nieren nicht zu reizen. Das musste man mir nicht sagen, denn es war mehr als offensichtlich geworden. Manchmal führten schon die kleinsten Bewegungen zu unerträglichen Schmerzen.

Unser Leben wurde dadurch auf den Kopf gestellt. Plötzlich war mein Leben in Gefahr. Meine Eltern waren zutiefst besorgt, und ich ging wie auf rohen Eiern, um die plötzlichen, stechenden Schmerzen zu vermeiden, die des Öfteren durch meinen Körper schossen.

Ich kann mich erinnern, dass ich als kleiner Junge oft mit meiner Mutter in den Bioladen gegangen bin. Sie wurde von vielen als „Gesundheitsfanatikerin" angesehen. Das war lange bevor es populär oder trendy wurde. Damals schien die Ärzteschaft der Meinung zu sein, dass jeder, der Vitamine einnahm, ein bisschen verrückt sei und dass Menschen, die Medikamente und Operationen als Hauptmethoden der Gesundheitsversorgung ablehnten, wirklich „übergeschnappt" seien.

Bei uns zu Hause standen alle möglichen Vitaminpräparate im Regal, die meine Mutter regelmäßig an uns verteilte. Sie interessierte sich sehr für Gesundheit und beschäftigte sich ständig mit natürlichen Therapien und Heilmitteln. Sie schien so ziemlich alles zu wissen, was mit Gesundheit zu tun hatte. Die Leute riefen sie oft an und baten sie um Rat zu verschiedenen Gesundheitsthemen, und sie war nie um eine Antwort oder einen Vorschlag verlegen.

Als meinen Eltern gesagt wurde, dass die westliche Medizin ihrem kranken Sohn nichts zu bieten habe, ließ sich meine Mutter nicht entmutigen. Sie und mein Vater brachten mich zu ein paar alternativen Therapeuten. Diese Therapeuten schienen mir eine ganz andere Sorte zu sein als jene im Krankenhaus, die meinen Eltern nicht viel Hoffnung gemacht hatten. Sie praktizierten nicht in einem Krankenhaus. Stattdessen praktizierten sie am Rande der Stadt in einem Wohnwagen, mitten in einem Weizenfeld. Ich kann mich daran erinnern, dass ich mir manchmal den Schlamm von den Schuhen kratzen musste, wenn wir sie besuchten. Ich kann mich auch daran erinnern, wie ich Busladungen von Menschen sah, die aus anderen Bundesstaaten gekommen waren, um diese alternativen Therapeuten aufzusuchen, und die Hunderte von Meilen angereist waren, um die Hilfe zu bekommen, die sie nirgendwo anders bekommen konnten.

Diese beiden Therapeuten praktizierten keinerlei westliche Medizin. Stattdessen betrachteten sie den Körper als Ganzes. Sie begannen, mich als ganze Person zu behandeln, gaben mir bitter schmeckende Kräuterzubereitungen und richteten die Knochen meiner Wirbelsäule neu aus.

Das Ergebnis? Sofort wurden die Schmerzen weniger häufig und weniger stark. Innerhalb von ein paar Wochen fühlte ich mich dramatisch besser. Schon bald konnte ich mein normales Leben wieder aufnehmen und hatte fast vergessen, dass ich jemals krank gewesen war.

Um auf Nummer sicher zu gehen, brachten mich meine Eltern wieder in die Klinik, damit dieselben Ärzte ihre Untersuchungen wiederholen konnten. Wenn ich mich recht erinnere, wurden die Untersuchungen nicht nur einmal, sondern zweimal durchgeführt. Sie waren negativ. Ich war geheilt, aber nicht von den Ärzten in dieser großen, teuren Klinik. Ich wusste, dass sie nicht wirklich etwas getan hatten, um mir zu helfen.

Stattdessen hatten diese ganzheitlichen Therapeuten, die am Rande der Stadt in einem alten Wohnwagen auf einem schlammigen Feld praktizierten, mein Leben gerettet. Ich wusste in meinem Herzen, in meinem tiefsten Inneren, dass das, was diese Leute getan hatten, genau das war, was mein Körper gebraucht hatte. Es kam mir seltsam vor, dass die Ärzteschaft nicht wusste, was sie für mich tun sollte. In der Tat hatten sie mir überhaupt nichts angeboten. An diesem Punkt in meinem Leben beschloss ich, später einmal Therapeut zu werden, der weiß, wie man Menschen hilft, gesund zu werden.

Und wenn ich am Rande der Stadt in einem Wohnwagen auf einem schlammigen Feld praktizieren müsste, wäre das für mich in Ordnung. Soweit ich das beurteilen konnte, schien das der natürliche Lebensraum von Therapeuten zu sein, die wirkliche Ergebnisse erzielten.

DIE FIBROMYALGIE-SELBSTHILFEGRUPPE

Vor vielen Jahren wurde ich als Gastsprecher zu einer Fibromyalgie-Selbsthilfegruppe eingeladen, deren Treffen in einem örtlichen Krankenhaus stattfanden. Falls Sie damit nicht vertraut sind: Fibromyalgie ist eine sehr schmerzhafte und oft hoffnungslose Erkrankung, die zu weit verbreiteten und irreversiblen Muskelschmerzen führt, deren Ursache nicht bekannt ist. Ich sprach etwa eine Stunde lang zu dieser Gruppe von fünfzig Personen. Dabei fiel mir eine Frau auf, die ein paar Reihen weiter hinten saß und während meines gesamten Vortrags leise weinte.

Als ich fertig war, erzählte sie mir, dass sie seit 19 Jahren an Fibromyalgie litt. In diesen 19 Jahren war sie bei neun verschiedenen Ärzten gewesen, und alle hatten ihr das Gleiche gesagt. Sie erklärten, dass es keine Hoffnung für sie gäbe, jemals wieder gesund zu werden. Man hatte ihr gesagt, dass sie die empfohlenen Medikamente einnehmen und sich damit abfinden müsse, mit den Schmerzen zu leben. Sie entschuldigte sich für ihr Weinen und erzählte, dass sie jeden Tag wegen ihrer starken Schmerzen weine. Sie wollte mich wissen lassen, dass sie während meines Vortrags nicht nur wegen ihrer Schmerzen geweint hatte, sondern auch, weil es das erste Mal in all den Jahren war, dass sie von einem Doktor gehört hatte, dass es für sie Hoffnung auf Heilung geben könnte.

Als sie in meine Praxis kam, untersuchte ich sie und stellte fest, dass es bei ihr in allen sechs Bereichen, die der Body Code anspricht, Ungleichgewichte gab. Sie hatte eine Menge Fehlausrichtungen in ihrer Wirbelsäule, die die Kommunikation zwischen ihrem Gehirn und den Organen, Drüsen und anderen Geweben ihres Körpers beeinträchtigten. Sie hatte eine Herzmauer (wo emotionale Energien um das Herz herum angelagert sind), vergesellschaftet mit anderen eingeschlossenen Emotionen. Als ich sie auf Krankheitserreger testete, fand ich sowohl Parasiten als auch eine Reihe viraler Infektionen. Sie hatte mehrere Arten von Nährstoffmangel, Giftstoffbelastung und Ungleichgewichte ihrer Organe und Drüsen. Ihr Unterbewusstsein zeigte all dies anhand von Muskeltests an. Wenn Sie wissen, wie man Fragen stellt und Antworten vom Unterbewusstsein erhält, ist es erstaunlich, wie leicht und schnell die Antworten kommen.

Ich begann, regelmäßig mit ihr zu arbeiten und diese Ungleichgewichte zu korrigieren. Innerhalb von drei Wochen waren ihre Fibromyalgie-Symptome vollständig verschwunden. Der einzige Schmerz, den sie noch hatte, kam von der Arthritis, mit der sie seit vielen Jahren in ihrem rechten Daumen zu kämpfen hatte. Sie konnte mit diesen leichten Beschwerden leben. Ihr Leben war wie verwandelt.

In den letzten zehn Jahren meiner Praxistätigkeit habe ich viele Patienten mit chronischen und vermeintlich unheilbaren Krankheiten behandelt. Die große Mehrheit von ihnen wurde gesund, mit einigen wenigen Ausnahmen. Manchmal wurden sie sehr schnell wieder gesund. Bei einigen dauerte es nur ein paar Wochen, bei anderen Monate, bei wieder anderen viele Monate. Der Punkt ist, dass das Unterbewusstsein, wenn Sie es nach den wahren Ursachen der Krankheit fragen, Ihnen den kürzesten Weg zum Wohlbefinden weisen kann.

Die oft lähmenden Herausforderungen in Bezug auf körperliche, emotionale und psychische Gesundheit zu meistern, kann überwältigend sein. Wir brauchen neue Wege, um unsere Probleme anzugehen. Die Integration von Heilmethoden für Körper und Geist ist nicht neu. Aber dies mit einer Methode durchzuführen, die jeder erlernen kann und die relativ schnell anwendbar ist, ist revolutionär.

In dem Erfahrungsbericht von Mie sehen Sie, wie ihre gesamte Familie durch eine einzige Person verändert wurde, die den Body Code zum Segen und zur Heilung aller Beteiligten anwendete.

Heilung einer Familie

Meine siebzigjährige Mutter schockierte uns, als sie begann, demenzähnliche Symptome und leichte Halluzinationen zu entwickeln. Sie verhielt sich, als sei sie innerhalb weniger Monate um dreißig Jahre gealtert. Meine Familie war verzweifelt. Ich fühlte mich besonders hilflos, weil ich Japan verlassen hatte und aus der Ferne nicht wirklich helfen konnte. Alles, was ich tun konnte, war, ihre Symptome und ihre Medikamente zu recherchieren und Vorschläge zu machen. Zu ihren Symptomen gehörten Schlaflosigkeit, Bluthochdruck, Herzrhythmusstörungen und starke Magenschmerzen, für die sie jeweils ein eigenes Medikament mit entsprechenden Nebenwirkungen erhielt.

Da las ich zufällig das Buch Der Emotion Code. *Sobald ich das Konzept davon begriffen hatte, begann ich, den Emotion Code bei ihr anzuwenden. Ihre Herzmauer und mehr als zweihundert eingeschlossene Emotionen wurden innerhalb von ein paar Monaten beseitigt.*

Mein Vater, der sich um sie kümmerte, konnte die Veränderungen, die er an ihr feststellte, kaum glauben. Sie kommunizierte wieder so wie früher. Sie schlief nachts ohne Medikamente (die sie seit mehr als fünfzehn Jahren eingenommen hatte) durch, und ihre Magenschmerzen verschwanden. Sie kommunizierte wieder so flink und geistesgegenwärtig wie früher und hatte keine Halluzinationen mehr.

Sie hat ihre Gesundheit und ihr Lächeln zurückgewonnen! Mein Vater dankte mir unzählige Male und sagte: „Meine geliebte Seiko ist wieder da! Was auch immer Du für Deine Mutter getan hast, es hat funktioniert, und es ist erstaunlich!“

Als meine Schwester die Veränderungen sah, die an meiner Mutter geschehen waren, bat sie mich, an ihren Rückenschmerzen zu arbeiten. Nach zwei oder drei Sitzungen rief sie mich an und sagte, sie müsse sich nicht mehr wegen ihrer Rückenschmerzen ausruhen, selbst wenn sie stundenlang auf den Beinen war.

Sie bat mich auch, an meinem achtjährigen Neffen zu arbeiten, der seit seiner Kindheit an Asthma litt. Nachdem ich bei ihm etwa dreißig eingeschlossene Emotionen gelöst hatte, rief er mich an und sagte, dass er gut atmen könne und die Asthmamedikamente nicht mehr einnehme. Ich kann seine glückliche Stimme nicht vergessen, mit der er sagte: „Danke, liebe Tante, ich kann jetzt atmen!“ Es war unglaublich. Ich kann Ihnen nicht genug danken.

Mie T., Ontario, Kanada

Es ist wichtig zu verstehen, dass der Emotion Code ein Teil des Body Codes ist, der Teil, der es Ihnen ermöglicht, emotionalen Ballast oder eingeschlossene Emotionen zu lösen, die Funktionsstörungen im Körper verursachen. In Mies Bericht reichte allein die Emotion Code-Anwendung aus, um das Leben ihrer Angehörigen enorm zu verändern.

Der Body Code ermöglicht es jedem, der nur über eine minimale Ausbildung darin verfügt, die enorme Heilkraft des Unterbewusstseins voll auszuschöpfen. Er ist einfach, aber unglaublich kraftvoll und umfassend, und er ermöglicht es jedem, die Kunst des Heilens auf spirituelle, ganzheitliche und vollständige Weise zu praktizieren. Ich bin seit Langem davon überzeugt, dass jeder Mensch auf diesem Planeten die Fähigkeit hat, sich selbst und andere zu heilen. Es ist das Geburtsrecht eines jeden Mannes, einer jeden Frau und eines jeden Kindes, ein Heiler zu sein.

Ich stimme von ganzem Herzen überein mit Norm Shealy, MD, dem Gründungspräsidenten der *American Holistic Medical Association*, der sagte: „Die Energiemedizin ist die Zukunft der gesamten Medizin.“ Der Body Code ist mein Beitrag zu dieser besseren Zukunft.

Ich glaube, alle Heilung wird sich bald um das tiefe Verständnis drehen, dass die Antworten wirklich in jedem von uns leben und für jeden zugänglich sind, der danach fragt. Das ist die einfache Schönheit des Body Code, und ich glaube, dass er die Welt verändern wird.

2

WAS IST DER BODY CODE?

An dem Tag, an dem die Wissenschaft beginnt, nicht-physische Phänomene zu studieren, wird sie in einem Jahrzehnt mehr Fortschritte machen als in allen vorangegangenen Jahrhunderten ihrer Existenz.

NIKOLA TESLA

Der Body Code bietet uns eine Revolution in der Art und Weise, wie wir für uns und andere sorgen können. Menschen finden plötzlich heraus, dass sie selbst unglaublich viel für ihre Gesundheit tun können, ohne sich auf Ärzte oder Medikamente verlassen zu müssen.

Der Body Code ist eine *Wissensdatenbank* über Ungleichgewichte oder Dinge, die im Körper schieflaufen können. Er gibt Ihrem Unterbewusstsein die Möglichkeit, die wahren Ursachen von Beschwerden aufzudecken, unabhängig davon, ob diese Ungleichgewichte zu Symptomen geführt haben oder nicht. Der Body Code kann als eine Art Inhaltsverzeichnis für die Dinge betrachtet werden, über die Ihr Unterbewusstsein Buch führt.

Der Body Code ist das Ergebnis des tiefgreifenden Studiums des menschlichen Körpers, bewährter Praktiken, Meditation, Inspiration und der unbegrenzten Macht des Unterbewusstseins. Wenn Sie auf das Unterbewusstsein zugreifen, zapfen Sie den kraftvollsten Computer an, den wir kennen, einen Computer, der alle Antworten bereithält und mit perfektem Verständnis weiß, was wirklich notwendig ist, um optimale Gesundheit und Wohlbefinden zu schaffen. Meine Ausbildung und Erfahrung als Computerprogrammierer sowie als ganzheitlicher Therapeut haben mir geholfen, es für diejenigen, die es nutzen, einfach zu machen.

Die meisten körperlichen, psychischen und emotionalen Probleme, mit denen wir konfrontiert sind, können mit dem Body Code-System angegangen werden, weil es fast alle möglichen Ungleichgewichte von Körper, Geist und Seele erfasst. Es ist ein umfassendes Werkzeug, mit dem Menschen aller Altersgruppen geholfen werden kann, vom Neugeborenen bis zum älteren Menschen. Und es dient nicht nur der Verbesserung der Gesundheit. Es kann auch angewendet werden, um Beziehungen zu verbessern oder zu reparieren, Blockaden auf dem Weg zu mehr Fülle aufzudecken und dabei zu helfen, tiefste Herzenswünsche zu finden. Es kann Ihnen sogar helfen, Blockaden zu überwinden, um bessere Leistungen in der Schule, zu Hause, bei der Arbeit oder beim Sport zu erzielen. Der Body Code macht es einfach, Erfolgsblockaden jeglicher Art zu beseitigen.

Für diejenigen, die sich wirklich verändern wollen und bereit sind, Arbeit zu investieren, können sich nicht nur ihre Gedanken und ihre Lebensweise verändern, sondern oft auch ihre Zukunft. Der Body Code hilft ihnen, eine neue Zukunft zu schaffen – eine neue Realität mit weniger Schmerz, Unzufriedenheit und Selbstsabotage, in der Träume leichter Wirklichkeit werden.

ENTDECKUNG DES BODY CODES

Es dauerte viele Jahre, bis ich das Wissen erlangt hatte, das schließlich zum Body Code-System wurde. Während ich durch die Erfahrung mit meinen Patienten lernte, wuchs mein Verständnis für viele Aspekte der Gesundheit und des Wohlbefindens allmählich Stück für Stück. Die Krankheiten in meiner Kindheit und meine bemerkenswerte Genesung weckten in mir den großen Wunsch, anderen zu helfen, so wie mir geholfen wurde. Ich hatte schon früh eine Vorstellung davon, was wirklich möglich war, ungeachtet der konventionellen „Weisheiten“ der damaligen Zeit.

Bevor ich wusste, dass ich Chiropraktiker werden würde, belegte ich einen Computerkurs am College. Das Programmieren weckte eine neue Leidenschaft in mir, die mich noch heute begleitet. Ich belegte den Kurs aus einer Laune heraus, war aber völlig fasziniert. Computer sprachen den Perfektionisten in mir an. Wenn ein Programm ein Problem hat, wird es nicht richtig laufen, bis es behoben ist. In den nächsten Jahren stürzte ich mich mit Leib und Seele in diese Welt und liebte jede Minute davon. Ich wurde zum autodidaktischen Computerprogrammierer und begann, meinen Lebensunterhalt als selbstständiger *Computer-Tutor* zu verdienen. Da ahnte ich noch nicht, wie sehr diese Erfahrung meine Zukunft als Heiler beeinflussen würde.

Eine Zeit lang hatte ich beschlossen, dass es nur ein Traum war, Therapeut zu werden, einer, der unerfüllt bleiben würde. In Mathematik war ich noch nie besonders gut gewesen, und die Vorstellung, Chemie- und Physikkurse belegen zu müssen, schreckte mich ab. Ich kam zu dem Schluss, dass ich aufgeben müsste, Therapeut zu werden, und stattdessen einen Abschluss in Betriebswirtschaft anstreben sollte.

Sechs Monate war ich noch entfernt davon, in das MBA-Programm an der *Brigham Young University in Provo*, Utah, einzusteigen, als meine Frau Jean und ich mit unserer kleinen Tochter Natalie von Utah nach Montana reisten, um meine Eltern zu Weihnachten zu besuchen. Als wir am Kamin saßen und uns unterhielten, fragte mich mein Vater plötzlich, ob ich immer noch daran interessiert sei, Chiropraktiker zu werden. Er meinte, es scheine ein großartiger Beruf zu sein, und erinnerte mich daran, dass ich schon immer in diese Richtung hatte gehen wollen. Ich erwiderte, dass ich meine berufliche Entscheidung getroffen hätte, dass ich einen Master-Abschluss in Betriebswirtschaftslehre machen und für ein großes Unternehmen arbeiten wolle. Ich liebte es, mit Computern zu arbeiten und Geschäftsabläufe zu studieren, und ich hatte das Gefühl, dass ein MBA-Abschluss ein guter Karriereweg für mich sei.

Mein Vater sagte: „Warum denkst Du nicht noch einmal darüber nach?" Ich hielt inne und versprach, noch einmal darüber nachzudenken und es mir durch den Kopf gehen zu lassen. Ich hatte sehr viel Respekt vor meinem Vater. Er war weise und geschäftlich sehr erfolgreich gewesen. Ich wusste, dass ihm nur das Beste für mich am Herzen lag. Er war immer gern sein eigener Chef gewesen, und ich glaube, er hatte das Gefühl, dass ich als Therapeut in meiner eigenen Praxis glücklicher sein würde, als wenn ich für jemand anders arbeiten würde. Durch den Einfluss meines Vaters und seinen Vorschlag hatte ich plötzlich eine Menge Stoff zum Nachdenken.

SUCHE NACH EINER ANTWORT

Hatten Sie in Ihrem Leben schon einmal eine Situation, in der Sie nicht mehr wussten, was Sie tun sollten, und plötzlich wieder an einem Ort der Ungewissheit ankamen? Mein alter Traum, als Therapeut zu arbeiten, war irgendwie wieder auferstanden. Ich stand nun vor zwei sehr unterschiedlichen Zukunftsperspektiven. Beide könnten sehr lohnend sein. Ich war mir nicht mehr sicher, welche Richtung mein Leben nehmen sollte. Ich musste nachdenken. Ich hatte das Gefühl, dass es wichtig war, es sofort herauszufinden.

Jean und ich besprachen die beiden Möglichkeiten miteinander. Wir beschlossen, sie auf dem Papier zu vergleichen, indem wir eine Pro- und Kontra-Liste erstellten, eine Seite für die Geschäftswelt und die Computerprogrammierung, die andere Seite für eine eigene Heilpraxis. Die Liste war auf beiden Seiten lang. Diese Übung reichte nicht aus, um unser Dilemma zu lösen, denn beide Optionen waren attraktiv. Ich spürte das Gewicht der

Entscheidung. Meine Karriere und die Zukunft meiner Familie standen auf dem Spiel. Aber gab es ein Richtig und ein Falsch in dieser Sache? War die eine Entscheidung besser als die andere? Ich konnte es nicht sagen. Ich hatte das Gefühl, dass ich in jede der Richtungen gehen und ein gutes Leben führen könnte.

Da ich schon in jungen Jahren gelernt hatte, dass es eine Höhere Macht gibt, an die ich mich wenden kann, wurde mir klar, dass ich in dieser Hinsicht wirklich Hilfe gebrauchen konnte. Ich glaube, dass die Höhere Macht uns hört und daran interessiert ist, uns zu helfen. Also kniete ich an diesem Abend vor dem Schlafengehen nieder und bat um Führung. Ich sagte: „Vater im Himmel, wenn es für Dich einen Unterschied macht, dann hilf mir bitte herauszufinden, in welche Richtung ich gehen soll. Ich werde tun, was immer Du denkst, dass ich tun sollte." Ich dachte, wenn es Ihm wichtig wäre, würde Er es mich wissen lassen.

Einige Stunden später erwachte ich wie aus einem Traum, an den ich mich nicht erinnern konnte und der mich nicht mehr losließ, und mein Geist war erfüllt von Gedanken darüber, wie wunderbar es ist, Menschen zu helfen, auf natürliche Weise zu heilen, Menschen zu dienen, Gott und der Familie zu dienen. Ich dachte mir: „Nun, das ist sicherlich wahr. Aber ich liebe auch Computer und das Geschäft und ..." Mit diesen letzten Gedanken fiel ich wieder in Schlaf. Nach einer Weile passierte dasselbe erneut, und ich empfand dieselben Gefühle, in Bezug auf Gesundheit und Menschen auf natürliche Weise zu dienen, wie ich sie zuvor gehabt hatte. Ich konterte die Eindrücke mit denselben bewussten Gedanken über Computer und Geschäfte und schlief wieder ein. Das Ganze wiederholte sich ein drittes Mal.

An dieser Stelle denken Sie vielleicht, dass die Antwort für mich offensichtlich hätte sein müssen, dass die Höhere Macht versuchte, mit mir zu kommunizieren, und Sie haben recht. Am nächsten Tag grübelte ich über meine Erlebnisse der vergangenen Nacht nach, kam aber immer noch nicht zu einem Entschluss, welchen Weg ich einschlagen sollte. Ich dachte wohl, ich müsste den Computer aufgeben, aber ich liebte es, Computer zusammenzubauen und zu programmieren. Damals ahnte ich noch nicht, dass ich noch viel Zeit haben würde, um Computer zu benutzen und sie in meine zukünftige Heilpraxis einzubinden.

In der nächsten Nacht fand ich mich erneut auf den Knien wieder und bat um Führung. Es ist unglaublich, aber in dieser zweiten Nacht hatte ich die gleichen Erlebnisse. Ich wurde wieder dreimal geweckt, aber mit einem deutlichen Unterschied. Jedes Mal, wenn ich in dieser zweiten Nacht aufwachte, schienen die Gefühle exponentiell stärker zu sein als beim ersten Mal. Als ich in dieser zweiten Nacht zum dritten Mal wach wurde, waren die Gedanken an den Dienst und die Heilung für die ganze Welt, für die ganze Menschheit, absolut überwältigend. Genau in diesem Moment hörte ich eine sehr klare

Stimme, die zu mir sprach und sagte: „Dies ist eine heilige Berufung." Ich hatte meine Antwort auf eine unmissverständliche Weise erhalten. Nun kannte ich den Weg, den ich gehen sollte, und ich habe nie zurückgeblickt.

Ich habe viel über diese Erfahrung nachgedacht. Ich glaube, dass unser Dasein an sich heilig ist und dass wir jedes Mal, wenn wir jemandem helfen, sich besser zu fühlen, besser zu funktionieren, sein oder ihr Leben besser zu leben, etwas Besonderes tun. Ich glaube, dass jeder von uns ein Schicksal und eine Mission zu erfüllen hat, während wir auf dieser Erde sind. Krankheit kann uns aufhalten und uns daran hindern, das Leben zu leben, das wir leben könnten. Ich glaube, dass es eine heilige Berufung ist, kranken Menschen bei ihrer Genesung zu helfen, denn die Auswirkungen davon, dass Ihr Leben geheilt wurde, verbreiten sich immer weiter.[5]

OFFEN BLEIBEN

Ich kann mich daran erinnern, wie ich als dreizehnjähriger Junge auf dem Rücken auf einer Behandlungsliege lag, während diese ganzheitlichen Therapeuten an mir arbeiteten. Ich sagte ihnen mehrmals: „Wenn ich groß bin, möchte ich das tun, was Ihr tut." Ihre Antwort war immer die gleiche: „Nein, das willst Du nicht. Wenn Du irgendeine Ausbildung für Naturheilkunde machst, wirst Du so indoktriniert und voller fixer Ideen über Heilung sein, dass Du nicht in der Lage sein wirst, selbst zu denken."

Diese Leute hatten mein Leben gerettet. Ich glaubte alles, was sie mir sagten. Als ich mich schließlich am Chiropraktik-College einschrieb, war ich also sehr auf der Hut. Ich hinterfragte alles, was mir als der beste Weg für dieses oder jenes beigebracht wurde. Ich versuchte, für jede Alternative, die funktionieren könnte, völlig offen zu sein. Ich war immer auf der Suche nach zusätzlichen Erkenntnissen.

Am meisten gefiel es mir, all die Feinheiten des menschlichen Körpers kennenzulernen – wie er automatisch funktioniert und all die Dinge tut, die er tun muss, um uns von einem Moment auf den anderen am Leben zu erhalten.

Eines der erstaunlichsten Dinge, die ich gelernt habe, ist, dass viele unserer Reaktionen fest in unserer „Hardware" verankert sind. Wenn Sie zum Beispiel eine heiße Herdplatte berühren, wird die Schmerzmeldung über die Nerven zum Gehirn weitergeleitet, und die Muskeln in Ihrem Arm reagieren fast sofort. Das Ergebnis ist, dass Sie Ihre Hand bereits von der Herdplatte zurückziehen, noch bevor Sie sich der Tatsache bewusst sind, dass Sie sich verbrannt haben.

Ich habe sehr viel über das Nervensystem gelernt. Meine Kommilitonen und ich verbrachten Monate damit, menschliche Leichen zu sezieren, was wirklich die beste Art ist, Anatomie zu lernen. Ich lernte, wie fehlausgerichtete Wirbel die Nervenwurzel, die gerade aus dem Rückenmark austritt, auf dem Weg zu ihrem Ziel reizen oder unter Druck setzen können. Ich lernte verschiedene Methoden kennen, um Wirbel neu auszurichten, einige mit Gewalt, andere sanft. Ich begann, die Komplexität des menschlichen Körpers zu schätzen und zu begreifen, wie alles wunderbar zusammenspielt.

Ich hatte das Glück, das Chiropraktik-Studium zusammen mit meinen beiden Brüdern und meinen beiden Schwagern zu absolvieren sowie mit vielen weiteren wunderbaren und lustigen Menschen, die die ganze Erfahrung noch angenehmer machten. Ich kann mich daran erinnern, wie ich in den Vorlesungen saß und meine Dozenten Dinge sagen hörte wie: „Das menschliche Gehirn ist der leistungsfähigste Computer im bekannten Universum." Dieser Gedanke faszinierte mich. Ich habe mich immer gefragt: „Werden wir jemals die Technologie haben, um auf diesen menschlichen Computer zuzugreifen und Antworten von ihm zu erhalten?" Das wäre der ultimative Weg, um herauszufinden, was wirklich im Körper vor sich geht.

Ich konnte ja nicht ahnen, dass ich den Rest meiner Laufbahn damit verbringen würde, genau das zu tun, nämlich das Unterbewusstsein anzuzapfen – auf den inneren Computer eines jeden von uns zuzugreifen, um herauszufinden, was bei meinen Patienten aus dem Gleichgewicht geraten ist und was ihre Probleme verursacht.

Als ich meine Privatpraxis eröffnete, blieb ich weiterhin offen für jeden neuen Ansatz und alle Möglichkeiten der Heilung, die meinen Patienten helfen könnten. Ob das bedeutete, dass ich eine Methode oder eine Technik anwenden musste, die von der westlichen Medizin oder von irgendjemand anderem verpönt war, spielte für mich keine Rolle.

BITTEN UND EMPFANGEN

Ich habe aus erster Hand erfahren, dass Hilfe von oben verfügbar ist. Schon früh in meiner Praxistätigkeit habe ich mir angewöhnt, darum zu bitten. Bevor ich an einem Patienten arbeitete, nahm ich mir einen Moment Zeit, um meine Gedanken himmelwärts zu richten und um Hilfe für meinen Patienten zu bitten. Dies war eine ganz private, persönliche Sache, die nur ein paar Sekunden dauerte. Ich glaubte, dass es wichtig war, um diese Hilfe zu bitten.

Die uralte Maxime „Bittet und ihr werdet empfangen" hat sich für mich als wahr erwiesen. In seltenen Fällen strömten als Antwort auf diese stillen Bitten plötzlich Informationen über das, was mein Patient brauchte, in meinen Geist. Manchmal zeigten mir diese Downloads eine völlig andere Sichtweise als das, was ich mir jemals zuvor vorgestellt oder in Betracht gezogen hatte. Das war aufregend, und ich fühlte mich unterstützt und geführt in dem, was ich lernte.

Es war mir egal, ob sich meine Behandlungen von denen anderer Therapeuten meines Berufsstandes unterschieden oder ob meine Methoden ein wenig ungewöhnlich erschienen. Interessanterweise wurden die Dinge im Laufe der Zeit weniger kompliziert, je mehr ich verstand. Die Behandlungen wurden einfacher und schneller. Unzusammenhängende Erkenntnisse über den Körper begannen schließlich wie die Teile eines komplizierten Puzzles zusammenzupassen. Je mehr ich lernte, desto einfacher wurde das Ganze.

Ich begann, Ursache und Wirkung zwischen verschiedenen Teilen des Körpers zu verstehen und wie jeder Teil den anderen energetisch beeinflusst. Mit jedem neuen Verstehen wurde mir klarer, wie komplex, beeindruckend und schön der menschliche Körper ist und wie einfach es ist, die Blockaden zu finden, die den Körper daran hindern, so zu funktionieren, wie er konzipiert wurde.

Es dauerte nicht lange, bis meine Praxis wuchs und ich mit zunehmendem Wissen und Können immer komplexere Fälle zu behandeln schien.

In den letzten zehn Jahren, die ich in meiner Praxis verbrachte, litten die meisten meiner Patienten an chronischen Erkrankungen, die von der westlichen Medizin als unheilbar angesehen wurden. Trotzdem hatten die meisten von ihnen noch eine gewisse Hoffnung, dass sie wieder gesund werden könnten.

GLAUBE BEEINFLUSST DIE HEILUNG

Einige meiner Patienten glaubten tief in ihrem Inneren, was man ihnen gesagt hatte: dass sie nie wieder gesund werden würden. Ich fand heraus, dass der Unglaube eines Patienten, der die Überzeugung verinnerlicht hatte, dass er nicht gesund werden könne, seiner Heilung im Wege stand. Gedanken sind Energie. Der Glaube beeinflusst das Ergebnis. Es wurde schwieriger, mit ihnen zu arbeiten, weil ich ihnen helfen musste, ihren Glauben an die Möglichkeit der Heilung zu stärken. Der Glaube ist Teil des Heilungsprozesses selbst. Es ist wichtig, gesund werden zu wollen und zu glauben, dass es möglich ist, gesund zu werden und gesund zu sein.

Ich habe meinen Patienten immer gesagt: „Ich behandle keine Krankheiten. Ich behaupte nicht, dass ich Krankheiten heilen kann, aber ich glaube, dass die Symptome, die Sie haben, auf Ungleichgewichte in Ihrem Körper zurückzuführen sind. Diese Ungleichgewichte beeinträchtigen die Fähigkeit Ihres Körpers, sich selbst zu heilen. Wenn wir genügend dieser Ungleichgewichte finden und beseitigen können, ist Ihr Körper vielleicht besser in der Lage, sich selbst zu heilen, und Ihre Symptome können vielleicht verschwinden." Und sie verschwanden tatsächlich. In diesen Jahren behandelte ich Patienten mit schwierigen Problemen aus den gesamten USA und aus Kanada. Die überwiegende Mehrheit von ihnen wurde gesund, und zwar oft recht schnell.

Meine Herangehensweise unterschied sich drastisch von der der typischen westlichen medizinischen Vorgehensweise. Anstatt zu versuchen, die Symptome meiner Patienten zu unterdrücken, versuchte ich, die zugrunde liegenden Ursachen dieser Symptome anzugehen.

Ich habe mit Personen mit vielen verschiedenen Krankheiten und Problemen gearbeitet und festgestellt, dass sie alle grundlegende Ursachen haben. Wenn diese Ursachen angegangen werden, wird die natürliche Fähigkeit des Körpers, sich selbst zu heilen, gefördert.

SYMPTOME SIND IHRE „MOTORKONTROLLLEUCHTE"

Wenn in Ihrem Auto das Motorkontrolllämpchen aufleuchtet, haben Sie wahrscheinlich keine Ahnung, warum, aber Sie werden darauf hingewiesen, dass etwas Ihre Aufmerksamkeit benötigt, und zwar bald. Die Symptome, die Sie verspüren, können als Motorkontrollleuchten betrachtet werden, die Sie darauf aufmerksam machen, dass in Ihrem Körper etwas nicht stimmt.

Nach mehr als dreißig Jahren Praxistätigkeit in der Naturheilkunde bin ich zu dem Schluss gekommen, dass fast jedes Symptom, unter dem wir leiden, eine Botschaft darstellt. Stellen Sie sich vor, Sie haben Kopfschmerzen. Der Schmerz, den Sie gerade verspüren, ist eine Botschaft Ihres Unterbewusstseins. Vielleicht sind Sie dehydriert. Vielleicht handelt es sich um eine eingeschlossene Emotion, die von dem Streit mit Ihrem Mann letzte Woche stammt, oder von der Scheidung Ihrer Eltern, als Sie acht Jahre alt waren. Vielleicht sind die Kopfschmerzen eine Botschaft Ihres Unterbewusstseins, dass ein Knochen in Ihrem Nacken oder in Ihrem Schädel nicht richtig ausgerichtet ist. Diese Kopfschmerzen können eine einzige oder mehrere Ursachen haben. Die Botschaft – der Kopfschmerz, den Sie erleben – möchte Sie dazu bringen, die zugrunde liegenden Ursachen aufzuspüren und zu beseitigen, was auch immer sie sein mögen.

Wenn Sie zum Beispiel an einer Depression leiden, sollten Sie verstehen, dass die Depression ein Symptom ist. In der westlichen Medizin würde die Depression selbst als das Problem angesehen werden. Depressionen sind sicherlich ein schwieriger Zustand, aber in Wirklichkeit ist die Depression, wie jedes andere Symptom, das wir erleben, eine Botschaft – eine Botschaft, dass es zugrunde liegende Ungleichgewichte gibt, die zu bearbeiten sind. Vielleicht haben Sie emotionale Energien um Ihr Herz gewickelt, die die Depression verursachen. Vielleicht haben Sie einen Mangel an einem bestimmten Vitamin oder Mineralstoff und können kein Serotonin bilden, was zu Depressionen führen kann. Es kann viele Ursachen geben, aber die Einnahme von Medikamenten zur Behandlung der äußeren Symptome wird diese Ursachen nicht beseitigen, wie Heather nach dem Ausprobieren aller möglichen Medikamente feststellte.

Von tiefer Depression zum Glücklichsein mit dem Body Code

Ehrlich gesagt, war ich sehr skeptisch, diese Methode auszuprobieren, und ich habe es nur getan, weil meine Großmutter mir sechs Sitzungen schenkte und mich ermutigte, es zu versuchen. Nachdem ich über ein Jahrzehnt lang mit schweren klinischen Depressionen gelebt hatte, hatte ich alles ausprobiert, von Antidepressiva über Gesprächstherapie, Psychotherapie, Diät und Sport, medizinischem Cannabis und sogar Schlaftabletten, und hatte mit all dem wenig Erfolg gehabt.

Ich hatte meine Mutter durch Krebs verloren, hatte zugesehen, wie mein Vater mit einer schrecklichen Gehirnkrankheit im Endstadium kämpfte, hatte einen lieben Freund durch Krebs verloren und kurz darauf einen weiteren Freund, der an einer Überdosis starb. Diese Erinnerungen waren traumatisierend und brachten mich an einen sehr dunklen Ort. Ich schaffte es kaum, mehr als ein paar Stunden zu überstehen, ohne zu weinen, was für mich untypisch war. Dies alles wurde durch andere lebensverändernde Umstände verstärkt, Umstände, die mich in eine noch tiefere Depression brachten, die mich nicht mehr losließ.

Ich nahm fünfundzwanzig Kilo zu und fand selbst die einfachsten Aufgaben zu schwer. Zwei Jahre lang war ich quasi kaum am Leben und hatte Mühe, morgens überhaupt aus dem Bett zu kommen. Ich hatte ständig Schmerzen, dachte regelmäßig über den Tod nach und wünschte mir, ich könnte diese Welt verlassen. Erst fünfundzwanzig zu sein und vergessen zu haben, wie es sich anfühlt, glücklich zu sein, war die enttäuschendste Erkenntnis, zu der ich kam. Ich erinnere mich, dass ich ständig dachte: „Wie kann ich nur so leben? Ich kann so nicht weitermachen …" Ich glaubte wirklich, dass ich mich nie wieder richtig glücklich oder wie ich selbst fühlen würde. Ich beschloss sogar, keine Kinder zu haben, weil ich diese schreckliche psychische Krankheit nicht an andere weitergeben wollte. Diese Art von Schmerz und Leiden wünschte ich niemandem. Ich war im Grunde nur noch eine Hülle, ohne Freude oder Begeisterung im Leben und wartete sozusagen ständig darauf, dass der nächste Stein ins Rollen kam.

Nach meiner ersten Body Code-Sitzung fühlte ich mich sehr schwer, ich spürte zwar immer noch die Depression, aber auf eine andere Art und Weise… Es brauchte Zeit und die

Gewissheit, dass ich mich erholen würde. Ich musste mich immer wieder daran erinnern, geduldig zu sein und meinem Körper die Zeit zu geben, diese Energien loszulassen und sich von der Last zu befreien, die ich trug.

Während meiner zweiten Body Code-Sitzung änderte sich alles. Wir lösten eine Menge eingeschlossener und geerbter Emotionen. Danach war ich glücklich und nicht erschöpft, ich lachte und genoss jeden Moment, und ich erinnere mich, dass ich dachte, dass dies die beste Zeit war, die ich seit der Diagnose meines Vaters zu Hause erlebt hatte.

Sogar meine Schwester bemerkte die Veränderung in mir... Komischerweise war es nicht nur eine Veränderung meiner Gefühle, sondern auch alles andere schien sich zu fügen. Ich war sechs Monate lang arbeitslos gewesen, weil ich wegen meiner Depression gekündigt hatte, und nun, eine Woche nachdem ich mich beworben hatte, erhielt ich ein Jobangebot, das besser war als die Stelle, die ich vorher verlassen hatte.

Ich spürte, wie meine Verbindung zu den Menschen in meinem Leben stärker wurde, mein Verlangen nach Nahrungsmitteln, die nicht gut für mich waren, begann nachzulassen, und die Gefühle des Verlassenseins, mit denen ich mein ganzes Leben lang zu kämpfen hatte, schienen zu verschwinden. Zum ersten Mal seit Jahren fühlte ich mich wirklich glücklich... Ich fühlte mich wie ich selbst. Und das ist ein Geschenk, das ich nie mehr als selbstverständlich ansehen werde.

Ich bin immer noch erstaunt, wie sehr mir der Body Code geholfen hat. Er hat mich wirklich glücklich gemacht, am Leben zu sein, und das ist etwas, von dem ich dachte, dass ich es nie fühlen würde. Ich kann es kaum erwarten, andere Bereiche meines Lebens zu erkunden, in denen der Emotion Code und der Body Code mir helfen können. Wenn Sie sonst nichts von dem hier mitnehmen, hoffe ich nur, dass Sie zumindest eine Sitzung mit offenem Geist ausprobieren, weil es buchstäblich Ihr ganzes Leben verändern kann.

Heather A., Calgary, Kanada

Ein altes Sprichwort unter ganzheitlichen Therapeuten lautet: „Alles kann alles verursachen", und das aus gutem Grund. Es ist ziemlich einfach zu verstehen, dass körperliche Symptome zugrunde liegende Ursachen haben können, ebenso emotionale Symptome wie Depressionen und Angstzustände.

Was ist mit Verhaltenssymptomen? Was ist mit der Freundin von Ihnen, die sich immer wieder Partner aussucht, die sie misshandeln? Könnte das auch ein Symptom sein? Die Antwort lautet: Ja. Was ist mit der Tendenz, Sport zu vermeiden oder den Nachtisch zu essen, obwohl Sie es eigentlich nicht wollten? Die emotionalen Altlasten, die Traumata und Erfahrungen, die in unseren Energiefeldern gespeichert sind, können sehr leicht wiederkehrende Probleme wie diese verursachen. Manchmal verhalten wir uns auf eine Art und Weise, die sogar für uns selbst rätselhaft ist. Nur wenn wir die zugrunde liegenden Ungleichgewichte, die diese Verhaltensweisen aus dem tiefen Unterbewusstsein heraus antreiben, finden und lösen, kann diese Art von Selbstsabotage behoben werden.

Aufgrund meiner Ausbildung in Computerprogrammierung habe ich immer versucht, die Arbeit mit dem Computer mit meiner Praxistätigkeit zu verbinden. Der Body Code wurde als Antwort auf mein Bedürfnis entwickelt, in kürzester Zeit herauszufinden, was wirklich die Ursache für das Leiden meiner Patienten war.

Das System, das ich schließlich schuf, war eine Gedankenkarte, die es mir ermöglichte, mich durch die verschiedenen Informationsschichten zu „bohren", um die zugrunde liegenden Ungleichgewichte meiner Patienten sehr effizient zu finden und zu korrigieren.

DIE ANWEISUNG

Eines frühen Morgens im August 2008 wachte ich auf und fand in meinem Kopf eine ganz bestimmte Anweisung vor. Als sich der Nebel des Schlafs verzogen hatte, war der nachdrückliche Auftrag kristallklar. Er stammte nicht aus meinem eigenen Kopf. Diese Anweisung hatte mich geweckt. Als ich zu Bewusstsein kam, war die Anweisung bereits da, vollkommen in ihrer Klarheit und Feierlichkeit. Die Anweisung lautete:

> „Trage alles zusammen, was Du über natürliche Heilung gelernt hast, und packe es in einen Selbstlernkurs, den jeder lernen kann, und mache ihn jedem und überall zugänglich."

Das waren nicht meine Gedanken, das war klar. Es gab überhaupt keinen Zweifel daran, was ich tun sollte. Ich hatte einen Auftrag von oben erhalten. Ich erinnere mich, dass ich dachte: „Bist Du Dir da sicher? Das hört sich tatsächlich so an, als könnte es eine Menge Arbeit sein."

Nach einigen Wochen des Zögerns, ein so großes Projekt in Angriff zu nehmen, begann ich schließlich. Viele Monate lang tat ich im Grunde nichts anderes, als das zu schaffen, was mir aufgetragen worden war. Ich begann mit der Arbeit, bevor die Sonne aufging, und arbeitete oft noch bis tief in die Nacht hinein daran.

Ich musste herausfinden, wie ich all das Wissen, das ich während meiner Praxistätigkeit erworben hatte, in ein System packen konnte. Ich musste alle Teile organisieren und einen Kurs für jedermann schaffen, mit dem man lernen kann, was ich gelernt hatte, und der die Lernenden in die Lage versetzt, es effektiv zu nutzen. Es musste einfach zu verwenden und verständlich sein. Das Ergebnis dieser Anweisung war schließlich das Body Code-System. Ich benötigte ein Jahr, um die erste Version zu erstellen. Seitdem gab es mehrere aktualisierte Versionen davon.

Ich glaube, dass das Body Code-System die fortschrittlichste und umfassendste Methode für natürliche energetische Heilung ist, die heute auf dem Planeten verfügbar ist. Meine Kenntnisse der Computerprogrammierung bereiteten mich darauf vor, daraus ein digitales Produkt zu machen, eine Software-App (→ S. 437), die überall zur Verfügung steht.

Dieses Buch ist eine Einführung in den Body Code. Es wird Ihnen genügend Informationen geben, einige Konzepte des Body Code selbst anzuwenden und hoffentlich großartige Ergebnisse damit zu erzielen.

Ich bin so dankbar für alles, was ich gelernt habe, und dafür, dass ich dafür qualifiziert wurde, diese Arbeit weiterzugeben. Meine Lebenserfahrungen haben mich darauf vorbereitet, Lehrer und Botschafter zu sein, um das Body Code-System in die Welt zu bringen. Ich glaube, dass der Schöpfer jedem einzelnen von uns unser Geburtsrecht auf Heilung zurückgeben und uns wieder zu den Heilern machen möchte, die wir werden können.

AUF DEN SCHULTERN VON GIGANTEN

Das Body Code-System ist ein Werkzeug, das es Ihnen ermöglicht, Ungleichgewichte in sechs Kategorien aufzuspüren und zu korrigieren, die letztlich alle Aspekte unseres Seins umfassen und einen integrierten, ganzheitlichen Ansatz zur Wiederherstellung von Gesundheit und Wohlbefinden bieten. Ich hätte das Body Code-System nicht zusammenstellen können, wenn nicht andere vor mir ihre Beiträge in die Welt gebracht hätten, Beiträge, die einen Großteil der Wissensbasis des Body Code ausmachen. Ich fühle mich wie Sir Isaac Newton, der einmal sagte: „Wenn ich weiter gesehen habe als andere, dann deshalb, weil ich auf den Schultern von Giganten stand."

Schon früh in meiner chiropraktischen Praxis wurde mir klar, dass meine Ausbildung mir nicht alle Antworten auf alle Schwierigkeiten meiner Patienten gab. Oft brachten sie Probleme mit, die sich mit einer Wirbel-Anpassung nicht lösen ließen. Und manchmal fand ich heraus, dass sie zuvor bei vielen verschiedenen Ärzten gewesen waren, die ebenfalls nicht wussten, wie sie ihnen helfen sollten. Glücklicherweise hatte ich eine Leidenschaft dafür, die Antworten zu finden, die sie brauchten. Als unersättlich Lernender verschlang ich neue Entdeckungen und Heilungsansätze und nahm alles auf, was funktionierte und sich richtig anfühlte.

Mein lebenslanger Wissensdurst wurde immer wieder von einer langen Liste von Mentoren, Freunden, Familienangehörigen und häufig auch von Patienten selbst gestillt. Die

Liste ist zu lang, um sie hier aufzuzählen, und umfasst ein ganzes Leben, in dem ich alles und von jedem gelernt habe, was ich konnte, in jeder Situation, die sich mir bot. Mein Herz ist voller Dankbarkeit, wenn ich an all das denke, was ich von allen gelernt habe, die mein Leben auf die eine oder andere Weise berührt haben. Ich bin besonders dankbar für die plötzlichen Einsichten, Downloads, Intuitionen, Gedanken und Ideen, die als Antwort auf Gebete gekommen sind. Diese Art des Lernens ist wirklich die beste, klarste und reinste von allen.

Ich habe mir also nicht alles in dieser Methode ausgedacht. Stattdessen habe ich alles, was ich über Körper, Geist und Seele gelernt habe, in einem einheitlichen System zusammengefasst, das jeder anwenden kann. In der Tat stehe ich wirklich auf den Schultern von Giganten. Denn ohne all das gesammelte Wissen der besten Denker und Heiler der letzten dreitausend Jahre und mehr könnte der Body Code nicht existieren.

Die meisten Menschen, die den Body Code erfolgreich anwenden, haben mit minimalen Kenntnissen über Körper, Geist und Seele damit begonnen. Der Body Code ist einzigartig, weil er im Wesentlichen zu Ihrem Lehrer wird. Wenn Sie ihn anwenden, um sich selbst und anderen zu helfen, werden Sie zu den zugrunde liegenden Ungleichgewichten geführt, eins nach dem anderen, egal, ob Sie vorher bewusst etwas darüber wussten oder nicht. Das spielt keine Rolle. Tatsächlich sind Menschen, die wenig über die Funktionsweise des Körpers wissen, oft im Vorteil, weil es ihnen leichter fällt, für jede Möglichkeit offen zu bleiben, während Menschen mit viel Wissen manchmal zu einem rigideren Denken neigen.

FUNKTIONIERT ES?

Der Body Code ist bemerkenswert effektiv. Bis zu dem Zeitpunkt, als wir dieses Buch schrieben, haben wir unaufgefordert über zehntausend bemerkenswerte Erfahrungsberichte von Menschen wie Ihnen erhalten, die dies bestätigen. Wir haben einige dieser Geschichten in dieses Buch eingefügt – echte Erfahrungen von gewöhnlichen Menschen, die außergewöhnliche Ergebnisse erzielten. Ich habe gesehen, wie sich alle Aspekte des Lebens verbessert haben und wie sich durch diese einfache Methode Wunder entfaltet haben. Hier ist eine Auswahl dessen, was die Menschen zu sagen haben:

Der menschliche Körper wurde mit der Fähigkeit geschaffen, sich selbst zu heilen. Der Body Code wurde geschaffen, um diese Fähigkeiten schmerzlos und mit dauerhaften positiven Effekten freizusetzen.

Marianne B., Washington, USA

Der Body Code hilft Ihnen, sich von vergangenen emotionalen Traumata zu befreien, schnelle Antworten auf Krankheiten zu finden und Schmerzen zu lindern, indem Sie nichts weiter als Ihre Intention und eine leicht verständliche Körperkarte verwenden.

Bobbi Lynn G., Kalifornien, USA

Wollen Sie sich selbst heilen können oder wollen Sie Medikamente einnehmen, die Symptome maskieren und sich für den Rest Ihres Lebens mit den Nebenwirkungen herumschlagen? Die Antwort sollte einfach sein, und wenn ja, dann kann der Body Code Ihnen bei so gut wie allem helfen. Wenn diese Arbeit in einem echten Gesundheitssystem von der Versicherung abgedeckt wäre, gäbe es wenig Bedarf für Arzneimittelhersteller.

Chuck E., Colorado, USA

Der Body Code funktioniert wie ein Übersetzer Ihres inneren Heilers für Sie. Er weiß alles über Ihre Vergangenheit, alle möglichen Verbindungen, auch solche, an die Sie nicht denken können. Und er weiß, was am wichtigsten zu lösen ist und in welcher Reihenfolge.

Sabine H., Heiligenthal, Deutschland

Die Methoden von Dr. Bradley Nelson, wie sie im Emotion Code und im Body Code gelehrt werden, befähigen normale Menschen, sich selbst, ihre Familien und ihre Nachbarschaft zu heilen mit einem unendlichen Welleneffekt.

Vera E., Massachusetts, USA

Ihr Körper ist sehr intelligent, er weiß, was Ihre Beschwerden, Symptome und Krankheiten verursacht, er will und wird es Ihnen sagen, wenn Sie ihn fragen. Und der Body Code gibt Ihnen die Werkzeuge an die Hand, um zu fragen, die Ungleichgewichte zu finden und zu lösen, die durch unbewusstes Leben und Traumata in der Vergangenheit entstanden sind, damit Sie gedeihen und neue Freiheit, Freude und Frieden genießen können.

Keith B., Utah, USA

Nachdem ich das Body Code-System und sein unglaubliches Potenzial kennengelernt habe, kann ich mir vorstellen, dass wir in ein paar Jahren zurückblicken und sagen: „Mensch, weißt Du noch? Früher gab man den Leuten Medikamente und schnitt sie auf in solchen Situationen! Jetzt können wir sie energetisch heilen!“

Fiete W., Lüneburg, Deutschland

UNGLEICHGEWICHT VERSTEHEN

Eine der ältesten Ideen der Welt besagt, dass Ihr Gesundheitszustand davon abhängt, wie ausgeglichen oder unausgeglichen Ihr Körper ist. Je mehr Ungleichgewicht Sie anhäufen, desto wahrscheinlicher ist es, dass Sie Symptome wie körperliche Schmerzen, Energieverlust, negative emotionale Zustände und schließlich Krankheiten bekommen.

Im Body Code kann sich ein Ungleichgewicht auf einen Mangel, eine Infektion, einen Befall, einen Giftstoff, ein Bedürfnis, eine negative Energie, eine Fehlausrichtung, eine Fehlfunktion, eine Desintegration, eine Abkopplung, eine eingeschlossene Emotion oder ein unausgeglichenes Körperteil beziehen, um nur einige zu nennen. Wenn genügend Ungleichgewichte über einen ausreichend langen Zeitraum bestehen, werden spürbare Symptome auftreten, und Krankheiten können die Folge sein.

Die unglaubliche Komplexität des Körpers kann entmutigend wirken. Ein Beispiel dafür sind die energetischen Verbindungen, die zwischen den Organen und Drüsen und den Muskeln des Körpers bestehen. Wenn zum Beispiel Ihr rechtes Knie Sie quält, ist es sehr wahrscheinlich, dass Ihre Gallenblase im Ungleichgewicht ist, und die Ursache dafür sind wahrscheinlich eingeschlossene Emotionen. Wenn Sie Schmerzen im unteren Rückenbereich haben, ist es sehr wahrscheinlich, dass Sie eine oder zwei unausgeglichene Nieren haben, vielleicht wegen Ihres Koffeinverzehrs oder wegen des Autounfalls, den Sie mit sechzehn Jahren hatten, oder wegen beidem. Schmerzen im linken Knie haben viel mit Stress zu tun, der die Nebennieren überlastet, die energetisch mit bestimmten Muskeln verbunden sind.

Wenn Sie unter Angstzuständen leiden, kann eine mögliche Ursache die toxische Überlastung Ihrer Leber durch Ihre alten Quecksilber-Amalgam-Zahnfüllungen sein. Wenn sich Ihr Nacken besonders steif anfühlt, kann das an Ihrer mangelnden Bereitschaft liegen, in Ihren Beziehungen flexibel zu sein. Und so geht es weiter.

Wie können wir ein so komplexes System überhaupt durchschauen? Wie können wir uns auch nur ansatzweise mit einem Organismus auf so hoher Ebene befassen und hoffen, dass es einen Sinn ergibt? Die Antwort ist der Body Code. Wenn Sie sich auf die Intelligenz des Unterbewusstseins und den Fahrplan im Body Code einlassen, können Ihre Fragen beantwortet und Ungleichgewichte in der Regel recht schnell beseitigt werden.

Der Body Code erklärt die Verbindungen für jedes Körperteil, das solche hat. Sie brauchen keine dieser Verbindungen zu kennen oder auswendig zu lernen, weil all diese Informationen im Body Code-System zu finden sind. Dieses System soll Ihnen helfen, Ungleichgewichte zu finden und zu korrigieren.

Die ursprünglichen Versionen des Body Code-Systems bestanden aus einigen dicken Ringbüchern und mehreren DVDs und CDs, die nun in der Body Code-System-App komprimiert wurden, sodass Sie diese enorme Menge an Informationen in der Hand halten können. Als ich dieses Buch schrieb, befand ich es als eine unmögliche Aufgabe, die gesamte Wissensdatenbank des Body Code-Systems hier aufzunehmen, die in der App über tausend Seiten und Bilder umfasst. Mit diesem Buch habe ich hingegen versucht, Ihnen die Funktionsweise des Body Code nahezubringen, indem ich seine Konzepte erkläre und Ihnen auf diesen Seiten einige der häufigsten Ungleichgewichte nenne, die ich gefunden habe, sodass Sie allein mit dem Buch ein gewisses Maß an Erfolg erzielen können. Bitte besuchen Sie *discoverhealing.com/app*[6] für weitere Informationen über die Body Code-System-Software, die sowohl auf Apple- und Android-Handys und -Tablets als auch auf Mac- und PC-Desktop-Computern läuft. Ich hoffe aufrichtig, dass diese radikal andere und unglaublich kraftvolle Art zu heilen für Sie einfach anzuwenden und zu verstehen ist und dass sich dadurch Ihr Leben und das Leben derer, die Sie berühren, zum Besseren verändern wird.

3

WIE FUNKTIONIERT DER BODY CODE?

Der ultimative Ansatz zur Heilung wird darin bestehen, die Anomalien auf der feinstofflichen Energieebene zu beseitigen, die überhaupt erst zur Manifestation der Krankheit geführt haben.

RICHARD GERBER, MD

Lassen Sie uns erkunden, wie der Body Code funktioniert.

Der Body Code an sich „tut" nichts. Er ist weder eine Maschine noch ein Gerät. Man könnte ihn als interaktive Wissensdatenbank bezeichnen, die Ihnen als Leitfaden dient, um effektive Fragen zu stellen. Die richtigen Fragen ermöglichen nützliche Antworten, die Ihnen zeigen, welche Korrekturen vorgenommen werden müssen. Der Body Code enthält alle Erklärungen und Anweisungen, die Sie benötigen, um die von Ihnen aufgedeckten Ungleichgewichte zu korrigieren. Er ist ein unvergleichliches Werkzeug, das Sie befähigt, die zugrunde liegenden Ursachen zu dekodieren, sie ans Licht zu bringen und sie letztendlich zu korrigieren.

WISSEN IST MACHT

Wenn Sie verstehen, wie etwas funktioniert, können Sie diese Prinzipien nutzen, um Probleme zu lösen. So wie ein Elektriker Ihr Haus so verkabeln kann, dass Sie das Licht einschalten können, können Sie wahre Prinzipien anwenden, um sich selbst zu helfen, Ihre metaphorischen Lichter einzuschalten, um Wohlbefinden in Ihrem Körper und Geist zu erzeugen. Die folgenden Konzepte bilden die Grundlage für den Body Code. Die bewusste Arbeit mit Energie ist, wenn Sie so wollen, der Motor, der die Arbeit antreibt, einschließlich der folgenden Konzepte:

- Energie
- Energiekörper oder Geist
- Unterbewusstsein
- Höhere Macht

GRUNDLEGENDE PRINZIPIEN

1 ENERGIE

Um zu verstehen, warum der Body Code so wirksam ist, müssen Sie Energie verstehen und wie sie alles Leben ausmacht. Energie ist die Grundlage von allem.

Ohne Energie würde der Planet Erde nicht existieren und Sie auch nicht. Sie sind ein Wesen aus reiner Energie. Ihre einzigartige Schwingung ist spezifisch für Sie und sorgt dafür, dass Ihr Körper und Ihr Geist sich so zeigen, wie sie es tun.

Jedes Ding, das Sie sehen und berühren, besteht aus Energien, die in unterschiedlichen Frequenzen schwingen. So hat jedes Organ, jedes System und jeder Teil Ihres Körpers seine eigene Frequenz. Wenn zum Beispiel Ihr Kopf schmerzt, schwingt er nicht in der Frequenz, in der er schwingen würde, wenn er schmerzfrei wäre. Wenn Sie alles entfernen, was die normale Frequenz eines Bereichs stört, wird dieser Bereich auf natürliche Weise in einen gesünderen Zustand zurückkehren. Manchmal geht es nicht darum, das zu entfernen, was im Weg ist, sondern das hinzuzufügen, was fehlt. Ganz gleich, ob die Lösungen für Ihre Herausforderungen in subtilen energetischen Veränderungen oder in greifbareren physischen Veränderungen bestehen, alle bestehen letztlich aus Energie auf der Quantenebene, und alle werden von Energie beeinflusst.

Energie ist der Hauptbestandteil des Universums. Unsichtbare Energie umgibt uns in Form von Radiowellen, Gammastrahlen, Infrarot-Licht, Gedankenwellen und emotionalen Energien, um nur einige zu nennen. Sie können sich unser Universum als ein „LEGO“-Universum vorstellen, das aus winzigen Bausteinen, den sogenannten subatomaren

Teilchen, besteht. Dies sind extrem kleine Einheiten schwingender Energie. Genauso wie Legosteine zu allem Möglichen zusammengesetzt werden können, ergeben unterschiedliche Anordnungen dieser kleinen Energien Atome verschiedener Elemente wie Wasserstoff, Kohlenstoff und Sauerstoff. Die Elemente werden zu Molekülen zusammengefügt, die wiederum die DNA bilden, aus der die Bestandteile Ihrer Zellen bestehen, aus denen schließlich Ihr Körper besteht.

Alle alltäglichen Gegenstände in Ihrem Leben, die Sie anfassen und sehen können, bestehen aus Materie, auch Ihr eigener Körper. Unter Materie versteht man normalerweise alles, was Masse hat und Raum einnimmt. Jedoch ist berichtet worden, dass Albert Einstein gesagt habe: „Alle Materie ist Energie."

Wenn wir aus Materie bestehen und alle Materie aus Energie besteht, sind wir dann nicht auch Wesen aus Energie?

Die Entdeckungen der Quantenmechanik – der Lehre von den Atomen und subatomaren Teilchen – haben uns sehr geholfen, dies zu verstehen. Albert Einstein und seine Anhänger haben mit ausgeklügelten Experimenten versucht, mehr über die Natur dieser winzigen Energien zu erfahren. Die Quantenforschung zeigte, dass sich Energien unterschiedlich verhalten, je nachdem, was der Beobachter zu sehen erwartet. Unsere Erwartungen oder Absichten tragen genug Energie in sich, um zu beeinflussen, wie sich Teilchen bewegen und Stoffe bilden. Viele Physiker glauben, dass die einzige Erklärung für dieses rätselhafte Verhalten darin besteht, dass die Energie im Atom selbst bis zu einem gewissen Grad intelligent ist oder zumindest von einer Art höherer Intelligenz gesteuert wird.

So sagte zum Beispiel Max Planck, der Begründer der Quantentheorie:

> *Als ein Mann, der sein ganzes Leben mit klarem Kopf der Forschung, dem Studium der Materie, gewidmet hat, kann ich Ihnen als Ergebnis meiner Forschungen über die Atome so viel sagen: Es gibt keine Materie als solche! Alle Materie entsteht und existiert nur durch eine Kraft, die die Teilchen eines Atoms zum Schwingen bringt und dieses winzigste Sonnensystem des Atoms zusammenhält... Wir müssen hinter dieser Kraft die Existenz eines bewussten und intelligenten Geistes vermuten. Dieser Geist ist die Matrix der gesamten Materie.*

Da alles aus Energie besteht, führen Korrekturen auf energetischer Ebene in der Regel zu den schnellsten und nachhaltigsten Ergebnissen.

Die westliche Medizin ignoriert oft die spirituellen und emotionalen Aspekte unseres Lebens – die Energie, die uns ausmacht. Es ist nicht mehr möglich, den Körper als vom Geist getrennt zu betrachten. Wir wissen heute, dass Energie, Emotionen, Erfahrungen und Überzeugungen jede Zelle unseres Körpers beeinflussen.

Unsere Zellen sterben ständig ab und werden ersetzt, und man schätzt, dass unser Körper in jeweils sieben Jahren einen nahezu vollständigen Zellaustausch durchmacht. Wenn Sie weiterhin an verzerrten Frequenzen oder Ungleichgewichten festhalten, werden Sie weiterhin ungesunde Zellen neu bilden. Wenn Sie genug ungesunde Zellen haben, können Sie Krankheiten entwickeln, die die westliche Medizin nicht heilen kann. In der folgenden Geschichte konnte ein Mann wieder gehen und tanzen, nachdem sein Arzt ihm gesagt hatte, er würde nie wieder gesund werden.

Wieder tanzen

Ein Onkel einer Freundin von mir hatte einen schweren Schlaganfall. Nach dem Krankenhausaufenthalt kam er in ein Rehabilitationszentrum. Er war nicht in der Lage, gerade zu stehen, auch nicht mit Unterstützung. Die Ärzte sagten meiner Freundin, dass ihr Onkel das Rehabilitationszentrum nach drei Wochen verlassen müsse, weil es keine Chance gebe, dass er jemals wieder gesund werden würde. Ich führte innerhalb eines Monats sechs Body Code-Sitzungen aus der Ferne für ihn durch. In der Zwischenzeit ging es ihm im Pflegeheim immer besser. Nach den sechs Sitzungen stand er vom Stuhl auf, konnte stehen und gehen und tanzte sogar mit einer Krankenschwester! Meine Freundin schickte mir ein Video, damit ich es mit eigenen Augen sehen konnte. Ich hatte Tränen in den Augen, als ich es sah. Jetzt kann er wieder in seinem Haus leben und braucht nur noch wenig Unterstützung.

Heidi R., Wien, Österreich

Es wird Sie sicher nicht überraschen, dass unser psychischer Zustand sich auf unsere körperliche Gesundheit auswirkt. Ob Sie es glauben oder nicht, das war für einige der großen Denker, die die westliche Gesellschaft geprägt haben, eine revolutionäre Idee.

In den frühen 1900er-Jahren, die von der industriellen Revolution geprägt waren, war die westliche Welt fest in der Vorstellung verankert, dass alles wie eine Maschine funktioniere. Der Körper wurde als eine Maschine mit einzelnen Teilen betrachtet, die in keiner Beziehung zu anderen Teilen stünden. Man dachte, wenn jemand Zahnschmerzen habe, brauche man nur den Zahn zu ziehen, aber man achtete nicht auf die Ernährung, denn was man esse, spiele keine Rolle. Wenn man nicht mehr so gut atmen könne, solle man sich um die Lunge kümmern, aber den schweren Kummer über den Verlust eines geliebten Menschen außer Acht lassen.

Heute sind wir immer noch in demselben Modell verhaftet, dass die Teile das Ganze ausmachen, anstatt dass das Ganze weit mehr ist als die Summe seiner Teile. Es ist kein Wunder, dass sich die Ärzte heute auf einzelne Systeme spezialisieren, ohne viel

Rücksicht darauf zu nehmen, wie all die anderen Aspekte des Lebens der Menschen zu ihrem Leiden beitragen könnten. Obwohl beispielsweise die populäre ACE-Studie (*Adverse Childhood Experiences*, Negative Kindheitserfahrungen), die zwischen 1995 und 1997 an mehr als siebzehntausend Menschen durchgeführt wurde, einen eindeutigen Zusammenhang zwischen körperlichen Erkrankungen im Erwachsenenalter und Traumata in der Kindheit herstellte, hat sich an den etablierten Behandlungsmethoden für diese Menschen seither nicht viel geändert.

Unter der bestehenden mechanistischen Perspektive wurden Heilmittel, die seit Tausenden von Jahren erfolgreich eingesetzt werden, von der westlichen Medizin praktisch beiseitegeschoben und im Wesentlichen ignoriert. Wenn Ärzte und Wissenschaftler diese Konzepte nicht in ihren Realitätsrahmen einfügen konnten, wurden diese Ideen bestenfalls als Placebos betrachtet, diskreditiert und abgetan. Kräuter, Homöopathie, Meditation, Rituale, Religion und die Weisheit der Traditionen wurden schon vor langer Zeit lächerlich gemacht und aus der westlichen Gesundheitswelt verbannt; sie sind größtenteils heute immer noch geächtet.

Wurden zum Beispiel, als Ihre Großmutter mit COVID-19 ins Krankenhaus eingeliefert wurde, von westlich ausgebildeten Ärzten irgendwelche alternativen Heilmittel empfohlen oder ausprobiert oder auch nur in Erwägung gezogen? Unwahrscheinlich. Die westliche Medizin ist der Gnade des pharmazeutisch-industriellen Komplexes ausgeliefert, der nur Behandlungen empfiehlt, die dem Gewinn dienen, auch wenn die Kosten den Nutzen überwiegen könnten.

Doch während die *Körper-als-Maschine-Perspektive* die Sichtweise unserer medizinischen Gemeinschaft auf Krankheiten bestimmte, entdeckten Physiker und Mathematiker die Quantenphysik – ein viel umfassenderes Weltbild, das mit dem Verhalten der winzigen unsichtbaren Teilchen beginnt, aus denen alles besteht. Einstein lehrte uns auf brillante Weise, dass sich Lichtenergie nicht nur wie Wellen, sondern auch wie Teilchen verhält. Dieser Wandel im Verständnis brachte uns auf den Weg zur Entdeckung der Gesetze, die wir heute anwenden, und eröffnete uns eine Welt voller neuer Möglichkeiten.

Wir können dieses neue Verständnis auf das menschliche Energiefeld anwenden, indem wir neue Erkenntnisse der Quantenmechanik nutzen, wie z. B. die Gesetze der Überlagerung (Superposition), den Zusammenbruch der Wellenfunktion, die Non-Lokalität, die Verschränkung und andere, von denen viele den Rahmen dieses Buches sprengen würden, die aber wahre Prinzipien sind, die Sie bei der Body Code-Anwendung nutzen werden. Diese Prinzipien, die den Geist erweitern und den Glauben inspirieren, sind eine reine Freude für diejenigen, die rational erklären wollen, wie es möglich ist, ein lebenslanges Leiden in fünfzehn Minuten durch die Arbeit mit dem Body Code zu heilen, ein Leiden, das die „moderne" Medizin nicht heilen konnte.

Natürlich lassen sich nicht alle Probleme so schnell beheben. Bei einigen kann es viele Wochen oder sogar Monate dauern, bis sie behoben sind. Ungleichgewichte sind oft vielschichtig und erfordern möglicherweise eine bestimmte Abfolge von Themen, die im Laufe der Zeit nacheinander angegangen werden müssen, ähnlich wie beim Schälen einer Zwiebel: eine Schicht nach der anderen. Der springende Punkt ist, dass die Quantenphysik uns zu verstehen hilft, wie und warum der Body Code funktioniert. Er lindert erfolgreich Leiden und bringt denjenigen, die offen genug sind, daran zu glauben und die Arbeit zu tun, Heilung und Ganzheit.

Während die wissenschaftliche Gemeinschaft zwar die Gesetze der Quantenphysik validiert und nutzt, konzentriert sich die westliche Medizin weiterhin auf eine begrenzte Anzahl von Prinzipien und liefert eine begrenzte Anzahl von Ergebnissen, sehr zum Nachteil ihrer Patienten.

Wenn ich mir jedoch ein Bein breche, bin ich zutiefst dankbar, dass ich zu einem normalen Orthopäden gehen kann, um es wieder reponieren und stabilisieren zu lassen. Vor allem in Notfallsituationen profitieren wir unermesslich von den heutigen Erkenntnissen darüber, wie man dem menschlichen Körper helfen kann. Auf jeden Fall muss die Blutung gestoppt, der Patient stabilisiert und der Schock behandelt werden. Die Standardmedizin leistet in vielen Fällen hervorragende Dienste. Aber wenn es darum geht, alle Gründe für Schmerzen oder Beschwerden zu verstehen, insbesondere bei chronischen Problemen, ist ein breiteres Netz erforderlich, um an die Quelle zu gelangen.

Dankenswerterweise graben viele Forscher tiefer, und Tausende von Studien zeigen bereits die Wechselbeziehung zwischen Gedanken, Emotionen, Erfahrungen und Krankheit.

Eine Studie zeigte, dass allein die Diagnose einer Depression die Wahrscheinlichkeit eines vorzeitigen Todes um 65 Prozent erhöht. Andere Studien zeigten, dass die Diagnose einer Depression die Wahrscheinlichkeit erhöht, in Zukunft an einer Krankheit zu erkranken. Depressionen und Angstzustände werden mit zahlreichen Krankheiten in Verbindung gebracht, die das Herz, den Gastrointestinaltrakt (Verdauungstrakt) und das Nervensystem betreffen, und spielen auch eine Rolle bei Autoimmunerkrankungen und chronischen Schmerzen. Und das ist nur die Spitze des Eisbergs.

Es gibt Studien, die einen eindeutigen Zusammenhang zwischen Kindheitstrauma und körperlicher Gesundheit im Erwachsenenalter belegen. Aber wie man diese Informationen nutzen kann, um die Heilungsmethoden zu verbessern, bleibt ein Rätsel für diejenigen, die immer noch auf die alten Modelle beschränkt sind, in denen unsere Mainstream-Medizinwelt lebt. Einige dieser Studien zielen in erster Linie auf die Prävention von Missbrauch in der Kindheit ab, was für die nächste Generation sehr gut ist, aber was ist mit denjenigen, die heute unter den Folgen längst vergangener Ungerechtigkeiten leiden? Während ein schweres emotionales Trauma eine offensichtliche Ursache für chronische körperliche Störungen sein kann, sind die Auswirkungen weitaus alltäglicherer Erfahrungen noch weitreichender. Herzschmerz, Enttäuschung, Wut, Frustration und die ganze Bandbreite der normalen Reaktionen auf das Leben können eingeschlossene Energien erzeugen, die uns noch Jahre später körperlich und psychisch beeinträchtigen. In der folgenden Geschichte erzählt Helga von einem Mann, der endlich seine Höhenangst überwinden konnte.

Klärung von Missbrauch in der Kindheit

Ein Klient von mir, nennen wir ihn S., um seine Identität zu schützen, litt unter Höhenangst. Als er vier Jahre alt war, hatte ihn sein Vater auf den Kühlschrank gestellt und gesagt, er solle springen, er würde ihn auffangen. S. sprang, aber sein Vater fing ihn nicht auf, und seine Worte waren: „Das soll dich lehren, niemandem zu vertrauen, nicht einmal deinem Vater." Ich arbeitete persönlich an ihm, und er besuchte mich in unserem Haus, das auf einer Insel liegt. Anfangs wusste ich nicht, dass er sich beim Überqueren der Brücke sehr konzentrieren und nur geradeaus schauen konnte. Eines Tages, nach unserer ersten Sitzung, sagte er: „Ich wusste gar nicht, dass die Brücke so schön und der Fluss einfach magisch ist." Nach vier Sitzungen war seine Angst verschwunden, und er schrieb mir: „Tolle Neuigkeiten! Wie Sie wissen, ist es für mich jetzt ein Kinderspiel, die Hindmarsh Island Bridge (Binneninsel in Australien) zu überqueren, aber heute war ich auch in der Lage, auf einer A-förmigen Leiter zu stehen, mit meinen Schuhen ZWEI METER über dem Boden. Unglaublich, wow!! Ich hatte keine Anzeichen von Angst oder Nervosität. Sonst bin ich normalerweise so schwach in den Beinen gewesen, dass ich absteigen musste, weil ich nicht stehen konnte. Ohnmachtsgefühle, innere Filme, dass ich falle und mich verletze, der Schmerz über die grausame Tat meines Vaters, all das ist weg! Und ich kann Ihnen nicht genug danken. So habe ich mich schon lange nicht mehr gefühlt, ganz und gar nicht. Das Höchste, was ich vorher erreichen konnte, war ein Meter, und das war schon schlimm genug. Ich habe nicht mehr gezählt, wie oft ich nun die Leiter hochgeklettert bin, weil ich es nicht glauben konnte und mich immer wieder testen musste (es müssen viele Male gewesen sein, meine Beinmuskeln tun weh). Ich habe mich dort oben wirklich gut gefühlt, als sei der ganze Ballast von meinen Schultern gefallen, ein tolles Gefühl! Nochmals ein großes Dankeschön, danke, danke!

Helga C., Goolwa, Südaustralien

Es gibt zwar moderne Methoden, um die energetischen Ungleichgewichte der Vergangenheit, die den Schmerz und das Leiden der Gegenwart verursachen, wirksam anzugehen und aufzulösen, aber nur wenige Schulmediziner werden ihre Patienten an diese Quellen verweisen, einfach weil sie nicht in das aktuelle medizinische Paradigma passen.

Bevor wir uns diesem neuen Bewusstsein darüber, wie Energie auf uns einwirkt, zuwenden, sollten wir Ehre geben, wem Ehre gebührt. Dieses bereichernde Verständnis von Energie begann bereits vor Tausenden von Jahren. Die älteste Form der Energiemedizin, die ich gefunden habe, wurde von den Chinesen praktiziert, die Energieleitbahnen im Körper entdeckten. Bei der Akupunktur wird der Energiefluss im Körper verändert, um Funktion und Wohlbefinden zu verbessern. Seitdem haben sich Tai-Chi, Meditation, Yoga, Hypnotherapie, Akupunktur, Massagetherapie, Reiki, Quantenheilung, Qigong, Emotional Freedom Technique (EFT) und viele andere Methoden als eigenständige Verfahren herausgebildet, die die Gesetze der Physik nutzen, um den Energiefluss zu verändern und die Gesundheit zu verbessern.

Ich brauchte kein volles Verständnis der Quantenmechanik, um ihre Prinzipien anwenden zu können. Erstaunt beobachtete ich die bemerkenswerte Genesung meiner Patienten, als ich die Ungleichgewichte identifizierte und korrigierte, Ungleichgewichte, die die Wurzel ihres Leidens waren. Sobald sie gefunden und gelöst waren, waren Körper und Geist frei, sich selbst zu heilen, und zwar häufig sofort. Die Quantentheorie bestätigte nur das, was ich jeden Tag erlebte.

2 ENERGIEKÖRPER ODER GEIST

Sowohl der physische Körper als auch die anderen energetischen Komponenten unseres Wesens wie Biofelder, Chakren, elektromagnetisches Feld usw. bestehen aus Energie. Ein weiterer bedeutenderer Aspekt des Energiefeldes ist etwas, das von vielen verschiedenen Kulturen heute und im Laufe der Zeit verehrt wurde. Es wird als Prana, Chi oder Qi, als Lebenskraft, als Geist und als Energiekörper bezeichnet. Wir können das Energiefeld in verschiedene Komponenten aufteilen, aber der Einfachheit halber wollen wir sie alle hier in einem Begriff zusammenfassen – der Blaupause für den physischen Körper – und sie Geist oder Energiekörper nennen. Das Wissen über Ihren Geist ist für diese Arbeit von wesentlicher Bedeutung, denn Ihr Körper und Ihr Geist müssen miteinander im Einklang sein, um vollkommen glücklich und gesund zu sein. Garri Garripoli, Autor von Qigong: Essence of the Healing Dance, veranschaulicht diesen Punkt sehr schön, wenn er sagt:

> *Der Körper, der mit einer Seele und einem Geist verheiratet ist, versorgt uns mit fleischlichen Genüssen und dient dazu, unseren allgemeinen geistigen und seelischen Zustand wie*

ein polierter Spiegel zu reflektieren… In dem Maße, in dem wir unser eigenes, einzigartiges Gleichgewicht entdecken können, sind wir ganz… und wenn wir ganz sind, können wir wirklich tanzen wie die freien Geister, die wir sind.

In der folgenden Geschichte erlebt Phillip, wie er seinen Energiekörper spürt und wie es ist, ganz zu sein.

Mein wahres Selbst entdecken

Nachdem ich die längste und wichtigste Beziehung meines Lebens beendet hatte, verfiel ich in eine tiefe Depression. Egal, was ich versuchte, von Meditation bis Yoga, ich konnte mich nicht vollständig aus der Verzweiflung befreien. Ich war immer wieder hin und her gerissen und hatte das Gefühl, endlich aus der Dunkelheit herauszukommen, nur um am nächsten Tag wieder hineingestoßen zu werden.

Nach einigen Monaten, in denen ich keinerlei Fortschritte zu machen schien, begegnete ich zufällig einer Freundin der Familie. Während des Mittagessens erzählte sie mir, wie der Emotion Code funktioniert, und ich dachte mir: „Warum nicht? Ich kann es ja versuchen."

Während unserer Sitzung entdeckte sie, dass ich zwei eingeschlossene Emotionen hatte, nämlich Trauer und Herzschmerz, die miteinander verbunden waren und mit meiner früheren Beziehung zu tun hatten. Mit drei Streichbewegungen mit dem Magnet über meine Wirbelsäule waren sie verschwunden. Innerhalb von weniger als fünf Minuten danach spürte ich eine große Erleichterung, als ob eine unglaublich schwere Decke von meinem Energiekörper gezogen worden wäre. Zum ersten Mal seit Monaten konnte ich spürbar die Energie wahrnehmen, von der ich weiß, dass sie das ist, was ich mein wahres Selbst nenne. Es war nicht nur in meinem Kopf, es war real und greifbar, und es war ein tolles Gefühl, eine so tiefgreifende Heilmethode gefunden zu haben, die auch unglaublich einfach und leicht durchzuführen ist.

Phillip K., North Carolina, USA

Ich glaube, dass der Schöpfer zuerst alles energetisch oder spirituell erschuf, bevor er etwas Physisches erschaffen hat. Ihr Geist ist eine Blaupause für Ihren physischen Körper. Er ist eine dreidimensionale Vorlage, in die Ihr physischer Körper hineinwächst.

Seit Jahrzehnten versuchen Wissenschaftler, menschliches Gewebe zu regenerieren. Viele von ihnen sind zu demselben Schluss gekommen: Es gibt ein Energiefeld im Inneren von Lebewesen, das die zellulären Prozesse steuert, den Körper aufbaut und erhält.

Ein Beispiel: Wissenschaftler haben viele Studien an Tieren wie dem Molch durchgeführt, der die erstaunliche Fähigkeit besitzt, seinen Schwanz zu regenerieren, wenn er abgerissen wird. Der Molch nutzt diesen Verteidigungsmechanismus, um Angreifern zu entkommen. Wenn der Schwanz nachwächst, sieht er genauso aus wie vorher. Wie kommt das zustande? Ich glaube, dass das Energiefeld des Molchs eine dreidimensionale Vorlage für den Schwanz liefert, in die er hineinwächst, und die physische Form füllt einfach diese unsichtbare Blaupause aus.

Ihr Geist ist letztlich das, was Sie wirklich sind, Ihre empfindungsfähige Intelligenz und Ihr Wesen, ein unsichtbarer Körper aus Licht. Wenn Sie zu einer Beerdigung gehen und sich die Person ansehen, die im Sarg liegt, ist es offensichtlich, dass sich etwas verändert hat. Man spürt die Abwesenheit der Person, auch wenn der physische Körper vertraut aussieht. Er ist wie eine leere Hülle ohne den Geist oder die Lebenskraft darin.

Eine umstrittene Studie aus dem Jahr 1907 ergab, dass der menschliche Körper im Moment des Todes durchschnittlich 21 Gramm an Gewicht verliert. Könnte dies das Gewicht des menschlichen Geistes sein?

Der Geist belebt den physischen Körper, wie eine Hand einen Handschuh belebt. Beim Tod geht der Geist oder Energiekörper weiter, und der Körper zerfällt, weil er keine Lebenskraft mehr hat. Während des irdischen Lebens sind Geist und Körper auf eine tiefgreifende Weise miteinander verbunden, die wir noch nicht verstehen. Aufgrund dieser Schnittstelle ist der physische Körper immer dann auch betroffen, wenn der Energiekörper ins Ungleichgewicht gerät. Ungleichgewichte im Energiekörper müssen korrigiert werden, damit ein Mensch wirklich gesund sein kann.

Ihre wahre Identität

Lassen Sie mich noch ein wenig näher darauf eingehen, was ich in Bezug darauf, wer Sie wirklich sind – bezüglich Ihrer wahren Identität –, glaube. Seit Jahrhunderten wird der Mensch als egoistisch und dominierend beschrieben, mit einem starken Drang zu konkurrieren und zu versuchen, Macht und Besitz anzuhäufen. Das mag zwar in einigen Fällen zutreffen, vor allem bei Menschen, die den Zugang zu ihrem eigenen Herzen ignoriert und verschlossen haben, aber der Mensch hat einen Teil in sich, der nicht mit dem Erdenleben begonnen hat.

Ihr Geistkörper existierte schon lange bevor Sie auf die Erde kamen und wird über den Tod hinaus weiterleben. Sie kamen aus der Gegenwart Ihres Schöpfers. Ihre wahre Identität ist also ein ewiges, geistiges, intelligentes Kind des Schöpfers. Sie sind ein glorreiches Wesen, das durch das Erdenleben reist, um zu lernen und Fortschritte zu machen.

Wachstum erfordert Widerstand und neue Erfahrungen. Sie mögen sich jetzt nicht daran erinnern, aber ich glaube, Sie haben sich entschieden, auf die Erde zu kommen, weil Sie hier so viel zu tun haben und so viel lernen können. Einen physischen Körper mit einem leistungsfähigen Gehirn zu erhalten, ist eine enorme Herausforderung. Das Gehirn ist von Natur aus darauf ausgelegt, uns am Leben zu erhalten und um jeden Preis vor dem zu schützen, was es als Bedrohung empfindet. Schmerzhafte Erfahrungen in der Vergangenheit können leicht dazu führen, dass das Gehirn mehr Kontrolle über Ihr Leben übernimmt als nötig und das empfindliche Gleichgewicht zwischen Ihrem Geist und Ihrem physischen Körper stört. Wenn Sie nicht vollständig mit Ihrem physischen Körper integriert sind oder wenn Sie aus dem Gleichgewicht geraten sind, wird volle strahlende Gesundheit erheblich behindert. Wie bei einer Waschmaschine mit einer unausgewogenen Ladung im Inneren, wenn der Schleudergang beginnt und der Stress zunimmt, kann das Leben Sie schmerzhaft treffen. Sich mit Ihren spirituellen Bedürfnissen zu befassen, ist ein wichtiger Aspekt, um körperliches und emotionales Wohlbefinden zu finden.

Ihr Geist, Ihr wahres Ich, ist etwas Besonderes, aber oft verborgen und unerkannt durch das, was Sie sehen und berühren können. Ihr Körper ist eigentlich ein heiliger „Tempel", den Ihr Geist bewohnt.

Jedes Mal, wenn wir daran arbeiten, dem Körper zu helfen, besser zu funktionieren, ist das ein heiliger Akt. Wenn wir eine Verletzung nähen, wenn wir jemandem helfen, der behindert ist, wenn wir jemandem helfen zu heilen, dann tun wir etwas Besonderes, das aufrichtigen Respekt verdient. Ihr Körper und Ihr Gehirn wissen diese Dinge nicht, denn es ist Ihr Geist, der die Wahrheit aus der Quelle aller Wahrheit erkennt, empfängt und anerkennt.

Viele Nahtod-Erfahrungen zeigen, dass Menschen, die „gestorben" sind und ihren Körper für eine gewisse Zeit verlassen haben, nicht erkannten, dass sie gestorben waren, bis sie nach unten schauten und ihren physischen Körper dort liegen sahen, während sie über ihm schwebten. Menschen, die dies durchgemacht haben, verstehen, dass sie nicht ihr physischer Körper sind. Stattdessen ist ihr Körper eher eine vorübergehende Unterkunft für ihr geistiges Selbst.

Ich hatte einmal ein Erlebnis, das ich nie vergessen werde, weil es mich die Wahrheit dieses Konzeptes lehrte. Eines Tages, nachdem ich um Hilfe von oben gebeten hatte, richtete ich meine Aufmerksamkeit auf den Patienten, der vor mir auf der Behandlungsliege lag. In diesem Moment wurde mir ein Geschenk des Verstehens von oben zuteil. Es war, als ob ich mein ganzes Leben lang blind gewesen wäre und plötzlich mit einer klaren, geistigen Form des Sehens erfassen konnte. Ich erkannte augenblicklich und klar, dass ich vor einem heiligen Tempel stand – dem Tempel des Körpers, der diesem Patienten gehörte. Ich war augenblicklich von tiefster Ehrfurcht und Ehrerbietung erfüllt. Diese kraftvolle Offenbarung dauerte nur wenige Sekunden, aber sie war unvergesslich, und sie offenbarte die Wahrheit über den Körper auf einer viel höheren Ebene des Verstehens, als ich sie je zuvor erkannt hatte.

Unser Empfinden für den Sinn des Lebens, unser Wunsch zu wachsen und zu lernen und unser Wunsch nach Verbindung mit anderen, all das entspringt einem tiefen inneren Wissen über die Wahrheit, wer wir wirklich sind. Es gibt mehr im Leben als Selbsterhaltung. Unser Geist verbindet uns mit der Wahrheit, dass das Leben einen tiefen Sinn hat. Wir wissen von Natur aus, dass Menschen wichtiger sind als Dinge und dass Beziehungen zu Menschen lohnender sind als der Besitz von Dingen. Je mehr wir persönlich wachsen und anderen unsere Hand reichen, um zu dienen, desto eher sind wir geneigt, gut zueinander zu sein.

C. S. Lewis, der Atheist, der zum christlichen Autor wurde, schrieb:

> *Es ist eine ernste Sache, in einer Gesellschaft möglicher Götter und Göttinnen zu leben, daran zu denken, dass die langweiligste und uninteressanteste Person, mit der man sich unterhalten kann, eines Tages ein Geschöpf sein kann, das man, wenn man es jetzt sehen würde, stark versucht wäre, anzubeten, oder aber ein Schrecken und ein Graus, wie man es jetzt nicht kennt oder wenn überhaupt, es nur in einem Alptraum antrifft. Den ganzen Tag über helfen wir einander in gewissem Maße, das eine oder andere Ziel zu erreichen. Im Lichte dieser überwältigenden Möglichkeiten sollten wir alle unsere Beziehungen zueinander, alle Freundschaften, alle Liebschaften, alle Spiele und alle Politik mit der ihnen zustehenden Ehrfurcht und Umsicht betreiben. Es gibt keine gewöhnlichen Menschen. Sie haben noch nie mit einem einfachen Sterblichen gesprochen. Nationen, Kulturen, Künste, Zivilisationen – sie sind sterblich, und ihr Leben ist für uns wie das Leben einer Mücke. Aber es sind die Unsterblichen, mit denen wir scherzen, mit denen wir arbeiten, die wir heiraten, die wir brüskieren und ausnutzen – unsterblicher Schrecken oder ewige Pracht.*

Wenn uns klar ist, dass wir alle ewige Wesen sind, die eine sterbliche Erfahrung machen, haben wir die Motivation, unser Bestes zu geben, Heilung und Frieden zu suchen und ein Leben des Dienens und der Liebe zu führen. Jeder von uns hat eine Mission und einen Grund, hier auf der Erde zu sein. Und es ist kein Zufall, dass Sie jetzt etwas über den Body Code erfahren. Vielleicht wird er für Sie ein Werkzeug sein, um zu dem zu werden, wofür Sie hierher gekommen sind. Das Leben ist nicht immer so, wie es scheint.

Unsere Energiekörper bestehen aus Materie, wenn auch aus hochgradig verfeinerter Materie, weshalb die meisten Menschen sie meistens nicht sehen können. Sie können aus dem Gleichgewicht geraten, was sich dann auf das Funktionieren des physischen Körpers auswirkt. So real Ihr Geist auch ist, er hat keine so offensichtliche „Stimme" wie die Stimmbänder Ihres physischen Körpers. Wenn es also Ungleichgewichte, eingeschlossene Emotionen oder andere Probleme im Energiekörper gibt oder sogar Probleme im physischen Körper, die der Geist sehr wohl wahrnimmt, die Sie aber nicht bewusst wahrnehmen, wie kommen Sie dann an diese Informationen?

Glücklicherweise ist Ihr Unterbewusstsein bereit, Ihnen mitzuteilen, wo die Probleme liegen und was nötig ist. Der Body Code bietet die notwendige Schnittstelle zwischen dem bewussten Geist und dem Unterbewusstsein, um Ihnen diesen Zugang zu ermöglichen und zu vereinfachen.

3 UNTERBEWUSSTSEIN

Lassen Sie uns über den Unterschied zwischen dem bewussten Geist und dem Unterbewusstsein nachdenken. Ihr bewusster Verstand ist der Ort, an dem Sie all Ihre wachen Stunden verbringen, an dem Sie Ihre Entscheidungen treffen, an dem Sie Gedanken und Ideen aufnehmen und analysieren, Schlussfolgerungen ziehen und entscheiden, welche Maßnahmen Sie ergreifen. Es ist schon oft gesagt worden, dass wir Menschen nur einen Bruchteil unseres Gehirns nutzen. Jüngste Studien haben ergeben, dass unser bewusster Aspekt fast gar keine der gesamten Gehirnressourcen benötigt. Mit anderen Worten: Denken, sich bewegen, Entscheidungen treffen, planen, sehen, hören, schmecken, berühren und riechen sind alles bewusste Tätigkeiten, die nur einen minimalen Teil der Verarbeitungsleistung des Gehirns in Anspruch nehmen. Wenn das wahr ist, was macht dann der große Rest des Gehirns?

Der größte Teil unserer Intelligenz ist unterbewusst. Die meisten Menschen schenken dem Unterbewusstsein wenig Beachtung, obwohl es eigentlich sehr aktiv ist. Es archiviert und erinnert sich an alles. Die gesamte Geschichte jeder Zelle in Ihrem Körper bis hin zur Quantenebene ist in diesem erstaunlichen holografischen Computersystem, dem Unterbewusstsein, archiviert und gespeichert.

Diese stille Intelligenz in Ihnen ist ständig damit beschäftigt, Informationen zu speichern und die Systeme Ihres Körpers effizient am Laufen zu halten. Es ist auch wichtig zu verstehen, dass das Unterbewusstsein einen unsichtbaren, aber tiefgreifenden Einfluss auf unsere Handlungen, unser Verhalten und unsere Gefühle ausübt.

Die meisten Menschen machen sich wenig Gedanken über die Existenz ihres Unterbewusstseins. Aber stellen Sie sich einen Moment lang vor, Sie müssten die Funktionen Ihres Unterbewusstseins übernehmen. Stellen Sie sich vor, wie schwierig es wäre, Ihrem Verdauungssystem mitzuteilen, wie es Ihr Mittagessen verdauen soll, oder Ihren Zellen zu sagen, wie sie Enzyme und Proteine herstellen sollen. Stellen Sie sich vor, Sie müssten sich jeden Tag darum kümmern, dass Ihr Herz weiter schlägt und die Luft in und aus Ihren Lungen strömt. Und Sie denken, Sie hätten jetzt schon einen vollen Terminkalender!

Ihr Unterbewusstsein ist so intelligent, dass es Ihr Frühstück in neues Herzmuskelgewebe oder neue rote Blutkörperchen umwandeln kann. Man sagt, dass eine einzige Zelle in ihrer Komplexität mit einem modernen Flugzeugträger in Originalgröße vergleichbar ist, mit Flugzeugen auf der Rampe, die zum Start bereit sind, und Tausenden von Menschen, die an ihren eigenen, oft komplexen Aufgaben arbeiten. Wenn man sich vor Augen führt, dass der menschliche Körper schätzungsweise siebenunddreißig Billionen Zellen hat und dass das Unterbewusstsein all dies steuert, organisiert und orchestriert, um uns von einem Moment auf den anderen am Leben zu erhalten, dann ist das ziemlich demütigend.

Das Bild eines Eisbergs kann Ihnen helfen, sich diese beiden Aspekte vorzustellen, wobei der große Teil des Eisbergs (unterhalb der Wasseroberfläche) das Unterbewusstsein darstellt. Der kleinere Teil des Eisbergs (oberhalb der Wasseroberfläche) stellt das Bewusstsein dar.

In der folgenden Geschichte erlebte Lorraine die Fähigkeit des Unterbewusstseins, sich nicht nur zu erinnern, sondern auch die zugrunde liegenden Ursachen von Dingen aufzudecken, während sie an Bronsons nächtlichen Ängsten arbeitete.

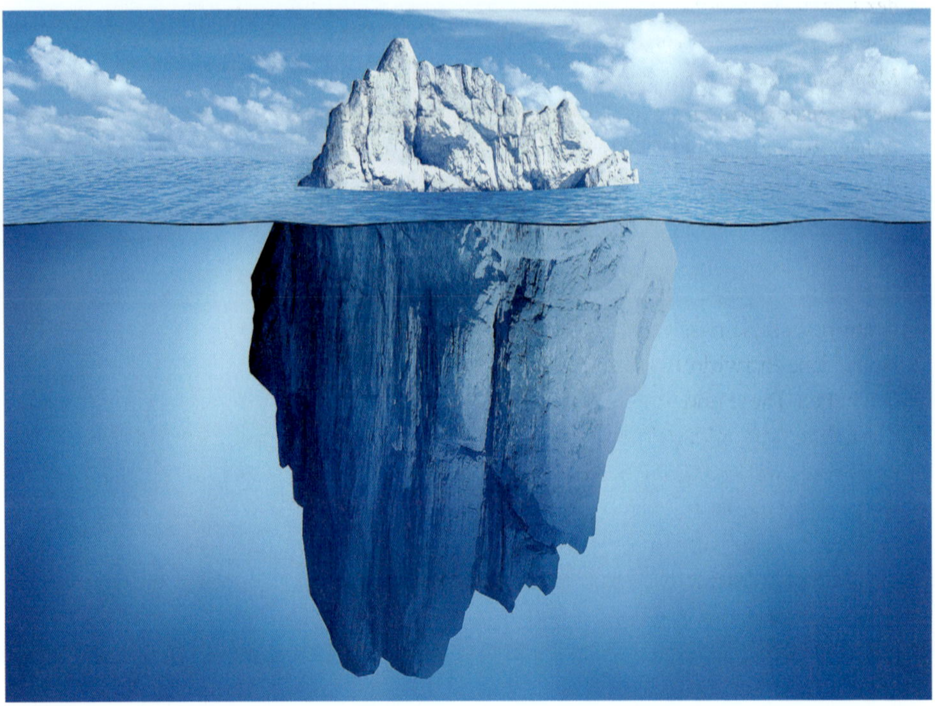

Bronson

Bronson war ein Siebenjähriger, der unter nächtlichen Angstzuständen litt. Er konnte nachts nicht in seinem Zimmer schlafen, obwohl er bei seinem Geschwisterchen in einem Zimmer war. Seine Mutter blieb bei ihm im Bett liegen bis er eingeschlafen war und ging dann in ihr Zimmer zum Schlafen. Sie und ihr Mann legten eine kleine Matratze auf den Boden neben ihr Bett, da sie wussten, dass Bronson, wenn er nachts vor lauter Angst aufwachte, für den Rest der Nacht in ihrem Zimmer schlafen würde. Sie versuchten alles, damit er sich geliebt und sicher fühlte, aber nichts half.

Ich hatte mit Bronson gearbeitet und mehrere eingeschlossene Emotionen gefunden. Was sein Unterbewusstsein offenbarte, verblüffte seine Mutter. Die durch Muskeltest identifizierten eingeschlossenen Emotionen waren Schock, Schrecken, Entsetzen und Angst. Als wir fragten, ob wir mehr darüber wissen sollten, lautete die Antwort: Ja. Wir mussten ein Alter herausfinden, und das lag bei etwa zwei Jahren. Seine Mutter erinnerte sich an ein beunruhigendes Ereignis, das sich kurz vor Bronsons zweitem Geburtstag ereignet hatte, als er aus der Einfahrt auf die Straße gelaufen war. Es war dunkel gewesen und ein Auto war die Straße herunter gekommen. Um einen Zusammenstoß mit dem Kind zu vermeiden, war der Fahrer ausgewichen und im Straßengraben gelandet. Es war ein schrecklicher Vorfall gewesen, wie sie sich erinnerte.

Man kann sich nur vorstellen, wie sich das Kind wohl gefühlt haben mag, als es die Scheinwerfer eines Autos direkt auf sich zukommen sah. Bronson hatte all diese Emotionen unterbewusst eingeschlossen, die sich dann in Form von Nachtschreck oder Albträumen und Angst vor dem Einschlafen zeigten. Sobald die eingeschlossenen Emotionen gelöst waren, konnte er jede Nacht gut schlafen. Für die Eltern war dies wie ein Wunder!

Lorraine L., New Hampshire, USA

Ihr Unterbewusstsein ist sich aller Ungleichgewichte in Ihrem Körper bewusst und weiß auch genau, welche Auswirkungen sie auf Ihr körperliches, emotionales und psychisches Wohlbefinden haben. Diese und weitere Informationen sind im Unterbewusstsein vergraben, wie Dr. Jill Carnahan, MD, erklärt: „Ihr Unterbewusstsein steuert alle lebenswichtigen Prozesse Ihres Körpers. Es kennt bereits die Antworten auf Ihr Problem und weiß, wie es Sie heilen kann."

Ihr Unterbewusstsein kennt die Lösung für Ihre körperlichen, emotionalen und psychischen Probleme, und es ist ständig bereit, Ihre Fragen zu beantworten. Wenn wir lernen, auf diese Informationen zuzugreifen, erhalten wir die Antworten, die wir brauchen. Als riesige Datenbank mit Informationen über Sie ist Ihr Unterbewusstsein wie ein Computer, der Ihr Problem genau kennt und weiß, wie es zu lösen ist – sei es, um von einer Krankheit zu genesen, mehr Geld zu verdienen oder Ihre Beziehungen zu verbessern.

Außerdem hat Ihr Unterbewusstsein einen großen Einfluss auf Ihre Entscheidungen, Gedanken und Handlungen. Wenn Sie in Form kommen wollen und daran denken, täglich ins Fitnessstudio zu gehen, es aber den ganzen Monat über nicht schaffen, aus dem Haus zu gehen, was glauben Sie, welcher Teil von Ihnen die Entscheidung trifft, zu Hause zu bleiben? Es sieht so aus, als ob Ihr bewusster Verstand eine Lösung hat, ins Fitnessstudio zu gehen, um in Form zu kommen, aber es gibt etwas in Ihrem Unterbewusstsein, das Sie vielleicht davon abhält, es tatsächlich zu tun.

Zusammenfassend lässt sich sagen, dass Ihr Unterbewusstsein der Teil Ihrer Intelligenz ist, der Sie nicht nur von einem Moment zum anderen am Leben erhält, sondern der auch heimlich, still und leise Ihre Schritte lenkt und Ihr Leben steuert.

Wenn wir Symptome haben, sind wir uns meistens nicht sicher, warum. Wir wissen, dass unser Rücken schmerzt. Wir wissen, dass wir uns nicht wohlfühlen. Wir wissen, dass wir unfruchtbar sind. Wir wissen, dass wir depressiv sind, dass wir Angstzustände oder Verdauungsprobleme haben. Wir wissen, dass etwas mit uns nicht stimmt, aber wir wissen meist nicht, warum.

Halten Sie es für möglich, dass das Unterbewusstsein tatsächlich weiß, warum es solche Symptome gibt? Ich gehe davon aus, dass es bei der Heilung darum geht, auf diesen inneren Computer, das Unterbewusstsein, zuzugreifen, in dem alle Antworten auf die Fragen bereitstehen.

Unterbewusstsein versus Geist

Sie fragen sich nun vielleicht, was der Unterschied zwischen dem Unterbewusstsein und dem Geist ist. Jetzt gelangen wir in tiefe Wasser mit vielen interessanten unterschiedlichen Meinungen. In gewissem Sinne ist das Unterbewusstsein Teil des Geistes und daher informationsbasiert und vergleichbar mit einem Computer. Der Geist verfügt über alle Informationen und als der wahrhaftigste und ewigste Aspekt von uns auch über Werte, emotionale Intelligenz, Ethik, kritisches Denken und Neugierde.

Sowohl der Geist als auch das Unterbewusstsein verfolgen alles, was Sie erleben, und keiner von beiden hat einen vordringlichen Zugang, um ihre Wahrheiten zu „sprechen", aber sie unterscheiden sich so wie Ihr Handy von Ihrem Haustier. Das eine ist informativ, das andere ist beziehungsorientiert. Deshalb ist der Zugriff auf das Unterbewusstsein so wertvoll. Es hat die Antworten. Es beurteilt die Antworten nicht und empfindet nichts in Bezug auf die Antworten. Der Zugang zu den Antworten erfolgt in Form von Ja oder Nein. Mit dem Unterbewusstsein können wir sehr schnell arbeiten, indem wir die Komplexität von Lebenserfahrungen nur begrenzt beachten und direkt zu Lösungen gelangen.

Wenn man das Unterbewusstsein mit dem Teil eines Eisbergs vergleicht, der sich unterhalb der Wasseroberfläche befindet, dann ist der Ozean aus Wasser, in den das Unterbewusstsein eingetaucht ist, etwas, das oft als *universelle Intelligenz* bezeichnet wird. Sie wird auch die Datenbank von allem, was ist, oder das *morphische Feld* oder das *Licht Christi* genannt. Es ist die Energie, die das Universum erfüllt, die irgendwie regiert wird von göttlicher Intelligenz, dem intelligenten Geist, der die „Matrix aller Materie" ist, um Max Planck zu zitieren.

Dieses Energiefeld füllt die Zwischenräume des Universums und verbindet das Unterbewusstsein aller Menschen zu einem großen Ganzen. Wenn wir an jemandem aus der Ferne arbeiten, tun wir dies durch dieses Energiefeld, das unendlich ist. Unser Unterbewusstsein ist also wirklich mit einer genialen Datenbank verbunden. Alles Wissen existiert in dieser Datenbank der Energie. Auch wenn Ihre Testperson noch nie etwas vom Body Code gehört hat, hat deren Unterbewusstsein über dieses Intelligenzfeld vollständigen Zugang dazu. Aus diesem Grund kann das Unterbewusstsein Sie durch Muskeltest sofort zu den entsprechenden Ungleichgewichten führen.

Mithilfe des Muskeltests können wir auf alle Informationen in diesem erstaunlichen Computersystem zugreifen. Wir können nicht nur Antworten auf so gut wie alle Fragen über den Körper erhalten, sondern ich glaube, dass im Unterbewusstsein eines jeden Menschen auch eine Liste mit all den Dingen existiert, die getan werden müssen, um den Körper wieder auf 100 Prozent Funktionsfähigkeit zu bringen oder so nahe daran wie möglich.

Mit anderen Worten: Jeder Mensch trägt die Antworten auf seine eigenen Fragen in sich. Sie haben die Antworten auf Ihre eigenen Probleme. Bei der Arbeit mit einer anderen Person ist die Person, die den Body Code anwendet und Fragen stellt, ein unbeschriebenes Blatt und hat keine anderen Ziele als die, den Körper der anderen Person ins Gleichgewicht zu bringen. Durch das Stellen einfacher Fragen, die vom Körper mit Ja oder Nein beantwortet werden können, lassen sich Ungleichgewichte erkennen und korrigieren, ansprechen oder beseitigen. Die meisten Ungleichgewichte können sofort beseitigt werden, aber einige erfordern zusätzliche Anstrengungen, um korrigiert zu werden. Vielleicht brauchen Sie mehr Wasser, ein bestimmtes Vitamin oder einen Mineralstoff, mehr Bewegung, oder Sie müssen sich aus einer toxischen Beziehung lösen. Wer weiß das schon? Das Unterbewusstsein weiß es. Meistens stellen wir fest, dass eine Lösung oder ein Ausgleich der Frequenzen oder Energien alles ist, was benötigt wird, um dem Körper den Weg zu ebnen, sich selbst zu regenerieren, die Symptome loszulassen und glücklich zu sein.

Wenn Sie an jemandem arbeiten, seien Sie offen für jede Möglichkeit. Erinnern Sie sich noch einmal an das alte Sprichwort des ganzheitlichen Heilers: „Alles kann alles verursachen!“ In der folgenden Geschichte erzählt eine Großmutter, wie sie feststellte, dass eine unerwartete Ursache der Schlüssel zur Lösung eines Problems war.

Schmerzhafter Daumen

Sie sagen ja immer, dass alles alles verursachen kann. Nun, mitten in der Nacht bekam mein Daumen plötzlich ein Problem, es war sehr schmerzhaft, ihn zu bewegen. Im Laufe der nächsten sechs Monate wurde er steifer und entzündete sich immer mehr. Das Gelenk schwoll sogar an... Es blockierte einfach, und ich konnte es nicht mehr beugen. Wir fanden schließlich geerbte Emotionen von zwei Vorfahren auf beiden Seiten meiner Urahnen. Schon nach der ersten Hälfte der Zeit, während ich die eingeschlossenen Emotionen löste, konnte ich meinen Daumen wieder bewegen. Meine Daumenfunktion hat sich seither ohne Rückschläge verbessert, und die Entzündung des Gelenks ist zurückgegangen.

Bonnie L., Kalifornien, USA

Wenn Sie sich erlauben, Ihren bewussten Verstand zu beruhigen und sich auf Ihren Körper einzustellen, werden Sie erleben, dass Ihr Unterbewusstsein durchaus in der Lage ist, mit Ihnen zu kommunizieren.

4 HÖHERE MACHT

Zwei wesentliche Aspekte, um ein Heiler zu sein, sind (erstens) demütig genug zu sein, um zu erkennen, dass man Hilfe braucht, und (zweitens) die Bereitschaft, diese Hilfe von der Höheren Macht zu erbitten, an die Sie glauben.

Ihre und meine Vorstellungen von der Höheren Macht sind wahrscheinlich unterschiedlich. Ich glaube nicht, dass es so wichtig ist, dass wir der Quelle oder dem Schöpfer verschiedene Titel geben, sondern dass wir sie anerkennen und uns auf sie stützen. Was meiner Meinung nach wichtig ist, ist der Charakter dieser Höheren Macht. Um Augustinus zu zitieren: „Gott liebt jeden von uns, als ob es nur einen von uns gäbe.“

Eine Verbindung zum Göttlichen ist das eine, was Sie am schnellsten zur Wahrheit führen und Ihnen helfen wird, zu den Ursachen von Krankheiten zu gelangen, und sich mit denen zu verbinden, die bereit sind, sich helfen zu lassen. Diese Arbeit versetzt Sie in die Lage, ein Instrument der Heilung zu sein. Bitten Sie immer um Hilfe, bevor Sie mit jemandem arbeiten, und seien Sie offen für die subtilen Gedanken, Ideen und Eindrücke, die kommen. Sie werden erstaunt sein über das Gute, das sich durch Sie entfalten wird, so wie es Patty im folgenden Bericht war.

Hilfe erhalten

Ich hatte eine Klientin Anfang dreißig, die seit vielen Jahren mit Unfruchtbarkeit zu kämpfen hatte. Sie und ihr Mann hatten schließlich genug Geld gespart, um eine Unfruchtbarkeitsbehandlung zu beginnen, aber sie waren sehr enttäuscht, weil ihr Körper nicht auf die Hormontherapie ansprach und sie keine In-vitro-Fertilisation-Behandlung (IVF) beginnen konnte.

Mithilfe des Body Code stellte ich fest, dass ihre Fortpflanzungsorgane fehlausgerichtet waren und dass sie mehrere eingeschlossene Emotionen hatte. Sie begann eine Behandlung, war aber immer noch nicht in der Lage, schwanger zu werden.

Während ihrer nächsten Sitzung, nachdem ich im Gebet um Hilfe für diese Klientin gebeten hatte, kam mir der Gedanke, ihr gezielte Fragen darüber zu stellen, wie sie sich in Bezug auf eine Schwangerschaft fühlte. Es kamen mir immer wieder Fragen in den Sinn, die ich stellen konnte, wie zum Beispiel: Ist es in Ordnung für sie, schwanger zu sein? Ist es in Ordnung für sie, Mutter zu sein? Was hindert sie daran, schwanger zu werden? Was kann ich lösen, damit sie schwanger werden kann? Mithilfe von oben kamen tiefere Schichten zum Vorschein. Das Schöne an der Methode ist, dass sie die betreffenden Situationen nicht preisgeben und keine Traumata erneut durchleben musste.

Wir führten insgesamt sechs Sitzungen durch, bis alle meine Fragen nach Ungleichgewichten oder Blockaden mit Nein *und meine Fragen nach dem Gleichgewicht der einzelnen Organe oder Strukturen mit* Ja *beantwortet wurden. Ihr Körper war in der Lage, sich selbst zu heilen. Nach etwa vier Monaten erhielt ich eine E-Mail von ihr und ihrem Mann, dass sie schwanger war und dass sie keine IVF-Behandlung brauchten! Jetzt haben sie einen wunderschönen, gesunden kleinen Jungen.*

Patty C., Florida, USA

Vier Aktivierungsprinzipien

Um den Body Code vollständig zu nutzen und der effektivste Heiler zu werden, der Sie sein können, gibt es vier Prinzipien, die Sie kennen und praktizieren sollten. Wenn Sie den Body Code anwenden, seien Sie sich Ihrer Geistesverfassung bewusst, denn wenn Sie mit der Anwendung dieser Prinzipien präsent sind, wird dies die Kraft dieser Arbeit entfachen. Es sind:

1 Liebe
2 Intention
3 Gebet
4 Dankbarkeit

Ihr wachsendes Verständnis dieser Ideen wird die Grundlage für Ihren Erfolg bei der Anwendung des Body Code legen.

1 LIEBE

Die Liebe steht im Mittelpunkt dieser Arbeit. Warum? Weil Liebe die Energie ist, durch die Transformation und Heilung geschieht. Deepak Chopra sagte einmal: „Der Nutzen der Liebe liegt darin zu heilen. Wenn sie ohne Anstrengung aus der Tiefe des Selbst fließt, schafft Liebe Gesundheit." Wenn Sie Liebe für die Person empfinden, der Sie dienen, Dankbarkeit für die Gelegenheit, zu dienen, und Liebe für die Quelle, die das alles möglich macht, werden Sie zu einem Lichtkanal für das Göttliche.

Niemand von uns ist perfekt qualifiziert, diese Arbeit zu leisten. Sie sind nicht perfekt, aber Sie sind genug. Lieben Sie sich selbst trotz Ihrer Fehler, und Ihre Arbeit mit dem Body Code wird leichter und fruchtbarer sein.

Eines der faszinierenden Dinge, die mir aufgefallen sind bei den Erfahrungen von Menschen, die *sterben und weiterleben, um davon zu erzählen*, sind die Fragen, die ihnen gestellt werden, wenn sie vorübergehend auf die andere Seite hinübergegangen sind. Sie werden nie gefragt: „Wie groß war das Haus, in dem du gewohnt hast?" Oder: „Wie viel Geld hast du verdient, als du noch gelebt hast?" Stattdessen werden sie gefragt: „Wie sehr hast du andere geliebt?" Oder: „Wie viel hast du gelernt?"

Ich denke, das sollte ein Hinweis auf die Bedeutung dieser Dinge sein und uns helfen zu verstehen, was der Sinn des Lebens wirklich ist. Es geht um Liebe und Lernen.

Im Buch der Korinther schreibt der Apostel Paulus, dass wir ohne Liebe nichts sind.

Wenn wir sterben, egal wie viel Geld wir verdient haben, egal wie viel Erfolg wir in dieser Welt hatten, nehmen wir nur das Wissen mit, das wir erworben haben, und unsere Fähigkeit, andere zu lieben.

Um den Body Code erfolgreich bei einer anderen Person anzuwenden, erlauben Sie Ihrem Herzen, sich mit Liebe für diese Person zu füllen. Diese Liebe wird augenblicklich von Ihrem Herzen auf das der anderen Person überspringen. Dies ist auf unterbewusster Ebene entwaffnend. Barrieren und Schutzmechanismen werden im Angesicht von bedingungsloser Liebe fallen gelassen. Wahre Heiler arbeiten immer aus ihrem Herzen heraus. Man kann das Unterbewusstsein eines anderen Menschen nicht anlügen. Wenn Sie eigentlich nur an seinem Geld interessiert sind oder daran, Ihr eigenes Ego zu befriedigen, wird der derjenige die Wahrheit über Sie spüren und sie wissen. Wenn Sie eine andere Absicht haben, als wirklich von Herzen helfen zu wollen, wird der andere es wissen, zumindest unterbewusst.

Wenn Sie mit dem Body Code an sich selbst arbeiten möchten, gilt das gleiche Prinzip. Entscheiden Sie sich, Ihr Herz mit Liebe für sich selbst zu füllen. Wenn es Ihnen schwerfällt, sich selbst zu lieben, weil Sie das Gefühl haben, nicht gut genug oder würdig genug oder klug genug oder was auch immer genug zu sein, machen Sie sich klar, dass diese Gefühle nicht vom Licht kommen. Unsere Liebe macht uns fähig, uns mit der göttlichen Liebe zu verbinden, die vollkommen ist. Sie sind also genug, um diese Arbeit zu leisten, denn die göttliche Liebe wird das ausfüllen, was Sie als fehlend empfinden. Wenn Sie dies akzeptieren, werden Sie in eben diese Liebe hineinwachsen. Wie jeder Mensch haben auch Sie Heilungsarbeit zu leisten. Lieben Sie sich selbst trotz Ihrer Fehler, und Sie werden spüren, wie Sie beginnen, von innen heraus zu heilen, und Ihre Arbeit mit dem Body Code wird leichter und erfolgreicher ablaufen.

Manchmal müssen wir etwas an uns selbst arbeiten, um zu beseitigen, was unserer Fähigkeit im Weg steht, Liebe zu geben und zu empfangen. In folgendem Bericht tat Reham genau das.

Liebe empfinden

Das Leben ist nicht einfach. Ich fühlte mich so abgetrennt und abgestumpft, dass ich keine Gefühle mehr empfinden konnte. Aber als ich meine Herzmauer gefunden und gelöst hatte, änderte sich das alles. Jetzt kann ich meine Gefühle empfinden! Und was noch wichtiger ist, ich kann die Liebe meiner beiden Jungs spüren! Ich werde das Lösen weiterhin fortsetzen, um Liebe noch vollständiger zu erfahren.

Reham M., Ontario, Kanada

Eine Möglichkeit, mehr Liebe für sich selbst zu empfinden, besteht darin, Dinge, die Sie stören, zu personifizieren. Wenn zum Beispiel Ihr Daumen an Arthritis leidet und pocht und schmerzt, stellen Sie sich Ihren Daumen einfach als unschuldiges kleines Kind vor, das weint und Zärtlichkeit braucht. Wie würden Sie mit einem leidenden Dreijährigen reden? Lieben Sie ihn, sagen Sie ihm nette Dinge, danken Sie ihm sogar für all die großartige Arbeit, die er in all den Jahren geleistet hat. Lassen Sie ihn wissen, dass es Ihnen leid tut, dass er Schmerzen hat, und dass Sie da sind, um zu helfen. Das mag sich anfangs seltsam anfühlen, aber wenn dieses imaginäre Bild dazu beiträgt, Liebe für das zu erzeugen, was in Ihrem Leben Schmerzen bereitet, dann ist es die Mühe wert. Es wird sich auszahlen.

Eine andere Möglichkeit, Liebe für das zu empfinden, was nicht gut funktioniert, besteht darin, es als Geschenk zu betrachten. Der Schmerz kann die einzige Gelegenheit sein, ein Ungleichgewicht zu erkennen und zu identifizieren, das später zu etwas viel

Schlimmerem führen könnte, wenn es jetzt nicht angegangen wird. Er ist eine metaphorische Hand in der Luft, die winkt und sagt: „Hier drüben! Ich habe einige wichtige Informationen für Dich. Konzentriere Dich auf mich, damit ich Dich zu etwas führen kann, das wir angehen sollten und das jetzt ansteht. Lass Dich von mir dorthin führen, damit Du es in Ordnung bringen kannst." Das Problem für das zu schätzen, was es Ihnen zeigen kann, ist der erste Schritt, der dahin führt, es zu lieben. Wenn Sie es zunächst zu schätzen wissen, können Sie sich entscheiden, es zu lieben, und diese Liebe wird eine Schwingung des Vertrauens und die Fähigkeit schaffen, dem Problem auf den Grund zu gehen.

Um Dr. Wayne Dyer zu zitieren:

> *Es gibt keine größere Kraft im Himmel oder auf der Erde als reine, bedingungslose Liebe. Das Wesen der göttlichen Kraft, der unsichtbaren Intelligenz in allen Dingen, die die materielle Welt verursacht und das Zentrum sowohl der geistigen als auch der physischen Ebene ist, lässt sich am besten als reine, bedingungslose Liebe beschreiben.*
>
> *Ein wunderbarer Nebeneffekt eines Herzens voller Liebe besteht darin, dass Zweifel und Angst durch die Liebe vertrieben werden. Johannes von Patmos sagte: „Vollkommene Liebe vertreibt die Furcht." Angst und Zweifel können in einem Herzen, das von Liebe erfüllt ist, nicht koexistieren. Wenn Sie also Zweifel an Ihrer Fähigkeit haben, sich selbst oder anderen zu helfen und Heilungsarbeit zu leisten, fügen Sie der Mischung mehr Liebe hinzu, und sehen Sie zu, wie die Angst und die Zweifel verschwinden! Vielleicht möchten Sie zusätzlich eine Body Code-Sitzung durchführen, um alle Blockaden zu finden und zu beseitigen, die Ihre Fähigkeit, sich selbst und andere zu lieben, behindern.*

2 INTENTION

Eine Intention oder Absicht bedeutet, ein Ziel oder einen Plan zu haben, etwas zu tun und sich fest vorzunehmen, es zu tun. Intentionsenergie ist einfach eine Schwingungsfrequenz, die Sie erzeugen, indem Sie Ihre Erwartung auf ein bestimmtes Ergebnis richten. Wenn Sie die Absicht haben, etwas zu tun oder jemandem zu helfen, wissen Sie nicht immer im Voraus, wie es geschehen wird. Aber wenn Sie diese Intention setzen und fühlen, dass es erfolgreich ist, ist diese Intention der Treibstoff, der das Endergebnis hervorbringt, wie Sofia in der folgenden Geschichte feststellt.

Intention wirkt!

Als ich von dem Allergie-Webinar für Premium-Mitglieder hörte, nahm ich mir sofort vor, nicht nur daran teilzunehmen, sondern auch als Freiwillige ausgewählt zu werden. Irgendwie hörte Dr. Nelson meinen Wunsch und wählte mich aus.

Der Verzehr meiner Lieblings-Milchprodukte, Käse und Milch, stellt seit etwa zwanzig Jahren ein Problem für mich dar, und ich musste sie ständig meiden oder durch andere Produkte ersetzen, ebenso wie bestimmte Früchte wie Aprikosen und Zitrusfrüchte.

Mithilfe des Body Code stellte Dr. Nelson die unglaublichste Verbindung zu meinem Unterbewusstsein her und war in der Lage, die Wurzel des Problems aufzudecken und die Ungleichgewichte zu lösen.

Ein paar Tage später gingen mein Mann und ich im Park spazieren, als wir das Geräusch eines Eiswagens hörten. Er weiß, dass er mir kein Eis anbieten kann, weil ich darauf reagieren würde. Aber es änderte sich etwas. Er fragte mich, ob ich meine Lieblingssorte probieren wolle, und ich sagte ja. Und siehe da, ich habe es gegessen, und es ist absolut nichts passiert. Keine Reaktion. Das Gleiche passierte, als ich gestern eine Aprikose aß.

Ich fülle gerade mein Studenten-Portfolio aus, um eine zertifizierte Body Code-Anwenderin zu werden. Ich bin Dr. Nelson so dankbar für die Sitzung, für die Methode und für die Chance auf ein ganz neues Leben. Namaste!

Sofia I., Kalifornien, USA

Das Gefühl der Liebe oder des Mitgefühls für die Person, mit der Sie arbeiten, und die Dankbarkeit, dass Ihre Bemühungen erfolgreich sein werden, sind wesentliche Elemente, um die Intentionsenergie zu erzeugen, die Veränderungen in Ihnen selbst oder in der Person, der Sie dienen, erleichtern wird. Interessanterweise habe ich festgestellt, wenn Sie anderen mit Body Code-Arbeit dienen, werden Sie letztendlich selbst ausgeglichener und erfahren Heilung, die Sie für sich selbst nicht erwartet hatten. Das ist ein netter Bonus und ein Nebeneffekt Ihres Dienstes. Es passiert nicht immer, aber wenn es passiert, glaube ich, dass es daran liegt, dass Licht und Liebe durch Sie als Gefäß der Heilung hindurchfließen.

Wir haben das große Glück, in dieser Zeit zu leben, denn die Welt wandelt sich. Es gibt immer mehr Unruhen, und viele Menschen werden unterdrückt, aber wir wachsen selbst auch als Wesen des Lichts, wir stehen nicht still. Entweder wir sammeln mehr Licht, oder wir nehmen an Licht ab. Was wir schließlich mit göttlicher Hilfe sehen werden, ist eine bessere und größere Welt. Mit dieser Veränderung werden Sie vielleicht feststellen, dass Antworten leichter kommen, dass die Kraft, Gutes zu tun, leichter verfügbar ist und dass sich Absichten unmittelbarer manifestieren. So wie die Intensität der Dunkelheit in der Welt zunimmt, so nimmt auch die Helligkeit des Lichts zu. Mehr als zu jeder anderen Zeit in der Weltgeschichte können wir jetzt mit Wundern rechnen. Denken Sie nur daran, dass einer der Aspekte des Glaubens und der Intention darin besteht, dass Sie es immer wieder aufrechterhalten müssen. Wenn das, was Sie sich vorgenommen haben, heute nicht eingetroffen ist, dann seien Sie zuversichtlich, dass es morgen eintreffen wird.

Wie ist es möglich, dass Intention eine Veränderung bewirkt? Kehren wir zu der Vorstellung zurück, dass alles aus Energie besteht. Wenn ein Mensch ein Ungleichgewicht irgendeiner Art hat, liegt der Kern dieses Ungleichgewichts in einer Frequenz, die entweder dem Körper zugeführt werden muss, oder einer Frequenz, die einfach gelöst oder neutralisiert werden muss. Ihre klare Absicht in Verbindung mit der Kraft, die Gott Ihnen zum Dienen gibt, macht dies möglich.

Es ist wirklich so einfach. Aber für diejenigen unter Ihnen, die eine technischere Antwort schätzen, gibt es hier viel zu besprechen. Ganz gleich, ob Sie die Arbeit mit dem Body Code für jemand vor Ort, am Telefon oder für sich selbst durchführen, die Energie Ihrer Absicht ist ein Element, das die Schwingungsveränderungen fördert, die Heilung bewirken.

Eine der Möglichkeiten, wie der Body Code von einer Person für eine andere Person an einem beliebigen Ort auf der Welt angewendet werden kann, um Schmerzen zu lindern oder die Gesundheit oder das Glück zu verbessern, beruht auf einem Prinzip der Quantenphysik, das als „Verschränkung" bekannt ist. Albert Einstein beschrieb Verschränkung als „spukhafte Fernwirkung", denn entgegen dem logischen Denken können sich zwei Energieteilchen oder -wellen zu einem/einer vereinigen und an zwei Orten gleichzeitig existieren, selbst über Entfernungen, die größer sind als der Durchmesser der Erde. Denken Sie einen Moment darüber nach. Aufgrund der Eigenschaft der Verschränkung ist es möglich, einem Elternteil, einem Kind oder einem Haustier aus der Ferne zu helfen, sei es bei der Arbeit, im Urlaub oder im Militärdienst.

Während in der physischen Welt die Entfernung eine große Barriere darstellt, ermöglicht die Energieverschränkung in der energetischen Welt eine unmittelbare Verbindung und Kommunikation zwischen energetischen Teilchen ohne jegliche Entfernungsbegrenzung. Daher können zwei Menschen durch ihren Wunsch und ihre Absicht miteinander verschränkt werden, sodass eine Person als Stellvertreter für die andere fungieren kann, um energetische Ungleichgewichte zu korrigieren, die möglicherweise die Ursache für körperliche, psychische und emotionale Störungen sind. Shoko machte diese Erfahrung, als sie stellvertretend für ihren Vater handelte, um seine Schmerzen zu lindern.

Der Schmerz ihres Vaters

Mein Vater ist dreiundachtzig Jahre alt und lebt in Asien. Ich lebe in den USA. Eines Tages erfuhr ich bei einem Telefongespräch, dass er Schmerzen in dem Bereich hatte, in dem seine Gallenblase entfernt worden war. Er sagte, die Schmerzen könnten von den Steinen im Gallengang herrühren, die die Ärzte bei der Operation vor etwa vier Jahren nicht hatten entfernen können. Seitdem nahm er täglich Medikamente ein.

Ich fragte ihn, ob ich den Body Code bei ihm anwenden könne. Er mag zwar nicht ganz verstanden haben, was der Body Code genau ist, aber ich habe trotzdem sein Einverständnis bekommen. Ich fand und entfernte Geistwesen, Herzmauer-Emotionen und seine gesamte Herzmauer.

Am nächsten Tag rief ich ihn an. Ich fragte ihn: „Wie fühlst du dich jetzt? Hast Du noch Schmerzen?“

Er antwortete: „Welche Schmerzen?“

„Nun, die Schmerzen, die Du gestern hattest…“

„Oh, die sind weg. Dein Zauber hat gewirkt.“

Ich lachte und spürte die Magie und Schönheit des Body Code.

Shoko S. W., Kalifornien, USA

Energie wird von Natur aus entweder als Teilchen oder als Welle definiert. Ohne zu technisch zu werden, lässt sich dieser Gedanke einfach verstehen, wenn man an Sandkörner am Meeresstrand denkt. Wenn man am Strand steht und den Sand betrachtet, kann man sich bücken, ein einzelnes Sandkorn berühren und sofort sehen, dass es von den anderen getrennt ist. Schaut man jedoch aus der Ferne auf das Ufer, kann man kaum ein einzelnes Sandkorn erkennen, sondern man sieht stattdessen Sand, der in Wellenmustern liegt, die durch Ebbe und Flut des Ozeans entstehen. Daher kann man Sand als ein einzelnes Teilchen oder als eine Welle von Möglichkeiten einzelner Teilchen begreifen.

Mit Energie verhält es sich ähnlich. Lassen Sie uns diese Analogie anwenden. Die Energie eines Augenblicks repräsentiert oft die Gesamtheit der Möglichkeiten dieses Augenblicks. Nehmen wir an, Sie liegen im Bett, und Ihr Wecker klingelt.

Sie können sich für eine dieser Möglichkeiten entscheiden:

1 Aufstehen
2 Liegen bleiben und ein paar Minuten weiterschlafen
3 Ihre Textnachrichten abrufen

Diese Optionen sind wie ein Meer von Möglichkeiten. Nehmen wir an, Sie entscheiden sich dafür, Ihre Textnachrichten abzurufen. Wenn Sie diese Entscheidung getroffen haben, ist es so, als ob Sie sich bücken und dieses eine Sandkorn aus den Wellen des Sandes auswählen würden. Indem Sie sich entschieden haben, die Nachrichten abzurufen, haben Sie die anderen Möglichkeiten für diesen Moment verwirkt, und es gibt keine andere Wahl mehr.

Das bedeutet, dass alle potenziellen Wellen möglicher Entscheidungen verschwinden oder in einer einzigen Realität zusammenfallen – durch Ihre Entscheidung, Textnachrichten abzurufen. Auf diese Weise kann das menschliche Bewusstsein alle Möglichkeiten in Betracht ziehen, bis man eine Wahl trifft. Die gute Nachricht ist, dass jeder Moment in unserem Leben eine neue Reihe von Wellen mit sich bringt, aus denen wir wählen können, und so können wir wählen, ob wir uns umdrehen und weiterschlafen oder aufstehen und in diesem Moment wieder eine neue Realität erschaffen. So bewegen wir uns von einer zusammengefallenen Energiewelle von Möglichkeiten in eine einzige Realität zu einer weiteren bis zum Ende unseres Lebens. Diese Entscheidungen werden zu unserer Realität und bilden zusammen die Gesamtheit eines Lebens.

Zwei Intentionen können sich durch die Eigenschaft der Verschränkung zu einer einzigen vereinen. Da Entscheidung und Intention die Welle der Möglichkeiten zu einer Realität kollabieren lassen können, können zwei vereinte Menschen auch gemeinsam eine noch stärkere Realität erschaffen. So geschieht die eigentliche Arbeit mit dem Body Code. Der Akt der Vereinigung von Intentionen mit dem Ziel, die Realität zu verändern, ist kraftvoll und vergrößert – verdoppelt – den individuellen Willen, da die Energiebewegung auf die Wünsche sowohl des Anwenders als auch des Klienten eingeht.

Die vereinte Absicht und das Handeln des Anwenders und des Klienten entscheiden, was zu beobachten ist. Wenn der Anwender also negative Energien im Klienten findet und sie mit dessen Einverständnis entfernt, wird in diesem Moment eine neue Realität und ein neues Ergebnis geschaffen. Der Body Code ermöglicht es, negative Energien von Emotionen, Traumata, Allergien, Fehlausrichtungen, Glaubenssätzen, Giftstoffen und einer Vielzahl spezifischer Ungleichgewichte aus dem Energiefeld des Körpers zu entfernen, wodurch alle Möglichkeiten dieses Augenblicks zusammenbrechen und eine neue, positivere und heilende Zukunft geschaffen wird.

Die Intentionsenergie ist für die Schaffung von Veränderungen unerlässlich. Aber sie allein reicht nicht aus. Das Fundament, auf dem der Body Code ruht, ist das Suchen und Empfangen von Kraft von oben.

3 GEBET

Ich empfehle, jede Sitzung mit einem kurzen Gebet zu beginnen, in dem Sie die Höhere Macht um Hilfe bitten. Auf diese Weise habe ich Erfolg gehabt.

Das Gebet ist eine Kommunikation aus Ihrem Herzen mit der Quelle der gesamten Schöpfung. Es kann im Stillen stattfinden oder laut ausgesprochen werden. Es kann allein oder in einer Gruppe durchgeführt werden. Um Hilfe zu bitten funktioniert. Der Geist, der die Matrix aller Materie ist, kennt alle Wahrheit und kann Ihre Gedanken lenken und Ihren Geist erleuchten.

Wenn Sie um Hilfe bitten, werden Sie in die Lage versetzt, Hilfe zu empfangen. Umgekehrt bleiben wir uns selbst überlassen, wenn wir zu stolz sind, um um Hilfe zu bitten. Dann wird diese Arbeit nur zu einer weiteren von vielen alternativen Methoden, die sich allein auf menschliche Weisheit stützen.

Masern

Meine persönliche Erfahrung mit Heilung begann auf wundersame Weise, als ich sieben Jahre alt war. Ich war schwer an Masern erkrankt, begleitet von hohem Fieber, Übelkeit und Schwäche. Meine Eltern hatten für mich ein Behelfsbett auf der Wohnzimmercouch im Obergeschoss bereitet, damit ich in der Nähe ihres Schlafzimmers sein konnte. Aus ihren geflüsterten Gesprächen über mich, wenn sie dachten, ich würde nicht zuhören, wusste ich von ihrem Plan, dass sie mich am nächsten Morgen ins Krankenhaus bringen wollten, wo ich in ein sogenanntes *Sauerstoffzelt* kommen sollte. Für meinen siebenjährigen Verstand klang der *Zelt*-Aspekt dieses Plans interessant, aber ich war wirklich zu krank, um auch nur ans Zelten zu denken.

An diesem Abend, nachdem meine anderen Geschwister ins Bett gegangen waren, kamen meine Eltern leise ins Wohnzimmer. Meine Mutter sagte zu meinem Vater: „Bruce, würdest Du Dich mit mir hinknien und ein Gebet für unseren Jungen sprechen, damit er wieder gesund wird?“ Sie knieten neben der Couch nieder, auf der ich lag, und mein Vater begann, für mich zu beten.

Mitten während der kurzen, herzlichen Bitte meines Vaters spürte ich plötzlich eine Veränderung in meinem Körper. Diese Veränderung begann oben in meinem Kopf und durchlief meinen Körper bis zu den Fußsohlen, und das in nur einer einzigen Sekunde. In dieser einen wundersamen Sekunde war ich vollkommen gesund geworden! Ich hielt mich zurück, bis mein Vater mit dem Gebet fertig war, was nicht lange dauerte. Als er fertig war, rief ich aus: „Es geht mir besser! Ich bin wieder gesund! Der himmlische Vater hat mich geheilt!“ Meine Eltern begriffen nicht, was geschehen war. Sie antworteten: „Es ist in Ordnung, Schatz. Geh jetzt wieder schlafen.“ Aber der nächste Tag bewies, dass ich tatsächlich genesen war, und zwar vollständig. Ich war wieder ganz ich selbst, der Siebenjährige, der voller überschäumender Energie war.

Diese unglaubliche Verwandlung war unvergesslich! Und das Erlebnis hat sich unauslöschlich in mein Gedächtnis eingebrannt, selbst wenn ich tausend Jahre alt werde, werde ich es nicht vergessen. Mehr als fünfzig Jahre sind seit diesem Abend vergangen, und für mich ist die Erinnerung so frisch, als sei es gestern gewesen. Die unausweichliche Schlussfolgerung, zu der ich kam, war, dass es eine Höhere Macht oder eine unsichtbare Quelle der Hilfe geben muss, auf die wir in Zeiten der Not zurückgreifen können und dass das Gebet ein Weg ist, diese Hilfe zu erhalten.

Jetzt, nach einer lebenslangen, evidenzbasierten Praxistätigkeit, ist es für mich unmöglich, das Gebet von der Heilkunst zu trennen. Natürlich sind die Erfahrungen der Menschen mit dem Gebet so unterschiedlich, wie sie nur sein können. Manche Menschen glauben an eine Höhere Macht, andere nicht. Einigen wurde beigebracht, auswendig gelernte Gebete zu verwenden, während andere einfach aus dem Herzen heraus zu beten gelernt haben.

Paradigmenverändernde Studien über die Wirksamkeit des Gebets werden von der Mainstream-Presse nach wie vor ignoriert, aber die Ergebnisse sprechen für sich. In einer Studie aus Südkorea wurden 219 unfruchtbare Frauen im Alter zwischen sechsundzwanzig und sechsundvierzig Jahren mit einer In-vitro-Fertilisation behandelt. Die Frauen wurden in zwei Gruppen eingeteilt. Für die eine Gruppe beteten Freiwillige aus den USA, Kanada und Australien. Weder die Frauen noch ihre Ärzte wurden über die Details der Forschungsstudie informiert. Die Forscher und Statistiker wussten nicht, wie die Frauen in die beiden getrennten Gruppen eingeteilt worden waren, bis alle Daten gesammelt worden waren und die Forschungsstudie abgeschlossen war. Es handelte sich also um eine randomisierte, dreifachblinde, kontrollierte und prospektive Studie.

Bei der Analyse der Daten zeigte sich, dass die Frauen, für die gebetet worden war, mit ihrer In-vitro-Fertilisation viel erfolgreicher waren. Bei den Frauen, für die gebetet wurde, war die Wahrscheinlichkeit einer erfolgreichen Intervention sogar doppelt so hoch wie bei der Kontrollgruppe.

In einer anderen faszinierenden Studie aus Israel wurden Patienten, die an Blutvergiftung litten, in den Jahren zwischen 1990 und 1996 in Krankenhäuser eingeliefert. Freiwillige beteten im Juli 2000 für die Genesung der Hälfte dieser Patienten, die durch einen Zufallsgenerator ausgewählt worden waren. Als die Daten analysiert wurden, hatte die Gruppe, für die gebetet worden war, deutlich kürzere Krankenhausaufenthalte und erholte sich schneller als die Kontrollgruppe.

Das Faszinierende an dieser Studie ist, dass die Patienten, für die gebetet wurde, zwischen vier und zehn Jahren vor der Studie wegen ihrer Erkrankung ins Krankenhaus eingeliefert worden waren. Es scheint, dass das Gebet nicht nur funktioniert, sondern sogar in der Lage sein könnte, die Zeit zu überwinden! Natürlich erklärt die Quantenphysik, wie das möglich ist, denn die Zeit ist eine weitere Dimension, die nicht linear ist, was für uns schwer zu begreifen ist.

Seit ich therapeutisch tätig bin, habe ich viele Fälle von Spontanheilung erlebt. Und in den über dreißig Jahren, in denen ich mit Menschen aus aller Welt und mit allen möglichen Krankheiten gearbeitet habe, habe ich einige wichtige Grundsätze gelernt.

Da ich die Höhere Macht um Hilfe für meine Patienten bat, erwartete ich, dass Gott mir helfen würde, und ich erhielt diese Hilfe auch. Dabei lernte ich, dass Seine Hilfe oft auf eine Weise zu uns kommen kann, die wir vielleicht nicht immer voraussehen.

In all den Jahren meiner Praxistätigkeit gab es Zeiten, in denen als Antwort auf meine stille Bitte um Hilfe Wissen und Verständnis in mich hineinströmten, wie ich die Dinge auf eine neue Weise betrachten konnte, um meinen Patienten besser helfen zu können.

Wenn wir um Hilfe bitten, kommt sie gewöhnlich in Form eines Gedankens, eines Eindrucks oder einer Idee. Diese Antworten können so subtil sein, dass wir sie oft übersehen.

Wir denken vielleicht, dass der Gedanke unser eigener ist, und tun ihn ab. Vielleicht erkennen wir den Eindruck oder das Gefühl, das wir haben, nicht als Antwort von oben, selbst wenn sie es ist. Vielleicht fällt uns sogar die richtige Frage ein, die wir stellen sollten, wie Rachael in der folgenden Geschichte feststellte.

Die richtigen Fragen

Ich wollte über meine jüngsten Erfolge bei der Body Code-Anwendung für einige meiner schwangeren Klientinnen berichten. Diese drei Frauen wollten körperlich, psychisch, emotional und spirituell bereit sein, um die bestmögliche Geburtserfahrung zu haben.

Eine der Frauen, mit denen ich arbeitete, war in der neununddreißigsten Schwangerschaftswoche. Sie hatte seit Wochen schreckliche Schmerzen in der Leiste. Wir arbeiteten daran, diese zu beseitigen, und nahmen uns dann ein paar Minuten Zeit, um zu prüfen, ob irgendetwas getan werden konnte, um eine sichere und gesunde Geburt zu ermöglichen. Dabei stellte sich unter anderem heraus, dass sie eine Allergie gegen den Gedanken an eine Geburt hatte. Dies war ihre vierte Entbindung. Wir lösten die Allergie und die zugrunde liegenden Assoziationen. Sie brachte in dieser Nacht ihr Kind zur Welt und berichtete mir, dass es ein wunderbares Erlebnis war – ihre bisher beste Geburt.

Eine andere Klientin fragte auch, ob wir mit dem Body Code arbeiten könnten, um sie auf die Geburt vorzubereiten. Die Frage, mit der ich begann, war: „Ist es sicher für mich, zu entbinden?“ Es war ihre dritte Schwangerschaft. Wir lösten die Energie eines inneren Bildes ihrer eigenen Geburtserfahrung, das mit Emotionen von Hilflosigkeit und Herzschmerz verbunden war. Wir lösten auch eine Erinnerung an die Geburt ihres zweiten Kindes, die eine sehr stressige Erfahrung gewesen war. Wir korrigierten mehrere andere Ungleichgewichte. Dann fühlte ich mich geneigt, nach dem Baby zu fragen: Hatte sie irgendwelche vorrangigen Ungleichgewichte, die zu lösen waren? In der Tat, das hatte sie. Wir lösten diese Dinge und stellten auch die Frage: „Ist es sicher für mich, geboren zu werden?", und beseitigten die zugrunde liegenden Ungleichgewichte.

Ich habe gelernt, dass es so wichtig ist, um Hilfe von oben zu bitten, und die richtigen Fragen, die ich stellen muss, kommen mir dann oft in den Sinn. Alle drei Frauen waren so begeistert von ihren wunderbaren Geburtserlebnissen. Ich finde es auch fantastisch, dass diese Arbeit aus der Ferne getan werden kann. Alle diese Sitzungen fanden mit Menschen statt, die sehr weit von mir entfernt wohnten. Wir konnten unsere Sitzungen über das Telefon abwickeln. Ich bin Dr. Bradley Nelson so dankbar, dass er diese Methode mit uns geteilt hat, und ich bin auch dankbar für einen liebevollen Schöpfer, der diesen Heilungsprozess hier auf der Erde ermöglicht hat.

Rachael H., Oklahoma, USA

Manchmal werden unsere Bitten um Hilfe von anderen Menschen beantwortet. Es kann sein, dass Sie auf der Suche nach einer Antwort sind und jemand Sie wegen etwas kontaktiert, das scheinbar nichts damit zu tun hat, was Ihnen aber letztendlich hilft, die Antwort zu finden. Waren Sie schon einmal unabsichtlich die Antwort auf die Gebete eines anderen Menschen? Wenn ja, dann wissen Sie, wie gut sich das anfühlen kann. Als Nächstes erzählt meine Frau Jean von ihrem Erlebnis, einer jungen Frau in Not geholfen zu haben.

Das überflüssige Auto

Im Sommer 2004 bereiteten wir uns darauf vor, von Kalifornien nach Utah umzuziehen. Wir hatten einen LKW bestellt, der unser gesamtes Hab und Gut transportieren sollte, und der sollte in ein paar Tagen ankommen. Am Sonntag vor dem Umzug saß ich in der Kirche. Plötzlich hörte ich eine klare Stimme in mir sagen: „Geh sofort nach Hause!"

Ich sprang buchstäblich auf und machte mich sofort auf den Weg nach Hause, ohne den Rest meiner Familie. Ich hatte keine Ahnung, was ich vorfinden würde, aber ich war mir sicher, dass ich sofort nach Hause gehen sollte. Es fühlte sich dringend an.

Ich weiß noch, dass ich mich fragte, ob unser Haus wohl in Flammen stand. Brads Mutter hatte Jahre zuvor ein ähnliches Erlebnis gehabt. Sie fühlte sich plötzlich veranlasst, die Arbeit zu verlassen und nach Hause zu fahren und fand ihr Haus in Flammen vor. So hatte sie schnell die Feuerwehr benachrichtigen und das Haus davor bewahren können, bis auf die Grundmauern niederzubrennen.

Als ich vor unserem Haus anhielt, bemerkte ich einen jungen Mann, der offenbar an unsere Haustür geklopft hatte. Er entfernte sich gerade wieder von unserem Haus. Ich sprach ihn in der Einfahrt an und sagte: „Hallo, ich wohne hier. Kann ich Ihnen helfen?" Es schien ihm peinlich zu sein. Er sagte: „Nun, sehen Sie die Frau in dem Auto, das dort drüben geparkt ist?" Er deutete auf die andere Straßenseite. „Das ist meine Schwester. Sie und ich sind heute Morgen überall herumgefahren, und sie hat darauf bestanden, dass wir hier anhalten. Ich weiß, es klingt seltsam, aber sie wollte, dass ich Sie nach dem Auto frage, das in Ihrer Einfahrt steht."

Ich lächelte. Unsere Tochter, die in eine Wohnung bei Freunden gezogen war, hatte sich ein paar Monate zuvor ein Auto gekauft. Das andere kleine Auto, das in unserer Einfahrt stand, hatte sie zurückgelassen, weil sie keine Verwendung mehr dafür hatte. Es gehörte Brad und mir. Ein paar Tage zuvor war mir klar geworden, dass wir keinen Fahrer hatten, um das Auto im Zuge unseres Umzugs nach Utah zu bringen. Wir brauchten es nicht mehr und wussten nicht, was wir damit tun sollten. Wir waren so sehr mit dem Packen und den Vorbereitungen für den Umzug beschäftigt gewesen, dass wir vergessen hatten, das Auto zu verkaufen. Der Mann, der sich nach unserem Auto erkundigte, schien eine willkommene Lösung in Aussicht zu stellen.

Es war ein kleiner, schwarzer Viertürer, etwa achtzehn Jahre alt. Er stand ziemlich verlassen da mit auf der Motorhaube verstreuten abgefallenen Blättern.

Ich versicherte ihm, dass es in Ordnung sei, nach dem Auto zu fragen, und lud ihn und seine Schwester ein, ins Haus zu kommen. Sie entschuldigten sich vielmals. Dann berichtete sie mir ihre Geschichte. Sie erzählte, dass sie gerade von zu Hause weggelaufen war. Ihr Mann hatte sie körperlich misshandelt, und sie musste aus der Ehe fliehen, um ihr Leben zu retten. Sie war geflohen und hatte ihren Bruder um Hilfe gebeten, und er hatte sie in der Gegend herumgefahren. Nun begann sie, an ihre unmittelbaren Bedürfnisse zu denken. Sie suchte verzweifelt nach einem Fahrzeug, damit sie eine Arbeit finden könnte, mit der sie ihren Lebensunterhalt bestreiten konnte. Sie erzählte uns, dass sie gebetet und Gott gebeten hatte, ihr zu helfen, ein Auto zu finden. Sie waren etwa zwanzig Meilen von uns entfernt losgefahren und hatten den größten Teil des Vormittags damit verbracht, durch die Gegend zu fahren, bis sie schließlich in unserer kleinen Vorstadtsiedlung gelandet waren.

Ich dachte: „Wie schön, dass Gott all unsere Bedürfnisse kennt und in der Lage ist, sie zu unserem überflüssigen Auto zu führen." Das war eine schöne Erkenntnis für uns alle. Sie waren wirklich geführt worden, und ich war ja aufgefordert worden, „sofort nach Hause zu gehen". Wenn ich auch nur ein paar Sekunden später gekommen wäre, hätte ich sie wahrscheinlich verpasst. Interessanterweise hatte ich schon oft dafür gebetet, mehr tun zu können, um misshandelten Frauen zu helfen. So wurde ich auch an diesem Tag erhört und fühlte mich bestätigt.

Als Brad und die Kinder zu Hause ankamen und wir die Situation erläutert hatten, erklärten wir uns damit einverstanden, dass unser Auto dieser Frau gehören sollte, die es brauchte. Sie war mit nicht viel mehr als den Kleidern, die sie am Leib trug, von zu Hause geflohen, gab uns aber einen Scheck über 200 Dollar, um das Auto zu bezahlen. Es war alles, was sie hatte. Wir waren mehr als zufrieden, obwohl der Wert des Wagens diesen Betrag weit überstieg.

Nachdem wir den Fahrzeugbrief gefunden und eine Mahlzeit geteilt hatten, fuhren sie fort. Wir dachten darüber nach und wussten, dass sie die 200 Dollar nötiger brauchte als wir, also schickten wir den Scheck per Post an sie zurück. Sie und ihr Bruder schrieben einen wunderschönen Dankesbrief zurück. Die Antwort, die sie auf ihre Gebete erhalten hatte, löste nicht nur ihr Problem, sondern auch das unsere. Gott erhört wirklich Gebete!

Jean Nelson

Diese Geschichte zeigt, dass wir um Hilfe bitten können und sie auch erhalten. Wenn wir nicht um Hilfe von oben bitten, dann sind wir allein auf unsere eigenen Fähigkeiten, auf unsere eigene Intuition und unsere eigene Kraft angewiesen. Wenn es stimmt, dass man Hilfe bekommt, wenn man nur darum bittet, wäre es dann nicht sinnvoll, darum zu bitten? Öffnen Sie einfach Ihr Herz für diese Möglichkeit und versuchen Sie es. Es funktioniert wirklich!

Wie sollte man also um diese Hilfe bitten? Was soll man sagen? Die Worte sind nicht annähernd so wichtig wie das Gefühl in Ihrem Herzen, wenn Sie beten. Wie Mahatma Gandhi sagte: „Im Gebet ist es besser, ein Herz ohne Worte zu haben als Worte ohne Herz." Es reicht aus, wenn Sie im Stillen sagen: „Bitte hilf mir." Das ist einfach und konkret. Seien Sie aufrichtig und vertrauen Sie darauf, dass der Schöpfer weiß, was das Beste ist.

4 DANKBARKEIT

Dankbarkeit ist vielleicht die am wenigsten genutzte Superkraft der Welt. Man muss nicht lange suchen, um eine Studie nach der anderen über die Vorteile der Dankbarkeit zu finden. Gefühle der Isolation und Depression nehmen ab, der Blutdruck sinkt, und die Immunität steigt bei Menschen, die sich für Dankbarkeit entscheiden. Michael Craig Miller, MD sagt:

Dankbarkeit ist stark und durchgängig verknüpft mit höherem Glücklichsein. Dankbarkeit hilft den Menschen, positivere Gefühle zu empfinden, sich an guten Erfahrungen zu erfreuen, ihre Gesundheit zu verbessern, mit Widrigkeiten umzugehen und starke Beziehungen aufzubauen.

Aber all diese großartigen Ergebnisse sind nicht der Grund, warum ich Dankbarkeit als eines der wesentlichen Elemente für das Einschalten der Kraft des Body Code gewählt habe.

Wenn alles Energie ist, und das ist es, und wir Energie nutzen, um unsere Erfahrungen zu verändern, um zu heilen, Beziehungen zu transformieren, Blockaden zu lösen, kreativer zu sein, Mut zu gewinnen – was auch immer es ist –, dann müssen wir unser Energieniveau so hoch wie möglich halten.

Die bekannte *Karte des Bewusstseins* von Dr. David Hawkins ordnet die Schwingungen von Bewusstseinszuständen und Emotionen auf einer Skala von 0 bis 1.000 ein. Die niedrigste Emotion ist Scham mit 20, die höchste ist Erleuchtung mit 700-1.000. Ich glaube, dass anhaltende, uneingeschränkte Dankbarkeit auf der Skala von Dr. Hawkins zwischen Liebe und Freude liegt, also ein sehr hoher Schwingungszustand ist. Der amerikanische Autor, Coach, Speaker und Philanthrop Tony Robbins sagte: „Wenn Du dankbar bist, verschwindet die Angst, und die Fülle erscheint."

Die Liebe für die Person, mit der Sie arbeiten, und die Dankbarkeit dafür, dass Sie diese Arbeit tun dürfen und dass es funktioniert, versetzt Sie in einen Zustand, in dem Ihre Intention niedrigere Schwingungen verändern kann, aus denen alle negativen Energien bestehen. Die negativen Emotionen reichen von 20-175 auf der Hawkins-Skala, während Liebe, Dankbarkeit, Frieden und Freude alle mit 500 oder höher schwingen.

Hier ist eine Geschichte von einer zertifizierten Anwenderin namens Joan, die uns an ihrer Dankbarkeit teilnehmen lässt.

Juckende Ohren

In letzter Zeit hatte ich furchtbar juckende Ohren. Mein Körper deutete darauf hin, dass dies nicht auf einen Krankheitserreger zurückzuführen war. Also habe ich aus Neugierde gefragt, ob ich die Antwort im Body Code finden könnte. Und die Antwort lautete ja! Mithilfe des Body Code führte mich mein Unterbewusstsein zu einem Ungleichgewicht, das „Erinnerungsfeld" genannt wird, eine Energie, die in meinem Körper durch Erinnerungen an schwierige Dinge, die ich durchgemacht habe, eingeschlossen war – ähnliche Erinnerungen aus meinem ganzen Leben. Mit diesem Hinweis war ich in der Lage, etwas zu identifizieren, was mich schon vor meiner Geburt begleitet hatte, und was noch besser ist, ich konnte es bis zu seinem Ursprung zurück lösen. Als ob das allein nicht schon erstaunlich genug wäre, hörten meine Ohren sofort auf zu jucken! Jeder, der den Body Code anwendet, weiß, dass meine Geschichte nur eine von vielleicht Millionen von Veränderungen und Verbesserungen ist, die durch dieses System erreicht wurden. Ich spreche für mich selbst, wenn ich weiß, dass ich vor einem Leben bewahrt wurde, das mich vor große Herausforderungen gestellt hätte, wenn ich nicht den Body Code gehabt hätte, der mir half, die Ursachen für meine Herausforderungen zu erkennen und sie zu beseitigen. Ich wurde befreit, um ein Leben mit großem emotionalen und spirituellen Wachstum zu genießen. Daher fühle ich mich zutiefst gesegnet, dass er in mein Leben gekommen ist!

Joan H., Ontario, Kanada

Ich hatte einmal einen Traum, der mich lehrte, wenn wir den Glauben haben, dass wir diese Arbeit tun können, und diesen Glauben mit Dankbarkeit gegenüber Gott verbinden, dass wir es tatsächlich tun, werden wir die Ergebnisse sehen, nach denen wir suchen. Die Gleichung sieht wie folgt aus:

Ihr Glaube, dass Sie es tun können

\+

Ihre Dankbarkeit gegenüber Gott oder der Höheren Macht, dass Sie es tun

=

die Ergebnisse, die Sie erreichen wollen

Würden wir jemals etwas beginnen, wenn wir nicht daran glauben würden, dass wir es tun können? Nein. Der Glaube ist wesentlich für alles, was wir tun, und er ist der notwendige erste Schritt.

Ich kann die Bedeutung des Wortes „tun" in der eben aufgestellten Gleichung nicht genug betonen. Mit anderen Worten: Ihre Dankbarkeit gegenüber der Höheren Macht, dass Sie die Arbeit tatsächlich tun, ist von Bedeutung, denn dieser Höheren Macht verdanken wir alles, was wir haben und was wir sind, und jede Gelegenheit, die sich uns bietet. Wenn Sie ein Ziel haben, das Sie erreichen wollen, stellen Sie sich vor, wie dankbar Sie sich fühlen würden, wenn Sie es bereits erreicht hätten. Wenn Sie diesen Erfolg spüren können, bevor er eintritt, und erwarten, dass er eintritt, dann wird er eintreten, wenn Sie auch bereit sind, die notwendigen Anstrengungen zu unternehmen.

Wenn Sie lernen, Gott für das, was Sie bereits haben, dankbar zu sein, werden Ihr Glaube und Ihre Zuversicht wachsen, denn Sie nähern sich der Quelle der Kraft, aus der alle Dinge fließen.

Schon bald werden Sie genau das tun, wovon Sie früher nur träumen konnten.

Um ein Heiler zu sein, dürfen Sie keine Gedanken des Zweifels hegen, Sie müssen Ihre Ängste hinter sich lassen. Ihr Herz muss mit Liebe und Dankbarkeit erfüllt sein. Wenn Ihnen das anfangs unnatürlich vorkommt, wird es mit etwas Übung immer leichter. Probieren Sie es aus!

LICHT WÄHLEN STATT DUNKELHEIT

Bei diesen vier Aspekten des Präsentseins geht es darum, Licht anstelle von Dunkelheit zu wählen. Wir arbeiten daran, negative Energien der Dunkelheit, die immer zerstörerisch und manchmal trügerisch sind, zu beseitigen. Wir alle werden ständig von negativen und positiven Energien beeinflusst. Wenn wir uns entscheiden zu lieben, dankbar zu sein, heilen zu wollen und die Quelle allen Lichts um Hilfe zu bitten, dann werden wir schließlich zu Lichtträgern für die Welt und zu Dienern für die Menschen um uns herum.

Liebe, Intention, Gebet und Dankbarkeit rufen die Kraft des Lichts hervor. Glauben Sie daran, dass Licht für Sie verfügbar ist. Glauben Sie daran, dass das Licht durch Sie fließt während Sie dienen. Entscheiden Sie sich, mit Liebe für sich selbst und für denjenigen, dem oder der Sie dienen, erfüllt zu sein. Wählen Sie Dankbarkeit, dass es funktioniert, und erwarten Sie immer ein Wunder.

TEIL II

BODY CODE-ANWENDUNG

Was die Materie betrifft, haben wir uns geirrt.
Was wir als Materie bezeichnet haben, ist Energie,
deren Schwingung so weit herabgesetzt wurde,
dass sie mit den Sinnen wahrnehmbar ist.
Es gibt keine Materie.

ALBERT EINSTEIN

4

ANTWORTEN ERHALTEN

Das Schöne am Lernen ist,
dass niemand es uns wegnehmen kann.

B.B. KING

Nachdem wir bisher die Grundsätze erörtert haben, auf denen der Body Code basiert, wollen wir uns nun den eher praktischen Aspekten zuwenden, d. h., was zu tun ist, um nicht nur Antworten zu erhalten, sondern auch, um Ungleichgewichte zu korrigieren.

Je nachdem, welches Ungleichgewicht Sie entdeckt haben, gibt Ihnen der Body Code spezifische Hinweise, was zu tun ist. Zum Beispiel kann ein Nährstoffmangel ein spezielles Nahrungsergänzungsmittel benötigen, um ihn zu beheben.

Eine Dehydrierung erfordert wahrscheinlich, dass der Betreffende mehr Wasser trinkt. Wenn das Unterbewusstsein einen Bedarf an einem ätherischen Öl anzeigt, sollte dieses Öl besorgt werden. Wenn eine Infektion oder ein Parasitenbefall entdeckt wird, wird das Body Code-System Sie zu einem natürlichen Heilmittel oder einem Arztbesuch führen. Bei einer Giftstoffbelastung kann eine Entgiftung erforderlich sein und so weiter. Energetische Ungleichgewichte sind die häufigste Art von Ungleichgewicht, unter denen wir leiden, und ich habe festgestellt, dass das einfachste und effektivste Mittel zur Korrektur und Lösung energetischer Ungleichgewichte der Einsatz von magnetischer Energie ist.

MAGNETE

Ein Magnet ist eine reine Energiequelle. Wenn er richtig eingesetzt wird, kann er als Verstärker und Träger für Ihre Intention dienen. Dies ist vergleichbar mit einem Vergrößerungsglas, welches das, was sich dahinter befindet, optisch vergrößert oder größer erscheinen lässt.

Sie können jeden Magnet verwenden, von starken Magneten bis zu dem schwachen Visitenkartenmagnet, den Ihnen Ihr Klempner hinterlassen hat, oder sogar die magnetische Energie Ihres Körpers. Vielleicht sind Sie sich dessen nicht bewusst, aber Ihr Körper gibt ständig magnetische Energie ab. Wenn Sie also keinen Magnet bei sich haben, reicht auch Ihre Hand völlig aus.

In folgender Geschichte sah Avelino bei jeder Anwendung eines Magneten dramatische Veränderungen, während er ein Kleinkind von eingeschlossenen Emotionen befreite.

Ein Mädchen mit Albträumen

Eine Dreijährige wurde von ihrer Mutter zu mir gebracht, einer Patientin von mir, weil sie unter Albträumen litt und große Angst vor Männern hatte. Das Mädchen hatte selbst mit den Worten gedrängt: „Mama, ich möchte, dass Du mich zu dem Mann bringst, der Dir mit Deinen Emotionen hilft." Sie ist eines dieser kleinen Mädchen, die einen schon beim ersten Kontakt beeindrucken, aber sie war nicht ganz sie selbst. Ich begann, mit dem Body Code an ihr zu arbeiten und fand mehrere Kindheitstraumata, die durch ihren Vater verursacht worden waren. Als wir fortfuhren, waren ihre Reaktionen unglaublich. Mit jedem Strich des Magneten wurden eingeschlossene Emotionen und Ungleichgewichte gelöst. Ihr ansteckendes Lachen erfüllte den Raum. Sie wurde ruhiger, als sie sich darauf konzentrierte, die Heilung zu spüren. Sie verließ den Raum sehr glücklich und umarmte mich.

Nach einer Woche meldete sich ihre Mutter in der Klinik, um mir mitzuteilen, dass ihr kleines Mädchen vollständig geheilt war. Ihre Albträume und Ängste waren verschwunden. Sie ist jetzt sehr glücklich.

Avelino L., Florida, USA

IHRE ABSICHT LENKEN

Chinesische Ärzte entdeckten vor etwa dreitausend Jahren, dass die Wiederherstellung des Gleichgewichts der Energieströme im Körper die Gesundheit ihrer Patienten verbesserte. Sie kartierten energetische Flüsse, die Meridiane, die durch den Körper fließen und miteinander verbunden sind. Diese Karten der Meridiane im Akupunktursystem sind im

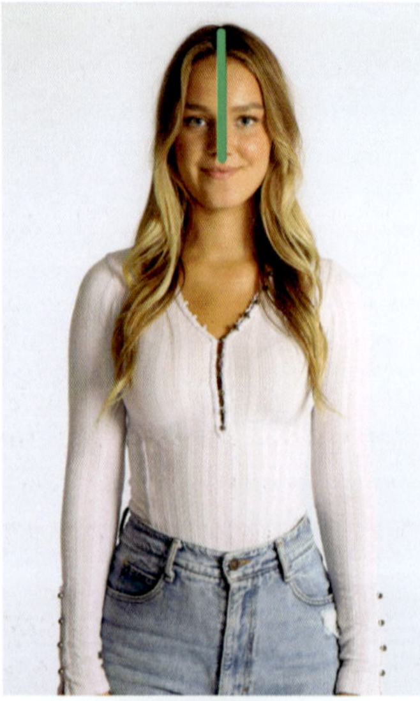

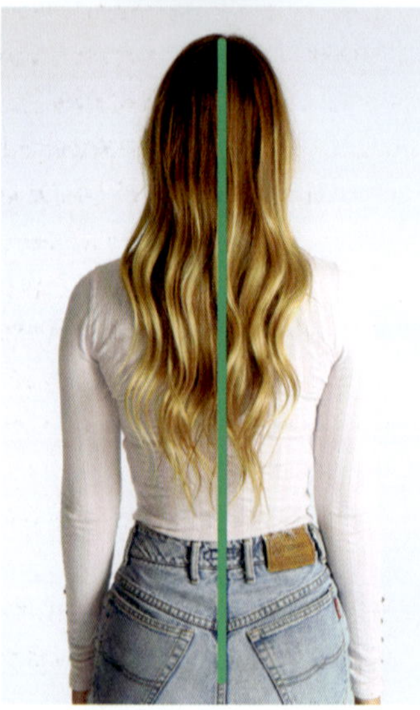

Wesentlichen die gleichen Karten, die heute von Akupunkteuren verwendet werden.

Die Energie fließt durch diese Energieleitbahnen oder Meridiane, um Gleichgewicht und Funktion in allen Teilen des Körpers aufrechtzuerhalten. Eine bestimmte Energieleitbahn ist besonders wichtig für die Anwendung im Body Code. Das Lenkergefäß ist ein Energiereservoir, eine primäre Energieleitbahn im Flusssystem der Meridiane. Es ist der perfekte Kanal, in den Sie Ihre Intentionsenergie hineinlenken können, wenn Sie den Body Code anwenden. Es ist verbunden mit allen anderen Meridianen im Körper, sodass die Intentionsenergie, die dort eingebracht wird, direkt in die anderen Energieleitbahnen und durch den gesamten Energiekörper fließt. Das Lenkergefäß beginnt am Steißbein und verläuft über die Mittellinie des Körpers hinauf, über die Wirbelsäule, den Kopf und die Mittellinie des Gesichts hinunter, wo es auf der Innenseite der Oberlippe endet.

Wenn Sie ein energetisches Ungleichgewicht gefunden haben und bereit sind, es zu korrigieren, können Sie mit einem Magnet über das Lenkergefäß streichen, sodass Ihre Intentionsenergie in den Körper fließt und dadurch energetische Ungleichgewichte leicht gelöst oder korrigiert werden. Es kann jeder beliebige Teil des Lenkergefäßes verwendet werden. Wenn Sie zum Beispiel an sich selbst arbeiten, genügt es, einen Magnet über die Mitte der Stirn, den Scheitel und den Nacken zu führen. Bei der Arbeit an einer anderen Person reicht es aus, den Magnet vom Nacken über den Rücken bis zur Taille zu führen.

Bei den meisten energetischen Ungleichgewichten genügen drei Magnetstriche entlang des Lenkergefäßes, bei einigen wenigen sind jedoch zehn Striche erforderlich, wie z. B. bei geerbten eingeschlossenen Emotionen. Wenn Sie diese Anleitung befolgen, fließt Ihre Intentionsenergie in den Körper und lässt nicht zu, dass die negative Energie oder das Ungleichgewicht dort verbleibt.

Ich persönlich habe noch nie mit eigenen Augen gesehen, wie ein energetisches Ungleichgewicht den Körper verlassen hat. Aber die Veränderungen, die auftreten, wie z. B. die Verbesserung des Wohlbefindens, die Verringerung von Schmerzen usw., sind sehr häufig und unübersehbar. Gelegentlich treffe ich Menschen, die berichten, dass sie gesehen haben, wie kugelförmige Energiebälle den Körper verlassen haben, nachdem eingeschlossene Emotionen oder andere energetische Ungleichgewichte gelöst wurden.

Wenn eine negative Energie, wie z. B. eine eingeschlossene Emotion, gelöst wird, wird sie neutralisiert und in eine positive oder neutrale Schwingung umgewandelt. Wenn Sie sich nicht vorstellen können, wie das funktioniert, denken Sie daran, was passiert, wenn ein Magnet über den Magnetstreifen auf der Rückseite einer Kreditkarte gestrichen wird und die Informationen gelöscht oder verändert werden, wodurch die Karte unbrauchbar wird. Hier handelt es sich um einen ähnlichen Vorgang.

Energetische Ungleichgewichte lassen sich jedoch leichter neutralisieren, wenn man sich mit Liebe und Dankbarkeit auf das Thema konzentriert.

Wenn Sie die Intention haben, das Ungleichgewicht zu lösen oder zu korrigieren, und gleichzeitig mit einem Magnet oder der Hand über das Lenkergefäß streichen, kann jedes energetische Ungleichgewicht, das bereit ist, gelöst zu werden, aus dem Körper entfernt werden. Das ist alles, was es braucht. Es ist einfach und unglaublich schnell.

Lassen Sie uns nun über den einfachsten Weg sprechen, Ungleichgewichte zu finden.

MITHILFE DES MUSKELTESTS ANTWORTEN ERHALTEN

Eine einfache Möglichkeit, Informationen aus dem Unterbewusstsein zu erhalten, ist der Muskeltest. Dieser ist auch als kinästhetischer Test oder einfach als Kinesiologie bekannt. Es handelt sich dabei um eine Form von Biofeedback, die keine Hightech-Ausrüstung erfordert, aber ein wirksames Mittel ist, um mit dem Unterbewusstsein in Verbindung zu treten und wichtige Informationen zu dekodieren. Auch wenn manche Menschen noch nie davon gehört haben, ist der Muskeltest nicht neu. Ärzte und Therapeuten setzen ihn seit den 1940er-Jahren für verschiedene Zwecke ein, unter anderem zur Beurteilung der Muskelkraft und zur Einschätzung des Ausmaßes einer Verletzung. Heute wissen Ärzte und andere, die sich auf die Mechanik der Körperbewegung spezialisiert haben, dass der Muskeltest viel mehr Anwendungsmöglichkeiten bietet, als man zunächst dachte.

Menschen sind manchmal skeptisch, ob es funktioniert, aber wenn sie die Ergebnisse selbst gesehen haben, können sie nicht anders, als begeistert zu sein, so wie dieser neunjährige Junge, dessen Mutter ihm half, seine Hals- und Ohrenschmerzen zu lindern.

Jetzt hat er Vertrauen

Mein Sohn ist neun Jahre alt und einer der größten Skeptiker, die ich kenne! Eines Abends klagte er über Hals- und Ohrenschmerzen. Ich geriet in Panik bei dem Gedanken, dass er eine weitere Infektion haben könnte. Einmal im Jahr wird er normalerweise sehr krank und muss wochenlang Antibiotika einnehmen. Ich fing an, es unseren jährlichen Ausflug in die Notaufnahme zu nennen, weil es jedes Jahr zur gleichen Zeit passierte. Mein Sohn saß im Bett und klagte, dass sein Ohr und sein Hals schmerzten, also fragte ich ihn, ob es in Ordnung wäre, wenn ich den Body Code ausprobieren würde. Mein Sohn sagte: „Sicher, Mama, aber ich weiß, dass es nicht funktionieren wird." Er war schon immer ein wenig skeptisch gegenüber meiner Energiearbeit. Also antwortete ich: „Okay, aber wenn es hilft, dann möchte ich, dass Du für die Möglichkeit offen bist, dass es tatsächlich funktioniert." Er sagte: „Gut! Du hast vierundzwanzig Stunden Zeit… und ich muss mich zu neunzig Prozent besser fühlen." Ich lachte und sagte: „Okay, abgemacht!"

Wir arbeiteten daran, eine Emotion nach der anderen zu lösen. Ehrlich gesagt, war ich nicht sicher, ob es ihm besser gehen würde… Ich dachte tatsächlich, ich hätte falsch getestet. Als wir fertig waren, sagte er, er fühle sich ein wenig besser, aber noch nicht 90 Prozent. Ich sagte ihm, er solle eine Nacht darüber schlafen und sehen, wie er sich am Morgen fühle. Das tat er dann auch. Am nächsten Morgen kam er die Treppe herunter getrabt, als sei alles in Ordnung, er erwähnte nicht einmal, dass er sich krank fühle. Er hatte völlig vergessen, dass er am Abend zuvor krank gewesen war. Als ich ihm sagte, dass er jetzt besser aussähe, und ihn fragte, ob er schon glaube, dass es funktioniert hätte, blieb er stehen und war ein wenig schockiert, dass es ihm tatsächlich so gut ging. Er sagte: „Wow, Mama! Es hat funktioniert!" Jetzt bittet er mich, wenn er krank ist, dass ich eingeschlossene Emotionen für ihn löse. Er ruft mich sogar vom Krankenzimmer der Schule aus an und bittet mich, am Telefon mit ihm zu arbeiten, wenn er sich in der Schule krank fühlt. Jetzt hat er Vertrauen in die Methode!

Melissa K., Georgia, USA

Der Muskeltest kann uns Aufschluss über die allgemeine Gesundheit und das Gleichgewicht unseres Körpers geben. Er kann uns helfen, anfällige Bereiche zu erkennen, bevor Krankheit und Unwohlsein sich ausbreiten. Er kann uns helfen, herauszufinden, was die Ursache unserer verschiedenen körperlichen, emotionalen und psychischen Probleme ist. Er gibt uns einen direkten Weg, den Körper zu fragen, was ihn stört, und wenn wir das Problem bearbeitet haben, kann er uns sagen, ob wir eine Veränderung bewirkt haben. Er kann uns sagen, ob Ungleichgewichte im Körper vorhanden sind, und lässt uns wissen, ob sie beseitigt wurden.

Das Unterbewusstsein kann mit einem binären Computer verglichen werden, sodass wir Ja-oder-Nein-Fragen stellen können und darauf Ja-oder-Nein-Antworten vom Körper erhalten. Wir können nicht nur Antworten auf fast alle Fragen zum Körper erhalten, sondern ich glaube, dass es im Unterbewusstsein eines jeden Menschen eine Art Liste gibt mit all den Dingen, die getan werden müssen, um den Körper wieder auf 100 Prozent Funktionsfähigkeit oder so nahe daran wie möglich zu bringen.

Der Muskeltest hilft uns, Antworten vom Unterbewusstsein zu erhalten, weil der Körper eine physische Reaktion zeigt, wenn wir die Wahrheit sagen oder lügen. Die Muskeln des Körpers werden sofort geschwächt, wenn wir lügen. Sie bleiben stark, wenn wir die Wahrheit sagen. Es gibt viele Methoden des Muskeltests, die man erlernen kann. Im Buch *Der Emotion Code* erläutere ich wesentlich mehr Methoden als die wenigen folgenden, aber diese hier sollten für den Anfang ausreichen.

SELBSTTEST

Die verschiedenen Methoden des kinesiologischen Selbsttests, die wir hier vorstellen, können Sie verwenden, um an sich selbst zu arbeiten und Antworten von Ihrem eigenen Körper zu erhalten, oder Sie können sie verwenden, um Antworten darüber zu erhalten, was eine andere Person braucht, wenn Sie als Ersatzperson oder Stellvertreter für jemand agieren.

Die einfachste Methode des Selbsttests ist der sogenannte Neigetest. Ihr Körper reagiert mit einer Neigung nach vorne, wenn Sie Gedanken der Wahrheit, der Positivität oder der Kongruenz haben. Ihr Körper wird sich nach hinten bewegen, wenn Sie negative, falsche oder inkongruente Gedanken haben. Das funktioniert, weil der menschliche Körper ein Organismus wie jeder andere ist. Alle Organismen, egal wie primitiv sie sind, reagieren auf positive oder negative Reize. Pflanzen zum Beispiel wachsen in Richtung Sonnenlicht und weg von der Dunkelheit. Ein Fisch in einem Aquarium bewegt sich in Richtung sauberes Wasser und weg von einer Quelle der Verschmutzung.

NEIGETEST

Um den Neigetest durchzuführen, stellen Sie sich einfach ganz entspannt hin. Es ist eine gute Idee, Musik und Fernsehen auszuschalten, da sie den Test stören könnten. Lassen Sie die Arme seitlich herunterhängen und entspannen Sie sich völlig. Das erste, was Ihnen auffallen wird, ist, dass Sie sich ständig ein klein wenig bewegen. Ihr Körper neigt sich vielleicht ein wenig nach vorne oder nach hinten, oder er neigt sich ein wenig zur Seite,

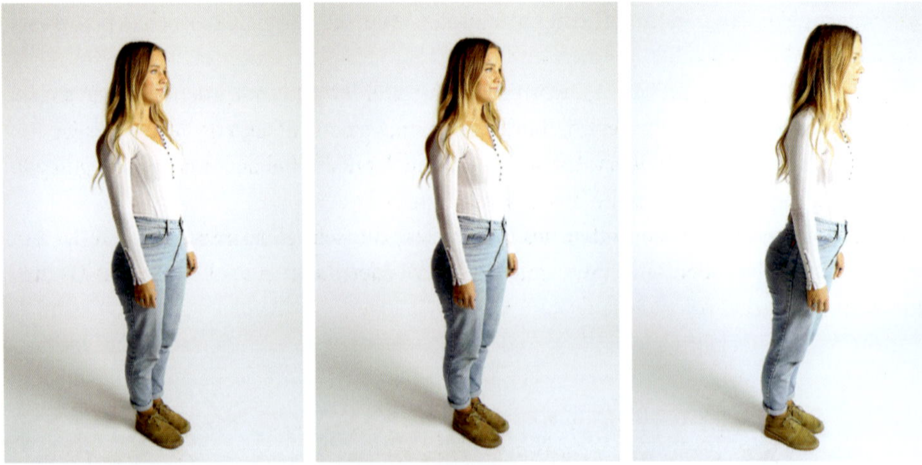

nach links oder nach rechts. Diese minimalen Bewegungen sind einfach die Oszillation, die stattfindet, wenn Ihre Haltemuskulatur ständig daran arbeitet, Ihren Körper aufrecht zu halten. Sehen Sie nun, ob Sie bemerken, dass Sie sich nach hinten oder vorne neigen, wenn Sie bestimmte Gedanken haben.

Beginnen wir mit etwas, das sehr negativ ist. Denken Sie einen Moment lang an das Wort „Krieg".

Behalten Sie diesen Gedanken im Kopf, während Sie ganz entspannt dastehen. Denken Sie an all die Menschen, die gestorben sind, an all die Familien, die auseinandergerissen wurden, an all die Tragödien, an all die Menschen, die verkrüppelt und verstümmelt wurden, an all die Zerstörung von Eigentum und den Verlust von Leben. Denken Sie an all das Leid und die Qualen, die seit Anbeginn auf dieser Erde geschehen sind. Wenn Sie diese Gedanken weiter im Kopf behalten, sollten Sie innerhalb von zehn Sekunden oder weniger bemerken, dass Ihr Körper anfängt, sich nach hinten zu neigen, um Sie von der intensiven Negativität der Gedanken an Krieg wegzubringen.

Lassen Sie uns nun einen anderen Gedanken ausprobieren. Denken Sie an das Gefühl der bedingungslosen Liebe. Stellen Sie sich vor, dass Sie ein Wesen der bedingungslosen Liebe sind, dass das Gefühl der Liebe in Ihrem Herzen so groß ist, dass Ihr Herz es nicht ganz fassen kann und dass dieses Gefühl der Liebe für alle Menschen und die gesamte Schöpfung sich von Ihrem Inneren ausbreitet und das Universum erfüllt. Stellen Sie sich vor, wie es wäre, im Gegenzug von anderen bedingungslos geliebt und akzeptiert zu werden. Wenn Sie diesen Gedanken der bedingungslosen Liebe in Ihrem Geist halten, werden Sie innerhalb von zehn Sekunden oder weniger feststellen, dass Ihr Körper sich nach vorne neigt und Sie in Richtung hin zu dieser Positivität und der Schönheit dieser möglichen Zukunft bewegt.

Der Neigetest kann für alle Fragen verwendet werden, die man dem Körper stellen möchte. Er ist eine nützliche Testmethode und eignet sich für fast jede Person. Er ist einfach und erfordert normalerweise nicht viel Übung. Und wie bei den meisten Dingen gilt: Je öfter man ihn anwendet, desto besser funktioniert er.

Es gibt einige andere Methoden des Selbsttests, die schneller sind als der Neigetest. Diese anderen Methoden sind zwar praktisch, erfordern aber manchmal etwas Übung, um sie zu beherrschen.

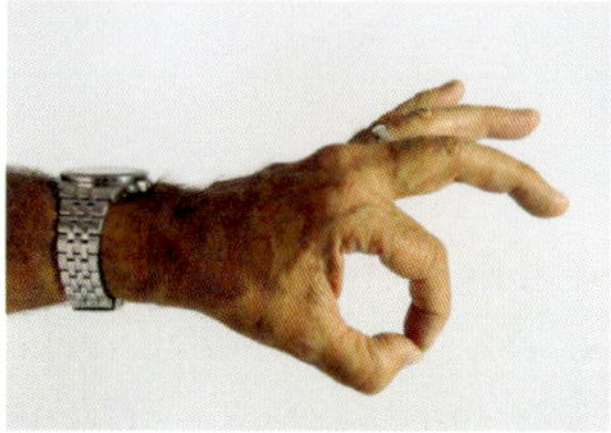
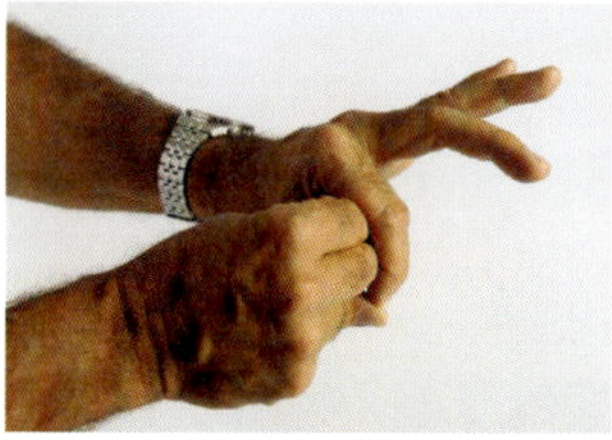
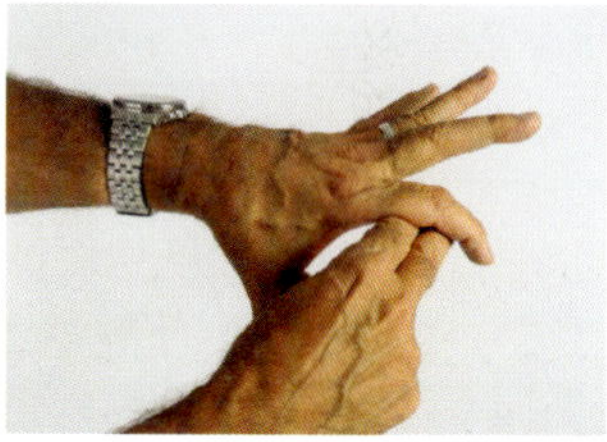

RING-METHODE

Bei der Ring-Methode formen Sie einfach einen Ring mit Ihrem Daumen und dem Zeigefinger, wie in der Abbildung gezeigt. Stecken Sie dann den Daumen und die ersten beiden Finger der anderen Hand in den Ring. Wenn Sie nun einen Muskeltest durchführen, versuchen Sie, den Ring zu öffnen, indem Sie den innenliegenden Daumen und die beiden Finger auseinander schieben. Bei einem Ja oder einer kongruenten Aussage sollte der Ring geschlossen bleiben. Bei einem Nein oder einer inkongruenten Aussage sollte sich der Ring öffnen, da der Muskel vorübergehend etwas schwächer wird. Sie können diesen Test auch mit anderen Fingern durchführen, wenn Sie möchten.

RING-IN-RING-METHODE

Bei der Ring-in-Ring-Methode formen Sie mit einer Hand einen Ring mit Daumen und Zeigefinger. Bilden Sie dann mit der anderen Hand einen weiteren verschränkten Ring, sodass zwei Glieder einer Kette entstehen. Um zu testen, machen Sie Ihre Aussage oder stellen Sie eine Frage und versuchen Sie dann, die Ringe auseinanderzuziehen. Bei Ja-Antworten oder bei Aussagen, die wahr, kongruent oder positiv sind, sollte der Ring (oder beide Ringe) geschlossen bleiben. Bei Nein-Antworten oder wenn Sie eine unwahre

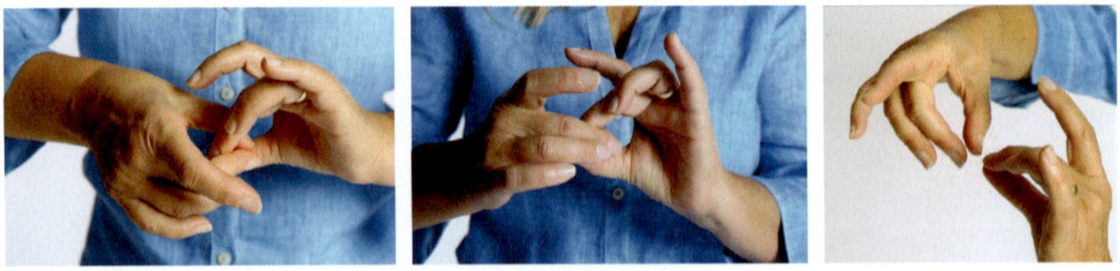

Aussage machen, werden die Ringe schwächer, und Sie können Ihre Hände leicht auseinander ziehen.

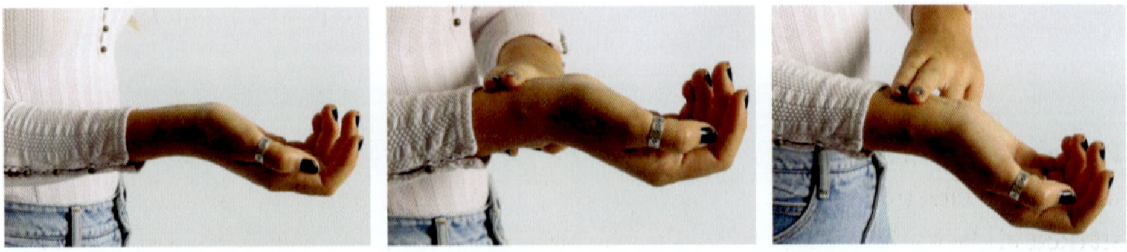

ELLBOGENTEST

Um den Ellbogentest durchzuführen, positionieren Sie einen der beiden Ellbogen an Ihre Seite, sodass Ihr Unterarm parallel zum Boden gehalten wird. Legen Sie zwei Finger der anderen Hand auf die obere Seite des Arms, direkt oberhalb der Handgelenksknochen. Drücken Sie dann sanft nach unten. Bei einer Ja-Antwort bleibt der Unterarm parallel zum Boden, bei einer Nein-Antwort wird der Arm schwächer und gibt nach. Es gibt ein paar Dinge, die Sie bei dieser Methode beachten sollten:

- Eine andere Variante des Ellbogentests besteht darin, den Arm in einem spitzeren Winkel zu beugen, in etwa 45 Grad oder ähnlich.
- Die Widerstandskraft, die bei diesem Test eingesetzt wird, entspricht nur der Muskelkraft, die erforderlich ist, um den Unterarm parallel zum Boden zu halten, mehr nicht. Der Widerstand, der bei allen Methoden verwendet wird, sollte minimal sein. Sie versuchen lediglich, eine leichte Veränderung festzustellen, nicht Ihre Kraft zu beweisen.

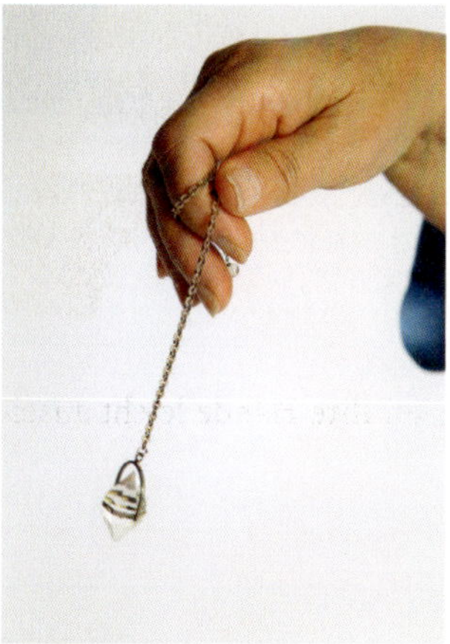
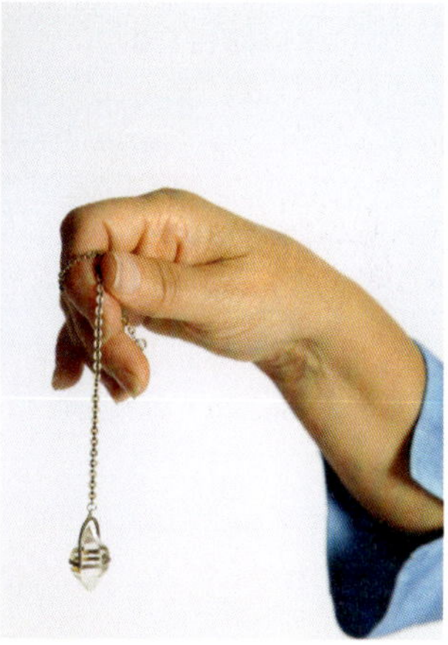
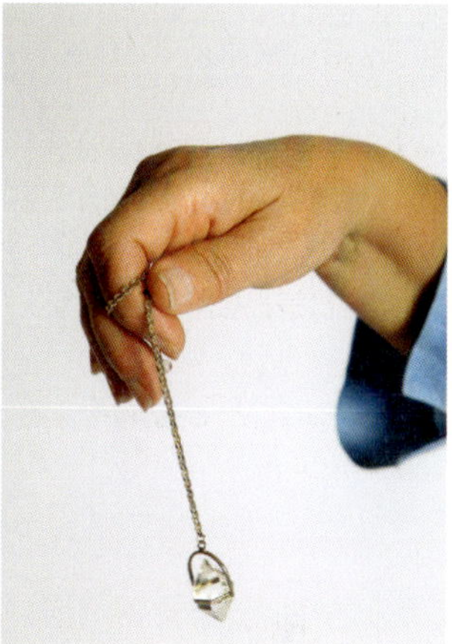

PENDEL

Pendel können unglaublich nützliche Werkzeuge sein, vor allem für diejenigen, die an ihren Muskeltestfähigkeiten zweifeln. Pendel und andere ähnliche Gerätschaften verstärken einfach die Veränderungen im Muskel- und Nervensystem des empfindlichsten Messinstruments, das es gibt – dem menschlichen Körper. Wenn Sie sich für ein Pendel entscheiden, empfehle ich Ihnen, eines zu wählen, das gut in Ihrer Hand liegt. Halten Sie die Schnur oder Kette mit den Fingern nach unten gerichtet. Jedes kleine Gewicht oder jeder Anhänger an einer Kette kann als Pendel verwendet werden, aber ich empfehle, ein echtes Pendel zu kaufen, wenn Sie diese Fähigkeit erlernen wollen. Die Intention ist der Schlüssel, wenn man ein Pendel benutzt. Es ist wichtig zu beachten, dass das Pendel selbst nicht die Quelle der Informationen ist. Die Antworten kommen aus dem Unterbewusstsein. Das Pendel ist lediglich ein Hilfsmittel, das die Reaktion des Körpers auf eine Frage anzeigt.

SCHRITT 1

Achten Sie darauf, dass Sie bequem und entspannt sitzen.

SCHRITT 2

Halten Sie die Kette so, dass sowohl der Kette als auch dem Anhänger nichts im Weg ist. Fassen Sie die Kette oder Schnur zwischen Daumen und Zeigefinger. Die ideale Länge der Kette, die zwischen Ihren Fingerspitzen und dem Pendel hängt, sollte etwa so breit wie Ihre Handfläche sein.

SCHRITT 3

Stützen Sie Ihren Oberarm am Körper ab, aber nicht Ihre Hand. Es wird unmöglich sein, vollkommen still zu halten, und das ist in Ordnung.

SCHRITT 4

Schwingen Sie das Pendel ganz leicht diagonal vor Ihrem Körper hin und her, um ein wenig Schwung zu erzeugen. Dies ist Ihre neutrale Position, weder ja noch nein.

SCHRITT 5

Für die meisten Menschen zeigt ein *Ja* in der Regel entweder eine kreisförmige Bewegung im Uhrzeigersinn oder eine Vorwärts-Rückwärts-Bewegung des Pendels, gleichbedeutend mit einem Kopfnicken. Ein *Nein* hingegen sieht in der Regel entweder wie eine Bewegung gegen den Uhrzeigersinn aus oder wie eine seitliche Hin- und Herbewegung, ähnlich wie ein Kopfschütteln.

SCHRITT 6

Halten Sie das sich diagonal bewegende neutrale Pendel in der Hand und sagen Sie *Ja*. Beobachten Sie die Veränderung der Pendelbewegung, die innerhalb weniger Sekunden eintreten sollte. Dies ist Ihre Ja-Antwort. Kehren Sie in den neutralen Zustand zurück und wiederholen Sie diesen Vorgang mehrmals, bis Ihr *Ja* klar ist.

SCHRITT 7

Kehren Sie in die Neutralstellung zurück und führen Sie eine sanfte diagonale Pendelbewegung aus.

SCHRITT 8

Eine Nein-Antwort sollte das Gegenteil von dem sein, wie Ihre Ja-Antwort aussieht. Wenn Ihr *Ja* also eine Bewegung im Uhrzeigersinn war, wird Ihr *Nein* gegen den Uhrzeigersinn sein. Sagen Sie *Nein* und beobachten Sie, wie die Bewegung aussieht in der Erwartung, dass sie das Gegenteil von Ihrer Ja-Antwort sein wird. Kehren Sie in die neutrale Position zurück, nachdem Sie Ihre Antwort erhalten haben, und wiederholen Sie den Vorgang mehrmals, bis die Antwort jedes Mal klar ist.

SCHRITT 9

Versuchen Sie nun, Ihre Ja- und Nein-Antworten mit verschiedenen wahren und falschen Aussagen zu testen. Sobald Sie klare und konsistente Antworten erhalten haben, können Sie beginnen, Ihr Pendel zu benutzen, um Antworten vom Unterbewusstsein zu erhalten.

IMMER UM EINVERSTÄNDNIS BITTEN

Das Einverständnis anderer Personen einzuholen, bevor Sie an ihnen arbeiten, ist von entscheidender Bedeutung, denn wenn Sie ohne deren Wissen oder Einverständnis oder gegen ihren Willen an ihnen arbeiten, ist das ein echter Eingriff in die Privatsphäre und als unethisch einzustufen. Erklären Sie immer, was Sie tun werden, bevor Sie damit beginnen. Wenn Sie auf die Arme anderer Personen drücken, um sie zu testen, erklären Sie die Vorgehensweise vorher und holen Sie deren Einverständnis ein.

Es ist technisch möglich, andere Personen mithilfe von Selbsttest, Stellvertreter oder Ersatzperson zu testen, ohne dass sie es wissen, und das ist falsch. Und nicht nur das: Da Sie kein Einverständnis haben, ist es für Sie möglicherweise schwieriger, eine gute Verbindung herzustellen, und Sie erhalten möglicherweise falsche Antworten. Tun Sie es also nicht, auch wenn Sie neugierig sind, und wenn Sie gefragt werden, erklären Sie anderen, dass es gegen Ihre Prinzipien oder Ihre Ethik verstößt, dies zu tun.

Fragen Sie immer die Person, die Sie testen wollen, um Erlaubnis, und respektieren Sie immer die Wünsche dieser Person. Testen Sie niemals Minderjährige ohne das Einverständnis ihrer Eltern oder Erziehungsberechtigten. Wenn es sich um Ihr eigenes erwachsenes Kind handelt, ist es notwendig, sein Einverständnis einzuholen, auch wenn es Ihr Kind ist. Wenn Sie an einer Person arbeiten, die im Koma liegt oder bewusstlos ist, muss das Einverständnis der nächsten Angehörigen eingeholt werden. Bei Haus- oder Hoftieren ist das Einverständnis des Besitzers erforderlich.

Ich bin schon mehrfach gefragt worden, ob es ausreicht, einfach nur das Einverständnis des Unterbewusstseins einer Person einzuholen. Das ist nicht ausreichend. Holen Sie immer entweder das mündliche oder schriftliche Einverständnis der betreffenden Personen ein, bevor Sie an ihnen, ihren Kindern oder ihren Tieren arbeiten. Ausschließlich das Unterbewusstsein um Einverständnis zu bitten ist unethisch, und es sollte nicht gemacht werden, es sei denn, es liegt auch ein bewusst gegebenes Einverständnis vor.

WIDERSTAND VERSUS DRUCK

Ihr Gehirn steuert, wie stark oder schwach ein Muskel ist oder wie stark er Widerstand leistet. Experimentieren Sie mit einer der Testmethoden, indem Sie mehr oder weniger Widerstand einsetzen. Einer der häufigsten Fehler, den viele machen, vor allem bei Selbsttests, besteht darin, zu viel Kraft und Widerstand anzuwenden.

Üben Sie nur geringen Druck aus, und leisten Sie nur so viel Widerstand, wie unbedingt nötig. Denken Sie daran: Je mehr Widerstand Sie anwenden, desto stärker müssen Sie nach unten drücken, um den Widerstand zu überwinden, Sie arbeiten also gegen sich selbst. Wenn Sie zu viel Kraft aufwenden, werden Sie wahrscheinlich früher oder später Unbehagen verspüren. Meiner Meinung nach reicht es aus, etwa ein Prozent oder weniger der verfügbaren Kraft einzusetzen, um die subtilen Veränderungen in der Muskelkraft zu erkennen, die im Zusammenhang mit dem Stellen von Fragen auftreten. Je mehr Sie mit sehr geringem Widerstand üben, desto mehr werden Sie feststellen, dass der Muskeltest kein Kraftwettbewerb ist. Insbesondere das Selbsttesten erfordert Übung, aber es lohnt sich, es zu beherrschen. Und denken Sie daran, Ihr Testen jedes Mal mit einem Ja-oder-Nein-Test zu bestätigen, bevor Sie beginnen, sich selbst oder eine andere Person zu testen, um sicherzustellen, dass die Testperson testbar ist, unabhängig davon, ob es sich um Sie oder eine andere Person handelt.

Wenn eine Testmethode schmerzt, bedeutet dies, dass Sie wahrscheinlich zu viel Druck ausüben. Das Ziel besteht nicht darin, sich selbst zu ermüden oder zu verletzen, sondern die perfekte Kraft- und Widerstandseinstellung zu finden, um den Test zu erleichtern.

KONZENTRIEREN SIE SICH NICHT AUF IHRE FINGER!

Ein häufiger Fehler beim Erlernen des Selbsttests ist die Konzentration auf ihre Finger. Jeder, der vierzig Wörter pro Minute oder mehr tippen kann, weiß sehr gut, dass er nicht zu viel darüber nachdenken sollte, was seine Finger tun, sonst wird er langsamer und macht mehr Fehler. Jeder Schreibmaschinenlehrer wird Sie anweisen, aus diesem Grund nicht auf Ihre Finger zu schauen.

Selbsttesten funktioniert auch am besten, wenn Sie sich nicht auf Ihre Finger konzentrieren, während Sie versuchen, eine Antwort zu bekommen. Konzentrieren Sie sich stattdessen auf die Frage oder auf die Person, die Sie testen, und lassen Sie den Muskeltest etwas losgelöst von Ihrem Fokus stattfinden, so wie bei einer Schreibkraft, die auf ein Manuskript schaut und ihren Fingern erlaubt, das zu tun, was sie bereits wissen, tun zu müssen.

ÜBUNG! ÜBUNG! ÜBUNG!

Nicht alle Methoden sind für jeden geeignet. Suchen Sie sich eine oder zwei Methoden aus, die Sie mögen, und üben Sie sie, bis Sie sie beherrschen. Ich empfehle den meisten Menschen, ihre Lieblingsmethode etwa zwei Wochen lang circa hundert Mal am Tag zu üben, um herauszubekommen, wie der Selbsttest problemlos funktioniert. Das bedeutet, einfach zwei Wochen lang jeden Tag hundertmal Ja und Nein zu sagen und die Muskelreaktion zu testen. Es dauert nur ein paar Minuten pro Tag und ist die Mühe wert, wie Natalya in folgendem Bericht feststellt.

Selber machen

Nachdem ich Tausende von Dollar für Ärzte, Medikamente und Nahrungsergänzungsmittel ausgegeben hatte, wusste ich, dass ich etwas anderes tun musste. Nachdem ich mit einem zertifizierten Body Code-Anwender gearbeitet hatte, erkannte ich, wie viel Geld ich sparen könnte, wenn ich diese Methode bei mir selbst und meiner Familie anwenden würde. Ich fand die Online-Videos zum Muskeltest bei Discover Healing und begann sofort mit dem Selbsttest. Es dauerte ein paar Tage, bis ich mich daran gewöhnt hatte, meine eigenen Körperbotschaften zu lesen und meine Finger zu trainieren (ich verwende hauptsächlich die Ring-in-Ring-Methode). Und es funktioniert – es funktioniert immer!

Natalya B., Russland

ANDERE TESTEN

Eine Möglichkeit, um herauszufinden, was im Körper einer anderen Person vor sich geht, ist ein direkter Muskeltest, bei dem die Muskelkraft der betreffenden Person getestet wird.

Bevor Sie diese Testmethode anwenden, fragen Sie die zu testende Person immer, ob sie Schmerzen in einer der beiden Schultern hat. Ist dies der Fall, sollten Sie den schmerzenden Arm nicht benutzen, da dies den Zustand verschlimmern könnte. Wenn die Person in beiden Schultern Probleme hat oder zu jung, zu schwach oder zu krank ist, um getestet zu werden, sollten Sie eine andere Testmethode ausprobieren, z. B. das Testen mittels Ersatzperson oder Stellvertreter. Wenn die andere Person nicht in der Lage ist, getestet zu werden, können Sie selbst als Ersatzperson oder Stellvertreter fungieren. Diese Möglichkeiten werden später in diesem Kapitel (→ S.112f.,119) erläutert.

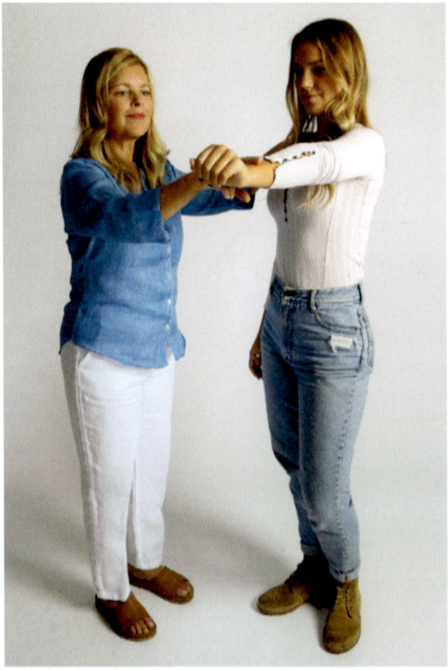

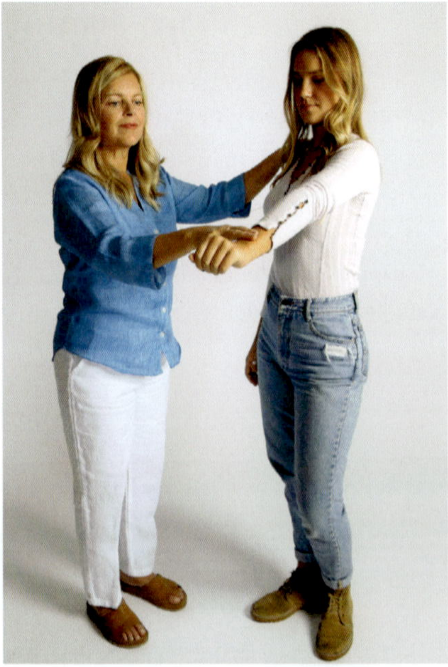

SCHRITT 1

Bitten Sie die Testperson, aufzustehen und einen Arm vor sich parallel zum Boden auszustrecken. Die Person sollte die Faust nicht ballen, sondern die Hand entspannt lassen.

SCHRITT 2

Legen Sie die ersten beiden Finger Ihrer Hand leicht auf den Arm der anderen Person, oberhalb der knöchernen Erhebung am Handgelenk (siehe Abbildung oben).

SCHRITT 3

Legen Sie Ihre freie Hand zur Unterstützung auf die gegenüberliegende Schulter der Person.

SCHRITT 4

Sagen Sie der Testperson: „Ich werde Sie bitten, eine Aussage zu machen, und dann werde ich sanft auf Ihren Arm drücken. Ich möchte, dass Sie mir widerstehen, indem Sie Ihren Arm dort halten, wo er ist. Versuchen Sie, mich daran zu hindern, Ihren Arm nach unten zu drücken."

SCHRITT 5

Lassen Sie die Testperson ihren Namen nennen. Wenn sie zum Beispiel Kim heißt, sagt sie: „Mein Name ist Kim."

SCHRITT 6

Führen Sie den Muskeltest durch, indem Sie den Druck auf den Arm der Testperson sanft und gleichmäßig erhöhen, wobei Sie innerhalb von etwa drei Sekunden von keinem Druck zu einem sanften, aber festen Druck übergehen.

SCHRITT 7

Der Arm sollte gegen Ihren festen Druck nach unten „verriegelt" bleiben und nicht nachgeben.

SCHRITT 8

Wiederholen Sie nun den Test, aber lassen Sie die Testperson eine Aussage machen, die offensichtlich falsch ist, indem sie einen falschen Namen verwendet. Führen Sie nun sofort erneut einen Muskeltest durch, und Sie sollten feststellen, dass der Arm schwächer ist, da die soeben gemachte Aussage unwahr war. Wir bezeichnen dies als „Basis-Test". Er wird durchgeführt, um festzustellen, ob die Testperson zu diesem Zeitpunkt testbar ist, und er sollte immer vor einer Body Code-Sitzung durchgeführt werden, wenn Sie vorhaben, Ihre Testperson direkt zu testen.

Die korrekte Platzierung der Finger ist beim Muskeltest wichtig. Sie werden feststellen, dass jeder Mensch eine knöcherne Erhebung am Handgelenk hat, die zur Elle gehört. Beachten Sie auf dem Foto, dass die beiden Finger des Testers oberhalb des Handgelenks (in Richtung zum Ellenbogen) und nicht auf dem Handgelenk positioniert sind. Wenn die Finger des Testers so platziert sind, wird Druck auf die langen Knochen des Arms ausgeübt. Würden die Finger direkt auf den Knochen des Handgelenks liegen, wäre es schwierig, einen korrekten Muskeltest durchzuführen, weil der Druck auf die Knochen des Handgelenks automatisch die Armmuskeln schwächt und das korrekte Testen erschwert. Der Grund dafür ist, dass das Gehirn verhindern will, dass die Handwurzelknochen verletzt werden, was passieren könnte, wenn zu viel Druck auf sie ausgeübt würde. Es handelt sich hier um einen eingebauten Schutzmechanismus, der Verletzungen verhindern soll. Die Position sollte so weit abwärts wie möglich auf den langen Knochen des Unterarms liegen, um eine maximale Hebelwirkung zu erzielen, aber nicht auf den Handwurzelknochen.

TIPPS FÜR DAS PERSÖNLICHE TESTEN ANDERER

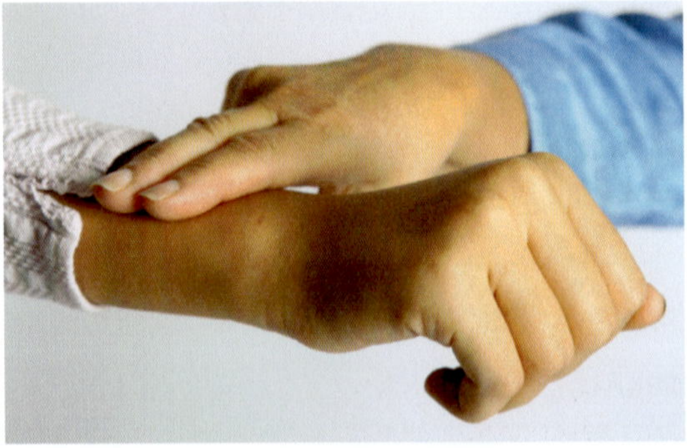

Beim persönlichen Muskeltest sind einige wichtige Dinge zu beachten.

- Üben Sie einen sanft ansteigenden Druck nach unten aus, der ohne jeglichen Druck beginnt und sich innerhalb von etwa drei Sekunden zu einem festen Druck steigert.
- Lassen Sie den Muskeln Zeit, sich an Ihren Druck zu gewöhnen, anstatt sie zu verwirren.
- Sobald Sie Ihre Antwort haben und Ihnen klar ist, dass der Arm der Person entweder stark bleibt oder nachgibt, sollten Sie loslassen. Ermüden Sie Ihre Testperson nicht!
- Wenn Sie eine Person testen, die viel stärker ist als Sie selbst, sollten Sie die Testperson sich auf einen Stuhl setzen lassen, während Sie stehen, damit Sie einen mechanischen Vorteil haben.
- Bitten Sie Ihre Testperson, Ihnen *sanft zu widerstehen*.
- Wenden Sie nur so viel Druck wie nötig an. Denken Sie an Finesse, nicht an Kraft.
- Beim Muskeltest geht es darum, die Antwort zu *spüren*.
- Seien Sie unvoreingenommen. Sie sollten nie vorhersagen, wie die Antwort lauten soll, denn das kann das Ergebnis verfälschen.
- Wenn eine Muskeltest-Methode schmerzt, hören Sie auf, und versuchen Sie eine andere Methode.
- Halten Sie Ihre Finger in der richtigen Position, gehen Sie nicht über die knöcherne Erhebung am Handgelenk hinaus in Richtung Hand.
- Sie können mit verschiedenen Armhaltungen experimentieren, um herauszufinden, was für Sie und die Person, mit der Sie arbeiten, am besten funktioniert. Andere Möglichkeiten wären, dass die Testperson den Arm seitlich ausstreckt, anstatt ihn gerade nach vorne zu halten oder dass der Ellbogen in einem 90-Grad-Winkel angewinkelt wird, während der Unterarm parallel zum Boden liegt (wie bei der Ellbogen-Testmethode beschrieben → Seite 102).

Während meiner langjährigen Tätigkeit in der Praxis kam gelegentlich eine schwangere Frau zu mir, die wissen wollte, welches Geschlecht ihr Kind haben würde. Ich stellte fest, dass die Antworten in den ersten drei Monaten der Schwangerschaft schwer zu erhalten waren und unklar schienen. Im zweiten und dritten Trimenon war es jedoch in der Regel einfach, eine genaue Antwort zu erhalten. Tatsächlich lag ich mit meinen Vorhersagen durch Muskeltest, die meiner Meinung nach mindestens so genau waren wie der Ultraschall, zu etwa 98 Prozent richtig. Das war unterhaltsam und machte Spaß, und ich habe für diese einfache Dienstleistung kein Geld verlangt. Ich lernte jedoch schließlich, wie wichtig es ist, jegliche Voreingenommenheit zu beseitigen, um falsche Antworten zu vermeiden.

Verzerrtes Testen

Irgendwann während der Zeit meiner Praxistätigkeit wurden unsere Zwillinge, zwei Jungen, geboren, und die Zahl unserer Kinder verdoppelte sich damit. Als sie drei Jahre alt waren, fühlte sich meine Frau Jean erschöpft und fasste den Entschluss, keine weiteren Kinder mehr zu bekommen. Als sie eines Tages darüber nachdachte, sah sie plötzlich vor ihrem geistigen Auge ein kleines, süßes Mädchen, das sagte: „Was? Du willst mich nicht mehr haben?“ Das Herz meiner Frau schmolz augenblicklich dahin, und sie erkannte, dass ein weiteres Kind für unsere Familie bestimmt war.

Als sie später schwanger wurde, waren wir begeistert, dass unser kleines Mädchen unterwegs war. Wir wünschten uns, dass es kommt, wir würden Platz für unsere Tochter schaffen, und alles würde gut werden.

Sobald das erste Trimenon vorbei war, testete ich Jean regelmäßig, um zu sehen, ob das Baby ein Mädchen sei. Jedes Mal ergab der Muskeltest ein Ja.

Wir beschlossen, das Baby zu Hause mit einer Hebamme zu entbinden. Aber das Baby war ein Junge! Ich dachte: „Was ist passiert?“

Als ich darüber nachdachte, wurde mir klar, was falsch gelaufen war. Sehen Sie, das Unterbewusstsein ist ein bisschen wie ein Welpe. Welpen wollen einem gefallen, und so könnte es sich auch mit dem Unterbewusstsein verhalten. Jean und ich wünschten uns das kleine Mädchen, von dem wir sicher waren, dass es zu uns kommen würde. Wir hatten alles dafür getan, außer ihr Zimmer rosa zu streichen. Weil wir diesen Wunsch hatten, interferierte unser beider Unterbewusstsein damit, die wahre Antwort zu finden. Unser kleines Mädchen kam schließlich, aber erst nachdem zwei weitere Jungs geboren worden waren, beschloss es, zur richtigen Zeit aufzutauchen.

Ich hoffe, dass Sie sich an diese Geschichte erinnern werden. Der Muskeltest ist, wie alles andere auf dieser Welt, nicht immer hundertprozentig akkurat. Das Ergebnis kann von der Wahrheit abweichen, wenn entweder Sie oder Ihre Testperson den Wunsch hegen, dass die Antwort auf eine bestimmte Weise ausfällt. Achten Sie bei Ihrem Testen darauf, und bleiben Sie offen und unvoreingenommen.

TESTEN MITHILFE EINER ERSATZPERSON

Wie ein Licht in einem dunklen Raum ist das biomagnetische Feld eines Menschen (oder eines Tieres) in seiner unmittelbaren Nähe stark, wird aber schwächer, je weiter man sich davon entfernt. Ich habe festgestellt, dass sich unser Energiefeld von unserem Körper aus bis zu zwei Meter weit in alle Richtungen ausbreitet. Wenn Informationen aus dem Unterbewusstsein auftauchen, führt dies zu messbaren Veränderungen in unserem unmittelbaren Energiefeld, die durch den Muskeltest aufgezeigt werden können. Aber was ist, wenn jemand aus irgendeinem Grund nicht in der Lage ist, direkt getestet zu werden? Hier kommt der Test mithilfe einer Ersatzperson ins Spiel. Eine Ersatzperson ist eine andere Person, die einspringt und in diesem Fall zulässt, dass der Muskeltest an ihr als Verlängerung der Testperson durchgeführt wird. Testen mit einer Ersatzperson ist die Lösung für alle Situationen, in denen eine Person oder ein Tier physisch anwesend ist, aber nicht getestet werden kann.

Gründe, warum jemand vorübergehend nicht in der Lage sein kann, an seinem eigenen Körper getestet zu werden, sind folgende:

- Alter – es kann schwierig oder unmöglich sein, einen Säugling, ein kleines Kind oder eine ältere Person an deren eigenen Muskeln zu testen.
- Körperliche Einschränkungen, z. B. Verletzungen, Krankheiten, Schmerzen, Schwäche, Dehydrierung oder eine Fehlausrichtung in der Halswirbelsäule.
- Bewusstseinsverlust, z. B. wenn die Person schläft oder sich in einem komatösen Zustand befindet.
- Unfähigkeit, normal zu denken aufgrund einer geistigen Behinderung.
- Ein Tier.

Um mithilfe einer Ersatzperson zu testen, muss sich die Testperson in einem Umkreis von zwei Metern Entfernung zur Ersatzperson befinden. Wenn eine Testperson aus irgendeinem Grund nicht testbar ist, können wir dennoch Antworten von deren Unterbewusstsein erhalten, indem wir mit einer Ersatzperson arbeiten. Um diese Antworten zu erhalten, können wir eine der beiden folgenden Methoden anwenden:

- Selbsttest, bei dem der Tester sowohl als Ersatzperson als auch als Tester fungiert.
- Eine dritte Person fungiert als Ersatzperson.

In beiden Fällen muss die Ersatzperson die Testperson nicht unbedingt berühren. Wir haben festgestellt, dass ein Abstand von bis zu zwei Metern zur Testperson es erlaubt, ein deutliches Testergebnis beim Aufspüren der Energieveränderungen zu erhalten, wenn die Absicht klar ist, Antworten von der Testperson zu erhalten.

Nehmen wir an, Sie möchten ein Kleinkind testen. Jeder, der testbar ist, kann als Ersatzperson für das Kind fungieren. Im Falle eines Kindes kann dies die Mutter oder der Vater des Kindes sein oder jemand, bei dem sich das Kind wohlfühlt.

Jeder, der testbar ist, kann für jeden anderen als Ersatzperson fungieren. Ich betrachte den Test mittels Ersatzperson als eine unverzichtbare Erweiterung des Muskeltests. Wenn Sie eine uneindeutige oder unklare Muskeltest-Antwort erhalten, empfehle ich den Einsatz einer Ersatzperson, indem Sie Fragen stellen und entweder die Antworten am eigenen Körper durch Selbsttest einholen oder eine dritte Person als Ersatzperson hinzuziehen. In jedem Fall richten Sie Ihre Fragen immer noch an das Unterbewusstsein der Testperson, aber Sie führen den Muskeltest an der Ersatzperson durch (entweder Sie selbst oder die dritte Person). Die Antworten werden dieselben sein. Tatsächlich werden Sie oft feststellen, dass die Verwendung einer Ersatzperson dazu beiträgt, dass die Antworten leichter zu erkennen sind.

WIE MAN MITHILFE EINER ERSATZPERSON TESTET

Nachfolgend finden Sie zwei Vorgehensweisen für das Testen mithilfe einer Ersatzperson: eine für die Durchführung von Selbsttests, bei denen Sie selbst als Ersatzperson fungieren, und die andere, wenn Sie eine dritte Person als Ersatzperson einsetzen. Wenn Sie sowohl als Tester als auch als Ersatzperson fungieren und den Selbsttest durchführen, gehen Sie folgendermaßen vor:

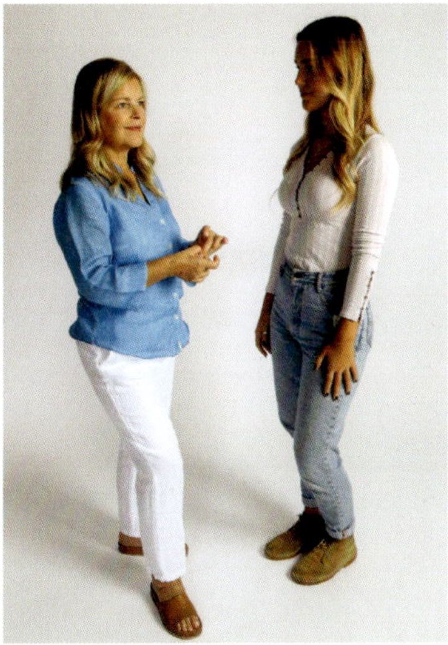

SCHRITT 1

Fühlen Sie Liebe für Ihr Subjekt, Dankbarkeit, dass dies der Person helfen wird, und bitten Sie still um göttlichen Beistand.

SCHRITT 2

Vergewissern Sie sich, dass Sie testfähig sind, indem Sie einen guten Basistest durchführen. Tun Sie dies, wie zuvor beschrieben, indem Sie sicherstellen, dass Sie auf jede Ja-Nein-Frage eine klare und korrekte Antwort erhalten.

SCHRITT 3

Stellen Sie sicher, dass Sie nicht weiter als zwei Meter von der Testperson entfernt sind. Eine körperliche Berührung ist nicht erforderlich, aber möglich, falls gewünscht.

SCHRITT 4

Um zu bestätigen, dass Sie die Energie der Testperson lesen, bitten Sie die Person, ihren Namen zu nennen: „Mein Name ist ____." Wenn die Person nicht in der Lage ist zu sprechen, können Sie sagen: „Ihr Name ist____", und den Namen in die Lücke einsetzen. Führen Sie dann einen Selbsttest durch, und die Reaktion sollte stark sein.

SCHRITT 5

Um die Aussage zu überprüfen, lassen Sie die Testperson eine inkongruente Aussage machen, indem sie sagt: „Mein Name ist____", wobei Sie einen beliebigen Namen verwenden, der nicht zutreffend ist. Sie können die Aussage auch für das Subjekt machen, z. B. „Ihr Name ist ____." Ihre Antwort sollte hier schwach oder inkongruent sein, da der Name unwahr ist.

SCHRITT 6

Wenn Ihre Antworten nicht eindeutig sind, wiederholen Sie die Schritte 4 und 5, bis die Antworten eindeutig sind. An diesem Punkt können Sie mit der Body Code-Anwendung fortfahren.

Wenn Sie eine dritte Person als Ersatzperson verwenden und an deren Körper testen, gehen Sie wie folgt vor:

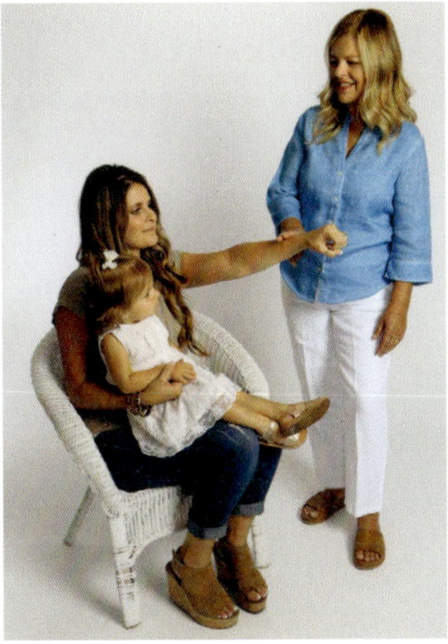

SCHRITT 1

Fühlen Sie Liebe für Ihr Subjekt, Dankbarkeit, dass dies der Person helfen wird, und bitten Sie still um göttlichen Beistand.

SCHRITT 2

Vergewissern Sie sich, dass die Ersatzperson testfähig ist, indem Sie einen guten Basistest durchführen. Tun Sie dies, wie zuvor beschrieben, indem Sie sicherstellen, dass Sie bei der Ersatzperson auf jede Ja-Nein-Frage eine klare und korrekte Antwort erhalten.

SCHRITT 3

Die Ersatzperson muss sich lediglich in der Nähe der Testperson aufhalten, d.h. in einem Umkreis von zwei Metern. Beide können sich an den Händen halten, wenn gewünscht, aber es ist nicht unbedingt notwendig.

SCHRITT 4

Um zu bestätigen, dass die Ersatzperson in der Lage ist, die energetischen Veränderungen in der Testperson anzuzeigen, bitten Sie die Testperson, ihren Namen zu nennen: „Mein Name ist ____", wobei Sie den Namen der Testperson nennt. Wenn die Person nicht in der Lage ist zu sprechen, können Sie sagen: „Ihr Name ist ____", wobei Sie die Lücke mit dem Namen der Person ausfüllen. Führen Sie dann einen Muskeltest an der Ersatzperson durch, und die Reaktion sollte stark sein.

SCHRITT 5

Lassen Sie die Testperson dann eine inkongruente Aussage machen, indem sie sagt: „Mein Name ist ____“, und dabei einen beliebigen, nicht zutreffenden Namen verwendet. Sie können die Aussage auch stellvertretend für die Person machen, z. B. „Ihr Name ist____“, wobei Sie die Lücke mit einem beliebigen, nicht zutreffenden Namen füllen. Die Testreaktion der Ersatzperson sollte schwach ausfallen.

SCHRITT 6

Wenn Ihre Antworten nicht eindeutig sind, wiederholen Sie die Schritte 4 und 5, bis die Antworten klar sind. An diesem Punkt können Sie mit der Body Code-Sitzung fortfahren.

Denken Sie daran, dass Sie während dieses Prozesses Fragen an die Testperson richten oder die Testperson die entsprechenden Aussagen machen lassen, aber der Muskeltest wird am Körper der Ersatzperson durchgeführt, nicht am Körper der Testperson.

KINDER TESTEN MITHILFE EINER ERSATZPERSON

Bei kleinen Kindern ist ein zuverlässiger Muskeltest in der Regel nicht möglich. Das Testen mithilfe einer Ersatzperson bietet eine einfache und effiziente Möglichkeit, die Antworten zu erhalten, die Sie brauchen, um ihnen zu helfen.

Sie können Kindern helfen, indem Sie eine Ersatzperson zum Testen verwenden. Der Body Code funktioniert bei Kindern auf die gleiche Weise wie bei Erwachsenen. Jedes Kind kann unter eingeschlossenen Emotionen und anderen Ungleichgewichten leiden, unabhängig davon, wie viel Liebe das Kind erhält oder wie günstig das häusliche Umfeld sein mag.

TIERE TESTEN MITTELS ERSATZPERSON

Wenn ich Tiere teste, spreche ich mit den Tieren immer so, als wären sie Menschen. Tiere mögen unsere gesprochenen Worte nicht verstehen, aber sie verstehen die Absicht, die unsere Gedanken vermitteln. Tiere haben genauso wie wir ein Unterbewusstsein, und sie verstehen implizit, was wir für sie tun wollen. Wenn Sie mit einem Tier arbeiten, richten Sie Ihre Fragen an das Tier, und testen Sie die Ersatzperson (entweder eine andere Person oder Sie selbst), um die Antworten zu erhalten.

Testen mithilfe einer Ersatzperson funktioniert bei Katzen, Hunden, Pferden und allen Arten von Tieren. Es gibt so viele bemerkenswerte Erfolgsberichte über die Body Code-Anwendung bei Tieren, dass ich diesem Thema am Ende des Buches ein ganzes Kapitel gewidmet habe (→ Seite 413-420).

TESTEN MITHILFE EINER ERSATZPERSON BEI BEWUSSTLOSEN PERSONEN

Ersatzperson-Testen ermöglicht es auch, jemanden zu testen, der schläft, bewusstlos ist oder sich im Koma befindet. Selbst wenn eine Person nicht ansprechbar oder nicht in der Lage ist, verbalen Kontakt aufzunehmen, ist das Unterbewusstsein immer noch am Werk, es schläft nie. Die Körperfunktionen von bewusstlosen Menschen funktionieren noch. Sie atmen noch. Ihr Herz schlägt noch. Ihr Unterbewusstsein ist immer noch auf der Hut vor der Umwelt und sorgt dafür, dass alles seinen Gang geht. Wenn Sie dem Unterbewusstsein eine Frage stellen, weiß es die Antwort, aber wenn die Person bewusstlos ist, kann sie nicht aktiv am Test teilnehmen. Daher ist der Test über eine Ersatzperson die perfekte Lösung.

Ein Muskeltest sollte jedoch niemals in einer Notfallsituation durchgeführt werden, in der eine Herz-Lungen-Wiederbelebung oder ähnliches die angemessenere Maßnahme wäre.

Vor einigen Jahren erlitt mein Vater eine schwere Blutung durch ein Hirnaneurysma und fiel ins Koma. Ich war zutiefst besorgt und wollte ihm auf jede erdenkliche Weise helfen. Als Jean und ich ihn im Krankenhaus besuchten, konnten wir wegen der vielen Schläuche und Kabel, die ihn umgaben, nicht nah genug an ihn herankommen, um direkt an ihm zu arbeiten.

Ich bat Jean, als Ersatzperson für meinen Vater zu fungieren. Obwohl er im Koma lag, waren wir sofort in der Lage, sein Unterbewusstsein anzuzapfen und herauszufinden, was wir tun konnten, um ihm am besten zu helfen, zusätzlich zu all dem, was das Krankenhauspersonal bereits tat. Er wachte auf, und wir hatten noch ein weiteres kostbares Jahr mit ihm, bevor er schließlich verstarb. Die Arbeit mit ihm in diesem komatösen Zustand war eine unvergessliche Erfahrung, wodurch ich sehr dankbar war für das Geschenk des Testens mittels einer Ersatzperson.

Denken Sie daran, dass beim Testen mithilfe einer Ersatzperson die Fragen an die Testperson selbst gerichtet werden, das Testen jedoch an der Ersatzperson durchgeführt wird. Ungleichgewichte werden durch Testen an der Ersatzperson aufgedeckt, aber Korrekturen werden an der Testperson vorgenommen. Sie können jedoch die Korrekturen auch an der Ersatzperson vornehmen, wenn dies im Moment die bessere Option ist.

Das Gute am Testen mithilfe einer Ersatzperson ist, dass die Antworten, die Sie erhalten, oft durch die Ersatzperson verstärkt werden. Es ist fast so, als ob durch die Verwendung einer Ersatzperson das Signal von der Testperson verstärkt wird, sodass die Antworten oft klarer ausfallen, als sie es sonst gewesen wären. Im nächsten Beispiel hat Wendy das Testen mittels Ersatzperson eingesetzt, um ihrem Sohn zu helfen, der unter Allergien litt.

Große Zuversicht

Meine erste Erfahrung mit dem Emotion Code machte ich mit meinem elfjährigen Sohn. Wir machten in den Herbstferien Urlaub in Colorado und wohnten in einem Airbnb™, in dem es Katzen gibt. Ich hatte völlig vergessen, dass er sehr allergisch gegen Katzen ist. Ich hatte das Buch Emotion Code mit auf die Reise genommen, um es zu lesen. Nachdem ich es gelesen und all die erstaunlichen Geschichten im Buch aufgesogen hatte und hier mit ansehen musste, wie es meinem Sohn drei Tage lang wegen seiner Katzenallergie so schlecht ging, beschloss ich, es auszuprobieren. Ich wusste wirklich nicht, was ich tat, aber ich konnte gut mit einem Pendel umgehen. Ich folgte dem Flussdiagramm und fand sechs eingeschlossene Emotionen, die spezifisch für die Katzenallergie waren. Nachdem ich sie mit dem Magnet gelöst hatte, hörte er innerhalb von Minuten auf, sich im Gesicht zu kratzen und zu niesen. Ich war erstaunt! Als ich ihn zwanzig Minuten später fragte, wie er sich fühlte, seufzte er tief, rollte mit den Augen, wie es ein Beinahe-Teenager tut, und sagte: „Mama, ich habe mir gerade gedacht, dass deine Sache mit der Halskette [dem Pendel] wirklich funktioniert." Es hat so viel Spaß gemacht, und ich bin nach Hause gekommen und habe angefangen, mit dem Muskeltest zu testen und an meinen Freunden zu üben. Sie alle haben auf verschiedenen Ebenen Ergebnisse gesehen. Ich liebe es.

Wendy H., Utah, USA

Es ist wichtig zu beachten, dass es nicht notwendig ist, die Testperson zu berühren. Wenn sich die Testperson nicht weiter als zwei Meter von Ihnen entfernt befindet, sollten Sie keine Probleme haben, korrekt zu testen. Ihr Körper wird die energetischen Veränderungen erkennen, die im Körper der Testperson als Reaktion auf Ja-oder-Nein-Fragen stattfinden, und diese Veränderungen werden sich bei Ihrem Muskeltest als Stärke oder Schwäche zeigen.

Wenn Sie allein mit einer Testperson arbeiten, die nicht getestet werden kann, und Sie keine Ersatzperson in der Nähe haben, können Sie selbst als Ersatzperson fungieren und den Selbsttest durchführen. Richten Sie einfach Ihre Fragen an die Testperson, und testen Sie sich selbst mit einer beliebigen Selbsttest-Methode, und lösen Sie dann oder korrigieren Sie, was auch immer auftaucht, am Körper der Testperson oder falls nötig an Ihrem eigenen Körper.

TESTEN MITTELS STELLVERTRETER

Wenn jemand bevollmächtigt ist, für eine andere Person zu handeln, spricht man von der bevollmächtigten Person als Stellvertreter. Ein Stellvertreter ist jemand, der stellvertretend für jemand anders handelt. Beim Testen mittels Stellvertreter wird der Stellvertreter vorübergehend zu der zu testenden Person. Indem er sich freiwillig in die Position versetzt, für eine andere Person einzuspringen, kann der Stellvertreter getestet und mit dem Body Code an ihm gearbeitet werden, als ob er die Testperson wäre.

Stellvertreter-Testen wird eingesetzt, wenn die zu testende Person oder das zu testende Tier weiter als zwei Meter von Ihnen entfernt ist. Nehmen wir an, Sie wollen an einem Freund arbeiten, der sich in Hunderten Kilometer Entfernung von Ihnen befindet oder auf der anderen Seite des Planeten lebt. Sie können als Stellvertreter eine perfekte energetische Verbindung mit ihm herstellen, egal wie weit er entfernt ist. Wir haben festgestellt, dass diese Fähigkeit absolut unverzichtbar ist. Sie ermöglicht es Ihnen, jemanden zu testen und jegliche Ungleichgewichte, die die betreffende Person hat, zu lösen oder zu korrigieren, unabhängig davon, wie weit er oder sie entfernt sein mag. Es ist ähnlich wie der Test mittels Ersatzperson, nur dass die Testperson nicht physisch anwesend ist. Die Person, die den Probanden vertritt, wird als Stellvertreter bezeichnet, und der Körper dieser Person stellt vorübergehend seine eigenen Bedürfnisse zurück, um der Testperson zu helfen. Sobald die Verbindung hergestellt ist, ist die stellvertretende Person praktisch die Testperson.

Dieses Bild veranschaulicht das Szenario des Testens mittels Stellvertreter mit drei Personen. Beachten Sie, dass der Tester und der Stellvertreter am selben Ort sind und zusammenarbeiten, während die Testperson sich an einem anderen Ort befindet.

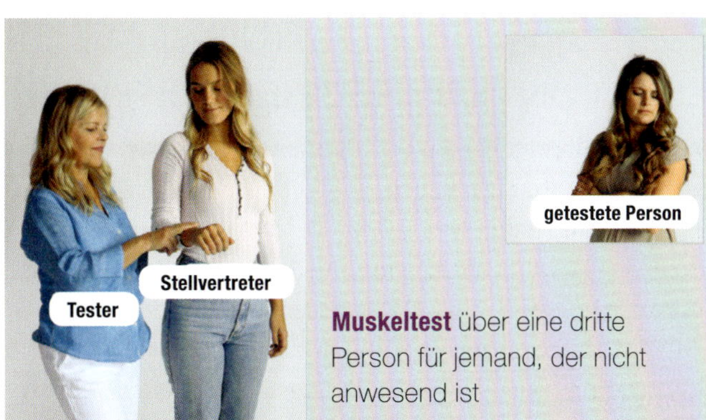

Muskeltest über eine dritte Person für jemand, der nicht anwesend ist

Dieses Bild zeigt ganz rechts die Testperson, in diesem Falle meine Tochter Sara, und links die Stellvertreterin, meine Tochter Lizzy, und die Testperson, meine Frau Jean. Stellen Sie sich vor, Sara ist in Paris, und Lizzy und Jean, die links abgebildet sind, befinden sich in den USA. Sara hat Lizzy und Jean angerufen und um Hilfe bei Kopfschmerzen gebeten. Im Folgenden erfahren Sie, wie Lizzy und Jean eine Verbindung zu Sara herstellen können, um ihr bei ihren Kopfschmerzen zu helfen.

HERSTELLEN EINER VERBINDUNG

Um eine Verbindung mit der Testperson herzustellen, lassen Sie die Person, die als Stellvertreter fungiert, Folgendes wiederholen: „Mein Name ist [Name der Testperson].“ In diesem Fall würde Lizzy, die als Stellvertreterin für Sara fungiert, sagen: „Mein Name ist Sara.“ Zunächst wird dies wahrscheinlich schwach testen, da sie natürlich nicht Sara heißt. Aber wenn sie diese Aussage immer wieder wiederholt, wird sie schließlich stark testen, sobald eine energetische Verbindung hergestellt ist. Mit anderen Worten: Wenn sie sich mit Sara verbindet, wird sie stark testen, wenn sie sagt: „Mein Name ist Sara.“ Wenn sie zu diesem Zeitpunkt sagt: „Mein Name ist Lizzy“, wird sie tatsächlich schwach testen. Warum? Weil ihr Körper seine eigenen Bedürfnisse zurückgestellt hat, um Sara zu vertreten, sodass Jean herausfinden kann, was mit ihr los ist, und ihr wegen der Kopfschmerzen helfen kann. Zu diesem Zeitpunkt wird alles, was Jean über Lizzy herausfindet, eigentlich Sara zugutekommen. Alle Korrekturen, die vorgenommen werden, alles, was an Lizzys Körper gelöst oder korrigiert wird, wird letztendlich auch in Saras Körper korrigiert oder gelöst. Hier arbeitet Jean also tatsächlich durch Lizzys Körper an Sara. Dies ist ein perfektes Beispiel für das Prinzip der Quantenverschränkung, das es Ihnen ermöglicht, alle Korrekturen für das Subjekt am Körper des Stellvertreters vorzunehmen.

UNTERBRECHEN DER VERBINDUNG

Denken Sie immer daran, die Verbindung zu unterbrechen, wenn Sie fertig sind. Um die Verbindung zu unterbrechen, lassen Sie den Stellvertreter wiederholt sagen: „Mein Name ist _____“ und dabei seinen eigenen Namen nennen, bis er darauf eindeutig positiv testet. In diesem speziellen Beispiel würde Lizzy einfach sagen: „Mein Name ist Lizzy.“ Sie würde diese Aussage so lange wiederholen, bis ihr Test dabei wieder stark ist. Beim ersten Mal wird sie wahrscheinlich noch schwach testen, weil sie noch als Stellvertreterin für Sara fungiert. Wenn sie jedoch die Aussage „Mein Name ist Lizzy“ weiter wiederholt, wird die Verbindung unterbrochen, und die Aussage testet stark.

Beim Testen mithilfe eines Stellvertreters werden zwar Testen und Lösen oder Korrigieren von Ungleichgewichten an der stellvertretenden Person durchgeführt, aber die Person, die den Nutzen daraus zieht, ist in der Tat die Testperson. Das ist wirklich erstaunlich, wie Alison in der nächsten Geschichte herausfand.

Allergien aus der Ferne

Mein Vater war zu Besuch, und er litt unter starken Nasennebenhöhlenproblemen und Schmerzen. Er konnte seinen Besuch und seine Enkelin nicht besonders genießen. Ich teilte meiner Mutter und meinem Vater mit, dass ich den Body Code kenne und helfen wolle. Als Stellvertreterin konnte ich Trauma, Wut und Allergien bei ihm lösen. Als er am nächsten Morgen aufwachte, hatte er so viel Energie und gute Laune wie schon lange nicht mehr. Er wollte hinausgehen und sich die Stadt ansehen.

Ich konnte den Muskeltest auch als Stellvertreterin nutzen, um für meine Tochter Nahrungsmittel auszutesten, da sie auf Nüsse und Eier allergisch war. Das hat wunderbar funktioniert. Mit der Zeit war ich in der Lage, die Energien zu beseitigen, die diese Allergien bei ihr auslösten, und sie hat jetzt keinerlei Allergien mehr. Ich arbeite daran, dasselbe auch für mich selbst zu tun. Ich habe schon eine Mandelallergie beseitigt, die ich hatte, seit ich zehn Jahre alt war.

Alison S., Britisch-Kolumbien, Kanada

STELLVERTRETENDES TESTEN ALLEIN

Genauso wie Sie beim Testen unter Zuhilfenahme einer Ersatzperson ohne eine dritte Person arbeiten können, können Sie auch selbst als Stellvertreter fungieren, indem Sie einen Selbsttest durchführen, bei dem Sie eine andere Person vertreten können, egal wie weit diese entfernt ist, und zwar ohne jegliche Einschränkung. Alles, was Sie testen, korrigieren oder lösen, geschieht an Ihrem Körper, aber zum Nutzen der Testperson.

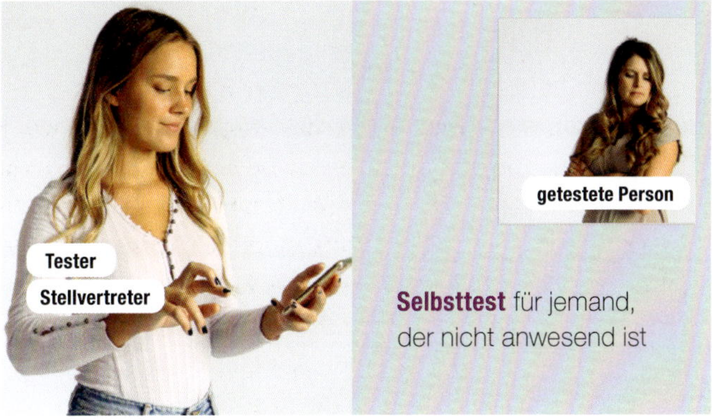
getestete Person
Tester
Stellvertreter
Selbsttest für jemand, der nicht anwesend ist

Sie haben vielleicht nicht immer eine andere Person vor Ort, die als Stellvertreter fungieren kann, und wenn Sie in der Lage sind, mit irgendeiner Form des Selbsttestens Antworten von Ihrem eigenen Körper zu erhalten, brauchen Sie auch keine weitere Person. Sie können selbst sowohl als Tester als auch als Stellvertreter fungieren.

Hier ist meine Vorgehensweise, um eine Stellvertreter-Verbindung mit einer Person herzustellen, die mir das Einverständnis gegeben hat, an ihr zu arbeiten, wenn ich allein arbeite und sowohl als Tester als auch als Stellvertreter fungiere:

SCHRITT 1

Zu Beginn bitte ich still im Gebet um göttliche Hilfe.

SCHRITT 2

Um eine Verbindung mit dem Subjekt herzustellen, wiederhole ich die Aussage: „Mein Name ist [Name des Subjekts]", bis diese Aussage stark testet, was anzeigt, dass eine energetische Verbindung hergestellt wurde. Wenn ich zum Beispiel versuchen würde, mich mit einer Person namens Kim zu verbinden, würde ich wiederholen: „Mein Name ist Kim", bis ich einen starken Muskeltest erhalte.

SCHRITT 3

Sobald die Verbindung hergestellt ist, würde ich den Body Code anwenden, um Ungleichgewichte zu finden und sie an mir selbst zu korrigieren. Meistens besteht die Korrektur von Ungleichgewichten darin, dass man einfach mit einem Magnet oder der Hand ein paar Mal von der Stirn über den Scheitel zum Nacken streicht, wie angegeben.

SCHRITT 4

Wenn ich mit der Arbeit fertig bin, unterbreche ich die Verbindung, indem ich wiederhole: „Mein Name ist Brad" (wobei Sie natürlich Ihren eigenen Namen einfügen), bis die Aussage stark testet, um anzuzeigen, dass die energetische Verbindung unterbrochen wurde.

TIPPS FÜRS TESTEN

ERSATZPERSON VERSUS STELLVERTRETER

Die Grundregeln für den Einsatz von Ersatzperson- oder Stellvertreter-Testen lauten wie folgt: Wenn Sie sich nicht weiter als zwei Meter von der Testperson entfernt befinden und diese nicht getestet werden kann, wenden Sie Testen unter Zuhilfenahme einer Ersatzperson an. Wenn Sie weiter als zwei Meter von der Testperson entfernt sind, verwenden Sie Stellvertreter-Testen. Beide Methoden können sowohl mit einem Partner als auch allein durchgeführt werden.

BEHALTEN SIE IHRE GEDANKEN IM GRIFF

Klare Gedanken sind der Schlüssel für präzise Antworten. Halten Sie es einfach, konzentrieren Sie sich auf die Aussage oder die Frage und halten Sie andere Gedanken aus Ihrem Kopf heraus. Bitten Sie die Testperson, dasselbe zu tun.

Gedanken, die Sie möglicherweise in Ihrem Kopf haben, können das Ergebnis des Muskeltests beeinflussen. Tun Sie Ihr Bestes, um konzentriert zu bleiben.

Ablenkende oder negative Gedanken können die Antworten, nach denen Sie suchen, überspielen. Wenn Sie negative Gedanken über die Person haben, die Sie testen – auch wenn es sich dabei um Sie selbst handelt –, könnte Ihr Körper entsprechend mit einer schwachen Muskelreaktion reagieren, selbst wenn die Antwort auf Ihre Frage Ja lautet. Versuchen Sie, ein Herz voller Liebe für sich selbst oder die Person zu haben, die Sie testen, und seien Sie offen für jede Antwort, die Sie erhalten könnten. Denken Sie daran: „Alles kann alles verursachen!"

DIE ANTWORT SPÜREN

Alle unsere Sinnesorgane können ihre Aufgabe am besten erfüllen, wenn sie nicht überlastet sind. So können Sie zum Beispiel die Weichheit eines Pullovers am besten spüren, wenn Sie mit den Fingern sanft über die Fasern streichen. Würden Sie dagegen schnell und grob mit der Hand über den Pullover streichen, könnten Sie sich kein gutes Bild von seiner Weichheit machen.

Auch der Muskeltest wird am besten sanft und behutsam durchgeführt. Es geht dabei keineswegs um schiere physische Kraft. Mit der Zeit werden Sie lernen, eine leichte Veränderung der Muskelkraft zu erkennen, den Unterschied zwischen einem festen und einem weichen Muskel. Diese Veränderung wahrnehmen zu lernen ist Teil der Fähigkeiten, die

Sie beim Testen entwickeln werden, und das gilt sowohl für das Testen anderer Menschen als auch für Sie selbst.

BASISTEST

Es ist wichtig, jedes Mal, wenn Sie den Muskeltest durchführen wollen, eine Ausgangsbasis zu schaffen. Wenn Sie an sich selbst arbeiten, stellen Sie mit dem Basistest sicher, dass Sie testfähig sind, und wenn Sie den Muskeltest direkt bei einer anderen Person anwenden, stellen Sie damit fest, dass diese testbar ist. So können Sie sichergehen, dass Sie die richtigen Widerstands- und Druckeinstellungen gefunden haben und dass Sie wissen, wie Ja- und Nein-Antworten aussehen und sich anfühlen, wenn Sie die Muskeln einer anderen Person testen.

URSACHEN MANGELNDER TESTBARKEIT

Bei manchen Menschen kann es vorkommen, dass sie vorübergehend nicht testbar sind. In diesem Fall testet ihr Arm in der Regel stark, egal welche Aussage sie machen, ob wahr oder falsch.

Es gibt einige Gründe, warum eine Person zu einem bestimmten Zeitpunkt nicht testbar sein kann. Wenn die Testperson dehydriert ist, sollten Sie innehalten und ihr ein Glas reines Wasser zu trinken geben, um es dann in ein paar Minuten später erneut zu versuchen. Auch wenn Sie als Tester dehydriert sind, könnte Ihnen das Testen schwer fallen.

Wenn Sie an einer Person arbeiten, die eine Fehlausrichtung in der Halswirbelsäule hat, wird es ebenfalls schwierig sein zu testen. Möglicherweise sollte die Person einen Chiropraktiker aufsuchen, aber Sie können auch versuchen, einen Magnet über die Wirbelsäule hinunterzustreichen, um die Knochen, die im Nacken falsch ausgerichtet sind, neu auszurichten. Ich werde in einem späteren Kapitel detailliert erklären, wie man die Ursachen für strukturelle Fehlausrichtungen findet und beseitigt (→ Seite 295ff.). Aber diese einfache Methode kann oft eine nicht testbare Person zumindest vorübergehend testbar machen.

Auch eingeschlossene Emotionen können eine Person vorübergehend nicht testbar machen. Wenn Sie mit jemandem arbeiten und eine eingeschlossene Emotion plötzlich an die Oberfläche kommt, um gelöst zu werden, kann es sein, dass Sie vorübergehend nicht in der Lage sind, ein klares Testergebnis zu erhalten. Dies ist nur einer der Gründe, warum die Fähigkeit, sich selbst zu testen sehr nützlich ist, denn so können Sie eine Person, die nicht getestet werden kann, immer als Stellvertreter oder Ersatzperson testen.

VORSICHTSHINWEISE ZU MAGNETEN

Wenden Sie einen Magnet nicht direkt am Körper von Personen an, die schwanger sind, einen älteren Herzschrittmacher oder ein medizinisches Gerät haben, das empfindlich auf Magnete reagiert oder an Personen, die sich wegen einer schweren Krankheit in ärztlicher Behandlung befinden. Man kann trotzdem mit dem Body Code mit jedem arbeiten, auf den eine dieser Beschreibungen zutrifft, aber Sie sollten stattdessen die magnetische Energie Ihrer Hand verwenden, oder Sie können eine Ersatzperson oder einen Stellvertreter nehmen, um an der Person zu arbeiten, ohne sie direkt zu berühren. Magnete halten übrigens die Energien, die sie lösen, nicht fest. Sie brauchen nicht „gereinigt" zu werden oder etwas in der Art.

ES IST EIN GESCHENK!

Der Muskeltest ist ein Geschenk des Göttlichen, damit wir uns selbst und anderen helfen können. Er dient nicht dazu, die Gewinnzahlen im Lotto zu ermitteln, und auch nicht dazu, zu fragen, wen man heiraten sollte usw. Fragen, die nichts mit der Gesundheit zu tun haben, werden meiner Erfahrung nach wahrscheinlich sowieso nichts bringen. Der Muskeltest mit Fragen nach gegenwärtigen und vergangenen Ungleichgewichten funktioniert sehr gut, aber es scheint, dass es in der Zukunft zu viel Variabilität gibt, um gute Antworten darüber zu erhalten.

VERWENDEN SIE DEN MUSKELTEST NICHT, UM WICHTIGE ENTSCHEIDUNGEN ZU TREFFEN!

Vertrauen Sie mir in dieser Sache. Der Muskeltest ist ein von Gott gegebenes Werkzeug zur Wiederherstellung von Licht und Wahrheit (Heilung), indem er den „Verletzten" dient. Er ist nicht dazu gedacht, die Zukunft vorherzusagen, im Lotto zu gewinnen oder große Entscheidungen zu treffen. Dienen ist hier das Schlüsselwort. Verwenden Sie ihn nur, um anderen zu dienen und ihnen zu helfen, zu heilen. Und warum? Wir alle befinden uns auf einer Reise des Wachstums und des Fortschritts. Unsere Höhere Macht hat uns diese Gabe anvertraut, damit wir sie auf eine bestimmte Weise nutzen. Wenn wir das Werkzeug stehlen, um es für unsere eigenen Zwecke zu nutzen, missbrauchen wir Gottes Vertrauen und verpassen eine große Chance, in Licht und Liebe zu wachsen. Ich spreche aus Erfahrung, und mir ist klar geworden, dass der Muskeltest ein Geschenk ist, das einen bestimmten Zweck hat, aber dieser Zweck ist begrenzt. Sie könnten zwar jede Entscheidung, die Sie treffen, einem Muskeltest unterziehen, aber Sie werden meiner Meinung nach nichts anderes als neurotisch werden. Nutzen Sie den Muskeltest, um Ungleichgewichte im Körper aufzuspüren und sich selbst und anderen zu helfen, körperlich gesund und erfolgreich zu werden und zu bleiben, und belassen Sie es dabei.

Wunder geschehen, wenn wir uns selbst aus dem Weg gehen und der Höheren Macht erlauben, durch uns zu wirken.

NICHT AUFGEBEN!

Manche Menschen scheinen Selbsttest-Methoden leicht zu erlernen, aber die meisten Menschen brauchen mehr Zeit und etwas Übung. Finden Sie eine Selbsttest-Methode, die für Sie funktioniert. Wenn eine dieser Testmethoden für Sie angenehmer ist oder sich natürlicher anfühlt, üben Sie sie jeden Tag, und wie beim Fahrradfahren wird sie Ihnen bald zur zweiten Natur werden.

Das Erlernen von Selbsttests ist für die Body Code-Anwendung optional, aber die Beherrschung einer Selbsttest-Methode kann die Dinge für Sie wesentlich einfacher und effizienter machen. Als ich das Selbsttesten beherrschte, erkannte ich sofort die Vorteile. Ich brauchte keine weitere Person mehr, die mir half, Patienten zu testen, die weit weg waren oder vorübergehend nicht getestet werden konnten. Ich konnte an mir selbst für sie testen und erhielt schneller und effektiver Antworten. Ich konnte sie auch auf Ungleichgewichte überprüfen und diese selbst korrigieren. Es funktioniert auch bestens, um herauszufinden, was der Körper braucht, wie Shannon H. entdeckte. Sie sagte: „Ich hatte enormen Erfolg mit dem Selbsttesten für Nahrungsmittel und Nahrungsergänzungsmittel!"

Wenn Sie durchhalten, wird es Ihnen bald leicht fallen, und es wird Ihnen eine ganz neue Welt der Heilung eröffnen.

Es gibt nichts Schöneres als das Gefühl, das man bekommt, wenn man jemandem wirklich geholfen hat. Und das passiert nicht jedes Mal, wenn Sie an jemandem arbeiten, aber es wird auf jeden Fall passieren, wenn Sie einfach den Wunsch in Ihrem Herzen tragen, so vielen Menschen wie möglich zu helfen. Wenn Ihnen zum ersten Mal jemand in die Augen schaut und Ihnen unter Tränen dafür dankt, was Sie für ihn getan haben, werden Sie verstehen, was ich meine.

Wenn Sie weitere Hilfe benötigen, besuchen Sie www.discoverhealing.com/muscletesting[7], um Schulungsvideos zu weiteren Muskeltest-Methoden zu finden.

IHRE INTUITION NUTZEN

Jede Person, die den Body Code oder den Emotion Code über längere Zeit anwendet, bemerkt irgendwann etwas Seltsames. Es kommt unweigerlich vor, dass einen Sekundenbruchteil, bevor die Antwort durch Muskeltest oder Pendeln klar ist, die Antwort in ihrem Kopf erscheint.

Irgendwie weiß man, wie die Antwort lauten wird. Das ist die Intuition, die zu der Person spricht, und sie wird auch zu Ihnen sprechen.

Ich kenne Menschen, die diese kleine innere intuitive Stimme so weit kultiviert haben, dass sie den Muskeltest überhaupt nicht mehr benötigen. Stattdessen verlassen sie sich allein auf ihre Intuition, auf ihr inneres Wissen, wie die Antwort lauten wird. Ich denke, das ist kraftvoll und eine großartige Sache, die man anstreben kann. Ich glaube, dass diese kleine innere Stimme der eigenen Intuition uns immer weiter zur Wahrheit führen wird, wenn wir ihr Aufmerksamkeit schenken.

Wenn Sie aus irgendeinem Grund das Gefühl haben, dass Sie den Muskeltest einfach nicht beherrschen können, geben Sie nicht auf. Üben Sie weiter. Experimentieren Sie mit Ihrer Intuition. Nachdem Sie eine Frage gestellt haben, entspannen Sie sich und hören Sie einen Moment lang hin, und die Antwort könnte plötzlich in Ihrem Kopf erscheinen.

Es gibt verschiedene Möglichkeiten, Intuition zu empfangen. Ob Sie sie nun fühlen oder wissen oder vor Ihrem geistigen Auge sehen oder eine subtile Stimme in Ihrem Kopf hören oder eine Empfindung in Ihrem Körper spüren: Sie können Ihrer Intuition erlauben, Ihnen die Antwort zu geben, nach der Sie suchen. Für mich ist die erste Antwort, die mir in den Sinn kommt, in der Regel die tatsächliche Antwort aus dem Unterbewusstsein.

Selbst wenn Sie sich für den am wenigsten intuitiven Menschen auf der Welt halten, haben Sie die Gabe der Intuition, weil sie von Natur aus in Ihnen angelegt ist. Je mehr Sie diese Intuition nutzen, desto stärker wird sie.

Während meiner Zeit in der Praxis habe ich immer versucht, einfachere, schnellere und effizientere Wege zu finden, um die Ungleichgewichte meiner Patienten zu erkennen. Schließlich gelang es mir, alle Ungleichgewichte, unter denen wir leiden können, in sechs Hauptkategorien zu unterteilen.

Ich habe jeder dieser Kategorien einen Abschnitt des Buches gewidmet. Unter jeder Kategorie finden Sie eine Beschreibung und eine Übung, die es dem Unterbewusstsein ermöglicht, Sie zu den zugrunde liegenden Ungleichgewichten zu führen und Sie dann anzuleiten, wie Sie diese dekodieren und angehen können.

Es funktioniert sogar, wenn Sie überhaupt keine Symptome haben. Als ich einem Patienten begegnete, der keinerlei Symptome hatte, konnten seine Ungleichgewichte dennoch aufgedeckt und mit dem Body Code korrigiert werden, um zu verhindern, dass sich in Zukunft Probleme entwickeln. Das ist echte Präventivmedizin: die Ungleichgewichte zu finden und zu korrigieren, die später zu Krankheiten führen könnten, bevor sie eine Chance dazu haben!

Weitere Informationen über den Muskeltest und Videos, die zeigen, wie er durchgeführt wird, finden Sie unter www.discoverhealing.com/muscle-testing.[8]

5

DIE VORGEHENSWEISE IM BODY CODE

Indem Sie Zweifel verbannen und Ihren intuitiven Gefühlen vertrauen, machen Sie einen Raum frei, durch den die Kraft der Intention fließen kann.

WAYNE DYER

IDENTIFIZIEREN UND LÖSEN EINES UNGLEICHGEWICHTS

Mithilfe einer der zuvor beschriebenen Testmethoden können Sie die *Body Code-Übersicht* in *Teil III* (→ Seite 143ff.) verwenden, um Ungleichgewichte zu finden.

Da es immer Gründe für Symptome oder für die Themen gibt, mit denen wir kämpfen, sollte die Antwort auf die Frage: „Gibt es eine Ursache für dieses Symptom?" fast immer *Ja* lauten. Wenn die Antwort *Nein* lautet, fokussieren Sie sich erneut darauf, beten Sie um Hilfe und versuchen Sie es nochmals.

Wenn die Antwort *Ja* lautet, will das Unterbewusstsein Ihnen damit sagen, dass es ein Ungleichgewicht im Sinn hat. Mit anderen Worten: Aus all den Tausenden von Möglichkeiten im Body Code hat Ihr Unterbewusstsein nur eine ausgewählt, die Sie jetzt dekodieren oder herausfinden können.

Da das Unterbewusstsein bereits ein Ungleichgewicht im Sinn hat, können Sie sich die Body Code-Übersicht am Anfang von Teil III ansehen, die die sechs Hauptkategorien von Ungleichgewicht zeigt, und dabei einfach fragen: „Befindet sich das Ungleichgewicht auf der linken Seite dieser Übersicht?" Mit anderen Worten: Sie fragen, ob das Ungleichgewicht im Bereich *Energie*, im Bereich *Krankheitserreger* oder im Bereich *Kreisläufe und Systeme* liegt.

Wenn die Antwort *Nein* lautet, dann muss das Ungleichgewicht in einer der Kategorien auf der rechten Seite der Übersicht liegen, also unter *Fehlausrichtungen* oder *Giftstoffe* oder *Ernährung und Lebensstil*.

An diesem Punkt sollten Sie festgestellt haben, dass dieses erste Ungleichgewicht in einer der Kategorien auf der linken Seite oder in einer der Kategorien auf der rechten Seite liegt. Wenn Sie so weit gekommen sind, herzlichen Glückwunsch! Sie sind auf dem besten Weg, Ihr erstes Ungleichgewicht zu finden.

Nachdem Sie nun ermittelt haben, auf welcher Seite der Body Code-Übersicht sich das Ungleichgewicht befindet, besteht der nächste Schritt darin, herauszufinden, zu welcher Kategorie das Ungleichgewicht gehört.

Obwohl es anfangs mühsam erscheinen mag, auf diese Weise Fragen zu stellen und Antworten vom Unterbewusstsein zu erhalten, wird dieser Prozess mit etwas Übung in Fleisch und Blut übergehen und recht schnell ablaufen.

Es ist wichtig zu verstehen, dass das Unterbewusstsein Ihnen helfen möchte, die Ungleichgewichte zu finden. Schließlich sind es diese Ungleichgewichte, die das Symptom verursacht haben, das Sie gerade zu korrigieren versuchen. Wenn Sie die richtigen Ungleichgewichte finden und sie beseitigen können, können die Symptome verschwinden.

Sobald Sie zu dem Ungleichgewicht vorgedrungen sind, das das Unterbewusstsein im Sinn hat, finden Sie spezifisch zu diesem Ungleichgewicht einfache Schritt-für-Schritt-Anleitungen wie folgt:

- **Erläuterung:** Zu jedem Ungleichgewicht gehört ein beschreibender Abschnitt, in dem erläutert wird, was es bedeutet. Es ist wahrscheinlich, dass Sie auf Ungleichgewichte stoßen, über die Sie nur sehr wenig wissen, vor allem, wenn es so viele Möglichkeiten gibt. Glücklicherweise werden in den Abschnitten mit den Erläuterungen das jeweilige Ungleichgewicht selbst, die häufigsten Symptome, die durch dieses Ungleichgewicht entstehen können, und die Auswirkungen auf andere Teile des Körpers ausführlich beschrieben. Um die Ungleichgewichte noch besser zu verstehen, finden Sie in diesem Buch auch entweder meine persönlichen Geschichten oder Erfahrungsberichte von anderen als Beispiele.
- **Dekodierung:** In den meisten Fällen reicht es aus, das Ungleichgewicht zu identifizieren, um diesen Schritt zu erfüllen. Manchmal sind jedoch weitere Fragen erforderlich. Gelegentlich möchte das Unterbewusstsein mehr Informationen über ein bestimmtes Ungleichgewicht ins Bewusstsein bringen, bevor es zulässt, dass dieses Ungleichgewicht gelöst werden kann. Ich bezeichne diesen Prozess als Dekodierung. Sie können zum Beispiel aufgefordert werden zu fragen: „Ist es erforderlich, mehr über diese

eingeschlossene Emotion oder diesen Krankheitserreger usw. zu dekodieren?" Wenn die Antwort *Nein* lautet, haben Sie den Dekodierungsschritt abgeschlossen und können zum nächsten Schritt übergehen. Lautet die Antwort auf diese Frage hingegen *Ja*, folgen Sie den Anweisungen, um mehr über das von Ihnen entdeckte Ungleichgewicht herauszufinden.

- **Assoziation:** Hier finden wir heraus, ob dieses bestimmte Ungleichgewicht mit einem anderen Ungleichgewicht zusammenhängt (oder von ihm verursacht wird). Wenn Sie auf die Frage: „Gibt es ein damit assoziiertes Ungleichgewicht, das zu dekodieren ist?", eine Ja-Antwort erhalten, dann werden Sie zuerst dieses assoziierte Ungleichgewicht finden und lösen. Anschließend kehren Sie zu dem ursprünglichen Ungleichgewicht zurück und fragen, ob es weitere damit assoziierte Ungleichgewichte gibt und wiederholen dies, bis Sie eine Nein-Antwort erhalten. Zum Beispiel hat ein fehlausgerichteter Knochen oft ein damit verbundenes Ungleichgewicht, das die Fehlausrichtung verursacht, in der Regel eine eingeschlossene Emotion. Auf diese Weise können wir die Grundursachen finden und beseitigen und in kürzester Zeit die bestmöglichen Ergebnisse erzielen.
- **Intention:** Wenn ein Ungleichgewicht dekodiert wurde, einschließlich der Beseitigung aller damit assoziierten Ungleichgewichte, ist es bereit, gelöst oder korrigiert zu werden. Dies ist der letzte Schritt im Prozess der Korrektur eines Ungleichgewichts. Meistens besteht dieser Schritt darin, einfach ein paar Mal mit einem Magnet oder der Hand über das Lenkergefäß zu streichen, um das Ungleichgewicht zu korrigieren.

EINFACH DIE ANLEITUNG BEFOLGEN

Das Schöne am Body Code ist, dass Sie den Anweisungen sicher folgen können und nie ratlos dastehen müssen, was Sie als nächstes tun sollten.

Wenn Sie den Body Code anwenden und Dinge finden, die zu korrigieren sind, werden Sie oft angeleitet zu fragen: „Ist es notwendig, mehr über dieses Ungleichgewicht zu identifizieren?" Diese Frage ist deshalb so wichtig, weil das Unterbewusstsein manchmal nicht zulässt, dass ein Ungleichgewicht gelöst wird, ohne dass zuvor ein paar weitere Informationen über dieses Ungleichgewicht ins Bewusstsein geholt werden. Wenn die Antwort auf diese Frage *Ja* lautet, müssen Sie möglicherweise herausfinden, wann dieses Ungleichgewicht aufgetreten ist. Mit anderen Worten: Vielleicht ist es erforderlich, das Alter Ihrer Testperson zu bestimmen, als dieses spezifische Ungleichgewicht entstand.

Wenn Sie zum Beispiel an sich selbst arbeiten und feststellen, dass ein bestimmtes Ungleichgewicht mehr Informationen erfordert, könnten Sie damit beginnen, Ihr aktuelles Alter zu halbieren. Mit anderen Worten: Wenn Sie vierzig Jahre alt sind, könnten Sie fragen: „Ist es vor dem Alter von zwanzig Jahren aufgetreten?" Wenn die Antwort *Ja* lautet, könnten Sie fragen: „Ist dies vor dem Alter von zehn Jahren geschehen?" und so weiter, bis Sie das Alter ermittelt haben, in dem es entstanden ist. Wenn Sie mehr Informationen über ein bestimmtes Ungleichgewicht benötigen, reicht es in den meisten Fällen aus, das Alter zu bestimmen.

Manchmal müssen Sie vielleicht tiefer graben und herausfinden, ob es ein Lebensereignis gab, z.B. eine Verletzung oder eine Krankheit oder ein emotional belastendes Ereignis, das die treibende Kraft hinter einem Ungleichgewicht war. In den meisten Fällen wird die Antwort auf die Frage: „Ist es notwendig, mehr über diese Energie herauszufinden?" jedoch *Nein* lauten.

Es ist immer wichtig, die nächste Frage zu stellen. „Gibt es ein damit assoziiertes Ungleichgewicht, das zu dekodieren ist?" Wenn die Antwort auf diese Frage *Ja* lautet, bedeutet es, dass es noch ein weiteres Ungleichgewicht gibt, das aufgedeckt werden muss, eines, das entweder das aktuelle Ungleichgewicht verursacht oder mit dem das aktuelle Ungleichgewicht sonst in irgendeiner Weise verbunden ist. Das mag auf den ersten Blick kompliziert erscheinen, aber lassen Sie es mich erklären.

Nehmen wir an, Sie fahren mit dem Auto und Ihre Motorkontrollleuchte leuchtet auf. Sie halten bei einer Autowerkstatt an und bitten darum, dies zu überprüfen. Fünfzehn Minuten später kommt der Mechaniker aus der Werkstatt und sagt: „Wir haben das Problem gefunden. Ihr Auto hatte überhaupt kein Öl mehr. Wir haben Öl nachgefüllt, und jetzt sollte alles wieder in Ordnung sein."

Sie fragen sich vielleicht, warum Ihr Auto überhaupt kein Öl mehr hatte. Sie erinnern sich daran, dass Sie Anfang der Woche ziemlich hart gegen einen Bordstein gefahren sind, und überlegen, ob das etwa damit zu tun haben könnte. Sie erzählen dem Mechaniker davon, und er erklärt sich bereit, noch einmal nachzusehen, um sicherzugehen, dass nicht noch andere Probleme vorliegen. Ein paar Minuten später kommt er zurück und sagt: „Gut, dass wir nachgesehen haben. Sie haben ein Loch in Ihr Kurbelgehäuse geschlagen, als Sie gegen den Bordstein gefahren sind. Wir müssen das Loch im Kurbelgehäuse reparieren, sonst läuft Ihr Öl einfach wieder aus."

Die Suche nach einem assoziierten Ungleichgewicht bedeutet, ein wenig tiefer zu graben, um zu sehen, ob es noch etwas anderes gibt, das Sie angehen können. Es ist einfach ein Weg, um sicherzustellen, dass das, was Sie korrigieren, auch korrigiert bleibt.

Wenn die Antwort auf die Frage: „Gibt es ein damit assoziiertes Ungleichgewicht, das zu dekodieren ist?" *Ja* lautet, kehren Sie einfach zur *Body Code-Übersicht* in Teil III (→ Seite 143ff.) zurück und fragen, zu welcher Kategorie dieses bestimmte Ungleichgewicht gehört. Denken Sie daran, dass alles alles verursachen kann, seien Sie also offen für alles.

Wenn die Antwort *Nein* lautet, können Sie mit dem nächsten Schritt fortfahren und das energetische Ungleichgewicht lösen. Ich habe diesen gesamten Ablauf in fünf einfache Schritte unterteilt.

DER ABLAUF

SCHRITT 1

Fragen Sie: „Gibt es eine Ursache für dieses Symptom?" Wenn kein Symptom vorhanden ist, können Sie fragen: „Habe ich [oder: Haben Sie] ein Ungleichgewicht, das jetzt gelöst werden kann?"

SCHRITT 2

Führen Sie einen Muskeltest durch, um die Antwort zu erhalten. Nehmen wir an, es hat stark getestet, oder Sie haben sich nach vorne geneigt, also ist es eine Ja-Antwort.

SCHRITT 3

Verwenden Sie die *Body Code-Übersicht* in Teil III (→ Seite 143) als Referenz, und fragen Sie das Unterbewusstsein durch Muskeltest, wo sich das Ungleichgewicht auf der Übersicht befindet. Fragen Sie: „Befindet sich das Ungleichgewicht auf der rechten Seite dieser Übersicht?"

Wenn Sie eine Ja-Antwort erhalten, wissen Sie, dass das Ungleichgewicht in einer der Kategorien auf der rechten Seite liegt. Wenn Sie eine Nein-Antwort erhalten, liegt das Ungleichgewicht in einer der Kategorien auf der linken Seite. Der nächste Schritt besteht darin, genau herauszufinden, in welcher Kategorie sich das Ungleichgewicht befindet.

Nehmen wir an, Sie haben festgestellt, dass das Ungleichgewicht in einer der Kategorien auf der linken Seite liegt, dann beginnen Sie oben und fragen: „Befindet sich das Ungleichgewicht im Bereich Energien?"

Wenn ja, schlagen Sie an dieser Stelle das entsprechende Kapitel in diesem Buch auf (die entsprechende Seitenzahl finden Sie unter dem Kategoriesymbol in der Übersicht), oder wenn Sie die Body Code-System-App heruntergeladen haben, klicken Sie auf das Energiesymbol auf der Homepage. Wenn Sie eine schwache Antwort erhalten haben oder sich nach hinten geneigt haben, ist das eine Nein-Antwort. In dem Fall fragen Sie weiter: „Liegt das Ungleichgewicht in der Kategorie ____?", bis Sie eine Ja-Antwort erhalten.

Die Einfachheit im Body Code ist wunderbar. Indem wir einfache Fragen stellen, können wir einfache Antworten erhalten und vom Unterbewusstsein immer weitergeführt werden, bis wir zu einem bestimmten Ungleichgewicht gelangen. Sie werden wissen, dass Sie das Ungleichgewicht gefunden haben, wenn Sie nicht mehr weitergehen können.

SCHRITT 4

Wenn ein Ungleichgewicht gefunden wurde und nichts mehr darüber herausgefunden werden muss, ist es bereit, gelöst zu werden. Sie haben die klare Intention, die störenden Energien zu lösen oder auszugleichen, und streichen dann mit dem Magnet oder Ihrer Hand irgendwo entlang des Lenkergefäßes, wobei Sie den Anweisungen folgen, wohin Sie Ihre Absicht lenken.

Denken Sie daran, dass das Lenkergefäß am Steißbein beginnt, über die Mittellinie des Rückens und des Nackens hinaufführt, über den Scheitel des Kopfes und die Mittellinie des Gesichts hinunter bis zur Innenseite der Oberlippe. Sie müssen den Magnet nicht über die gesamte Energieleitbahn führen. Die meisten Menschen streichen von der Stirn über den Scheitel bis zum Nacken, wenn sie an sich selbst arbeiten. Wenn Sie an einer anderen Person arbeiten, werden Sie wahrscheinlich vom Nacken bis zur Taille streichen, aber Sie können mit dem Magnet (oder mit Ihrer Hand) über jede beliebige Länge des Lenkergefäßes streichen.

Wenn Sie bei den gefundenen Ungleichgewichten gründlich vorgehen und die Anweisungen sorgfältig befolgen, können Sie sicherstellen, dass Sie das Problem so weit wie möglich an der Wurzel packen und verhindern, dass Ungleichgewichte wiederkommen.

SCHRITT 5

Nachdem Sie ein Ungleichgewicht gelöst oder korrigiert haben, können Sie den Prozess erneut beginnen, um ein weiteres Ungleichgewicht zu finden und zu lösen, wenn Sie möchten.

Je häufiger Sie den Body Code anwenden, desto intuitiver werden Sie. Der wichtigste Aspekt Ihrer Arbeit ist Ihre Intuition. Achten Sie darauf, tun Sie, was Sie für nötig halten, und es werden sich Ihnen weitere Ideen eröffnen, je sicherer Sie mit dem Ablauf werden.

VORBEREITUNG DER TESTPERSON

Vergewissern Sie sich, dass Sie und Ihre Testperson ausreichend Flüssigkeit zu sich genommen haben und Sie sich wohlfühlen, ferner dass die Testperson weiß, was Sie mit ihr vorhaben. Hier ist eine einfache Einführung, was Sie Ihrer Testperson sagen können:

Mit dem Body Code „dekodieren" wir die Ungleichgewichte, die Sie daran hindern, gesund oder erfolgreich zu sein. Lassen Sie uns Ihrem Körper helfen, zu einem ausgeglicheneren Zustand zurückzukehren. Wir suchen nach den Ungleichgewichten, die Ihnen im Weg stehen, und korrigieren diese Ungleichgewichte. Der Body Code funktioniert sowohl bei körperlichen und emotionalen Problemen als auch bei Ihrem Wunsch, Ihr bestes Selbst zu sein. Ich werde grundlegende, spezifische Fragen stellen, und wir werden dies gemeinsam tun.

BITTE UM HILFE

Das vielleicht Wichtigste, was Sie tun können, um sicherzustellen, dass diese Arbeit effektiv ist und Leben verändert, liegt darin, das Göttliche um Hilfe zu bitten. Greifen Sie auf Ihren eigenen Glauben und Ihr Glaubenssystem zurück. Sie können dies privat tun, wenn Sie möchten. Sie können aber auch einen Moment der Stille mit Ihrem Gegenüber einlegen und auf die Weise um Hilfe bitten, die Ihnen am angenehmsten ist. Indem Sie dies gemeinsam tun, vereinen Sie sich in Ihrer Absicht und verschränken Ihre Energie durch die Gesetze der Quantenphysik, sodass göttliche Kraft durch Sie fließen kann.

Ich empfehle Ihnen, dies bei jeder Person zu tun, jedes Mal, wenn Sie mit der Person arbeiten. Tun Sie es bei jeder Sitzung, auch wenn Sie mit mehreren Personen hintereinander arbeiten. Es dauert ja nur einen Moment. Ich beginne immer damit, dass ich um Hilfe von oben bitte, denn ich möchte die immense Kraft und Intelligenz nutzen, die mir dadurch zur Verfügung steht. Ich möchte, dass die Engel mich bei meiner Arbeit begleiten, damit sie mir die Dinge zuflüstern können, die ich sonst vielleicht übersehen würde.

Um Ihnen ein klareres Bild davon zu vermitteln, wie die Arbeit an einer anderen Person aussieht, stellen wir uns vor, dass Sie an Ihrer Freundin Sarah arbeiten, indem Sie Ersatzperson sind und sich selbst testen und dass Sarah bei Ihnen im Zimmer sitzt. Beachten Sie, dass der Body Code auf jede Entfernung angewendet werden kann, aber für dieses Beispiel werde ich erklären, wie er persönlich und vor Ort angewendet werden kann.

Stellen Sie sicher, dass Sie nicht weiter als zwei Meter voneinander entfernt sitzen, und die Antworten auf alle Fragen, die Sie dem Unterbewusstsein Ihrer Testperson stellen, werden sich durch Selbsttest an Ihrem Körper manifestieren. Am einfachsten lässt sich dies bestätigen, wenn Sie die Testperson ihren Namen nennen lassen und dann einen Selbsttest durchführen. Wenn Ihre Testperson Sarah heißt, lassen Sie sie sagen: „Mein Name ist Sarah", und testen Sie an sich selbst, ob Sie eine Ja-Antwort erhalten. Lassen Sie Sarah dann sagen: „Mein Name ist Bob" oder einen anderen Namen, der nicht der der Testperson ist, und nehmen Sie wahr, ob Sie beim Selbsttest eine Nein-Antwort erhalten.

SETZEN SIE PRIORITÄTEN BEI DEN THEMEN

Fragen Sie Ihre Testperson, ob es ein bestimmtes Thema gibt, das in der Sitzung bearbeitet werden soll. Das Thema oder die „Beschwerde" eines Probanden ist einfach eine Art, sich auf ein Anliegen zu beziehen, mit dem er zu tun hat, von körperlichen Schmerzen bis hin zu emotionalem Kummer, von der Unfähigkeit, etwas zu ändern, bis hin zu Blockaden bei der Verwirklichung seiner Träume. Es kann sein, dass Ihr Gesprächspartner Hilfe bei Rückenschmerzen, Depressionen, schmerzhaften Erinnerungen, Lampenfieber oder etwas anderem sucht. Bitten Sie die Person, das Problem auszuwählen, das sie derzeit am meisten stört, und es auf einer Skala von null bis zehn zu bewerten, wobei zehn den höchsten Schweregrad und null überhaupt kein Problem darstellt. Diese Einstufung wird in der Forschung häufig verwendet und ist auch als „analoge Schmerzskala" bekannt.

Nehmen wir an, Ihre Freundin Sarah leidet unter Migräne-Kopfschmerzen. Sie könnten Sarah fragen: „Auf einer Skala von null bis zehn, wobei null für keine Schmerzen und zehn für die stärksten Schmerzen steht, die Sie sich vorstellen können, wie würden Sie die Schmerzen im Moment bewerten?" Nehmen wir an, Sarah antwortet: „Ich würde sagen, im Moment ist es eine acht." Wenn möglich, ist es sehr nützlich, den Schweregrad eines Symptoms oder Problems auf diese Weise zu ermitteln, da Sie so leichter erkennen können, wie sich die Sitzung auf die aktuellen Symptome der Testperson auswirken wird.

Wenn die Person, mit der Sie arbeiten, kein Problem hat, das ihr in den Sinn kommt, ist es auch in Ordnung. Da das Unterbewusstsein eine Suchmaschine ist, können Sie es nutzen, um Ungleichgewichte zu finden, auch wenn keine Symptome vorhanden sind.

Wenn Sie mit jemandem arbeiten, der keine körperlichen, psychischen oder emotionalen Probleme hat, die er erkennen kann, können Sie einfach fragen: „Was ist das wichtigste Ungleichgewicht, das wir heute bearbeiten können?" oder: „Gibt es ein Ungleichgewicht, das wir bearbeiten können, damit Ihr Körper besser funktioniert?" Fragen wie diese führen Sie zu Ungleichgewichten, die wichtig sind, aber vielleicht keine Symptome verursachen, zumindest noch nicht. Der folgende Bericht veranschaulicht, wie wichtig es ist, die richtigen Fragen zu stellen und die analoge Schmerzskala zu verwenden.

„Eingefrorene“ Schulter von 10 auf 0

Ich hatte eine Klientin, die seit drei Jahren unter einer schmerzhaften Schultersteife litt. Zu ihren herkömmlichen medizinischen Behandlungen gehörten unangenehme Injektionen, und sie hatte auch viele verschiedene ganzheitliche Therapien und Behandlungen ausprobiert, die wenig oder keine Linderung gebracht hatten. Als sie sich an mich wandte, begannen wir mit Body Code-Sitzungen. Ich fragte sie nach der Intensität ihrer Beschwerden auf einer Skala von 0 bis 10, wobei 10 am heftigsten ist. Sie sagte, es sei eine 10++++.

Es war so interessant, was in ihren Sitzungen als Ursachen für all diese Beschwerden auftauchte. Sie hatte herausgefunden, dass ihr Freund, mit dem sie seit sieben Jahren zusammen war, sie betrogen hatte. Sie war völlig am Boden zerstört gewesen und hatte all diese schrecklichen Schmerzen manifestiert, die ihre Schultersteife verursachten. Durch unsere Sitzungen spürte sie sofort eine Verringerung der Beschwerden, und mit jeder Sitzung nahmen sie weiter kontinuierlich ab, bis sie bei 0 ankamen. Die Verfolgung ihres Schmerzniveaus auf der Skala von 0 bis 10 half uns, den Fortschritt zu quantifizieren, und motivierte uns, über Wochen hinweg, weiter daran zu arbeiten.

Heute ist ihre Schulter schmerzfrei. Als Bonus verschwanden auch ihre ständigen Migräne-Kopfschmerzen, obwohl wir nicht direkt an diesem Problem gearbeitet haben. Bei dieser Arbeit stoße ich oft auf sich überschneidende positive Effekte. Manchmal arbeiten wir an einem Problem und ein anderes wird gelöst. Sie treibt jetzt mit Leichtigkeit Sport und ist seit sieben Jahren schmerzfrei. Sie drückte ihre Dankbarkeit mit einem Wort aus: „Unglaublich." Als zertifizierte Anwenderin erstaunt mich diese Technik immer wieder. Ich liebe sie!

Carmen D., Ontario, Kanada

BEISPIEL EINER BODY CODE-SITZUNG

Die Body Code-Anwendung ist ein bisschen wie ein Spiel mit dem Unterbewusstsein. Es kennt die Ungleichgewichte, und Ihre Aufgabe ist es, sie zu finden. Indem Sie Fragen stellen, nutzen Sie den Body Code, um Ungleichgewichte zu finden, eines nach dem anderen.

Wenn Sie zum ersten Mal mit jemandem arbeiten, ist es nicht ungewöhnlich, dass Sie zunächst eine Menge eingeschlossener Emotionen lösen, bevor Sie zu den anderen Arten von Ungleichgewichten gelangen.

Ich habe zum Beispiel einmal mit einer Frau gearbeitet, die von einem Balkon gestürzt war und sich den Rücken gebrochen hatte. Jahre später waren die Ärzte immer noch nicht in der Lage, ihre Schmerzen zu lindern. Wir arbeiteten wochenlang an ihr, ohne dass ihre Symptome sich verringerten. Sie war zunehmend entmutigt, weil es ihr nicht besser zu gehen schien. Ich wusste jedoch, dass wir mit jeder Sitzung dem Erfolg näher kamen. Ich musste zuerst eine Menge eingeschlossener Emotionen lösen, bevor wir die unterschwellige Infektion entdecken konnten, die ursächlich für ihre Schmerzen und den fehlenden Heilungsfortschritt war. Sobald wir das in den Griff bekommen hatten, war ihr Schmerz verschwunden, aber es hatte Zeit und Mühe erfordert, um dorthin zu gelangen.

Die Arbeit zur Aufdeckung der tieferen Ursachen der Probleme eines Menschen ist manchmal wie die Arbeit eines Archäologen. Man stellt immer wieder Fragen, deckt Ungleichgewichte auf und löst jedes einzelne, Schicht für Schicht, bis man entweder zum Kernproblem gelangt oder nichts mehr zu korrigieren ist. Das kann in der ersten Sitzung geschehen, aber es kann auch viele Sitzungen benötigen. Es überrascht nicht, dass man mit Kindern viel schneller arbeiten kann als mit Erwachsenen. Erwachsene haben oft mehr belastende Erfahrungen gemacht und hatten mehr Zeit, Ungleichgewichte aller Art anzuhäufen.

EIN BEISPIEL

Nehmen wir an, Sarahs Migräne wird durch die Fehlausrichtung eines Knochens in ihrem Schädel verursacht, die wiederum durch eine *physische Trauma-Energie* verursacht wird, die bei einem Autounfall, als sie sechzehn Jahre alt war, dort stecken geblieben ist.

Es gibt eine Vielzahl von Möglichkeiten, Fragen zu stellen, zu testen und die zugrunde liegenden Ungleichgewichte zu finden.

Sie könnten fragen: „Gibt es einen Grund für Ihre Migräne-Symptome?“ Da Symptome immer einen Grund haben, sollte die Antwort auf diese Frage *Ja* lauten. Wenn Sie auf diese Frage ein Ja erhalten, ist es wichtig zu erkennen, dass das Unterbewusstsein das erste Ungleichgewicht kennt, das Sie finden müssen, und dass es Ihre Aufgabe ist, es zu dekodieren. Wenn Sie dieses Buch benutzen, würden Sie sich also am Anfang von Teil III *Die Body Code-Übersicht* (→ Seite 143) ansehen. Um die Antwort zu finden, könnten Sie mit der Frage beginnen: „Befindet sich dieses Ungleichgewicht auf der linken Seite der Body Code-Übersicht?“ Nehmen wir an, die Antwort lautet Nein. Das würde bedeuten, dass sich das Ungleichgewicht auf der rechten Seite der Übersicht befinden muss.

Auf der rechten Seite der Body Code-Übersicht sind *Krankheitserreger, Fehlausrichtungen* und *Ernährung und Lebensstil* aufgeführt.

Bedenken Sie, dass alles alles verursachen kann. Also fragen Sie: „Ist es ein Krankheitserreger?“ Nein. „Ist es eine Fehlausrichtung?“ Ja.

So weit, so gut. Sie haben festgestellt, dass eine Fehlausrichtung zu Sarahs Migräne-Symptomen beiträgt. Sie blättern dann zu Abschnitt 4: *Fehlausrichtungen* (→ Seite 293) und sehen eine Übersicht mit zwei verschiedenen Möglichkeiten: Fehlausrichtungen des Skeletts auf der linken Seite und Fehlausrichtungen der Weichteile auf der rechten Seite.

Sie ermitteln, welche Richtung Sie an dieser Weggabelung einschlagen, indem Sie fragen: „Befindet sich die Fehlausrichtung auf der linken Seite dieser Übersicht (Skelett-Fehlausrichtungen)?" Ein Nein würde bedeuten, dass das Ungleichgewicht auf der rechten Seite der Übersicht liegen muss (Weichteil-Fehlausrichtungen). Angenommen, Sie erhalten durch den Muskeltest die Antwort, dass sich die Fehlausrichtung auf der linken Seite der Übersicht befindet (Skelett-Fehlausrichtungen). Unter diesem Symbol sehen Sie eine Seitenzahl, und Sie blättern zu dieser Seite, um eine Übersicht mit vier möglichen Bereichen für Skelett-Fehlausrichtungen zu finden.

Sie könnten fragen: „Befindet sich die Fehlausrichtung auf der linken Seite dieser Übersicht?" In unserem Beispiel würde dies zu einer Nein-Antwort führen, was bedeutet, dass die Fehlausrichtung auf der rechten Seite der Übersicht liegen muss, die zwei Auswahlmöglichkeiten enthält: Schädelknochen und appendikuläres Skelett (Gliedmaßen, Schultergürtel und Beckengürtel).

Dementsprechend könnten Sie fragen: „Liegt sie im Bereich Schädelknochen?" Ja.

Sie können nun die Seite *Schädelknochen* aufrufen, auf der Sie weitere Informationen über das Ungleichgewicht finden, das Sie soeben aufgedeckt haben. Wenn Sie die Body Code-System-App auf Ihrem mobilen Gerät verwenden, sehen Sie weitere Optionen, um den exakten Schädelknochen zu finden, der aus dem Gleichgewicht geraten ist. Wenn Sie die App noch nicht installiert haben, können Sie das Ungleichgewicht trotzdem finden und korrigieren, indem Sie den Anweisungen am Ende des jeweiligen Kapitels folgen.

Denken Sie daran, dass Sarahs Unterbewusstsein genau weiß, warum sie diese Symptome hat. Es versucht, Sie zu der ersten zugrunde liegenden Ursache zu führen. Es ist in etwa so, als würden Sie Pantomime mit ihrem Unterbewusstsein spielen, um herauszufinden, was es weiß.

Sie würden dann fragen: „Gibt es ein damit assoziiertes Ungleichgewicht, das zu dekodieren ist?" Nehmen wir an, die Antwort lautet Ja.

Es ist wichtig zu fragen, ob es ein assoziiertes Ungleichgewicht gibt, denn ein assoziiertes Ungleichgewicht zu finden und zu beheben bedeutet in der Regel, eine noch tiefer liegende Ursache zu beseitigen.

Um ein assoziiertes Ungleichgewicht zu finden, kehren Sie zu Teil III (→ Seite 143) zurück und sehen sich die Body Code-Übersicht noch einmal an.

Die nächste Frage könnte lauten: „Befindet sich dieses Ungleichgewicht auf der linken Seite dieser Übersicht?" Ja. „Liegt es im Bereich Energien?" Ja.

Sie würden also die Seite *Energien* aufschlagen. Auf der Seite zum Bereich *Energie* sehen Sie eine Tabelle mit vier Möglichkeiten, darunter emotionale Energien, posttraumatische Energien, Allergien und Ideen und offensive Energien. Sie könnten mit der Frage beginnen: „Befindet sich das Ungleichgewicht auf der linken Seite dieser Tabelle?“ Nein. „Ist es etwas unter posttraumatischen Energien?“ Ja. An diesem Punkt können Sie zu der Seite blättern, die unter dem Symbol angegeben ist. Wenn Sie die Body Code-System-App verwenden, haben Sie mehr Auswahlmöglichkeiten, aber die Funktionsweise ist dieselbe.

Sie gehen dann zu *Posttraumatische Energien* im Abschnitt *Energien* und gelangen dort zu einer Option namens *Physische-Trauma-Energie*. Sie fragen: “Ist es ein physisches Trauma?“ Ja.

Hier können Sie nachlesen, was eine physische Trauma-Energie ist, den Anweisungen folgen, herausfinden, ob etwas damit assoziiert ist, und die Energie mithilfe Ihrer Intention lösen.

Meistens stellt sich heraus, dass ein damit assoziiertes Ungleichgewicht eine Ursache für das Problem ist, das Sie zu lösen versuchen. Zum Beispiel werden die meisten Fehlausrichtungen von Knochen oder anderem Gewebe durch eingeschlossene Emotionen oder eine Art posttraumatischer Energie verursacht. Die Beseitigung aller zugrunde liegenden Ungleichgewichte (eines oder mehrere) führt in der Regel zu einer Korrektur der Fehlausrichtung. Dieses Phänomen, bei dem ein Ungleichgewicht durch ein anderes Ungleichgewicht verursacht wird, nenne ich den *Domino-Effekt*.

Wenn ein assoziiertes Ungleichgewicht nicht die eigentliche Ursache für das fragliche Ungleichgewicht ist, wird es auf andere Weise damit verbunden sein. Das Unterbewusstsein versucht immer, Ihnen Informationen darüber zu geben, was im Körper vor sich geht. Deshalb ist es wichtig, offen für Möglichkeiten zu sein und sich zu fragen: „Was will mir das Unterbewusstsein zeigen?“

Nicht jedes Ungleichgewicht hat weitere damit assoziierte Ungleichgewichte, aber wenn es der Fall ist, werden Sie sie lösen wollen, um die besten Ergebnisse zu erzielen. Und interessanterweise korrigiert das Lösen aller damit assoziierten Ungleichgewichte oft automatisch das ursprüngliche Ungleichgewicht, an dem Sie arbeiten.

Daher ist es eine gute Idee, immer wieder zu fragen: „Gibt es ein damit assoziiertes Ungleichgewicht, das zu dekodieren ist?“, bis alle damit assoziierten Ungleichgewichte bearbeitet sind.

Eines kann zum anderen führen, und es kann sein, dass Sie eine Kette von Ursachen hinter dem Problem finden, das Sie gerade beheben wollen.

Wenn Sie bei den festgestellten Ungleichgewichten gründlich vorgehen und die Anweisungen sorgfältig befolgen, können Sie sicherstellen, dass Sie das Problem so weit wie möglich an der Wurzel packen und verhindern, dass Ungleichgewichte wiederkommen. Sie können mehr lernen, indem Sie sich echte Sitzungen online ansehen, meine Seminare besuchen und ein zertifizierter Anwender werden, indem Sie unsere Online-Kurse auf DiscoverHealing.com besuchen.

Hier ist ein kurzer Überblick über die verschiedenen Dinge, die in den sechs Kategorien von Ungleichgewichten enthalten sind:

- **Energie** umfasst eingeschlossene Emotionen, die häufigste Art von Ungleichgewicht, unter dem wir leiden, weshalb ich das Buch Der Emotion Code geschrieben habe. Zu dieser Kategorie gehören jedoch auch andere häufig vorkommende Energien, wie Allergien, Trauma-Energien, mentale Energien, offensive Energien und mehr.
- **Krankheitserreger** umfasst sowohl die energetischen als auch die physischen Formen infektiöser Organismen wie Viren, Bakterien, Pilze, Parasiten und mehr.
- **Kreisläufe und Systeme** umfasst alle Systeme des Körpers wie Herz-Kreislauf-, Nerven-, Hormon-, Verdauungs-, Immun- und Reproduktionssystem usw. Zu dieser Kategorie gehören auch die Organe und Drüsen im Körper, die Meridiane, der Energiekörper, die Chakren, Abkopplungen zwischen Energiekörper und physischem Körper usw.
- **Fehlausrichtungen** umfasst alle harten und weichen Gewebe des Körpers, da jedes Gewebe in eine Fehlausrichtung geraten und eine Fehlfunktion verursachen kann.
- **Giftstoffe** ist eine weit gefasste Kategorie, die von Zahngiften wie Quecksilber bis hin zu biologischen Giften, Umweltverschmutzung, Nahrungsmittelgiften, Schwermetallen, elektromagnetischer Strahlung und vielem mehr reicht.
- **Ernährung und Lebensstil** enthält Informationen, die Ihnen dabei helfen können, spezifische Veränderungen zu erkennen, die zu einem bestimmten Zeitpunkt erforderlich sind, um Ihre Gesundheit und Ihr Wohlbefinden zu unterstützen, z. B. bestimmte Mineralstoffe, Kräuter, Nahrungsmittel, Therapien, Farben, Schlaf usw. Sie können sogar das spezifische ätherische Öl finden, das Ihrem Körper am meisten helfen würde.

Wenn Sie die Body Code-Übersicht verwenden, beginnen Sie mit einer Frage, die Sie in eine der Kategorien führt. Mit jeder neuen Frage, die Sie stellen, können Sie die Dinge weiter eingrenzen, bis Sie zu einer bestimmten Antwort kommen und genau das finden, was Sie wissen müssen. Wir werden die sechs Kategorien in den folgenden Abschnitten genauer untersuchen. Vielleicht finden Sie es lehrreich, sich auf meiner Website eine Live-Sitzung zum Body Code anzusehen, in der Sie sehen können, wie ich mich durch die Body Code-Tabellen bewege, so wie Sie es auch tun können.

TEIL III

DIE BODY CODE-ÜBERSICHT

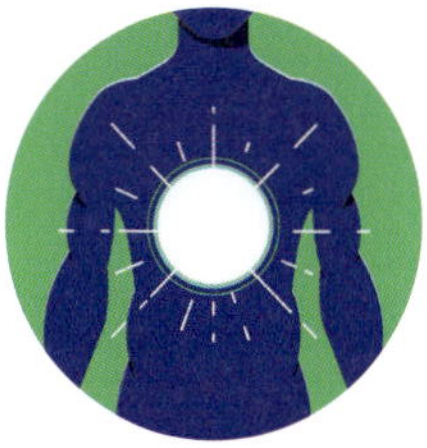

ENERGIEN
(→ SEITE 145)

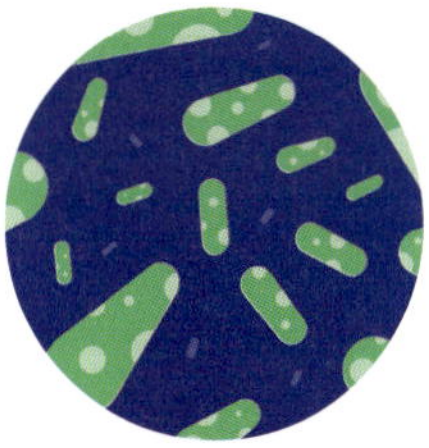

KRANKHEITSERREGER (PATHOGENE)
(→ SEITE 193)

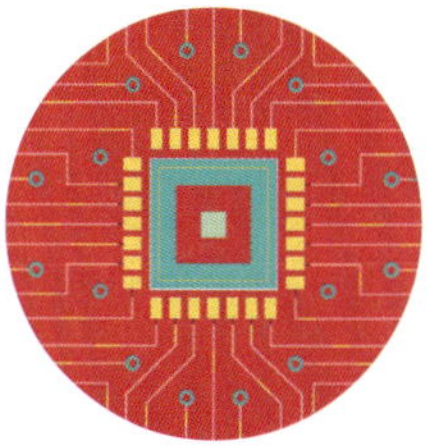

KREISLÄUFE UND SYSTEME
(→ SEITE 217)

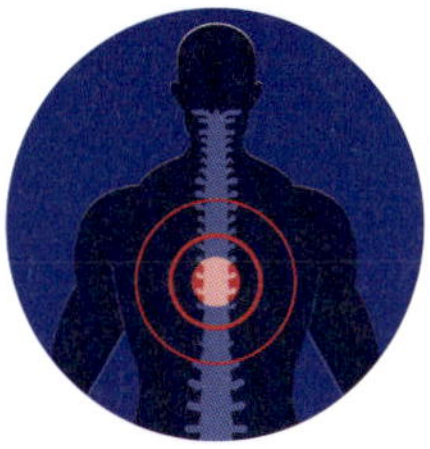

FEHLAUSRICHTUNGEN
(→ SEITE 293)

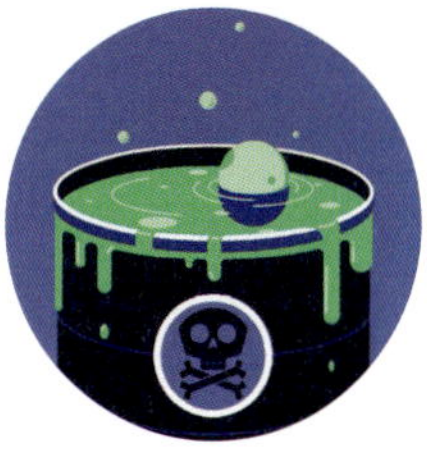

GIFTSTOFFE (TOXINE)
(→ SEITE 311)

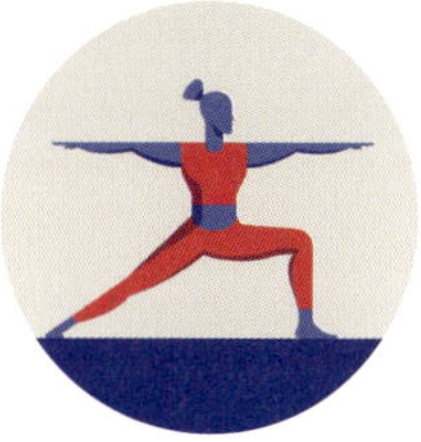

ERNÄHRUNG UND LEBENSSTIL
(→ SEITE 357)

ABSCHNITT 1

ENERGIEN

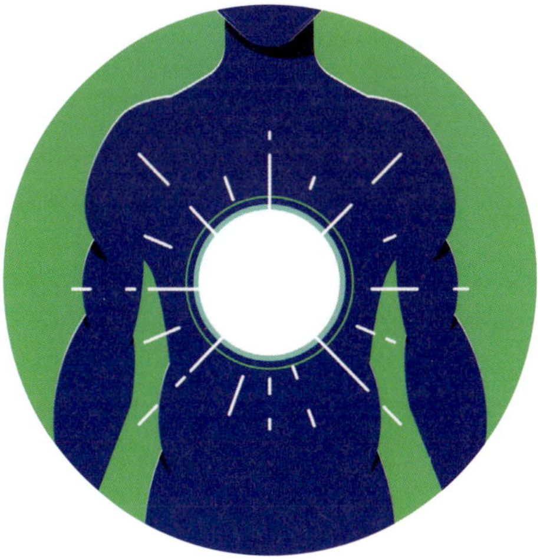

*Alles, was wir real nennen, besteht aus Dingen,
die nicht als real angesehen werden können. Wenn die Quantenmechanik Sie
nicht zutiefst schockiert hat, dann haben Sie sie noch nicht verstanden.*

NIELS BOHR

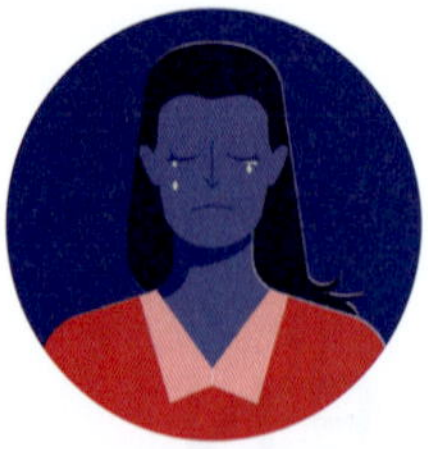

EMOTIONALE ENERGIEN
(→ SEITE 147)

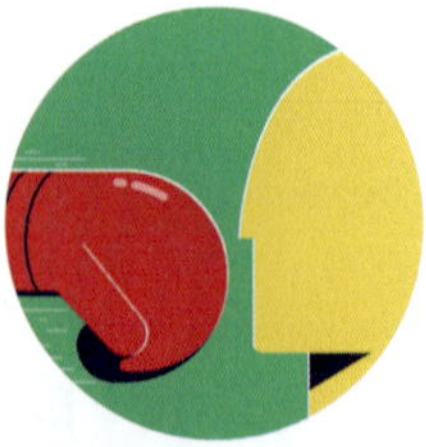

POSTTRAUMATISCHE ENERGIEN
(→ SEITE 161)

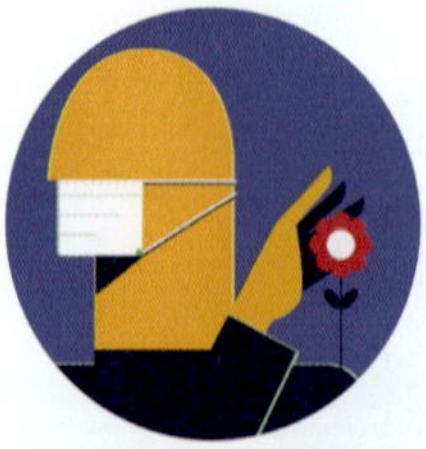

ALLERGIEN UND IDEEN
(→ SEITE 166)

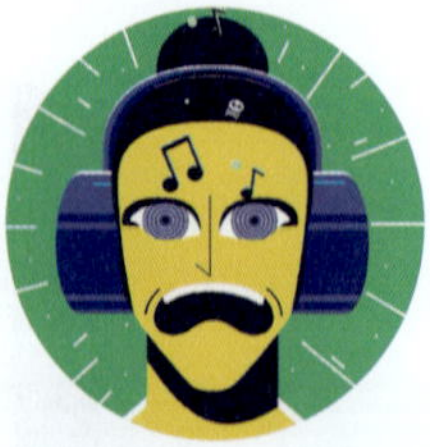

OFFENSIVE ENERGIEN
(→ SEITE 177)

Von den sechs Kategorien von Ungleichgewichten auf der Startseite der Body Code-Übersicht ist die Energie-Kategorie die am häufigsten aufgerufene. Mit anderen Worten: In dieser Kategorie werden in der Regel mehr Ungleichgewichte gefunden als in jedem anderen Bereich. Der Grund dafür ist, dass in dieser Kategorie eingeschlossene Emotionen zu finden sind, die in der Regel die häufigste Ursache für gesundheitliche und psychische Probleme darstellen.

Es gibt viele verschiedene Arten von Ungleichgewichten in diesem Bereich. Sie werden in Untergruppen eingeteilt: emotionale, posttraumatische, Allergien gegen physische Substanzen und Ideen sowie offensive Energien. (Beachten Sie, dass die Body Code-App viel mehr umfasst, als hier aufgenommen werden konnte.)

6

EMOTIONALE ENERGIEN

Emotionen sind Energie. Verdrängte Emotionen blockieren unsere Energie – sie erschöpfen uns oder machen uns krank. Was auch immer unterdrückt wird, wird einen Weg finden, sich auszudrücken.

CRYSTAL ANDRUS

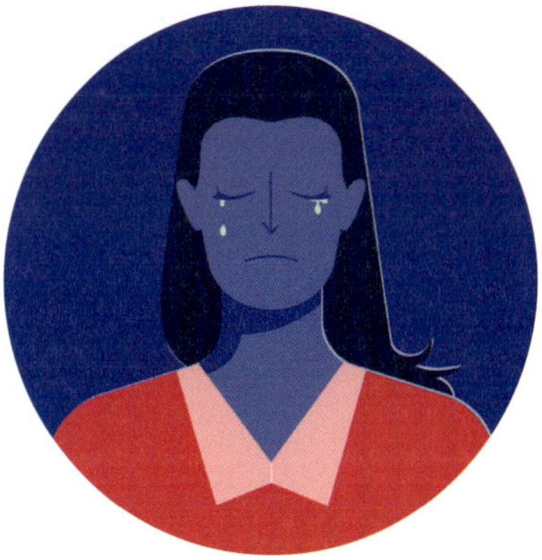

Die Unterkategorie von Energieungleichgewichten, auf die am häufigsten zugegriffen wird, bezeichnen wir als *emotionale Energien*, von denen wiederum die häufigsten eingeschlossene Emotionen und die Herzmauer sind. In diesem Kapitel zeige ich Ihnen, wie Sie eingeschlossene Emotionen aufspüren und lösen können, und ich bringe Sie auf den Weg, wie Sie Ihre Herzmauer beseitigen können.

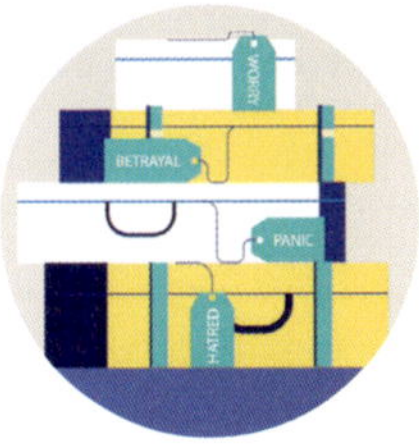

EINGESCHLOSSENE EMOTIONEN
(→ SEITE 148)

HERZMAUER-EMOTIONEN
(→ SEITE 155)

EINGESCHLOSSENE EMOTIONEN

ERLÄUTERUNG

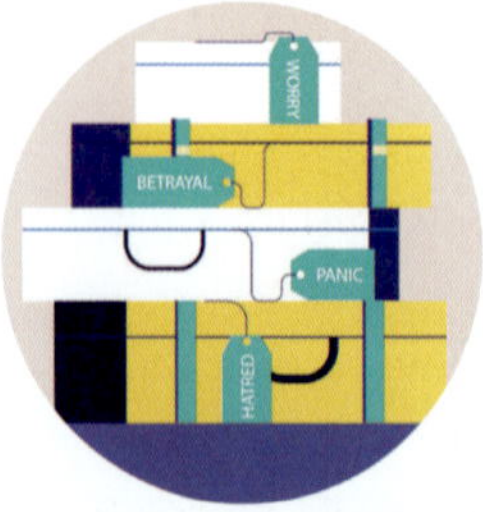

Die häufigste und dennoch unerkannte Ursache für unseren körperlichen und emotionalen Schmerz sind eingeschlossene Emotionen. Eine eingeschlossene Emotion ist eine Kugel oder ein Bereich reiner emotionaler Energie, die von der Größe eines Baseballs bis zur Größe einer kleinen Melone reichen kann.

Eingeschlossene Emotionen können sich überall im Körper festsetzen, und wenn sie das tun, verursachen sie letztendlich emotionale, psychische und physische Auswirkungen. Eingeschlossene Emotionen üben eine verzerrende Kraft auf das Energiefeld des Körpers aus. Diese Verzerrung wirkt sich auf die Gewebe des Körpers aus und verursacht körperliche Schmerzen und Funktionsstörungen. Jede biologische Funktion, die im Umfeld eingeschlossener emotionaler Energie stattfindet, wird bis zu einem gewissen Grad beeinträchtigt, einschließlich zellulärer Prozesse, chemischer Reaktionen, Blutfluss, Lymphfluss und Energiefluss in den Akupunkturmeridianen.

Das ist der Grund, warum eingeschlossene Emotionen bei so vielen von uns körperliche Schmerzen und Unbehagen hervorrufen. Wenn Sie gerade körperliche Schmerzen haben, ist die Wahrscheinlichkeit groß, dass Ihre Schmerzen ganz oder teilweise durch eingeschlossene emotionale Energie verursacht werden. Wenn eingeschlossene Emotionen beseitigt werden, lässt der Schmerz oft augenblicklich nach oder verschwindet.

Ich persönlich habe zu viele Fälle von sofortiger Schmerzlinderung erlebt, um sie aufzählen zu können, Schmerzen, die einfach dadurch beseitigt wurden, dass eingeschlossene Emotionen gelöst wurden. Steve war ein bemerkenswertes Beispiel dafür.

STEVES ZORN

Steve litt seit Wochen unter starken Schmerzen im unteren Rückenbereich. Bei der Untersuchung stellte ich fest, dass es ihm schwerfiel, sich in der Taille in irgendeine Richtung zu beugen. Er litt unter starker Muskelanspannung und bewertete seine Schmerzen mit einer neun auf einer Skala von null bis zehn.

Als ich begann, sein Unterbewusstsein mittels Muskeltest nach den Ursachen für seine Schmerzen zu befragen, kam als Erstes heraus, dass er eine eingeschlossene Emotion von Wut hatte. Weiteres Testen ergab, dass diese Emotion vor etwa zwanzig Jahren in seinem Körper eingeschlossen worden war. Er dachte einen Moment darüber nach und erinnerte sich dann daran, dass er zu dieser Zeit eine traumatische Arbeitssituation erlebt hatte, die ihn sehr wütend gemacht hatte.

Ich löste die eingeschlossene Emotion, indem ich einen Magnet einige Male über das Lenkergefäß führte. Plötzlich war sein unerträglicher Schmerz verschwunden. Er war ganz und gar nicht mehr vorhanden! Steve konnte es nicht glauben, und ich war kaum weniger erstaunt als er. Er beugte sich immer wieder nach vorne und drehte seinen Körper in die eine oder andere Richtung, um zu beweisen, dass die zuvor so stark eingeschränkte Beweglichkeit nun der Vergangenheit angehörte.

Ich hatte zuvor bereits bei vielen Patienten, die unter Schmerzen litten, wunderbare Erfolge erzielt. Es war häufig üblich, dass eingeschlossene Emotionen ein Aspekt ihrer Schmerzen darstellten, aber diese sofortige und vollständige Verbesserung war selbst für mich bemerkenswert, und ich war dankbar, dass es so gut funktioniert hatte.

Die Geschichte wurde noch interessanter, als Steve ein paar Tage später wieder zu mir kam und sagte: „Dr. Nelson, meine Rückenschmerzen sind nicht wiedergekommen. Ich kann es immer noch nicht ganz glauben. Aber ich muss Ihnen noch etwas sagen. Als ich hierher kam, hatte ich ein weiteres Problem, von dem ich Ihnen nichts erzählt habe. Solange ich mich erinnern kann, war ich im Grunde das, was man einen „Choleriker" nennen würde. Ich habe ständig meine Frau und meine Kinder angebrüllt. Kleine Dinge haben mich wirklich auf die Palme gebracht. Ich war mehrmals bei Wutbewältigungskursen, und es hat mir nicht wirklich geholfen. Ich musste sehr auf Aggression im Straßenverkehr achten und war normalerweise ziemlich angespannt. Seitdem Sie diese eingeschlossene Emotion der Wut von mir gelöst haben, spüre ich die Wut nicht mehr. Dinge, die mich früher wirklich aufgeregt haben, scheinen mich jetzt nicht mehr zu stören. Ich fühle mich sogar irgendwie friedlich, was für mich ungewöhnlich ist. Wie haben Sie das gemacht?"

Wenn man eine eingeschlossene Emotion hat, schwingt dieser Teil des Körpers ständig in der bestimmten Frequenz der emotionalen Energie, die dort gespeichert ist. Das macht einen viel anfälliger dafür, mit dieser Frequenz in Resonanz zu gehen und diese Emotion leichter und häufiger zu erleben.

Steve war ein zornigerer Mensch geworden, als er es sonst gewesen wäre, weil die Emotion der Wut in seinem unteren Rücken eingeschlossen gewesen war. Wenn sich also eine Situation ergab, in der er zornig werden konnte, wurde er viel leichter wütend, weil ein Teil seines Körpers sich bereits in der Schwingungsfrequenz der Wut befand.

Denken Sie daran, dass jede Emotion letztlich ihre eigene Schwingungsfrequenz hat. Wut hat eine andere Frequenz als Traurigkeit und so weiter. Wenn eine emotionale Energie im Körper eingeschlossen ist, bewirkt dies, dass die Gewebe des Körpers, die sich in diesem Umfeld befinden, mit dieser emotionalen Frequenz schwingen. Wenn man sie löst, findet eine sofortige Veränderung statt, die das Gewebe von dieser negativen energetischen Schwingung befreit. Die Dinge können dann in diesem Bereich des Körpers wieder ins Gleichgewicht kommen, was vorher vielleicht unmöglich war. Das Ergebnis ist oft eine sofortige Besserung oder gar das Verschwinden der Schmerzen und möglicherweise auch die Verhinderung von noch schwerwiegenderen Problemen, die sonst Jahre oder Jahrzehnte später hätten auftreten können.

Am Beispiel von Steve und seinen Rückenschmerzen können Sie sehen, wie eingeschlossene Emotionen Ihr Leben beeinträchtigen können, sowohl körperlich als auch emotional. Eingeschlossene Emotionen können dazu führen, dass Sie launisch und gemein sind, falsche Annahmen treffen, voreilige Schlüsse ziehen und Beziehungen sabotieren, die eigentlich gesund sein könnten. Eingeschlossene Emotionen sind auch eine der Hauptursachen für emotionale und psychische Probleme wie Depressionen, Angstzustände, Panikattacken, Selbstsabotage, Phobien, posttraumatische Belastungsstörung (PTBS), bipolare Störungen und vieles mehr.

Eingeschlossene Emotionen sind die häufigste unerkannte Ursache für körperliche Schmerzen und tragen wesentlich bei zu Krankheiten wie Fibromyalgie, Autoimmunerkrankungen, Unfruchtbarkeit, chronischem Müdigkeitssyndrom und sogar Krebserkrankungen. Jeder Krankheitsprozess, den ich gesehen habe, hatte eingeschlossene Emotionen als Teil der zugrunde liegenden Ursachen für seine Existenz. Eingeschlossene Emotionen stören die gesunde Funktion des Körpers. Sie stören den Blut-, Lymph- und Energiefluss und beeinträchtigen die Organ- und Drüsenfunktion. Sie können auch zu Erschöpfung führen und die Fähigkeit des Immunsystems beeinträchtigen, Infektionen zu bekämpfen. Obwohl sie die Gesundheit des Körpers zerstören können, sind eingeschlossene Emotionen ein von der Schulmedizin nicht anerkannter Faktor bei Krankheiten, zumindest bis jetzt.

GEERBTE EINGESCHLOSSENE EMOTIONEN

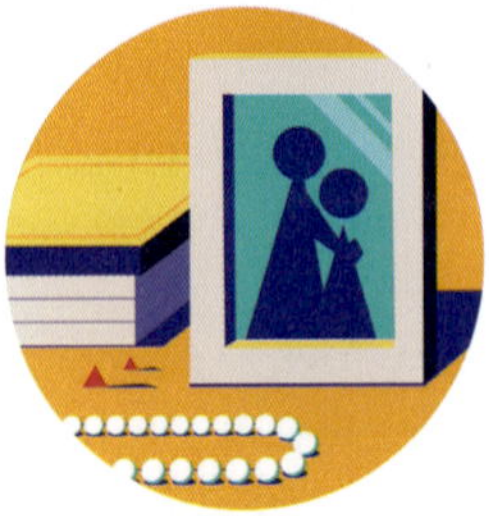

Geerbte Emotionen sind eingeschlossene Emotionen wie jede andere auch, außer dass die geerbte Emotion während eines emotionalen Ereignisses eingeschlossen wurde, das im Leben eines Elternteils oder eines anderen Vorfahren in direkter Linie stattfand.

Geerbte eingeschlossene Emotionen werden in der Ahnenlinie weitergegeben ähnlich wie andere genetische Merkmale auch. Geerbte Emotionen können tatsächlich sogar über mehrere Generationen weitergegeben werden, und wie bei rezessiven Genen erben nicht unbedingt alle Nachkommen dieselbe Emotion.

Geerbte eingeschlossene Emotionen werden am häufigsten aufgedeckt, wenn Sie versuchen, eine bestimmte eingeschlossene Emotion anhand der Emotion Code-Tabelle zu identifizieren, und es Ihnen nicht gelingt, dies zu tun. Das Unterbewusstsein hat Sie lediglich zu der richtigen Spalte und Reihe geführt, die die geerbte eingeschlossene Emotion enthält, aber nicht weiter. Wenn Sie also nicht in der Lage sind, in einem Kästchen der Tabelle die genaue Emotion zu identifizieren, die Sie suchen, weil alle entweder schwach oder stark testen oder weil Sie mehr als eine Emotion finden, die stark testet, machen Sie sich bewusst, dass das Unterbewusstsein Sie so weit geführt hat, wie es kann. An diesem Punkt können Sie einfach fragen: „Ist dies eine geerbte eingeschlossene Emotion?" Eine Ja-Antwort auf diese Frage öffnet die Tür, die zur geerbten Emotion führt.

Für das Unterbewusstsein ist es wichtig, dass Sie die einfache Genealogie oder Abstammungslinie einer geerbten eingeschlossenen Emotion ermitteln. Am einfachsten ist es, mit der Identifizierung vom Subjekt aus rückwärts zu beginnen. Sie könnten fragen: „Haben Sie diese Emotion von Ihrer Mutter geerbt?" oder: „... von Ihrem Vater?" und dann fragen, ob sie noch weiter zurückreicht, z.B.: „Hat Ihr Vater diese Emotion von seiner Mutter geerbt?" oder: „... von seinem Vater?" Fahren Sie auf diese Weise fort, bis Sie den Vorfahren identifiziert haben, von dem die eingeschlossene Emotion stammt, und notieren Sie dabei jede Generation. Es ist erstaunlich, was man alles finden kann. Im nächsten Bericht hat Annelle eine geerbte eingeschlossene Emotion viele Generationen zurückverfolgt und konnte sie von all jenen lösen, die sie geerbt hatten.

SIEBENUNDZWANZIG GENERATIONEN VON HOFFNUNGSLOSIGKEIT

Eines Morgens, nachdem es leicht geschneit hatte, machte ich einen Spaziergang durch unsere kleine Stadt. Die Bäume waren weiß geschmückt und sahen wunderschön aus! Ich kam gestärkt und hungrig nach Hause und machte mir ein Frühstück. Aber als ich mich zum Essen hinsetzte, begann mein Magen zu schmerzen.

Da ich vor Kurzem den Schulungsabschnitt für die Body Code-Zertifizierung beendet hatte, beschloss ich, selbst mit dem Body Code an mir zu arbeiten, um meinem Magen zu helfen, bevor ich ihn mit Essen füllte. Ich stellte fest, dass mein Magen fehlausgerichtet war aufgrund einiger kürzlich eingeschlossener Emotionen wie Sorge und Nervosität und einer Emotion von geringer Selbstachtung aus dem Alter von dreizehn Jahren, die ich alle löste. Dann entdeckte ich eine geerbte Emotion der Hoffnungslosigkeit. Sie war vom Vater an die Tochter, an den Sohn, an die Tochter, an den Sohn usw. weitergegeben worden und reichte siebenundzwanzig Generationen zurück! Ich freute mich darauf, diese geerbte Emotion zu lösen, und stellte mir all die Menschen vor, denen ich damit half.

Sobald ich diese Emotion mit zehn Streichbewegungen mit dem Magnet gelöst hatte, spürte ich eine Welle von Gefühlen über mich kommen – Dankbarkeit, Erleichterung, Loslassen von Schmerz und dann Freude. Die Tränen begannen zu fließen, und es kam mir vor, als würde ich tausend Tränen für all die Menschen weinen, die diese Hoffnungslosigkeit mit sich herumgetragen hatten und nun davon befreit worden waren. Was für ein kraftvolles Werkzeug das ist! Ich bin so dankbar, dass ich das Leben meiner Vorfahren auf diese Weise segnen kann.

Annelle D., Virginia, USA

Da eingeschlossene Emotionen das häufigste Ungleichgewicht sind, unter dem wir leiden, und da sie so viele unserer körperlichen, psychischen und emotionalen Probleme verursachen, kann das Lernen, sie zu lösen, einen großen Unterschied in Ihrem Leben und im Leben Ihrer Lieben machen.

ÜBUNG
FINDEN UND LÖSEN EINER EINGESCHLOSSENEN EMOTION

Anhand der Emotion Code-Tabelle erkläre ich Ihnen, wie Sie eingeschlossene Emotionen auffinden und lösen können. Verwenden Sie die Muskeltest-Methode, die Ihnen am besten gefällt, und führen Sie für jede Frage einen Muskeltest durch. Denken Sie daran, dass eine starke Antwort oder eine Vorwärtsneigung ein Ja und eine schwache Antwort oder eine Rückwärtsneigung ein Nein bedeutet.

SCHRITT 1

Beginnen Sie mit der Frage: „Habe ich [oder Haben Sie] eine eingeschlossene Emotion, die jetzt gelöst werden kann?"

- Wenn nein, versuchen Sie es vielleicht später noch einmal, oder es liegt eine Herzmauer vor, die wir als nächstes besprechen werden.
- Wenn ja, fahren Sie mit Schritt 2 fort.

SCHRITT 2

(Dekodierung) Fragen Sie: „Befindet sich die eingeschlossene Emotion in Spalte A?"

- Wenn nein, befindet sie sich in Spalte B.
- Sobald Sie die Spalte bestimmt haben, haben Sie die Hälfte der Liste eliminiert, und es bleiben dreißig Emotionen von insgesamt sechzig möglichen Emotionen übrig. Gehen Sie zu Schritt 3 über.

Die Emotion Code™-Tabelle

	Spalte A	Spalte B
1 Herz / Dünndarm	Verlassenheit Betrogen Aussichtslosigkeit Verlorenheit Nicht empfangene Liebe	Vergebliche Mühe Herzschmerz Unsicherheit Übermaß an Freude Verletzlichkeit
2 Magen / Milz	Beunruhigung Verzweiflung Empörung Nervosität Sorge	Versagen Hilflosigkeit Hoffnungslosigkeit Kontrollverlust Geringe Selbstachtung
3 Lunge / Dickdarm	Weinen Entmutigung Ablehnung Traurigkeit Bedauern	Verwirrung Verteidigungshaltung Trauer Selbstmisshandlung Sturheit
4 Leber / Gallenblase	Wut Bitterkeit Schuldgefühl Hass Groll	Niedergeschlagenheit Frustration Unentschlossenheit Panik Selbstverständlich genommen
5 Niere / Blase	Beschuldigung Scheu Angst Entsetzen Verärgerung	Konflikt Kreative Unsicherheit Schrecken Nicht unterstützt Kraftlosigkeit
6 Drüsen / Geschlechts-organe	Demütigung Eifersucht Sehnsucht Lust Überwältigung	Stolz Scham Schock Minderwertigkeit Wertlosigkeit

DISCOVER HEALING

SCHRITT 3

Fragen Sie: „Steht die eingeschlossene Emotion in einer ungeraden Reihe?"

- Wenn nein, befindet sie sich in Reihe 2, 4 oder 6.
- Wenn ja, befindet sie sich in Reihe 1, 3 oder 5.
- Wenn Sie festgestellt haben, dass sich die Emotion in einer der geraden oder ungeraden Reihen befindet, sind noch fünfzehn von sechzig Emotionen übrig. Gehen Sie zu Schritt 4.

SCHRITT 4

An dieser Stelle können Sie einfach die Reihen einzeln benennen und mithilfe eines Muskeltests das richtige Kästchen der Tabelle identifizieren:

- Bei ungeraden Zahlen: „Steht sie in Reihe 1? Reihe 3? Reihe 5?"
- Bei geraden Zahlen: „Steht sie in Reihe 2? Reihe 4? Reihe 6?"
- Wenn Sie das richtige Kästchen gefunden haben, bleiben fünf von sechzig Emotionen übrig, und Sie können zu Schritt 5 übergehen.

SCHRITT 5

Bei den letzten fünf Emotionen, die zu testen sind, beginnen Sie am Anfang der Liste und testen jede einzeln durch.

- Fragen Sie: „Ist die eingeschlossene Emotion ____?"
- Testen Sie jede Emotion in diesem Kästchen, eine nach der anderen, bis eine davon stark testet.

SCHRITT 6

Nachdem Sie die Emotion identifiziert haben, fragen Sie: „Ist es erforderlich, mehr über diese Emotion zu wissen?" (Manchmal braucht das Unterbewusstsein mehr Informationen über eine eingeschlossene Emotion, bevor es zulässt, dass sie gelöst wird.)

- Wenn nein, gehen Sie zu Schritt 7.
- Wenn ja, stellen Sie eine oder mehrere der folgenden Fragen. Kehren Sie zu Schritt 6 zurück, sobald die Antwort auf eine dieser Fragen feststeht.
- Fragen Sie: „Sollten wir das Alter des Auftretens ermitteln?"
- Fragen Sie: „Wurde diese Emotion von jemand anderem übernommen?"
- Fragen Sie: „Bezieht sich diese eingeschlossene Emotion auf ein bestimmtes Ereignis (oder eine Person)?"

SCHRITT 7

(Intention) Streichen Sie dreimal mit einem Magnet oder Ihrer Hand über eine beliebige Länge des Lenkergefäßes oder zehnmal bei einer geerbten eingeschlossenen Emotion während Sie die Absicht haben, die Emotion zu lösen.

SCHRITT 8

Fragen Sie: „Haben wir diese eingeschlossene Emotion gelöst?"

- Wenn ja, können Sie wieder zu Schritt 1 gehen und den Vorgang wiederholen, um eine weitere eingeschlossene Emotion zu finden und zu lösen.
- Wenn nein, fokussieren Sie sich erneut, bitten Sie im Gebet um Hilfe, erlauben Sie Ihrem Herzen, Liebe und Dankbarkeit dafür zu empfinden, dass dies helfen wird, und streichen Sie erneut dreimal/zehnmal mit Ihrer Intention darüber.

Wenn es Ihnen schwer fällt, die eingeschlossene Emotion zu identifizieren, fragen Sie: „Ist dies eine geerbte eingeschlossene Emotion?"

Wenn sie geerbt wurde, fragen Sie: „Haben Sie diese Emotion von Ihrer Mutter geerbt?" oder: „Haben Sie sie von Ihrem Vater geerbt?", und fragen Sie dann, ob sie weiter zurückreicht. „Hat Ihr Vater diese Emotion von seiner Mutter geerbt?" oder: „...von seinem Vater?" Fahren Sie auf diese Weise fort, bis Sie den Vorfahren identifiziert haben, von dem die Emotion ausging, und notieren Sie dabei jede Generation. Sobald Sie herausgefunden haben, wie viele Generationen diese spezifische eingeschlossene Emotion tragen, können Sie sie lösen, indem Sie einen Magnet oder Ihre Hand zehnmal über das Lenkergefäß streichen und dabei die Absicht haben, diese emotionale Energie zu lösen.

Auf dem YouTube-Kanal von Discover Healing unter youtube.com/c/discoverhealing[9] können Sie Videoerklärungen zu dieser Vorgehensweise finden und ansehen.

HERZMAUER-EMOTIONEN

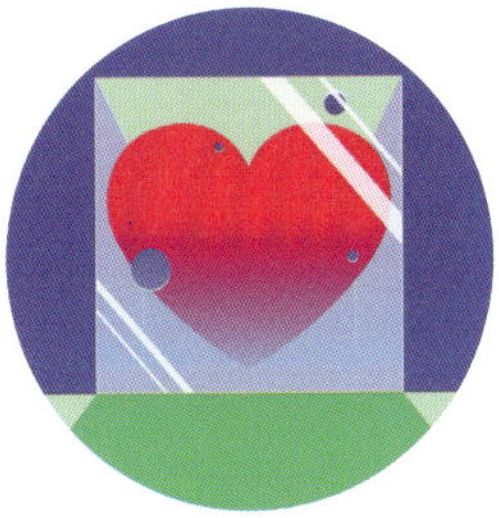

ERLÄUTERUNG

Der wichtigste Teil des Emotion Codes hat tatsächlich mit dem Herzen zu tun. Antike Zivilisationen glaubten, das Herz sei die Quelle von Liebe und Romantik, die Quelle der Kreativität, der Sitz der Seele und der Kern unseres Wesens.

Wenn Sie tiefe Trauer, Schmerz oder Verlust erlebt haben, hatten Sie vielleicht schon einmal das Gefühl, dass Ihr Herz tatsächlich brechen würde. Vielleicht haben Sie sich so gefühlt, als würde ein Elefant auf Ihrer Brust sitzen oder als könnten Sie nicht mehr atmen. Können Sie sich an eine solche Zeit in Ihrem Leben erinnern? Vielleicht haben Sie eine Trennung oder Scheidung durchgemacht. Vielleicht wurden Sie als Kind missbraucht oder schikaniert. Was auch immer Sie erlebt haben, in diesem Moment war es nur allzu real.

Diese Gefühle des Herzschmerzes können so unangenehm, so fremd und so schwer zu verarbeiten sein, dass sie oft dazu führen, dass sich eine energetische „Mauer" bildet, um das Herz vor diesen zutiefst negativen Emotionen zu schützen. Eingeschlossene Emotionen werden vom Unterbewusstsein bewegt und neu angeordnet, um das Herz Schicht für Schicht zu umgeben wie die Schalen einer Zwiebel. Dies ist ein Schutzmechanismus, der das Herz davor bewahren soll, verletzt oder gebrochen zu werden. Dies mag ein Verteidigungsmechanismus gewesen sein, der zu dieser Zeit völlig angemessen war. Aber langfristig gibt es einen Preis zu zahlen für eine Herzmauer.

Eine Herzmauer kann das Leben sehr viel schwieriger machen. Wenn Ihr Herz von Schichten negativer emotionaler Energien umgeben ist, wird es schwieriger, positive Gefühle zu empfinden, und leichter, negative Gefühle zu verspüren. Das macht es schwieriger, sich mit anderen Menschen zu verbinden und nicht nur Liebe zu geben, sondern auch zu empfangen. Das Entfernen dieser Mauer aus eingeschlossenen Emotionen, die Ihr Herz umgibt, kann Ihr Leben verändern, wie Giacomo in der folgenden Geschichte herausfand.

Zum Besseren verändert

Nach der Lösung meiner Herzmauer hat sich mein Leben völlig verändert. Ich wurde viel offener für das Göttliche und begann, luzide zu träumen. Nach ein paar Monaten ging ich meine erste langfristige Beziehung mit einer wunderbaren Partnerin ein, in der ich sehr glücklich bin. Zuerst dachte ich, ich wolle einen ganz anderen Beruf ergreifen, aber nach einem Monat hat sich meine Entschlossenheit für meine derzeitige Leidenschaft gefestigt, und ich erziele in diesem Beruf bessere Ergebnisse als je zuvor. Ich bin so dankbar, dass ich die Herzmauer entdeckt habe und sie loswerden konnte!

Giacomo R., London, Großbritannien

Wissenschaftler, die das Magnetfeld des Herzens mit einem Magnetokardiogramm gemessen haben, stellten fest, dass das Herz ein Magnetfeld hat, das mehrere Meter von der Körperoberfläche entfernt gemessen werden kann. Wenn Sie Liebe oder Zuneigung für eine andere Person empfinden, senden Sie buchstäblich Energie – von Ihrem Herzen zu dem der anderen Person. Eine Herzmauer kann die Fähigkeit beeinträchtigen, andere zu lieben und ein glückliches Leben zu führen, und sie loszuwerden, kann einen großen Unterschied ausmachen, wie Raluca in dieser Geschichte feststellte.

Ein neuer Mensch nach Entfernung der Herzmauer

Meine Geschichte ist eine glückliche Geschichte. Ich bin seit 2005 verheiratet, aber meine Ehe lief jahrelang schlecht. Im Jahr 2013 kontaktierte ich einen zertifizierten Body Code-Anwender in Budapest, der meine Herzmauer und die Herzmauer meines Mannes aus der Ferne beseitigen konnte. Ich bekam einen „neuen" Ehemann! Ich meine einen zärtlichen, liebevollen und fröhlichen Ehemann, seit seine Herzmauer entfernt wurde! Außerdem fühle ich mich viel selbstbewusster und innerlich friedlicher, seit meine eigene Herzmauer entfernt wurde.

Raluca S., Padua, Italien

Die Beseitigung der eingeschlossenen Emotionen, die eine Herzmauer ausmachen, funktioniert fast auf dieselbe Weise, wie ich sie zuvor für das Lösen eingeschlossener Emotionen beschrieben habe, da eine Herzmauer aus Schichten von eingeschlossenen Emotionen besteht. Lassen Sie uns nun darüber sprechen, wie Sie feststellen können, ob eine Person eine Herzmauer hat, und wie Sie sie beseitigen können.

Um eine Herzmauer zu finden, fragen Sie einfach. Wenn Sie das Unterbewusstsein der Person nicht tatsächlich fragen, ob sie eine Herzmauer hat, wird sie sich nicht zeigen.

Die Herzmauer besteht aus eingeschlossenen Emotionen, aber das Unterbewusstsein stuft sie nicht mehr als solche ein. Diese Emotionen sind jetzt Teil einer Mauer und sind so lange unzugänglich, bis Sie fragen, ob eine Herzmauer vorhanden ist oder ob Sie eine eingeschlossene Emotion aus der Herzmauer der Person lösen können. In jedem Fall müssen Sie das Unterbewusstsein dazu bringen, zuzugeben, dass eine Herzmauer vorhanden ist, bevor Sie zu den eingeschlossenen Emotionen vordringen können, die sie bilden. Der Einfachheit halber können Sie diese eingeschlossenen Emotionen als Herzmauer-Emotionen bezeichnen. Wenn Sie diese Emotionen nach und nach lösen, wird die Mauer verschwinden.

ÜBUNG
EINE EINGESCHLOSSENE EMOTION AUS EINER HERZMAUER FINDEN UND LÖSEN

Zuerst finden Sie heraus, ob Sie eine Herzmauer haben oder ob die Person, der Sie helfen wollen, eine Herzmauer hat.

Fragen Sie: „Habe ich [oder Haben Sie] eine Herzmauer?" Führen Sie dann den Muskeltest Ihrer Wahl durch, um die Antwort zu erhalten, und folgen Sie den Schritt-für-Schritt-Anweisungen unten. Die meisten Menschen können in einer Sitzung zwischen einer und zehn Herzmauer-Emotionen loslassen, und sie können ihre gesamte Herzmauer in einer bis drei Sitzungen beseitigen. (Für diese Übung verwenden Sie wieder die Emotion Code-Tabelle im Übungsteil, um jeweils eine eingeschlossene Emotion zu finden und zu lösen.)

Wenn Sie feststellen, dass eine Herzmauer vorhanden ist, dekodieren Sie eine Herzmauer-Emotion, und lösen Sie sie wie folgt. (Wenn Sie keine Herzmauer gefunden haben, beachten Sie, dass etwa sieben Prozent der Menschen keine Herzmauer haben.)

SCHRITT 1

Fragen Sie: „Können wir jetzt eine Herzmauer-Emotion lösen?"

- Wenn nein, versuchen Sie es vielleicht später noch einmal, wenn Sie oder die andere Person bereit sind, diese Arbeit auszuführen.
- Wenn ja, können Sie mit Schritt 2 fortfahren.

SCHRITT 2

(Dekodierung) Fragen Sie: „Befindet sich diese eingeschlossene Emotion in Spalte A?"

- Wenn nein, befindet sie sich in Spalte B.
- Sobald Sie die Spalte ermittelt haben, haben Sie die Hälfte der Liste eliminiert, und es bleiben dreißig Emotionen von insgesamt sechzig möglichen Emotionen übrig. Gehen Sie weiter zu Schritt 3.

SCHRITT 3

Fragen Sie: „Steht die eingeschlossene Emotion in einer ungeraden Reihe?"

- Wenn nein, befindet sie sich in Reihe 2, 4 oder 6.
- Wenn ja, befindet sie sich in Reihe 1, 3 oder 5.
- Wenn Sie festgestellt haben, dass die Emotion sich in einer der geraden oder ungeraden Reihen befindet, bleiben fünfzehn von sechzig Emotionen übrig. Gehen Sie weiter zu Schritt 4.

SCHRITT 4

An dieser Stelle können Sie einfach die Reihen einzeln durchgehen und mithilfe des Muskeltests das richtige Kästchen der Tabelle identifizieren:

- Bei ungeraden Zahlen: „Steht sie in Reihe 1? Reihe 3? Oder Reihe 5?"
- Bei geraden Zahlen: „Steht sie in Reihe 2? Reihe 4? Oder Reihe 6?"
- Wenn Sie das richtige Kästchen der Tabelle gefunden haben, bleiben fünf von sechzig Emotionen übrig. Sie können zu Schritt 5 übergehen.

SCHRITT 5

Beginnen Sie oben in dem betreffenden Kästchen der Tabelle und führen Sie jeweils einen Muskeltest für die einzelnen Emotionen durch.

- Fragen Sie: „Ist die eingeschlossene Emotion ____?"
- Testen Sie jede Emotion in diesem Kästchen, eine nach der anderen, bis eine davon stark testet.

SCHRITT 6

Nachdem Sie die Emotion identifiziert haben, fragen Sie: „Ist es erforderlich, mehr über diese Emotion zu wissen?" (Manchmal braucht das Unterbewusstsein mehr Informationen über eine eingeschlossene Emotion, bevor es zulässt, dass sie gelöst wird.)

- Wenn nein, gehen Sie zu Schritt 7.
- Wenn ja, stellen Sie eine oder mehrere der folgenden Fragen. Kehren Sie zu Schritt 6 zurück, sobald die Antwort auf eine dieser Fragen feststeht.
- Fragen Sie: „Sollten wir das Alter des Auftretens ermitteln?"
- Fragen Sie: „Wurde diese Emotion von jemand anderem übernommen?"
- Fragen Sie: „Bezieht sich diese eingeschlossene Emotion auf ein bestimmtes Ereignis (oder eine bestimmte Person)?"

SCHRITT 7

(Intention) Streichen Sie dreimal mit einem Magnet oder Ihrer Hand über einen beliebigen Abschnitt des Lenkergefäßes oder zehnmal bei einer geerbten eingeschlossenen Emotion, während Sie die Absicht haben, die Emotion zu lösen.

SCHRITT 8

Fragen Sie: „Haben wir diese Herzmauer-Emotion gelöst?"

- Wenn ja, fragen Sie: „Haben wir die gesamte Herzmauer entfernt?"

- Wenn nein, können Sie bei Schritt 1 beginnen und den Prozess wiederholen, indem Sie weitere Herzmauer-Emotionen finden und lösen, bis Sie hier ein Ja erhalten.
- Wenn ja, herzlichen Glückwunsch, Sie haben eine Herzmauer beseitigt!
- Wenn nein, fokussieren Sie sich neu, bitten Sie im Gebet um Hilfe, erlauben Sie Ihrem Herzen, Liebe und Dankbarkeit dafür zu empfinden, dass dies helfen wird, und streichen Sie erneut dreimal/zehnmal mit Ihrer Intention darüber.

TIPPS ZUR ENTFERNUNG DER HERZMAUER

Die Herzmauer besteht aus verschiedenen Schichten eingeschlossener Emotionen, ähnlich wie eine Zwiebel. Erfahrungsgemäß kann ich in der Regel vier bis zehn eingeschlossene Emotionen in einer einzigen Sitzung lösen, manchmal mehr, manchmal weniger. Der „Durchschnittsmensch" scheint zwölf bis vierundzwanzig eingeschlossene Emotionen zu haben, die eine Herzmauer bilden, aber es können auch mehr oder weniger sein, das ist je nach Person individuell unterschiedlich. Ich glaube, die Beseitigung der eigenen Herzmauer und der Herzmauer Ihrer Lieben gehört zu den wichtigsten Dingen, die Sie tun können. Es kann Ihr Leben verändern – und das der anderen auch!

7

POSTTRAUMATISCHE ENERGIEN

Jeder Gedanke, den Sie haben, beeinflusst Ihre Energie, und Ihre Energie manifestiert sich in Ihren Erfahrungen. Ihre Gedanken und Ihre Energie erschaffen Ihre Realität.

GABRIELLE BERNSTEIN

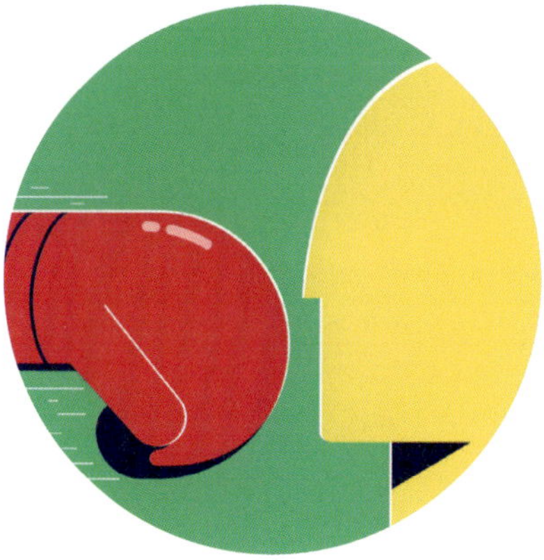

Posttraumatische Energien bilden eine weitere Kategorie von Energien, die das Energiefeld des Körpers stören können. Beachten Sie, dass die Body Code-System-App mehrere Arten posttraumatischer Energien enthält. Das am häufigsten auftretende Ungleichgewicht in dieser Kategorie wird als physische Trauma-Energie bezeichnet.

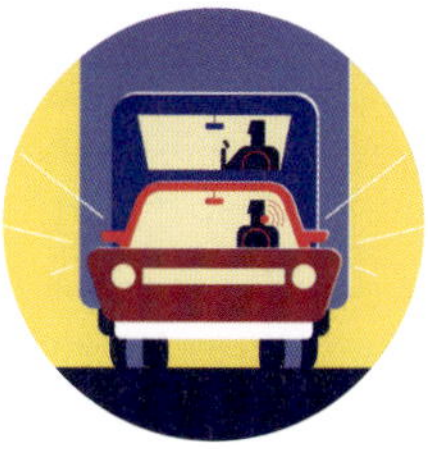

PHYSISCHE TRAUMA-ENERGIE
(→ SEITE 162)

PHYSISCHE TRAUMA-ENERGIE

ERLÄUTERUNG

Physische Trauma-Energie tritt auf, wenn man einen physischen Schlag erhält oder wenn der Körper unter extremer physischer Belastung steht. Normalerweise durchläuft diese Art von Energie den Körper und fügt dem Gewebe dabei vielleicht einige physische Schäden zu, ohne dort zu verbleiben. Manchmal jedoch kann sich die Energie eines solchen Traumas tatsächlich im physischen Körper festsetzen.

Ich machte Bekanntschaft mit einer physischen Trauma-Energie, als eines Tages ein junger Mann in meine Praxis kam und über Nackenschmerzen klagte. Er sagte: „Dr. Nelson, ich hatte einen Autounfall, bei dem mir ein anderes Auto hinten auffuhr. Das war vor vier Jahren, und seit diesem Tag hat mein Nacken nie aufgehört zu schmerzen. Ich war bei verschiedenen Ärzten, ich wurde von verschiedenen Chiropraktikern behandelt, ich bekam Physiotherapie, aber meine Nackenschmerzen haben nicht nachgelassen. Tatsächlich fühlt der Nacken sich heute noch genauso an wie am Tag nach dem Unfall."

Ich bat ihn, mir zu beschreiben, wie stark seine Schmerzen im Moment waren, indem er eine Zahl zwischen null und zehn wählte, wobei null für gar keine Schmerzen und zehn für die stärksten Schmerzen stand, die er sich vorstellen konnte. Er wählte die Zahl neun.

Ich dachte einen Moment lang darüber nach. Er hatte offensichtlich versucht, diese Schmerzen loszuwerden. Trotzdem waren sie immer noch sehr stark. Ich hatte in den Jahren meiner Praxistätigkeit viele Unfallopfer behandelt, aber dieser Fall erschien mir sehr ungewöhnlich. Wie es meine Gewohnheit war, suchte ich Hilfe und betete in Gedanken: „Vater, wenn hier etwas Ungewöhnliches vor sich geht, auf das ich achten muss, würdest Du mir bitte helfen, es zu verstehen?"

Die Antwort auf meine Frage kam mir sofort in den Sinn. Plötzlich verstand ich, dass ein Teil der Energie, die bei dem Unfall vor vier Jahren entstanden war, immer noch in seinem Nacken steckte und die normale Funktion des Gewebes störte.

Jedes Mal, wenn wir einen physischen Schlag erhalten, gelangt kinetische Energie in unseren Körper. Wenn Sie zum Beispiel in Ihrem Auto sitzen, an einer roten Ampel anhalten und ein anderes Auto Ihnen hinten auffährt, können selbst bei einer relativ geringen Geschwindigkeit Tonnen an kinetischer Energie erzeugt werden. Genau diese kinetische Energie ist es, die die Kotflügel zerknautscht und beide Autos beschädigt. Die gleiche kinetische Energie geht in den meisten Fällen durch Ihren Körper hindurch. Gelegentlich kann jedoch ein Teil dieser Energie im Körper eingeschlossen bleiben und zu einem Ball *physischer Trauma-Energie* werden.

Da ich nun die wahre Quelle seines Schmerzes verstand, verwendete ich einen Magnet und strich ein paar Mal über sein Lenkergefäß, um die Energie dieses physischen Traumas zu lösen. Unmittelbar danach schaute ich ihn an und sagte: „Okay, bitte bewegen Sie jetzt Ihren Nacken, schauen Sie nach links und rechts, nach oben und unten, und sagen Sie mir, wie Ihr Schmerz jetzt ist im Vergleich zu vorher."

„Großartig! Ich würde sagen, der Schmerzpegel liegt jetzt bei zwei. So gut hat sich mein Nacken nur vor dem Unfall angefühlt! Was haben Sie gerade getan?"

Physische Trauma-Energie wie diese ist keine ungewöhnliche Ursache für körperliche Schmerzen und Fehlfunktionen. Und es braucht nicht unbedingt so etwas Schwerwiegendes wie einen Autounfall, um sie zu erzeugen. Ich habe festgestellt, dass auch scheinbar kleine Traumata – wenn die Bedingungen stimmen – sich im Körper festsetzen können. Jede Art von chirurgischem Eingriff hinterlässt normalerweise eine physische Trauma-Energie im Körper. Ein Stolpern über eine Bordsteinkante und ein plötzlicher unerwarteter Ruck im Körper können eine physische Trauma-Energie erzeugen. Wenn man sich beim Aussteigen aus dem Auto den Kopf anstößt, kann dies ebenso der Fall sein und so weiter.

Hier ist ein Beispiel für eine alte Verletzung, die zu einer physischen Trauma-Energie führte, und das letztendliche Ergebnis, nachdem diese Energie gefunden und gelöst wurde. Beachten Sie, dass es in diesem nächsten Bericht eine Liste von Dingen gab, die gefunden und korrigiert wurden, was typisch für eine Body Code-Sitzung ist.

Ein Baumeister erhält seine Karriere zurück

John, ein vierundsiebzigjähriger Bauarbeiter, hatte verminderte Muskelkraft und Schwierigkeiten, seinen Arm über die Höhe der Schultern zu heben, seit bei einem Unfall im Jahr 1985 ein Stück Gerüst, das aus drei Stockwerken Höhe herabgefallen war, ihn am Hinterkopf getroffen und er sich dabei zwei Wirbel gebrochen hatte. Mithilfe des Body Code löste ich verschiedene emotionale Energien, die physische Trauma-Energie von dem Unfall 1985, eine Genesungsinterferenz sowie eine Körper-Energiekörper-Abkopplung. Dies führte dazu, dass sein Arm seine volle Beweglichkeit und Stärke wiedererlangte. Er war unglaublich dankbar.

Anthea P., London, Großbritannien

Verstehen Sie, wie wichtig es ist, Energien wie diese zu finden, die uns aus dem Gleichgewicht bringen? Es ist wahrscheinlich, dass Sie einige physische Trauma-Energien aus Ihrer Vergangenheit haben. Diese Art von Energie ist genauso unsichtbar wie eingeschlossene

Emotionen, und wenn Sie nichts davon wissen, werden Sie nicht in der Lage sein, sie aufzuspüren, aber der Body Code macht es einfach, sie zu finden und zu entfernen.

ÜBUNG
FINDEN UND LÖSEN EINER PHYSISCHEN TRAUMA-ENERGIE

SCHRITT 1

Fragen Sie: „Habe ich [oder Haben Sie] eine physische Trauma-Energie, die wir jetzt lösen können?"

- Wenn ja, fahren Sie mit Schritt 2 fort.
- Wenn nein, haben Sie vielleicht gar keine physische Trauma-Energie oder eine, die jetzt gerade nicht gelöst werden kann, sodass Sie es vielleicht an einem anderen Tag noch einmal versuchen möchten.

SCHRITT 2

(Dekodierung) Fragen Sie: „Ist es erforderlich, mehr über diese Energie zu wissen?" (Manchmal verlangt das Unterbewusstsein mehr Informationen über eine physische Trauma-Energie, bevor es zulässt, dass sie gelöst wird.)

- Wenn nein, gehen Sie zu Schritt 3.
- Wenn ja, stellen Sie eine oder mehrere der folgenden Fragen. Kehren Sie zum Anfang von Schritt 2 zurück, sobald die Antwort auf eine dieser Fragen feststeht.

– Fragen Sie: „Sollten wir das Alter des Auftretens ermitteln?"
– Fragen Sie: „Wurde dies von einer anderen Person übernommen?"
– Fragen Sie: „Entstand dies durch eine Verletzung?"
– Fragen Sie: „Stammt es von einer Operation?"
– Fragen Sie: „Kam es durch eine Krankheit zustande?"
– Fragen Sie: „Sollten wir die Lokalisation dieser Energie im Körper herausfinden?"

Wenn ja, kann es hilfreich sein, ein Ausschlussverfahren anzuwenden, um die Lokalisation zu bestimmen. Teilen Sie zum Beispiel den Körper in zwei Hälften und fragen Sie, ob die Energie in der unteren oder der oberen Körperhälfte sitzt. Teilen Sie den Körper von links nach rechts und fragen Sie, ob die Energie in der linken oder in der rechten Körperhälfte sitzt. Fahren Sie auf diese Weise mit dem Aufteilen und Fragen fort, bis Sie die Lokalisation in Ihrem Körper ermittelt haben, wo sich die Energie befindet, und kehren Sie dann zum Beginn von Schritt 2 (Dekodierung) zurück.

SCHRITT 3

(Assoziation) Fragen Sie: „Gibt es ein damit assoziiertes Ungleichgewicht, das zu dekodieren ist?"

- Wenn nein, gehen Sie zu Schritt 4 (Intention).
- Wenn ja, was unwahrscheinlich ist, kehren Sie zur Body Code-Übersicht zurück, um alle damit assoziierten Ungleichgewichte zu dekodieren und zu korrigieren, dann kehren Sie hierher zurück und wiederholen die Frage zu Beginn unter Schritt 3 (Assoziation).

SCHRITT 4

(Intention) Sobald alle damit assoziierten Ungleichgewichte gelöst und alle Fragen beantwortet sind, streichen Sie dreimal mit einem Magnet oder Ihrer Hand über eine beliebige Länge des Lenkergefäßes, während Sie die Absicht haben, die physische Trauma-Energie zu lösen.

- Fragen Sie: „Haben wir die Energie des physischen Traumas gelöst?"
- Wenn ja, können Sie erneut mit Schritt 1 beginnen und den Prozess wiederholen, um weitere physische Trauma-Energien zu finden und zu lösen, falls möglich.
- Wenn nein, fokussieren Sie sich neu darauf, bitten Sie im Gebet um Hilfe, erlauben Sie Ihrem Herzen, Liebe und Dankbarkeit dafür zu empfinden, dass dies helfen wird, und streichen Sie erneut dreimal mit Ihrer Intention darüber.

Das Lösen der Energie eines physischen Traumas führt oft zu unmittelbaren Veränderungen im Befinden einer Person. Achten Sie also auf diese Veränderungen und quantifizieren Sie sie, wenn möglich, indem Sie Ihre Testperson fragen, wie sie die Beschwerden vor und nach dem Lösen bewertet.

8

ALLERGIEN UND IDEEN

Wahrer Reichtum ist Gesundheit
und nicht Gold- und Silberstücke.

MAHATMA GANDHI

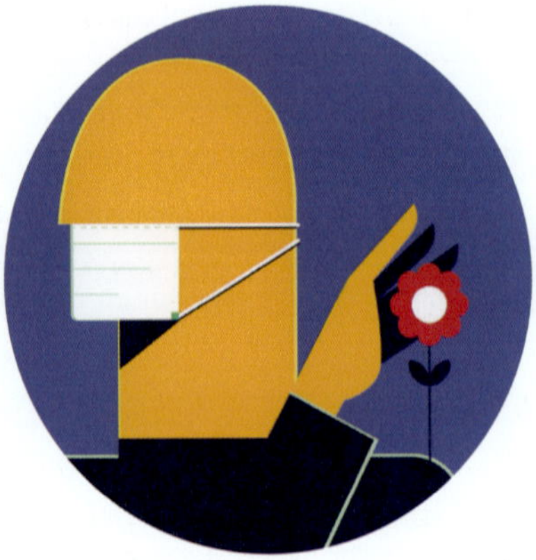

Die meisten Menschen denken, dass sie, wenn sie gegen etwas allergisch sind, immer allergisch darauf reagieren werden. Das ist jedoch nicht unbedingt der Fall. Wie jedes andere Symptom treten Allergien in unserem Körper in der Regel dann auf, wenn andere zugrunde liegende Ungleichgewichte bestehen. Wenn diese Ursachen beseitigt werden, können Allergien verschwinden und tun es auch.

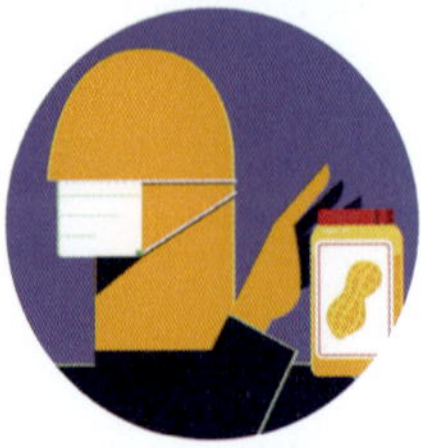

PHYSISCHE ALLERGIEN
(→ SEITE 167)

IDEEN-ALLERGIEN
(→ SEITE 170)

PHYSISCHE ALLERGIEN

ERLÄUTERUNG

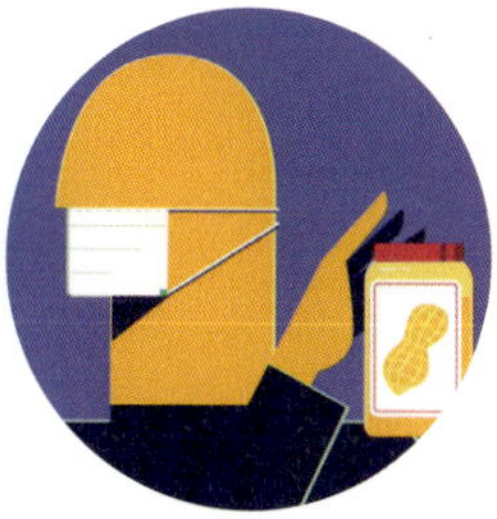

Leiden Sie unter Allergien? Es ist möglich, gegen buchstäblich alles allergisch zu sein, und Nahrungsmittel wie Erdnüsse, Kuhmilch, Weizen und Eier gehören zu den Nahrungsmitteln mit höchstem allergenen Potenzial überhaupt.

Darüber hinaus gehören Tierhaare, Pollen, Schimmelpilze, Hausstaubmilben, bestimmte Medikamente, Insektengifte, Kakerlaken, Parfüm und Haushaltschemikalien zu den wichtigsten Allergenen. Man schätzt, dass bis zu 40 Prozent der Erwachsenen und Kinder in Amerika unter einer Form von Allergie leiden, die als Heuschnupfen bekannt ist, einer besonders unangenehmen Form von Allergie, die aus einer Empfindlichkeit gegenüber Pollen resultiert, die im Frühjahr durch die Luft fliegen. Wenn Sie selbst an einer solchen saisonalen Allergie leiden, wissen Sie, wie belastend das sein kann.

Das Faszinierende an Allergien ist, dass viele Menschen nicht ihr ganzes Leben lang an der Allergie gelitten haben. Menschen sagen oft Dinge wie: „Ich hatte bis vor fünf Jahren nie eine Allergie. Jetzt fühle ich mich jeden Frühling für ein paar Monate total elend."

Physische Allergien sind meist das Ergebnis mehrerer Ungleichgewichte, die zusammengenommen das Immunsystem in einen Zustand der Fehlfunktion versetzen. Häufig liegt ein Ungleichgewicht in der Leber vor, das durch eingeschlossene Emotionen, Schwermetalle oder andere Gifte aus Nahrungsmittelzusatzstoffen, Pestiziden und Herbiziden verursacht wird. In einigen Fällen hat eine Allergie jedoch keine zugrunde liegende Ursache und kann einfach gelöscht werden, da die Allergie selbst als energetisches Ungleichgewicht betrachtet werden kann.

Physische Allergien können auch entstehen, wenn das Unterbewusstsein bei längerem oder plötzlichem emotionalem und/oder körperlichem Stress eine fehlerhafte Verknüpfung mit einem bestimmten Stoff herstellt. Das Immunsystem betrachtet die Substanz dann als Allergen, und es kommt zu einer negativen Reaktion, wenn dieses Allergen in Zukunft wieder auftaucht. Wenn Sie z. B. etwas Beunruhigendes oder Traumatisches erleben, während Sie etwas essen oder trinken, kann es sein, dass Sie auf dieses Nahrungsmittel oder Getränk allergisch werden. Das Lösen der eingeschlossenen Emotionen im Zusammenhang mit diesem Ereignis führt dann in der Regel zum Verschwinden der Allergie.

Das Unterbewusstsein kann eine physische Allergie als Schutzmaßnahme erzeugen, um Sie vor dem Stress zu schützen, den es mit dem Allergen verbunden hat. Aus diesem Grund kann man gegen buchstäblich alles allergisch werden.

Zu den Allergiesymptomen können gehören: Hautausschläge, Entzündungen, Atemwegsprobleme, Verstopfung, Nasennebenhöhlenprobleme, juckende Augen, schmerzende Gelenke und vieles mehr.

Glücklicherweise können die meisten Allergiesymptome gelindert werden, wenn man den Body Code anwendet und die eingeschlossenen Emotionen und die zugrunde liegenden Ursachen aufspürt, wie Joela in dieser Geschichte herausfand.

Endlich allergiefrei

Ich habe an mir gearbeitet, um meine Heuschnupfen-Allergien loszuwerden. Nachdem ich mehrere eingeschlossene Emotionen gelöst hatte, bin ich jetzt symptomfrei!

Joela J., Schweiz

Der Schweregrad von Allergien reicht von lebensbedrohlich bis kaum spürbar. Und es ist mir wichtig, auf Folgendes hinzuweisen: Wenn Sie eine lebensbedrohliche Allergie haben, sollten Sie auf jeden Fall die zugrunde liegenden Ursachen mithilfe des Body Code finden und beseitigen, aber lassen Sie sicherheitshalber Ihren EpiPen (= Autoinjektor mit Injektionslösung) nicht zu Hause liegen.

Wissen Sie immer, ob Sie allergisch sind? Allergien verursachen immer Symptome, aber die Symptome werden oft nicht verstanden. Gibt es zum Beispiel bestimmte Nahrungsmittel, die Ihnen die Energie rauben? Gibt es bestimmte Nahrungsmittel, die Sie nachts wach halten, wenn Sie sie spät am Tag essen? Dies sind zwei der häufigsten Symptome, über die Menschen klagen und die oft das Ergebnis einer unerkannten allergischen Reaktion auf etwas sind, das sie essen oder trinken.

Wenn Sie feststellen, dass Sie eine physische Allergie haben, sollten Sie herausfinden, gegen welche Substanz Sie allergisch sind. Wenn Sie jedoch nicht herausfinden können, was das Allergen ist, machen Sie sich keine Sorgen. Es ist wichtiger, alle damit assoziierten Ungleichgewichte zu dekodieren und zu lösen, als das Allergen selbst zu identifizieren. Am einfachsten ist es, herauszufinden, zu welcher Allergen-Kategorie das Allergen gehört, die häufigsten sind Nahrungsmittel, organische Stoffe und Chemikalien. Manchmal reicht es aus, einfach nur die Kategorie zu ermitteln.

ÜBUNG
FINDEN UND LÖSEN EINER ALLERGIE

SCHRITT 1

Fragen Sie: „Habe ich [oder Haben Sie] eine physische Allergie, die jetzt gelöst werden kann?“

- Wenn ja, fahren Sie mit Schritt 2 fort.
- Wenn nein, haben Sie vielleicht gar keine physische Allergie, oder Sie haben eine, die jetzt nicht gelöst werden kann, sodass Sie es vielleicht an einem anderen Tag noch einmal versuchen möchten.

SCHRITT 2

(Dekodierung) Fragen Sie: „Ist es erforderlich, mehr über diese Allergie zu wissen?“

- Wenn nein, gehen Sie zu Schritt 3 (Assoziation).
- Wenn ja, stellen Sie eine oder mehrere der folgenden Fragen. Kehren Sie zum Beginn von Schritt 2 (Dekodierung) zurück, sobald die Antwort auf eine dieser Fragen feststeht.
  - Fragen Sie: „Ist es erforderlich, das Allergen zu ermitteln?“
  - Wenn ja, können Sie folgende häufige Allergene testen:

Erdnüsse	Fisch	Hausstaubmilben
Kuhmilch	Sesam	Medikamente
Weizen	Eier	Insektengift von Stichen oder Bissen
Soja	Tierhaare	Schaben
Baumnüsse	Pollen	Parfüm
Schalentiere	Schimmelpilze	Haushaltschemikalien

  - Fragen Sie: „Sollten wir das Alter des Auftretens ermitteln?“
  - Fragen Sie: „Wurde dies von jemand anderem übernommen?“
  - Fragen Sie: „Stammt es von einem bestimmten Ereignis?“

SCHRITT 3

(Assoziation) Physische Allergien sind fast immer mit Ungleichgewichten verbunden, z. B. mit eingeschlossenen Emotionen, die gelöst werden müssen, um die unterbewusste Reaktion auf das Allergen zurückzusetzen.

- Fragen Sie: „Gibt es ein damit assoziiertes Ungleichgewicht, das zu dekodieren ist?“
- Wenn nein, gehen Sie zu Schritt 4 (Intention).
- Wenn ja, was wahrscheinlich ist, kehren Sie zur Body Code-Übersicht zurück und dekodieren und bearbeiten Sie jedes damit assoziierte Ungleichgewicht, dann kehren Sie hierher zurück und wiederholen die Frage aus Schritt 3 (Assoziation).

SCHRITT 4

(Intention) Streichen Sie dreimal mit einem Magnet oder Ihrer Hand über eine beliebige Länge des Lenkergefäßes, während Sie die Absicht haben, die Allergie zu lösen.

SCHRITT 5

Fragen Sie: „Haben wir diese physische Allergie gelöst?“

- Wenn ja, können Sie erneut bei Schritt 1 beginnen und den Vorgang wiederholen, um eine weitere Allergie zu finden, wenn Sie möchten.
- Wenn nein, fokussieren Sie sich neu, bitten Sie im Gebet um Hilfe, erlauben Sie Ihrem Herzen, Liebe und Dankbarkeit dafür zu empfinden, dass dies helfen wird, und streichen Sie erneut dreimal mit Ihrer Intention darüber.

HILFREICHER TIPP ZUR BEFREIUNG VON ALLERGIEN

Wenn Sie in der Lage waren, das spezifische Allergen herauszufinden und die zugrunde liegenden Ursachen zu bearbeiten, ist es von Vorteil, wenn die betroffene Person noch für etwa vierundzwanzig Stunden jeglichen Kontakt mit dieser bestimmten Substanz vermeidet. So kann der Körper die Beseitigung der Allergie vollständig verarbeiten.

IDEEN-ALLERGIEN

ERLÄUTERUNG

Ich habe herausgefunden, dass es tatsächlich möglich ist, gegen eine Idee allergisch zu sein! Lassen Sie mich das erklären. Wenn Sie auf Erdbeeren allergisch sind, hat Ihr Unterbewusstsein, also folglich auch Ihr Immunsystem ein Problem mit der einzigartigen Frequenz und Schwingung, die eine Erdbeere zu einer Erdbeere macht. Letztlich besteht eine Erdbeere aus Energie. Eine bestimmte Idee ist ebenfalls eine Energie, und sie hat eine einzigartige Frequenz und

Schwingung. Folglich ist es möglich, dass Sie eine Allergie gegen eine bestimmte Idee entwickeln.

Was meinen Sie, was passiert, wenn Sie zum Beispiel allergisch gegen die Vorstellung oder die Idee sind, gesund zu werden? Was ist, wenn Ihr Partner allergisch gegen die Idee einer festen Bindung ist? Solche Ideen-Allergien können Ihre Fähigkeit beeinträchtigen, das Leben so zu gestalten, wie Sie es sich wünschen. Was glauben Sie, was passiert, wenn Sie eine Allergie gegen Geld haben? In Anns Bericht werden Sie sehen, wie groß die Auswirkungen einer Ideen-Allergie sein können.

Allergisch gegen Erfolg

Bevor ich begann, mit dem Body Code zu arbeiten, war ich bereits viele Jahre lang beruflich selbstständig. Ich hatte einige Erfolge erzielt, aber ich stieß immer wieder auf eine Einkommensgrenze, die ich scheinbar nie überwinden konnte.

Ich beschloss, den Body Code zu nutzen, um zu sehen, ob er mir helfen könnte, in diesem Bereich meines Lebens endlich einen Durchbruch zu erzielen. Ich wurde sofort zu einer Ideen-Allergie geführt, und mit ein paar Testungen konnte ich herausfinden, dass diese Ideen-Allergie auf den unterbewussten Glaubenssatz hinauslief, wenn ich viel Geld verdiente, würde ich damit meine Ehe ruinieren!

Mit drei einfachen Strichen beseitigte ich diese Ideen-Allergie. Ich hatte keine Ahnung, wie schnell ich die Ergebnisse der Beseitigung dieser einen Blockade sehen würde. In weniger als einem Monat hat sich mein Einkommen mehr als verdoppelt, und ich habe endlich ein monatliches Einkommensziel erreicht und überschritten, das ich seit Jahren verfolgt und nie erreicht hatte. Und in den sechs Jahren, die seitdem vergangen sind, ist mein monatliches Einkommen nicht ein einziges Mal unter das Ziel gesunken, das ich so lange verfolgt hatte.

In der Zwischenzeit haben wir gerade unseren fünfundzwanzigsten Hochzeitstag gefeiert, an dem mein großartiger Mann und ich unser Ehegelübde erneuert haben. Es ist erstaunlich, was für einen Unterschied es in meinem Leben gemacht hat, den Body Code in Bezug auf diese Fülle-Blockade anzuwenden.

Ann H., Rhode Island, USA

Ideen-Allergien entstehen im Allgemeinen, wenn das Unterbewusstsein eine fehlerhafte oder negative Verbindung mit einer bestimmten Idee – einem Gedanken, Gefühl, Konzept, Ereignis, einer Handlung, einer Person, einem Ort oder einer Sache – herstellt. Dies geschieht in der Regel bei anhaltendem oder plötzlichem emotionalem und/oder körperlichem Stress. Diese Idee wird dann vom Unterbewusstsein als Problem betrachtet, und es kommt zu einer negativen Reaktion, wenn diese Idee auftaucht. Eine Ideen-Allergie kann sogar körperliche Schmerzen verursachen, wie Teresa in der folgenden Geschichte feststellte.

Der Gedanke an Einsamkeit

Meine Freundin schrieb mir und berichtete, dass sie plötzlich starke Schmerzen in beiden Hüften habe. In der Annahme, dass es etwas mit einer Vorerkrankung zu tun haben könnte, tat sie, was sie konnte, um ihr Umfeld komfortabler zu gestalten, und kaufte sogar eine neue Matratzenauflage, während sie nach einer Matratze suchte, die ihr mehr Linderung verschaffen könnte.

Ich bot ihr an, ihren Körper auf eingeschlossene Emotionen und Ungleichgewichte zu testen. Was dabei herauskam, war überraschend. Ihr Körper zeigte an, dass sie eine Ideen-Allergie hatte, die mit den Hüftschmerzen zusammenhing. Sie hatte im Alter von fünf Jahren eine Allergie gegen die Vorstellung von Einsamkeit entwickelt. Ich löste das Ungleichgewicht und sagte ihr, ich würde mich später melden, um zu sehen, wie es ihr ginge.

Innerhalb von zwölf Stunden schrieb sie mir: „Ich danke Dir, ich danke Dir und ich danke Dir nochmals! Meine Hüftschmerzen sind heute Morgen so minimal, und es fühlt sich an, als ob sie ganz verschwinden! Ein Nebeneffekt ist, dass ich mir keine Matratzen mehr ansehen muss! Aber es ist wirklich eine große Erleichterung, denn der Schmerz war plötzlich gekommen und ziemlich heftig, und jetzt verlässt er meinen Körper genauso schnell wieder. Ich fühle mich so viel wohler!“ Wir waren beide sehr dankbar, dass wir den Body Code als schnelles und effizientes Werkzeug zur Beseitigung dieser Schmerzen hatten. Was für ein Segen!

Teresa R., Calgary, Kanada

Das Unterbewusstsein kann eine Ideen-Allergie als Schutzmaßnahme erzeugen, um Sie vor dem Stress zu schützen, den es mit der Idee verknüpft hat, und um zu verhindern, dass sich die Belastung aus der Vergangenheit wiederholt.

Die Symptome einer Ideen-Allergie äußern sich natürlich anders als die Symptome einer physischen Allergie und umfassen oft Selbstsabotage, emotionale Reaktivität, Vermeidungsverhalten und sogar Phobien. Manchmal kann eine Ideen-Allergie auch zu einem körperlichen Symptom führen, wie in der letzten Geschichte. Dem Unterbewusstsein steht es frei, jede Art von Symptom zu erzeugen, um die Nähe zu einer bestimmten Idee zu vermeiden, seien Sie also offen. Denken Sie daran: „Alles kann alles verursachen.“

Ideen-Allergien sind fast immer mit Ungleichgewichten assoziiert, wie z.B. eingeschlossene Emotionen, die gelöst werden müssen, um die Reaktion des Unterbewusstseins auf die Idee zurückzusetzen und zu neutralisieren.

Übrigens kommt es vor, eine physische Allergie gegen irgendeine Art von Substanz zu haben, die mit der Ideen-Allergie verbunden ist. Wenn Sie z.B. eine Ideen-Allergie gegen Ihre Ehe haben, könnten Sie eine physische Allergie gegen das Parfüm Ihres Partners entwickeln. Ideen-Allergien beeinflussen emotionale Entscheidungen, indem sie negative Gefühle gegenüber einer bestimmten Idee hervorrufen.

ÜBUNG
FINDEN UND LÖSEN EINER IDEEN-ALLERGIE

SCHRITT 1

Fragen Sie: „Habe ich [oder Haben Sie] eine Ideen-Allergie, die jetzt gelöst werden kann?“

- Wenn ja, fahren Sie mit Schritt 2 fort.
- Wenn nein, haben Sie vielleicht gar keine Ideen-Allergie, oder Sie haben eine, die jetzt nicht gelöst werden kann, sodass Sie es vielleicht an einem anderen Tag noch einmal versuchen möchten.

SCHRITT 2

(Dekodierung) Fragen Sie: „Ist es erforderlich, mehr über diese Allergie zu wissen?“

- Wenn nein, gehen Sie zu Schritt 3 (Assoziation).
- Wenn ja, stellen Sie eine oder mehrere der folgenden Fragen. Kehren Sie zum Beginn von Schritt 2 (Dekodierung) zurück, sobald die Antwort auf eine dieser Fragen feststeht.

– Fragen Sie: „Ist es erforderlich, das Allergen zu bestimmen?“

- Wenn ja, verwenden Sie die Tabelle der Ideen-Allergene, um tiefer zu graben. Genau wie bei der Suche nach einer eingeschlossenen Emotion, die ich zuvor beschrieben habe, fragen Sie mithilfe des Muskeltests, in welcher Spalte sich diese Ideen-Allergie befindet, suchen Sie dann die Reihe und grenzen Sie die Suche auf eine bestimmte Ideen-Allergie ein. Beachten Sie, dass diese Tabelle nicht allumfassend ist, aber in den meisten Fällen reicht sie aus, um ihre Aufgabe zu erfüllen.

IDEEN-ALLERGENE

	A	B	C
1	Belastet sein Überfordert sein Verletzt sein Traumatisiert sein Kontrollverlust Unkontrollierbare schlimme Dinge	Opfer sein Überlebender sein Verantwortlich sein (für ___) Kontrolle Veränderung Unabhängigkeit	Geschätzt werden/Wichtig sein Gebraucht werden/Erwünscht sein Respektiert werden Es verdient haben Ein Unterstützungssystem haben Loyalität
2	Eigene wahrgenommene Schwächen Hässlich sein/sich fühlen Sich selbst betrügen Gefühl, etwas stimmt nicht Sich nicht in Sicherheit fühlen Gefühl, festzustecken	Eigene Gedanken Eigenes Verhalten Eigene Persönlichkeit Selbst Erwachsen werden Das Leben	Liebe Liebe geben Liebe empfangen Verbindung Loslassen Im Fluss sein
3	Krank sein Erschöpfung Sich ausgelaugt fühlen Schmerz/Unbehagen Zweifel/Misstrauen anderer an mir Beschuldigt werden Belogen werden	Am Leben sein Altern Tod Jemand brauchen Drama Unrecht haben	Eigenes Wohlbefinden Eigenverantwortung Selbstfürsorge Positive Veränderungen durchführen Motiviert sein Gesund sein
4	Getäuscht werden Manipuliert werden Betrogen werden Mangel an Loyalität Im Stich gelassen werden	Von anderen gesehen werden als __________ Bemerkt werden Anforderungen anderer an mich Verletzlichkeit Beziehungen im Allgemeinen Die falsche/die richtige Person	Energie haben Jung/Jugendlich sein Attraktiv sein Sich sicher fühlen, ich selbst zu sein Inneren Frieden spüren Kreativ sein
5	Überwältigt werden Leiden anderer Negative Gefühle anderer Abgelehnt werden Verurteilt werden Kritisiert werden	Grenzen setzen/bewahren Eine Familie haben/eine Familie aufbauen Entbindung Ehe/heiraten Ungesunde Dynamiken ändern So sein, wie die eigenen Eltern	Talente anwenden/entdecken Freude/glücklich sein Selbstvertrauen/Zuversicht Erfüllung Fortschritt Leidenschaft
6	Mangelnde Verbindung Einsamkeit Wiederholung der Vergangenheit Streiten Scheidung Ende einer Beziehung	Eigene Familie verlassen Vorwärts gehen Geld im Allgemeinen Geld ausgeben Eine bestimmte Person Ein bestimmter Ort	Neugier Zufriedenheit Dankbarkeit Begeisterung Erfolg Wohlstand
7	Unsichtbar sein Versagen Geld verlieren Armut/arm sein Leistungsschwierigkeiten Emotion ______ (Emotion Code-Tabelle verwenden)	Eine bestimmte Rolle Bestimmte Beziehungsdynamik/-rolle Sichtbar sein Ziele Arbeit Ausgeglichener Energieaustausch	Geld verdienen Geld sparen Geld empfangen Geld in Rechnung stellen Auszeichnung/Belohnung empfangen Geschenke/etwas anderes empfangen

Sobald Sie das spezifische Allergen gefunden haben, kehren Sie zu Schritt 2 (Dekodierung) zurück, und fragen Sie, ob noch mehr zu wissen erforderlich ist. Wenn Sie nicht mehr über das Allergen wissen müssen, gehen Sie zu Schritt 3 (Assoziation), ansonsten können Sie noch die folgenden Fragen stellen:

- Fragen Sie: „Sollten wir das Alter des Auftretens ermitteln?“
- Fragen Sie: „Wurde dies von jemand anderem übernommen?“
- Fragen Sie: „Stammt es von einem bestimmten Ereignis?“

SCHRITT 3

(Assoziation) Ideen-Allergien sind fast immer mit Ungleichgewichten verbunden, z. B. mit eingeschlossenen Emotionen, die gelöst werden müssen, um die unterbewusste Reaktion auf das Allergen zurückzusetzen.

- Fragen Sie: „Gibt es ein damit assoziiertes Ungleichgewicht, das zu dekodieren ist?“
- Wenn nein, gehen Sie zu Schritt 4 (Intention).
- Wenn ja, was wahrscheinlich ist, kehren Sie zur Body Code-Übersicht zurück und dekodieren und bearbeiten Sie jedes damit assoziierte Ungleichgewicht, dann kehren Sie hierher zurück und wiederholen die Frage aus Schritt 3 (Assoziation).

SCHRITT 4

(Intention) Streichen Sie dreimal mit einem Magnet oder Ihrer Hand über eine beliebige Länge des Lenkergefäßes, während Sie die Absicht haben, die Allergie zu lösen.

SCHRITT 5

Fragen Sie: „Haben wir diese Ideen-Allergie gelöst?“

- Wenn ja, können Sie erneut bei Schritt 1 beginnen und den Vorgang wiederholen, um eine weitere Ideen-Allergie zu finden, wenn möglich.
- Wenn nein, fokussieren Sie sich neu darauf, bitten Sie im Gebet um Hilfe, erlauben Sie Ihrem Herzen, Liebe und Dankbarkeit dafür zu empfinden, dass dies helfen wird, und streichen Sie erneut dreimal mit Ihrer Intention darüber.

GEDANKEN ZU IDEEN-ALLERGIEN

Hier ist ein Zitat, das ich für unsere Diskussion über Ideen-Allergien sehr passend finde:

> *Das Unterbewusstsein … macht keinen Unterschied zwischen konstruktiven und destruktiven Gedankenimpulsen. Es arbeitet mit dem Material, mit dem wir es füttern, durch unsere Gedankenimpulse. Das Unterbewusstsein wird einen von Angst getriebenen Gedanken ebenso bereitwillig in die Realität umsetzen wie einen von Mut oder Glauben getriebenen Gedanken.*
>
> NAPOLEON HILL

Denken Sie daran, dass Ihr Fokus Ihre Realität bestimmt, egal ob er bewusst oder unbewusst ist!

9

OFFENSIVE ENERGIEN

Ich werde nicht zulassen, dass irgend jemand mit seinen schmutzigen Füßen durch meinen Geist läuft.

MAHATMA GANDHI

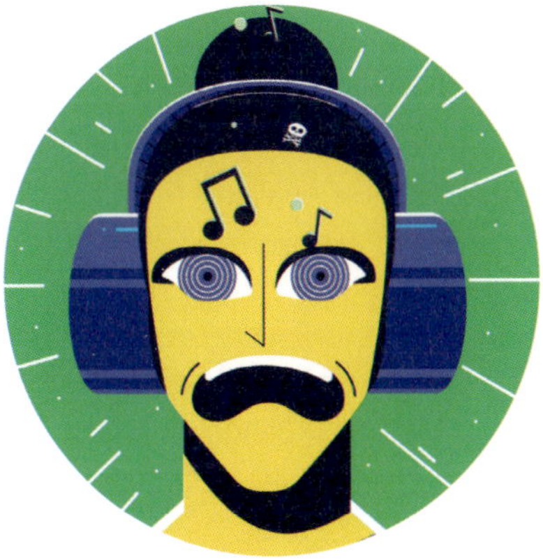

Es gibt verschiedene Arten von offensiven Energien, die alle Störungen in unserem Energiefeld verursachen und unser Leben sabotieren können. Sie können vom Unterbewusstsein anderer Menschen oder von Geistwesen erzeugt werden, und manchmal erzeugen wir sie sogar selbst. Zu dieser Kategorie von Ungleichgewichten gehören unter anderem Saboteure und Geistwesen.

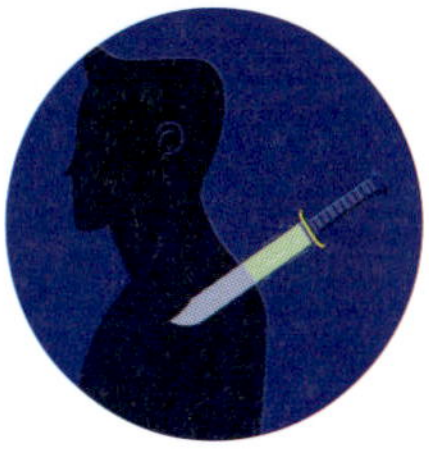

SABOTEURE
(→ SEITE 178)

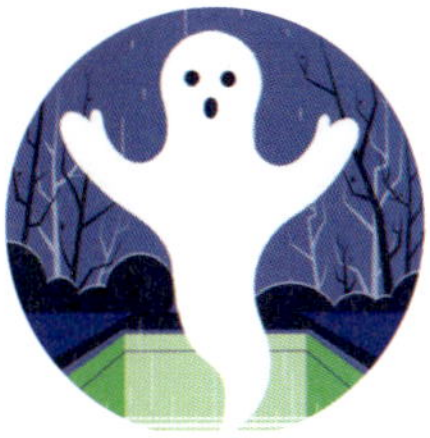

GEISTWESEN
(→ SEITE 180)

SABOTEURE

ERLÄUTERUNG

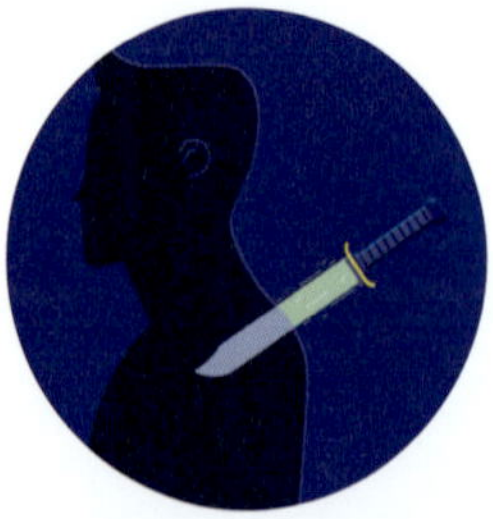

Ein Saboteur ist eine starke negative Energie, die darauf abzielt, den Empfänger zu verletzen und/oder zu sabotieren, und in der Regel von einer anderen Person oder einem Geistwesen ausgeht. Saboteure können mit unsichtbaren, aber schädlichen Waffen, Wunden oder Kontrollmechanismen verglichen werden.

Die meisten Saboteure werden vom Unterbewusstsein erzeugt und sind Ausdruck von negativen Gefühlen gegenüber dem Empfänger. Manche Sabotage kann selbst zugefügt sein, in der Regel dann, wenn eine anhaltende oder intensive Selbstmisshandlung vorliegt. Saboteure können körperliche Beschwerden verursachen und den Genesungsprozess behindern.

Hier ist ein Beispiel dafür, wie das Aufspüren und Entfernen eines Saboteurs geholfen hat, als nichts anderes mehr gewirkt hatte.

Meine Lieblingsklientin

Ich werde mich immer an den wunderbaren Tag erinnern, an dem Maria, meine einundachtzigjährige Klientin, geheilt wurde. Sie schlurfte mit Mühe in mein Büro zu ihrer achten Body Code-Sitzung, um an der Beseitigung ihrer chronischen Ischiasbeschwerden zu arbeiten. Es war herzzerreißend, die Schmerzen in ihrem Gesicht und in ihrem Körper zu sehen. Es war leicht zu erkennen, dass jeder Schritt, den sie tat, unerträgliche Schmerzen bereitete. Etwa zehn Minuten nach Beginn der Sitzung rief sie: „Oh meine Güte, es ist weg!" Ich fragte: „Was ist weg?" Sie sagte: „Mein Schmerz!" Das war Musik in meinen Ohren! Wir haben beide gleichzeitig gelacht und geweint.

Es hatte sich herausgestellt, dass sie eine Saboteur-Energie gehabt hatte. Traurigerweise hatte ihr jemand, der ihr sehr nahe stand, zehn Jahre zuvor ein energetisches „Messer" in den unteren Rücken gestochen. Nachdem es entfernt worden war, lächelte sie und hatte das Gefühl, tanzen zu wollen. Seitdem ist sie frei von diesen Schmerzen. Ich muss sagen, dass ich diese Klientin am liebsten mag, denn sie ist meine Mutter. Die Heilungen, die ich miterlebt habe, sind unglaublich! Ich liebe es, der Kanal zu sein, durch den Menschen heilen.

Deborah B., Arizona, USA

Oft ist es nicht notwendig, sehr viele Informationen zu dekodieren, um eine Saboteur-Energie zu finden und zu lösen. Die Art der Waffe und die Stelle im Körper können jedoch eine metaphysische Bedeutung haben, über die nachzudenken interessant oder hilfreich sein kann (z. B. kann ein „Messer" im Rücken einen Verrat bedeuten).

ÜBUNG
FINDEN UND LÖSEN EINES SABOTEURS

SCHRITT 1

Fragen Sie: „Habe ich [oder Haben Sie] einen Saboteur, den wir jetzt finden und beseitigen können?"

- Wenn ja, fahren Sie mit Schritt 2 fort.
- Wenn nein, haben Sie vielleicht gar keinen Saboteur, oder Sie können es später noch einmal versuchen.

SCHRITT 2

(Dekodierung) Fragen Sie: „Ist es notwendig, mehr über diesen Saboteur herauszufinden?"

- Wenn nein, gehen Sie zu Schritt 3 (Assoziation).
- Wenn ja, stellen Sie eine oder mehrere der folgenden Fragen. Kehren Sie zum Anfang von Schritt 2 (Dekodierung) zurück, sobald die Antwort auf eine dieser Fragen feststeht.

– Fragen Sie: „Ist es notwendig, die Lokalisation dieser Energie im Körper zu kennen?"
– Fragen Sie: „Ist es eine Waffe?"
– Fragen Sie: „Ist es eine Wunde?"
– Fragen Sie: „Ist es ein Kontrollmechanismus?"
– Fragen Sie: „Ist es erforderlich, das Alter des Auftretens zu ermitteln?"
– Fragen Sie: „Wurde Ihnen/dir dies von einem Geistwesen (oder einem Menschen) zugefügt?"

SCHRITT 3

(Assoziation) Fragen Sie: „Gibt es ein damit assoziiertes Ungleichgewicht, das zu dekodieren ist?"

- Wenn nein, gehen Sie zu Schritt 4 (Intention).
- Wenn ja, kehren Sie zur Body Code-Übersicht zurück und dekodieren und korrigieren Sie jedes damit assoziierte Ungleichgewicht, dann kehren Sie hierher zurück und wiederholen die Frage aus Schritt 3 (Assoziation).

SCHRITT 4

(Intention) Streichen Sie dreimal mit einem Magnet oder Ihrer Hand über einen beliebigen Abschnitt des Lenkergefäßes und halten Sie dabei an der Absicht fest, den Saboteur zu lösen.

SCHRITT 5

Fragen Sie: „Haben wir die Energie des Saboteurs gelöst?"

- Wenn ja, können Sie erneut mit Schritt 1 beginnen und den Prozess wiederholen, um eine weitere Saboteur-Energie zu finden und zu lösen, die Sie möglicherweise haben.
- Wenn nein, fokussieren Sie sich erneut darauf, bitten Sie im Gebet um Hilfe, erlauben Sie Ihrem Herzen, Liebe und Dankbarkeit dafür zu empfinden, dass dies helfen wird, und streichen Sie erneut dreimal mit Ihrer Intention darüber.

GEISTWESEN

ERLÄUTERUNG

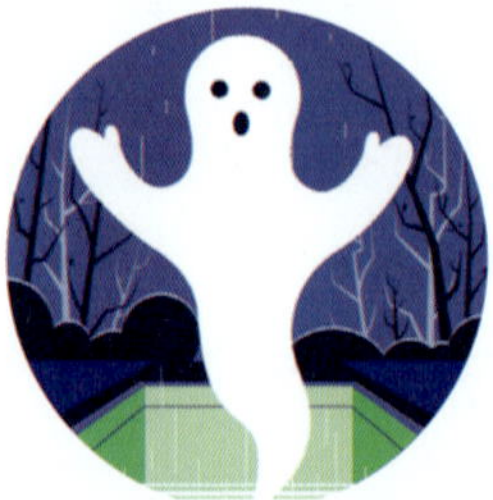

Es gibt eine unsichtbare Welt um uns herum, eine Welt, der wir uns im Allgemeinen nicht bewusst sind, die jedoch einen starken Einfluss auf unser Leben hat. Aber sind Geister, Gespenster und andere Wesenheiten real?

Geistwesen oder dunkle Geister sind ein heikles Thema, und ich nähere mich ihm mit einigem Zögern. Während jede Heilmethode aller großen Zeitalter der Menschheitsgeschichte die Bedeutung von Geistwesen und ihre Auswirkungen auf die körperliche und psychische Gesundheit anerkannte, erkennt die moderne westliche Medizin – ein relativer Neuling in der Welt des Heilens – die Existenz von Geistwesen ganz und gar nicht an.

Während seines dreijährigen Wirkens scheint Jesus auch damit beschäftigt gewesen zu sein, Geistwesen zu beseitigen. Sieben seiner siebenunddreißig Heilungswunder beinhalteten die Austreibung dunkler Geister, um Menschen von ihren psychischen oder körperlichen Krankheiten zu befreien.

Während die westliche pharmazeutisch orientierte Medizin die Möglichkeit des Einflusses unsichtbarer Geister auf uns zugunsten verschreibungspflichtiger Medikamente zur Unterdrückung von Symptomen leugnet, waren sich die alten Völker der Geistwesen bewusst.

Manchmal haben die Menschen Angst vor diesem Thema, vor *Geistern* oder bösen Geistwesen. Es gibt jedoch keinen Grund, sich zu fürchten, denn in den meisten Fällen kann man mit dem Body Code wirksam gegen sie vorgehen. Wenn Sie das Thema stört oder wenn Ihr Verstand sich der Möglichkeit verschließt, dass Geistwesen real sind, dann können Sie dieses Kapitel überspringen. Aber ich hoffe, dass Sie Ihr Herz und Ihren Verstand öffnen werden, um zu erkennen, dass es vieles über unsere menschliche Existenz gibt, das wir nicht vollständig verstehen.

Wer und was sind also diese Geistwesen, und wie begegnen wir ihnen am häufigsten?

ARTEN VON GEISTWESEN

Ich bin zu der Überzeugung gelangt, dass es zwei Arten von Geistwesen in dieser Welt gibt: entkörperte Geistwesen und körperlose Geistwesen. Die entkörperten Geistwesen oder *Geister* sind die Geister von Menschen, die gestorben sind, aber *erdgebunden* bleiben, weil sie nicht ins Licht gegangen und weitergezogen sind, gewöhnlich wegen der Süchte oder Abhängigkeiten aus ihrer sterblichen Erfahrung, an denen sie noch hängen.

So kann beispielsweise eine alkoholabhängige Person erdgebunden bleiben und sich an Orten aufhalten, an denen getrunken wird, um den Rausch durch den Körper einer lebenden Person wieder zu erleben.

Ein entkörperter Geist, der nach Pornografie süchtig ist, kann einer empfänglichen Person Gedanken und Ideen eingeben, um sie dazu zu bringen, sich Pornografie anzusehen, und dann versuchen, vorübergehend in den Körper dieser Person einzudringen, um diese sexuellen Gefühle wieder zu verspüren, wenn auch nur in gedämpfter Form. Beachten Sie, dass entkörperte Geistwesen manchmal auch als *unreine Geister* bezeichnet werden.

Die andere Klasse von Geistwesen wird oft als körperlose Geistwesen oder böse Geister bezeichnet. Diese Geistwesen haben nie in einem eigenen sterblichen Körper gelebt, sondern sind darauf bedacht, die Menschen in die Irre zu führen und Verwirrung und Chaos zu stiften.

Geistwesen können heimtückisch sein, wenn sie nicht erkannt, entfernt und weggeschickt werden. Sie genießen es, Unglück zu stiften, die Kontrolle zu übernehmen und Menschen ihrer persönlichen Freiheit zu berauben. Sie können emotionale Probleme wie Depressionen und Wut verursachen, die sehr schwerwiegend sein können. Sie können auch Krankheiten und Schmerzen verursachen und Heilung und Erfolg beeinträchtigen. Wenn Geistwesen involviert sind, kann es schwieriger sein, die Hauptursachen für Ungleichgewichte zu erkennen.

Geistwesen beider Arten werden von Dingen angezogen, die am unteren Ende der Schwingungsskala liegen. Gewalt in allen Formen, einschließlich der Darstellung von Gewalt als Unterhaltung, kann sie anziehen. Pornografie zieht sie an, und ich persönlich glaube, dass jegliche Pornografie eine Form von spiritueller Gewalt darstellt. Geistwesen fühlen sich von bestimmten Arten intensiver oder dunkler Musik angezogen, achten Sie also auf die Energie, die Musik verbreitet. Wenn Sie irgendetwas erleben, das eine dunkle Energie hat, dann seien Sie sich bewusst, dass Geistwesen von Dunkelheit in all ihren Formen angezogen werden.

Andererseits können sich Geistwesen auch zu uns hingezogen fühlen, wenn wir gerade dabei sind, einen Durchbruch zu erzielen oder mehr Licht in die Welt zu bringen, und sie werden sich dem entgegenstellen. Und manchmal tauchen sie auch einfach ohne ersichtlichen Grund auf, wie Beth in der folgenden Geschichte herausfand.

Ein hartnäckiges Geistwesen

Letzte Woche diskutierten meine Schwester und ich über einige spirituelle Themen, als ich plötzlich einen unerträglichen und stechenden Schmerz in meinem unteren Rücken verspürte, der keine erklärbare physische Ursache hatte. Ich konnte nicht mehr aufstehen und mein Gewicht nicht mehr ohne Hilfe halten. Als ich aufstand, spürte ich einen kalten Luftzug, der über meinen Rücken strich. Wir begannen, mithilfe des Emotion Codes nach Ungleichgewichten zu suchen, und fanden und lösten einige eingeschlossene Emotionen, aber ich fühlte mich zu unwohl und musste die Sitzung abbrechen, sodass mein Zustand weitgehend unverändert blieb.

Am nächsten Tag hatte ich zunehmende und tiefergehende Beschwerden und konnte kaum noch gehen. Nichts half, meine Rückenbeschwerden zu lindern, nicht einmal starke verschreibungspflichtige Medikamente. Ich bat ein anderes Familienmitglied, das in der Body Code-Anwendung zertifiziert war, um Hilfe. Er fand einen Saboteur und Geistwesen, die er versuchte, wegzuschicken. Mein Zustand verbesserte sich jedoch nicht. Meine Beschwerden waren in den folgenden Tagen so überwältigend und unerbittlich, dass ich aus Verzweiflung eine professionelle Masseurin und Reiki-Anbieterin aufsuchte, doch auch dies brachte keinerlei Besserung.

Ich erinnerte mich an ein früheres Erlebnis mit einem hartnäckigen Geistwesen, das sich geweigert hatte, kampflos zu gehen, also beschloss ich, eine zweite Body Code-Sitzung zu versuchen, um zu überprüfen, ob die Geistwesen tatsächlich verschwunden waren. Wir stellten fest, dass die Geistwesen und der Saboteur immer noch vorhanden waren. Da ich Christin bin, befahlen wir den Geistwesen, im Namen Jesu Christi zu gehen und ihre

Waffen mitzunehmen. Wir spürten eine Veränderung in der Energie des Raumes, und ich erlebte eine sofortige und tiefgreifende Erleichterung in meinem Rücken. Wahnsinn! In dieser Nacht dankte ich dem Herrn und hatte den erholsamsten Schlaf seit Monaten. Ich bin so dankbar für den Body Code, der ein erstaunliches Werkzeug ist, um negative Energien zu identifizieren. Indem wir die Macht Christi anriefen, hatten wir die Möglichkeit, diese negativen Energien zu bezwingen!

Beth B., Texas, USA

Wenn Sie den Body Code anwenden, beseitigen Sie Dunkelheit im Leben derer, mit denen Sie arbeiten. Die Dunkelheit wird durch Licht und Liebe vertrieben. Dunkle Energien wollen nicht, dass Sie jemandem helfen, gesund und glücklich zu werden. Geistwesen könnten versuchen, Ihre Bemühungen zu vereiteln, wenn sie können, indem sie Sie dazu bringen, Zweifel, Hoffnungslosigkeit oder andere negative Gedanken oder Gefühle zu empfinden. Es ist gut, sich ihrer bewusst zu sein und sie loszuwerden, damit Sie die Antworten finden können, die Sie suchen. Aus den Erfahrungen, die ich und andere gemacht haben, sowie aus dem Studium der Berichte anderer Menschen sowohl aus der Antike als auch aus der Neuzeit, ist es für mich offensichtlich, dass es nicht nötig ist, diese Geistwesen zu fürchten. Sie wollen zwar Angst in uns erzeugen, das ist wahr. Aber ihre Taktiken sind Illusionen. Ihre Macht über uns ist begrenzt, es sei denn, wir laden sie durch unsere Entscheidungen dazu ein, Macht über uns zu haben.

Wir erhielten einen Brief von einer unserer zertifizierten Anwenderinnen, in dem sie uns eine wunderschöne Heilungsgeschichte erzählt, in der es um verschiedene Arten von Ungleichgewicht bei der Klientin ging, die sie zur Ganzheit zurückbrachte.

Eine Last beseitigt

Eine neue Klientin kam zu mir, die aufgrund sexuellen Missbrauchs in der Kindheit unter einer posttraumatischen Belastungsstörung (PTBS) litt. Sie weinte während eines Großteils der Sitzung, als wir Miasmen, Geistwesen und negative Emotionen lösten. Ich konnte sehen, wie sie begann, sich zu entspannen und tief durchzuatmen. Am Ende der Sitzung brach sie in Lachen aus, weil sie sich so erleichtert fühlte. Im Folgenden die E-Mail, die ich am nächsten Tag von ihr erhielt:

„Ich fühle mich sehr entspannt und wohl. Ich versuche, Worte zu finden, um am besten zu beschreiben, was bei unserer emotionalen Reinigung passiert ist. Nachdem ich Ihre Praxis verlassen hatte, spürte ich sofort, dass eine unglaubliche Last von mir abgefallen war, als hätte ich hundert Pfund verloren. Mein Geist ist auf eine neue Art und Weise still geworden.

Keine inneren Konflikte, keine Albträume, kein Zittern. Panik und Angst gibt es nicht mehr. Ich spüre ein überwältigendes Gefühl der Rückkehr zu mir selbst, völlig entspannt und getröstet durch das göttliche Licht.

Ich habe das Gefühl, dass ich eine Figur in einem Horrorbuch war, die aus dieser Geschichte herausgehoben wurde und einen neuen Weg bekam. Ich fühle eine unglaubliche Dankbarkeit. Ich spüre Freude über das, was mein Leben bringt. Ich fühle mich sicher. Ich habe mich schon lange nicht mehr so sicher und wohl in meiner eigenen Haut gefühlt. Ich bin wieder eins mit dem inneren Bild von mir als Kind, von dem ich Ihnen erzählt hatte, dass ich es gesehen hätte, als ich bei Ihnen war. Ich bete mit einem klaren Verstand und einem offenen Herzen. Ich bin wirklich gespannt darauf, was und wohin mich das Licht führen wird. Am besten kann ich es so beschreiben, dass ich die Welt zum ersten Mal in Farbe sehe, wie in dem Teil von Der Zauberer von Oz, *nur ohne die Hindernisse. Ich war lange, lange Zeit im Dunkeln gewesen.“*

Janet G., Maine, USA

Nach meiner Erfahrung haben Geistwesen bei meinen Patientinnen und Patienten zu folgenden Symptomen beigetragen:

- Müdigkeit
- Körperliche Beschwerden
- Negativität und Stimmungsprobleme
- Süchte
- Gefühl, festzustecken
- Gefühl der Unbeweglichkeit oder Überforderung
- Selbstsabotage
- Wut auf sich selbst oder andere
- Selbstzweifel
- Depressionen
- Psychische Erkrankungen
- Albträume

Das Auffinden und Beseitigen eines Geistwesens kann zur Linderung vieler dieser Symptome beitragen.

ÜBUNG
FINDEN UND BESEITIGEN EINES GEISTWESENS

SCHRITT 1

Fragen Sie: „Habe ich [oder Haben Sie] ein oder mehrere Geistwesen, die mich [oder Sie] beeinflussen?"

- Wenn ja, fahren Sie mit Schritt 2 fort.
- Wenn nein, haben Sie vielleicht zu diesem Zeitpunkt kein Geistwesen, das Sie beeinflusst, oder Sie können es später erneut versuchen.

SCHRITT 2

(Assoziation) Fragen Sie: „Gibt es ein damit assoziiertes Ungleichgewicht, das zu dekodieren ist?"

- Wenn nein, fahren Sie mit Schritt 3 (Intention) fort.
- Wenn ja, kehren Sie zur Body Code-Übersicht zurück, um jedes damit assoziierte Ungleichgewicht zu dekodieren und zu bearbeiten, dann kehren Sie hierher zurück und wiederholen die Frage aus Schritt 2 (Assoziation).

SCHRITT 3

(Intention) Es gibt drei Möglichkeiten, Geistwesen zu entfernen.

- Die erste Möglichkeit besteht darin, einfach dreimal mit einem Magnet oder der Hand über eine beliebige Länge des Lenkergefäßes zu streichen und dabei die Absicht zu haben, das Geistwesen zu entfernen.
- Die zweite Möglichkeit besteht darin, die Anwesenheit des Geistwesens anzuerkennen, die Schwingungen des Mitgefühls und der Liebe auf das Geistwesen zu richten und dreimal mit einem Magnet oder der Hand über eine beliebige Länge des Lenkergefäßes zu streichen, um das Geistwesen zu entfernen, mit der Absicht, es ins Licht zu schicken.
- Die dritte Möglichkeit besteht darin, dreimal mit einem Magnet oder der Hand über eine beliebige Länge des Lenkergefäßes zu streichen und dabei folgende Worte zu sagen: „Geistwesen, im Namen Jesu Christi (oder des Schöpfers, der Höheren Macht usw.) befehle ich dir (oder euch falls Plural), dich/euch von dieser Person zu entfernen und sie nie wieder zu belästigen."

SCHRITT 4

Fragen Sie: „Haben wir dieses/diese Geistwesen entfernt?"

- Wenn ja, können Sie erneut mit Schritt 1 beginnen und den Prozess wiederholen, um alle verbleibenden Geistwesen zu finden und loszuwerden.
- Wenn nein, fokussieren Sie sich neu darauf, bitten Sie im Gebet um Hilfe, erlauben Sie Ihrem Herzen, Liebe und Dankbarkeit dafür zu empfinden, dass dies helfen wird, und streichen Sie erneut dreimal mit Ihrer Intention darüber.

TIPPS FÜR DEN UMGANG MIT GEISTWESEN

Ein Gebet kann besonders hilfreich sein, wenn man es mit Geistwesen zu tun hat. Es ist eine gute Idee zu testen, ob Saboteure vorhanden sind, nachdem man Geistwesen entfernt hat. In seltenen Fällen können Fasten und Gebet erforderlich sein, um Geistwesen zum Verschwinden zu bewegen. Um die Wahrscheinlichkeit einer zukünftigen Anhaftung von Geistwesen zu verringern, kann es sinnvoll sein, gezielte Body Code-Arbeit zu leisten mit der Intention, die Schwingung zu erhöhen und Ganzheit und Gleichgewicht im Energiekörper und im Energiefeld oder in der Aura zu schaffen. Darüber hinaus wird empfohlen, alles zu vermeiden, was Ihre persönliche Kraft oder die Gesundheit Ihres physischen Körpers und Energiekörpers beeinträchtigt.

DIE UNSICHTBARE WELT DER ENGEL UND GEISTWESEN

So wie es dunkle Geistwesen gibt, die mit uns diese Welt bewohnen, gibt es auch Geistwesen des Lichts oder Engel.

Haben Sie gelebt, bevor Sie auf dem Planeten Erde ankamen?

Wir alle haben unterschiedliche Vorstellungen davon, wo wir vor unserem jetzigen Leben waren. Manche Menschen glauben an Reinkarnation. Ich persönlich glaube an eine Abwandlung dieser Idee.

Wenn Sie Geschichten über Menschen gelesen haben, die Nahtoderfahrungen gemacht haben, nachdem sie beispielsweise auf dem Operationstisch oder bei einem Unfall gestorben sind, ist es nicht ungewöhnlich, dass sie plötzlich Engel sehen, die das Geschehen beobachten. Meistens sind diese Engel mit dem Verstorbenen auf irgendeine Weise familiär verbunden. Oft handelt es sich bei diesen Engeln um Vorfahren, manchmal aber auch um die noch nicht geborenen Nachkommen des gerade Verstorbenen.

Als ich vor vielen Jahren darüber nachdachte und um Führung betete, gewann ich einen Einblick in das, was in unserem Leben vor sich geht.

Bevor wir geboren wurden, besuchten wir die Erde. Ich glaube, dass jeder einzelne von uns schon einmal hier war – vielleicht sogar mehrmals –, und zwar in der Funktion dessen, was man als Schutzengel für jemanden bezeichnen könnte, der ein sterbliches Leben führt. Ich glaube, dass wir diese Aufgaben als Teil unserer Ausbildung angenommen haben, als Vorbereitung auf unser eigenes sterbliches Leben und als Teil unseres Weges zu unserer ewigen Bestimmung.

Erleben Engel intensive Gefühle? Ich bin sicher, dass sie das tun. Stellen Sie sich vor, Sie werden als Engel beauftragt, jemandem durch das irdische Leben zu helfen, und müssen dann mit ansehen, wie diese Person missbraucht, versklavt oder ermordet wird. Ich glaube nicht, dass es notwendig ist, einen physischen Körper zu haben, um emotionale Energie, Traumata oder andere energetische Ungleichgewichte einzuschließen.

Diese Engel entwickeln also emotionale Altlasten und werden schließlich selbst in einen physischen Körper geboren, wenn sie bereit sind, die Sterblichkeit zu erfahren. Manchmal bringen wir die emotionalen Energien aus unseren Aufgaben als Engel in unsere sterbliche Erfahrung ein.

Eingeschlossene Emotionen, die wir aus früheren Erlebnissen als Engel in die Sterblichkeit mitgebracht haben, sind genauso real und genauso machtvoll wie die eingeschlossenen Emotionen, die wir selbst während unseres sterblichen Lebens ansammeln.

Ich glaube, dass wir alle durchaus „andere Leben" gehabt haben. Ich glaube nur, dass wir diese Leben als Engel mit Auftrag erlebt haben.

Ich glaube auch, dass diese Engel in der Regel Familienmitglieder sind, entweder solche, die die Sterblichkeit bereits verlassen haben, oder solche, die noch nicht in einem sterblichen Körper aufgetreten sind. Wer würde sich mehr um uns kümmern als unsere eigenen Verwandten?

Im Folgenden die Geschichte einer lieben jungen Mutter, die Anweisungen von ihrer verstorbenen Großmutter erhielt, weil sie Hilfe bei der Heilung ihrer Familie brauchte.

Die Stimme eines Engels

An einem warmen Nachmittag wurde ich plötzlich von einem wirklich warmen, goldenen Licht besucht. Es duftete nach Rosen oder etwas anderem, das sehr süß und sehr, sehr liebevoll war. Diese Energie kam und schloss mich und meine beiden Kinder in ihre Arme. Normalerweise konnte ich wegen meiner Angst und meiner vielen chronischen Schmerzen tagsüber nicht zur Ruhe kommen, aber durch dieses geheimnisvolle goldene Licht konnte ich ein Nickerchen machen und meine superaktiven Kinder auch. Wir alle fielen in einen friedvollen Schlaf. Das allein war schon ein Wunder, aber das eigentliche Wunder begann, nachdem ich nach ein paar Stunden aufgewacht war und zu meinem Erstaunen feststellte, dass die jahrelangen chronischen Schmerzen, mit denen ich zu kämpfen hatte, größtenteils aus meinem Rücken und vor allem aus meinem Nacken verschwunden waren. Eine Stimme kam zu mir von oben, die sich anfühlte, als käme sie aus meinem Herzen.

Die Stimme sagte: „Geh zu deinem iPad® und öffne den E-Mail-Account." Ich hatte keine Ahnung, worum es ging, aber ich wusste, dass diese Stimme vom Himmel kam und dass ich ihr folgen musste. Ich stand aus dem Bett auf und öffnete meine E-Mails. Da war eine E-Mail von meiner geliebten Meditationslehrerin, die ich schon sehr, sehr lange kenne. Die Stimme sagte: „Öffne diese E-Mail." Als ich das tat, war da ein Link, und der Link führte mich zu einem Fernsehinterview des Gaia-TV-Kanals mit Dr. Bradley Nelson. Die Stimme sagte: „Sieh Dir das an!"

In jenen Tagen war ich chronisch erschöpft und sehr müde. Ich war nicht in der Lage, irgendetwas anderes zu tun, als meine normalen Aufgaben zu erledigen und mich um meine Kinder zu kümmern. Durch das goldene Licht und die Wärme der Liebe, die es mir schenkte, bekam ich zusätzliche Energie, sodass ich es mir ansehen konnte. Damals hatte ich auch starke Schmerzen in den Augen, was es mir sehr schwer machte, auf den Bildschirm zu schauen, aber das war jetzt nicht mehr der Fall. Ich konnte mir dieses Interview ansehen. Nachdem ich die Sendung gesehen hatte, sagte die Stimme: „Ich möchte, dass Du bei diesem Mann lernst." Ich wusste, dass die Stimme von meiner Großmutter kam, die im Krankenhaus gewesen war.

Am nächsten Tag erfuhr ich, dass sie gerade verstorben war.

Das war also ihre Stimme, und ihre Stimme sagte: „Ich möchte, dass Du bei diesem Mann, Dr. Bradley Nelson, lernst, weil ich zu Lebzeiten nicht in der Lage war, meine Beziehung zu meinen Töchtern zu heilen" (meiner Mutter und meiner Tante). Sie sagte: „Ich hatte weder die Kraft noch die Weisheit, die Trennung von meinen Töchtern zu heilen. Meine geliebten Töchter leiden, und ich brauche Deine Hilfe. Und dieser Mann kann Dir dabei helfen."

Ich beschloss, mit dem Emotion Code zu arbeiten, und seither sind viele meiner Probleme verschwunden, darunter die Hautausschläge, Heuschnupfen, Nahrungsmittelunverträglichkeiten und die starken Schmerzen in meinen Augen. All diese Probleme, die ich hatte, sind verschwunden. Ich habe auch mit meinem Mann gearbeitet, und unsere finanziellen Probleme gehören der Vergangenheit an.

Ich erhielt eine E-Mail mit der Information, dass Dr. Bradley Nelson für einen Body Code-Workshop nach Deutschland kommen würde. Ich sagte zu meinem Mann: „Nun, er kommt, können wir da hingehen?" Mein Mann sagte: „Lass uns das Zugticket buchen."

So kam ich also heute aus Großbritannien zu diesem Workshop hierher. Und es war ein Wunder. Danke!"

Yoriko D., Stourbridge, Großbritannien

Jean und ich haben Yoriko bei einer Veranstaltung in Deutschland kennengelernt und ihre schöne Geschichte aufgenommen. Besuchen Sie discoverhealing.com/video/thevoice[10], um es sich anzusehen.

Manchmal spricht Gott durch unsere Engel, um uns vor Gefahren zu warnen. Ein Freund von mir erzählte mir von einem solchen Erlebnis. Er fuhr langsam auf einer zweispurigen Straße im dichten Nebel. Plötzlich rief eine Stimme: „Fahr sofort von der Straße herunter!"

Ohne zu zögern, fuhr er auf den Seitenstreifen, und gleich darauf fuhr ein Auto an ihm vorbei, das mit hoher Geschwindigkeit in die Gegenrichtung fuhr, und zwar auf seiner Fahrspur. Er sagte, dass er mit Sicherheit ums Leben gekommen wäre, wenn er nicht auf diese Stimme gehört hätte.

Wenn wir plötzlich eine warnende Stimme hören, wessen Stimme ist es dann? Wenn wir eine geflüsterte Antwort auf ein Gebet erhalten, wenn uns plötzlich eine Idee oder eine Lösung für ein Problem einfällt, woher kommt sie dann? Ich glaube, dass die Engel um uns herum diejenigen sind, die uns etwas zuflüstern und manchmal auch hörbar zu uns sprechen.

Ich glaube, wenn wir Ungleichgewichte, Geistwesen und negative Energien in unserem Körper finden und beseitigen, können wir die Warnungen und Botschaften unserer Engel deutlicher hören und ihre Liebe zu uns besser spüren.

ABSCHNITT 2

KRANKHEITSERREGER

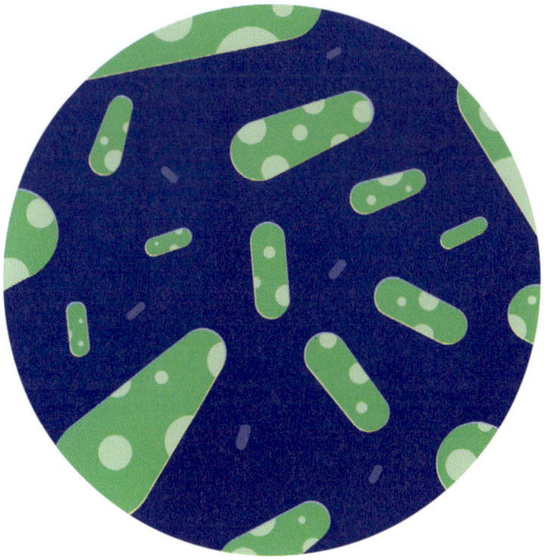

Energieheilung beruht auf der Annahme, dass Krankheiten auf Störungen der Energien und Energiefelder des Körpers zurückzuführen sind und durch Eingriffe in diese Energien und Energiefelder angegangen werden können.

JED DIAMOND

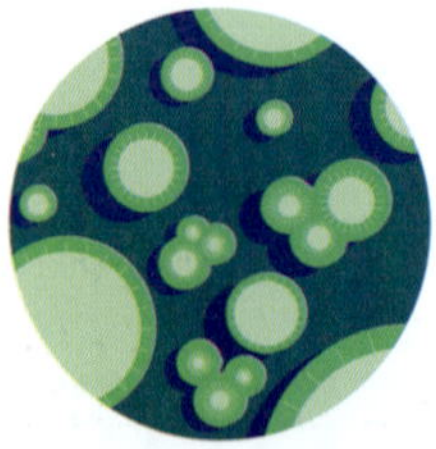

PILZE
(→ SEITE 194)

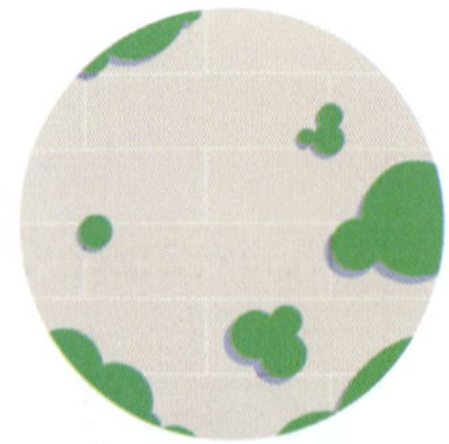

SCHIMMELPILZE
(→ SEITE 197)

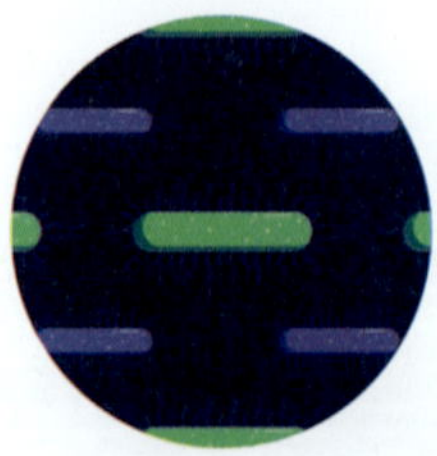

BAKTERIEN
(→ SEITE 200)

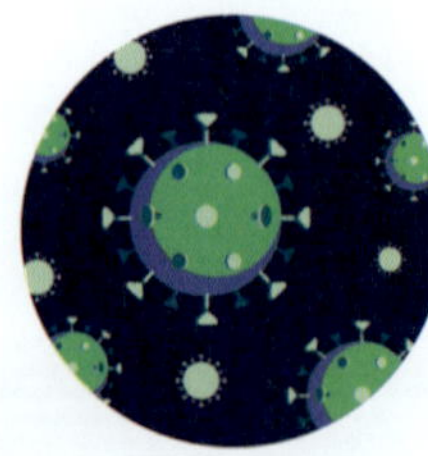

VIREN
(→ SEITE 201)

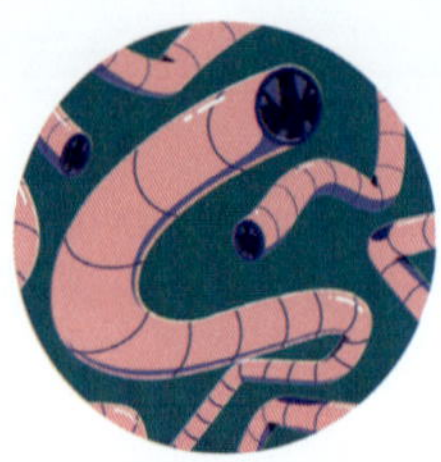

PARASITEN
(→ SEITE 207)

Dieser Abschnitt soll Ihnen helfen, die verschiedenen Arten von Krankheitserregern zu verstehen, wie man sie erkennt und was man dagegen tun kann. Zu den Krankheitserregern zählen Infektionen wie Viren, Bakterien, Pilze, Schimmelpilze und Parasitenbefall.

10

KRANKHEITSERREGER (PATHOGENE)

Ihr Körper verfügt über natürliche Heilungsfähigkeiten, die niemand in der Medizin vorgeben kann, bis ins Letzte zu verstehen.

WAYNE DYER

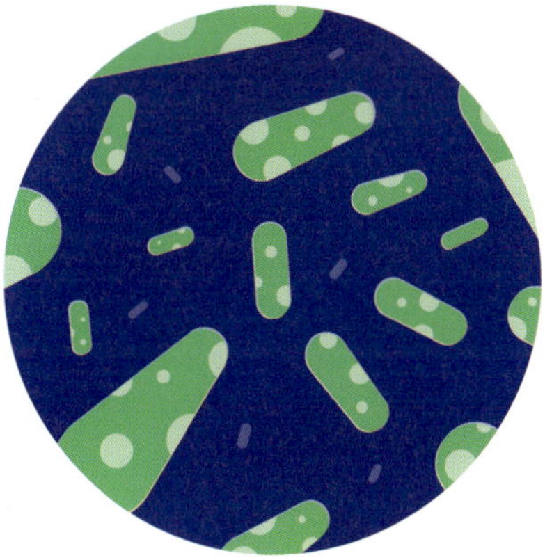

Krankheitserreger sind infektiöse Mikroorganismen, Keime oder biologische Agenzien, die im Körper Infektionskrankheiten oder Krankheiten verursachen. Der Schweregrad der von Krankheitserregern verursachten Krankheiten ist unterschiedlich. Einige Infektionen verlaufen mild, während andere lebensbedrohlich sein können. Beispielsweise lässt sich eine gewöhnliche Erkältung nicht mit einer Ebola-Virus-Infektion vergleichen.

Alles, was ein Erreger braucht, um zu gedeihen und zu überleben, ist ein Wirt. Sobald der Erreger den Körper des Wirts infiziert hat, gelingt es ihm, die Immunreaktionen des Körpers zu umgehen, und er nutzt die Ressourcen des Körpers, um sich zu vermehren, bevor er ihn verlässt und auf einen neuen Wirt übergeht.

PILZE

Infektionskrankheiten stellen weltweit eine tödliche Gefahr dar. Mehr als siebzehn Millionen Menschen sterben jedes Jahr an einer Infektion, was sie zu einer der häufigsten Todesursachen macht. Denken Sie daran, dass jede Art von Infektion potenziell gefährlich ist. Ich würde Ihnen daher raten, ärztliche Hilfe in Anspruch zu nehmen, wenn sie Ihnen zur Verfügung steht. Wenn Sie auf sich allein gestellt sind oder es vorziehen, zunächst natürliche Methoden auszuprobieren, stelle ich Ihnen solche in diesem Buch vor.

In der Vergangenheit wurden Infektionen nur unzureichend verstanden. So trugen zum Beispiel Ratten im Mittelalter Flöhe, die mit Bakterien infiziert waren. Aufgrund der schlechten Hygiene und der schmutzigen Lebensbedingungen übertrugen die zahlreichen Flöhe diese Organismen durch ihre Bisse auf den Menschen. Die Folge war der *Schwarze Tod*, an dem Millionen von Menschen in einer wahrhaft grauenvollen Zeit litten und starben. Die Symptome der Menschen waren für die Ärzte jener Zeit rätselhaft, und die Krankheit wurde allgemein als Rache Gottes an den Menschen für ihre Sünden angesehen, aber sie wurde auch auf verschiedene Weise auf Dinge wie schlechte Luft, schlechtes Wasser und sogar die schlechte Einstellung der Menschen zurückgeführt.

Mit der Entdeckung des Mikroskops und seinem bahnbrechenden Einsatz durch Antoni van Leeuwenhoek wurde die unsichtbare Welt der Krankheitserreger plötzlich zugänglicher. Experimente zeigten schließlich, dass tatsächlich kleine Organismen am Werk waren, wenn Lebensmittel verdarben oder Brot schimmlig wurde.

Als die Menschheit der Verbesserung der Gesundheit mehr Aufmerksamkeit widmete durch bessere sanitäre Einrichtungen, verbesserte Abwassersysteme, die Bedeutung des Händewaschens usw., gingen die Todesfälle durch Infektionen drastisch zurück.

Die meisten infektiösen Organismen können als „opportunistisch" eingestuft werden, was bedeutet, dass sie eine Gelegenheit ergreifen, wenn sich ihnen eine bietet. Wenn zum Beispiel Ihr Immunsystem geschwächt ist, ist die Wahrscheinlichkeit größer, dass Sie eine Infektion bekommen, die sich schließlich ausbreitet. In den allermeisten Fällen hat dieser tödliche Organismus bereits im Körper gelebt, wurde aber durch die Arbeit des Immunsystems, das uns die meiste Zeit über gesund hält, in Schach gehalten.

PILZINFEKTIONEN

ERLÄUTERUNG

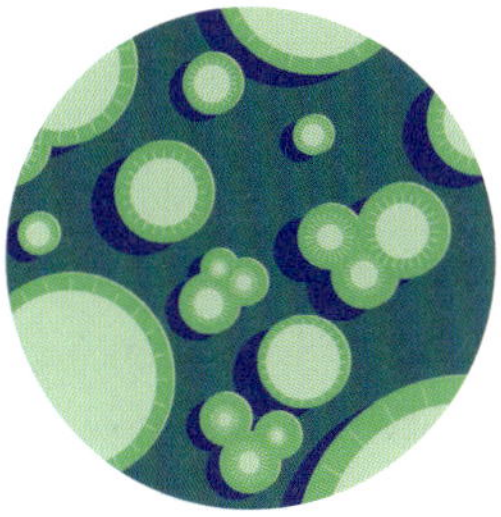

Die häufigste Art von Pilzinfektion, die ich in der Praxis gesehen habe, ist Candidiasis oder Candida. Candida wird auch „der große Mimicker" genannt, weil Candida eine Vielzahl von Problemen verursachen kann und deshalb oft als etwas anderes fehldiagnostiziert wird. Pilze sind im Allgemeinen opportunistische Organismen, d. h., sie sind überall vorhanden, und wenn man ihnen die Möglichkeit gibt zu wachsen, dann tun sie das auch. Pilzorganismen und Pilzsporen befinden sich in der Luft, die Sie einatmen, und sie sind in Ihrem Körper vorhanden, werden aber normalerweise von Ihrem Immunsystem in Schach gehalten. Wenn Ihr Immunsystem aus irgendeinem Grund aus dem Gleichgewicht gerät, können die Pilzsporen beginnen zu wachsen und sich zu vermehren.

HÄUFIGE SYMPTOME BEI PILZINFEKTIONEN

Pilzinfektionen wie Candidiasis können zu Angstzuständen oder Panikattacken, Blähungen und benebeltem Kopf führen. Pilzinfektionen führen auch zu Heißhunger auf Zucker und stärkehaltige Nahrungsmittel. Das liegt daran, dass sich Pilzorganismen von einfachen Zuckern wie in Süßigkeiten, Mehl, Brot, Backwaren und sogar Alkohol ernähren. Dies kann sogar einer der tiefer liegenden Gründe für Alkoholismus sein. Alkohol wird im Körper zu Zucker abgebaut, was den Pilz oder Schimmelpilz nährt und ihn noch weiter wachsen lässt. Dies kann zu einer Abwärtsspirale führen, wenn nicht in irgendeiner Form eingegriffen wird. Idealerweise sollte der Alkoholkonsum eingestellt und ein Mittel verabreicht werden, das den Pilz (oder Schimmelpilz) beseitigt.

Weitere Symptome einer Pilzinfektion können sein: Verstopfung, Durchfall, Depressionen, Ekzeme, Hautinfektionen oder Hautprobleme, übermäßige Müdigkeit, Schwindel, Kopfschmerzen, Verdauungsstörungen, Reizbarkeit, Lernschwierigkeiten, Migräne, Stimmungsschwankungen, Gedächtnisschwäche, Juckreiz am Anus, Empfindlichkeit gegenüber Duftstoffen und/oder Chemikalien, Soor (wenn der Pilz auf der Zunge sichtbar wird) und Vaginitis (weil Schimmelpilze und Pilze gerne in den dunklen, feuchten Bereichen des Körpers leben).

HÄUFIGE URSACHEN FÜR PILZINFEKTIONEN

Pilzinfektionen wie Candidiasis und Schimmelpilze treten häufig nach Hormonbehandlungen auf. Die Einnahme der Antibabypille zum Beispiel stört oft das hormonelle

Gleichgewicht und schafft ein Umfeld, in dem diese opportunistischen Organismen gedeihen können. Auch eine Schwangerschaft stört das Gleichgewicht aufgrund der hormonellen Schwankungen, die in dieser Zeit auftreten. Ebenso führt die Einnahme von Antibiotika zu einem Ungleichgewicht, das das Wachstum von Pilzen und Schimmelpilzen begünstigt. Der durchschnittliche Mensch hat bis zu knapp zwei Kilogramm gesunde Darmflora oder Bakterien in seinem Darmtrakt. Diese gesunden Bakterien bilden den größten Teil des Immunsystems und halten Pilze und andere Krankheitserreger in Schach. Antibiotika, insbesondere Breitbandantibiotika, töten nicht nur die schlechten Bakterien ab, sondern auch die guten, die in unserem Darm leben, und schwächen so das Immunsystem. Wenn dann ein Pilz oder ein Schimmelpilz in den Körper eingeschleppt wird, neigt er dazu, ohne große Störungen zu gedeihen. Ein hoher Zuckerkonsum in der Ernährung schafft ebenfalls ein Umfeld, in dem Schimmelpilz- und Pilzinfektionen gedeihen können, denn je mehr Nahrung sie bekommen, desto mehr können sie sich vermehren und desto stärker werden sie. Diabetes schafft ebenfalls ein Umfeld, das für Pilz- und Schimmelpilzorganismen perfekt zum Gedeihen ist, weil der Blutzuckerspiegel hoch ist.

SCHIMMELPILZE VERSUS PILZE

Technisch gesehen sind Schimmelpilze eine Art von Pilz, aber aus irgendeinem Grund zeigen sie sich im Körper unterschiedlich. Aus diesem Grund sind Schimmelpilze und Pilze als zwei verschiedene Kategorien von Infektionen im Body Code gelistet und werden beim Testen separat angezeigt, obwohl sie sehr eng miteinander verwandt sind.

Die besten natürlichen Heilmittel – meiner Erfahrung nach – für Pilz- und Schimmelpilzinfektionen sind Neemblatt-Kapseln und Kokosöl. Neem ist ein Baum aus Indien, dessen Blätter sanft und reinigend für den Körper, aber hart gegen Pilzinfektionen sind. Beides ist in den meisten Reformhäusern, Bioläden oder online erhältlich. Reines, natives, kaltgepresstes Kokosöl kann Pilzinfektionen beseitigen und vorbeugen sowie Haut, Organe und andere Gewebe gesund erhalten. Denken Sie daran, dass das Unterbewusstsein weiß, was der Mensch braucht. Sie können einen Muskeltest durchführen, um herauszufinden, welches dieser Mittel Ihrem Körper helfen könnte, die Infektion loszuwerden, und dann die richtige Dosierung austesten (d. h., wie viele Packungen, wie viele Kapseln, Tropfen, Teelöffel usw.).

Beachten Sie, dass das Absterben von Pilzen oder Schimmelpilzen in manchen Fällen grippeähnliche Symptome wie Übelkeit und Erbrechen hervorrufen kann. Manche Menschen testen positiv auf einen Bedarf für hohe Dosen von Neem, aber häufiger wird eine niedrigere Dosierung über einen längeren Zeitraum ermittelt – zum Beispiel zehn oder zwanzig Neem-Kapseln pro Tag für zwei oder drei Wochen oder sogar länger, je nachdem, wie ausgeprägt die Infektion tatsächlich ist.

Kokosöl kann löffelweise eingenommen, auf die Haut gerieben oder zum Kochen verwendet werden. Sie können einfach fragen, welche Art der Verabreichung für den Körper und für die Art und den Ort der Infektion im Körper am besten geeignet ist. Ein durch Schimmelpilze verursachter Hautausschlag kann beispielsweise behandelt werden, indem man die betroffene Stelle mit Kokosöl einreibt, es einnimmt oder beides.

SCHIMMELPILZE

ERLÄUTERUNG

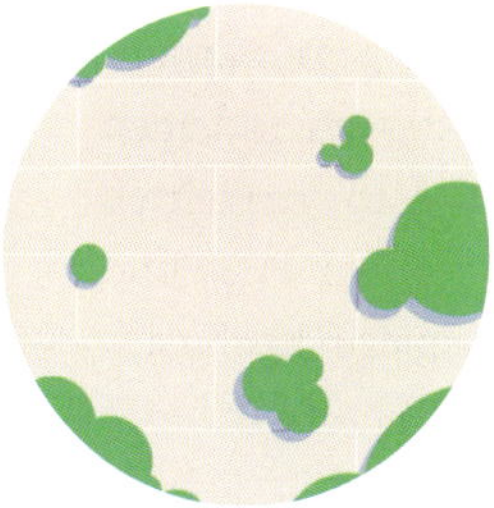

Schimmelpilze scheinen heutzutage weltweit ein immer größeres Problem zu sein. Wie jeder Pilz ist auch ein Schimmelpilz ein opportunistischer Organismus. Schimmelpilze sind überall in unserer Umwelt zu finden, unabhängig davon, wo wir leben. Sie können überall Wurzeln schlagen und wachsen, wo immer dies möglich ist.

Schimmelpilzinfektionen können eine Vielzahl von Symptomen und Problemen hervorrufen, z. B. Gelenk- und Muskelschmerzen, Müdigkeit, Nasennebenhöhlen- und Atemwegsprobleme, Augen- und Hautreizungen, Fieber, Kopfschmerzen und benebelter Kopf sowie Heißhunger auf Einfachzucker. Schimmelpilzinfektionen können die gleichen Symptome hervorrufen wie andere Pilzinfektionen, die ich bereits beschrieben habe. Schimmelpilze können sehr gefährlich für den Körper sein. Jedoch ist es oft schwierig, eine Schimmelpilzinfektion mit normalen medizinischen Labortests zu diagnostizieren. Aus irgendeinem Grund scheinen Schimmelpilzinfektionen auf dem Vormarsch zu sein. Die schlimmsten Schimmelpilzinfektionen entstehen in der Regel durch ständigen und wiederholten Kontakt mit einer Schimmelpilzquelle, z. B. Schimmel im Haus aufgrund eines Wasserlecks oder Schimmelpilze in einem Lüftungssystem, sodass die Sporen wiederholt eingeatmet werden.

Der folgende Bericht zeigt, wie Connie den Body Code bei ihrem kleinen Enkelkind anwendete, um die wahre Ursache seiner Krankheit zu identifizieren.

Schimmel bedroht das Leben eines Neugeborenen

Vor ein paar Wochen ging es mir nicht gut. Ich war zu Besuch bei meinem Sohn und seiner Frau, um sie mit ihrem neugeborenen Baby zu unterstützen, und ich wollte ihnen helfen, anstatt sie zu belasten. Zuerst betete ich, um die himmlischen Mächte zu bitten, mich zu leiten. Dann öffnete ich die Body Code-App, um herauszufinden, was die Ursache für meine extreme Müdigkeit war.

In der App wurde ich zu Krankheitserregern und dann zu Schimmelpilzen geführt, die stark oder ja testeten. Das erschien mir seltsam, denn es war eine saubere, schöne Wohnung. Es war nirgendwo Schimmel an den Wänden oder in den Sanitärbereichen zu sehen. Es schien seltsam, dass ich mich besser fühlte, als ich die Wohnung verließ. Als ich wieder hineinkam, fing ich an zu niesen und fühlte mich erschöpft.

Ich ließ dies durch andere Body Code-Anwender bestätigen, die ebenfalls testeten, dass diese Feststellung richtig ist und dass es wichtig sei, dass wir alle so schnell wie möglich diesen Ort verlassen!

Zu diesem Zeitpunkt war es ihnen nicht möglich, sofort alles einzupacken und abzureisen. Leider befand sich ihr fünf Wochen altes Baby eine Woche später in einem örtlichen Krankenhaus in einem kritischen Zustand. Das Krankenhauspersonal war nicht in der Lage, dem Baby eine Infusion zu legen, da es zu ausgetrocknet war. Es war aufgrund von Erschöpfung nicht in der Lage gewesen, gestillt zu werden. Testen mit dem Body Code ergab, dass es auch an einer Schimmelpilzinfektion litt.

Es wurde in ein Kinderkrankenhaus verlegt, wo ihm erfolgreich eine Infusion gelegt wurde. Als wir dem Krankenhauspersonal mitteilten, dass wir Schimmelpilzbefall vermuteten, sagten sie, dass sie in diesem Krankenhaus nicht in der Lage seien, Schimmelpilz-Tests durchzuführen. Das war eine sehr frustrierende Antwort, nachdem wir den Test angefordert hatten. Stattdessen führten die Ärzte eine Lumbalpunktion durch, die ergab, dass keine Meningitis vorlag.

Während wir weiterhin alles taten, was die Ärzte verordnet hatten, nutzten die Eltern des Babys auch die Vorschläge aus dem Body Code. Es wurden ätherische Öle aus Neem und Lavendel aufgetragen. Innerhalb weniger Stunden ging es dem Baby wieder besser. Auch meine Schwiegertochter benutzte diese Mittel, damit sie in ihre Muttermilch gelangten.

Mein Sohn ergriff ebenfalls Maßnahmen, indem er bei einem örtlichen Einzelhändler ein Schimmelpilz-Testkit kaufte und es mehrere Tage lang in der Wohnung auf die Anrichte stellte. In der Petrischale wuchsen durch den Kontakt mit der Luft Schimmelpilzsporen, ein sicheres Anzeichen für einen Schimmelpilzbefall.

Nach der Entlassung aus dem Krankenhaus wurde die systemische Schimmelpilzinfektion des Babys durch einen Test in der Praxis des Kinderarztes bestätigt. Die Ergebnisse wiesen auf sehr hohe Schimmelpilzwerte im Körper des Babys hin.

Die Familie zog in ein Hotel um, bis der nächste Wohnraum gesichert werden konnte. Dem Baby geht es gut, und es befindet sich auf dem Weg der Besserung. Die Inspektoren fanden die Quelle des Schimmels in der Lüftungsanlage der alten Wohnung. Sie teilten mit, dass es sich um das schlimmste Schimmelproblem handelte, das sie in den vielen Jahren der Schimmelsanierung je gesehen hatten.

Bin ich dankbar für den Body Code? Letzte Woche hätten wir ohne ihn das jüngste Mitglied unserer Familie verloren. Ohne den Body Code wäre mein neugeborener Enkel als „Gedeihstörung unbekannter Ursache" eingestuft worden. Wir sind so froh, dass wir rechtzeitig herausfinden konnten, was das Problem war. Erhört Gott unsere Gebete? Und ob er das tut. Er gibt uns die Mittel an die Hand, um uns selbst zu helfen. Wie sonst würden wir Dankbarkeit lernen?

Connie N. B., Utah, USA

Um Infektionen wirksam zu verhindern und zu beseitigen, muss das Immunsystem des Körpers richtig funktionieren. Alles, was den Körper aus dem Gleichgewicht bringt, wird das Immunsystem stören und seine natürliche Fähigkeit behindern, Infektionen zu erkennen und zu beseitigen. So können z. B. eingeschlossene Emotionen und andere energetische Ungleichgewichte Infektionen begünstigen, indem sie das Energiefeld und damit das Körpergewebe beeinträchtigen und aus dem Gleichgewicht bringen, sodass die Infektion wachsen und sich ausbreiten kann. Wenn die zugrunde liegenden Ursachen gefunden und behoben werden, wie Kathy es im folgenden Fall getan hat, können Infektionen beseitigt werden, sodass gesundes Gewebe wieder gedeihen kann.

Ein krankes Baby

Eines Morgens rief mich eine Mutter an, die sich Sorgen um ihre fünf Monate alte Tochter machte. Sie hatte sehr übel riechende Windeln, Durchfall und offene Wunden am Gesäß, die sehr schmerzhaft waren.

Ich fand heraus, dass das Baby eine Pilzinfektion hatte. Damit assoziiert war eine Fehlausrichtung des Dickdarms mit einem weiteren assoziierten Ungleichgewicht von Schwierigkeiten bei der Wasseraufnahme. Dies wurde durch eine eingeschlossene Emotion der Überwältigung verursacht, die das Baby von jemand anderem übernommen hatte. Also löste ich die eingeschlossene Emotion. Ich fragte, ob der Dickdarm jetzt korrekt ausgerichtet sei, und erhielt eine Ja-Antwort. Dann löste ich die Energie der Pilzinfektion und behielt die Intention bei, dass das Immunsystem die physischen Pilzorganismen eliminieren sollte.

Die Mutter rief mich am nächsten Tag an und sagte, die Wunden seien fast vollständig verschwunden, nur die tiefsten seien noch da, aber sie hätten sich deutlich verbessert. Als ich das Baby nochmals bezüglich Wasseraufnahme testete, zeigte der Test, dass es kein Problem mehr damit hatte. Ein paar Tage später waren die Wunden an ihrem Gesäß vollständig verschwunden.

Kathy H., Utah, USA

BAKTERIEN

ERLÄUTERUNG

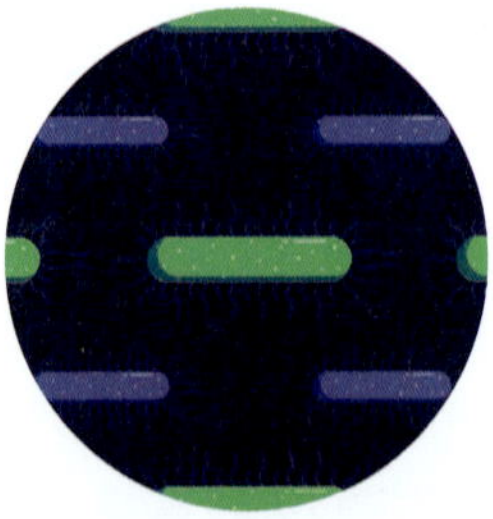

Bakterien sind größere, einzellige Mikroorganismen wie Streptokokken, Staphylokokken, Salmonellen, E. coli und H. pylori. Bakterielle Infektionen können tödlich sein und sind verantwortlich für Tuberkulose, Lungenentzündung, Cholera, Syphilis, Milzbrand, Lepra, Magengeschwüre und Beulenpest, um nur einige zu nennen. Meiner Erfahrung nach ist eine unterschwellige oder Low-grade-Infektion (niedrig-gradige Infektion) für die meisten Menschen bei Weitem die häufigste Infektionsart. Genau wie Low-grade-Virusinfektionen sind auch unterschwellige bakterielle Infektionen in der Regel mild und nicht lebensbedrohlich. Sie können jedoch viele Probleme im Körper verursachen, wie z.B. Energiemangel beim chronischen Müdigkeitssyndrom, Muskelschmerzen bei Fibromyalgie, Magengeschwüre oder Sodbrennen, Hautausschläge und andere lästige Probleme.

Andererseits sind Low-grade-Infektionen oft ein versteckter Faktor, der zu schwerwiegenden Problemen wie Krebs beitragen kann. Die traditionelle Behandlung von Infektionen basiert in erster Linie auf Antibiotika, antiviralen, antimykotischen und antiparasitären Medikamenten. Das Problem besteht darin, dass der weit verbreitete Einsatz von Antibiotika zur Entstehung von sogenannten Superbugs führt, d. h. von Bakterien, die gegen alle bekannten Antibiotika resistent sind. Ein weiteres Problem bei Antibiotika sind die negativen Nebenwirkungen, die sie verursachen, und die Schäden, die sie im Körper anrichten. Ein gängiges Sprichwort in der alternativen Heilkunde besagt, dass der Körper sieben Jahre braucht, um sich von der Einnahme eines Antibiotikums zu erholen, aber neuere Erkenntnisse zeigen, dass sich der Körper möglicherweise nie vollständig davon erholt.

Die Forschung hat gezeigt, dass eine Reihe von Krankheiten – insbesondere bei jungen Menschen – mit der Einnahme von Antibiotika in Verbindung gebracht werden können, darunter Übergewicht, Depressionen, Asthma, Diabetes Typ 1 und Typ 2 sowie entzündliche Formen von Arthritis. Breitspektrum-Antibiotika zerstören oft die gesunde Darmflora, was zu lebenslangen Verdauungsproblemen führen kann. Hippokrates wusste, wovon er sprach, als er sagte: „Jede Krankheit beginnt im Darm."

So wie jeder Mensch sowohl einen physischen als auch einen energetischen Aspekt hat und nur durch den Geist bzw. Energiekörper oder als ein an einen physischen Körper gekoppelter Geist existiert, sind Krankheitserreger nicht anders. Daher ist es nicht ungewöhnlich, einen Erreger zu finden, der nur in seiner „Geistform" oder energetischen Form existiert. Dies geschieht meist dann, wenn eine physische Infektion vom Immunsystem beseitigt wurde, die Geist-Energie des Erregers oder der Energiekörper des Erregers aber noch vorhanden ist. Wenn Sie zum Beispiel irgendwann in Ihrem Leben eine Schimmelpilz-Infektion gehabt haben, aber in der Lage waren, Ihren Körper von dem Schimmelpilz zu befreien, haben Sie möglicherweise immer noch die Schimmelpilz-Energie, wie Sue in der folgenden Geschichte feststellte.

Akne verschwunden

Ich arbeitete mit einem vierzehnjährigen Mädchen, das unter schwerer zystischer Akne und geringem Selbstwertgefühl litt. Sie hatte ein Jahr lang toxische Medikamente eingenommen und wurde nun auf die Anti-Baby-Pille gesetzt, um zu versuchen, die zystische Akne zu heilen. Nach einer Body Code-Sitzung war ihre Akne innerhalb weniger Tage verschwunden. Drei Tage später sprach ich mit ihr, und sie sagte, dass 90 Prozent der zystischen Akne verschwunden waren! Es gab viele Infektionen wie Schimmelpilze und Energien früherer Krankheitserreger, die gelöst wurden, zusammen mit emotionalen Komponenten. Das ist etwas, was der Dermatologe mit der traditionellen Medizin nicht hätte finden können.

Sue C., Florida, USA

VIREN

ERLÄUTERUNG

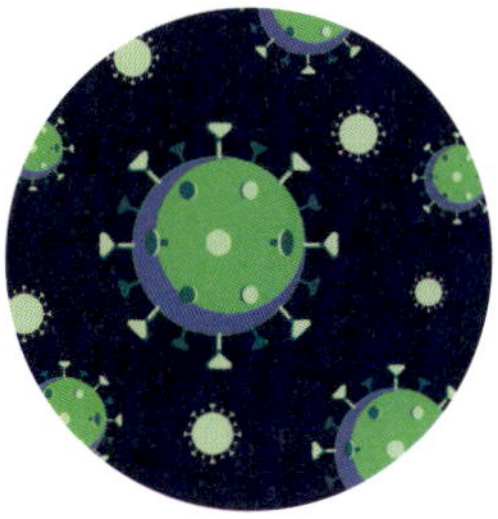

Das lateinische Wort *Virus* bedeutet Toxin oder Gift. Dies ist angemessen, wenn man bedenkt, wie zerstörerisch Viren für den Körper sein können. Viren sind extrem klein, etwa ein Hundertstel so groß wie eine durchschnittliche Bakterienzelle, und können mit einem normalen Mikroskop nicht gesehen werden.

Zu den Viren gehören die Grippeviren, Influenzaviren wie H1N1 oder die Schweinegrippeviren, die Erkältungsviren oder Coronaviren, Herpesviren, verschiedene Hepatitisviren und HIV, das Virus, das zu AIDS führt. Viren dringen in Zellen ein, wo sie die zelluläre Maschinerie dazu veranlassen, weitere Viren zu produzieren und die Zellen dabei zu zerstören. Viren neigen dazu, im Laufe der Zeit zu mutieren, sodass die Medikamente und Impfstoffe, die gegen sie entwickelt wurden, oft schon unwirksam sind, bis sie auf den Markt kommen. Viele Menschen sind der Meinung, dass neu auftretende Viren tatsächlich in Labors erzeugt werden, entweder versehentlich oder absichtlich.

Auch wenn vielleicht kein physischer Organismus eines Virus mehr vorhanden ist, kann das Überbleibsel der Energie davon einen Menschen dennoch sehr aus dem Gleichgewicht bringen und möglicherweise die gleichen Symptome hervorrufen wie der Erreger in seiner physischen Form.

Das wurde mir eines Tages klar, als eine frühere Patientin wieder in meine Praxis kam, nachdem ich sie einige Jahre lang nicht gesehen hatte. Sie erklärte: „Es ging mir nicht so gut. Ich habe einige Untersuchungen machen lassen, und es kam heraus, dass ich das Epstein-Barr-Virus habe.“ Mir fielen sofort all die möglichen natürlichen Heilmittel für sie ein, darunter Dinge wie wilder Oregano, Olivenblatt-Extrakt und so weiter. Ich dachte: „Ich wünschte, es gäbe eine bessere Möglichkeit, mit dieser Art von Problem umzugehen.“ Ich sprach ein stilles Gebet: „Vater, wenn es einen besseren Weg gibt, dieses Problem anzugehen, hilfst Du mir dann bitte, ihn zu erkennen?“

Plötzlich floss ein neues Verständnis in mich hinein.

Es ist zwar richtig, ein Virus durch das Prisma der traditionellen westlichen Biologie zu betrachten – als einen winzigen mechanischen Organismus –, aber es gibt noch eine andere, ebenso richtige Sichtweise.

Was ist ein Virus? Ein Virus besteht aus Molekülen. Diese Moleküle sind aus Atomen zusammengesetzt.

Und diese Atome bestehen aus reiner Energie. Ein Virus besteht also aus Energie. Plötzlich wurde mir klar, dass auch die Betrachtung einer Virusinfektion auf diese Weise gültig und wahr ist. Ich erkannte, dass eine Virusinfektion in gewissem Sinne nicht anders ist als die Energie einer eingeschlossenen Emotion, die gelöst werden kann.

Eine virale Infektion – wie auch jede andere Infektion – kann als Energiewolke betrachtet werden. Mir wurde klar, wenn ich diese Idee in meinem Geist verankern und wirklich akzeptieren könnte, dann wäre mein Geist frei, eine virale Infektion als eine Wolke reiner Energie zu behandeln.

Ich begann mit einem Muskeltest und fragte sie, nachdem ich einen Basistest durchgeführt hatte: „Haben Sie das Epstein-Barr-Virus in Ihrem Körper?“ Die Antwort lautete ja. Mit der Intention, diese virale Energie aus ihrem Körper zu lösen, und in dem Bestreben, alles zu vergessen, was ich in Biologie über Viren gelernt hatte, strich ich mit einem Magnet einige Male über ihr Lenkergefäß. Dann testete ich sie erneut, um zu sehen, ob eine Veränderung eingetreten war, und das war der Fall. Mit dem Muskeltest konnte ich das Virus nicht mehr nachweisen. Ich dachte: „Kann es denn so einfach sein?“

Dies kann eine schwierige Denk-Übung sein. Die meisten von uns, insbesondere diejenigen mit einer traditionellen Ausbildung in Biologie, sind daran gewöhnt, sich Viren als winzige Organismen vorzustellen, die Krankheiten verursachen, indem sie die Reproduktionsprozesse der Zellen kapern, um mehr Viren zu produzieren. Das braucht natürlich Zeit. Doch eines Tages hatte ich ein Erlebnis, das mich eines Besseren belehrte.

DER CHRONISCHE HUSTEN

Eines Tages kam eine Patientin zu mir, die über einen chronischen Husten klagte. Sie sagte, dass dieser Husten schon seit Wochen anhielt und dass sie jedes Mal, wenn sie tief einatmete, unweigerlich unkontrolliert zu husten begann.

Mit dem Body Code testete ich ihren Körper und fand heraus, dass sie eine Virusinfektion hatte. Ein paar weitere Fragen ergaben, dass es sich um ein Erkältungsvirus handelte.

Ich tat mein Bestes, um mir diese Infektion als Energiewolke vorzustellen und strich ein paar Mal mit einem Magnet über ihre Wirbelsäule, während ich die Absicht hatte, das Virus aus ihrem Körper zu lösen. Ich sagte zu ihr: „Okay, bitte atmen Sie jetzt einmal tief ein, und wir werden sehen, was passiert."

Sie nahm mehrere tiefe Atemzüge und drehte sich erstaunt zu mir um. „Es ist weg! Wie haben Sie das gemacht? Was haben Sie getan? Wie ist das möglich?" Ich erklärte ihr in einfachen Worten, was ich getan hatte, und da ihre Behandlung zu diesem Zeitpunkt beendet war, begleitete ich sie zur Rezeption meiner Praxis, wo meine Mitarbeiter und ich uns ein paar Minuten mit ihr unterhielten. Sie verließ die Praxis mit einem Lächeln im Gesicht.

Ich ging den Flur zurück, und als ich mein Behandlungszimmer betrat, in dem ich mit ihr gearbeitet hatte, spürte ich plötzlich etwas in meinen Brustkorb eintreten. Ich holte tief Luft und begann, unkontrolliert zu husten! Irgendwie hatte ich also die Energie, die ich gerade bei ihr gelöst hatte, selbst aufgenommen.

Ich testete mich selbst, und natürlich hatte ich dasselbe Virus, das Erkältungsvirus, das ich nur wenige Minuten zuvor von meiner Patientin gelöst hatte. Nachdem ich es bei ihr gelöst hatte, hing die Energie des Virus anscheinend einfach in der Luft, und ich war direkt in sie hineingelaufen.

Mit einem Magnet strich ich ein paar Mal über mein Lenkergefäß, von der Stirn bis zum Nacken, mit der Absicht, diese Wolke viraler Energie von mir zu lösen. Nachdem ich das getan hatte, holte ich tief Luft und ... ich hatte keinen Husten mehr!

Dieses Erlebnis half mir zu verstehen, dass Krankheitserreger in Wirklichkeit nur reine Energie sind, etwas, was die normale westliche Medizin nicht anerkennt oder versteht.

Dass eine Virusinfektion sofort anfängt, ein Problem wie einen starken Husten zu verursachen, ergibt einfach keinen Sinn, wenn man es mit den Begriffen der traditionellen Mikrobiologie betrachtet, die besagt, dass Viren Zeit brauchen, um physisch zu inkubieren und sich zu vermehren. Es ist jedoch ebenso gültig, Viren und jede Infektion oder jeden Befall als reine Energie zu betrachten.

Natürlich gilt dies nicht nur für Viren. Es gilt für Krankheitserreger aller Art, wie eine Teilnehmerin der Body Code-Zertifizierung in folgendem Bericht feststellte.

Erschöpfung verschwindet

Während ich den Body Code-Zertifizierungskurs absolvierte, hatte ich einen freiwilligen Probanden, der erschöpft war, als ob die Ressourcen des Körpers aufgebraucht wären. In der ersten Sitzung der Person identifizierte und löste ich virale, bakterielle und parasitäre Erreger-Energien. Später teilte mir der Klient Folgendes mit: „Ich habe seit der ersten Sitzung definitiv einen Unterschied in meiner Energie gespürt! Ich fühle mich nicht mehr erschöpft! Vor der Sitzung hatte ich buchstäblich das Gefühl gehabt, dass ich meinen Körper herumschleppe. Ich danke Ihnen sehr!“

Jocelyn P., Alberta, Kanada

Ich habe festgestellt, dass es manchmal ausreicht, eine Infektion auf diese Weise zu bearbeiten. In anderen Fällen scheint das Lösen eines Krankheitserregers auf diese Weise den Organismus des Erregers so weit zu schwächen, dass das Immunsystem des Körpers ihn auf natürliche Weise überwinden kann, und manchmal sind weitere körperliche Unterstützungen erforderlich, wie Heilkräuter oder Nahrungsergänzungsmittel.

Es ist wichtig, darauf hinzuweisen, dass die Arbeit mit Krankheitserregern auf diese Weise sehr stark von unseren Überzeugungen abhängig ist. Mit anderen Worten: Wir wissen, dass wir unsere Realität beeinflussen, je nachdem, was wir glauben. Wenn Sie sich mit dieser Vorstellung anfreunden können und wenn derjenige, mit dem Sie arbeiten, das Gleiche tun kann, mit Gebet und Glauben, dann gibt es meiner Meinung nach keine Grenzen für das, was möglich ist, ganz gleich, um welchen Erreger es sich handelt. Das mag aus Sicht der traditionellen Biologie keinen Sinn ergeben, aber aus Sicht der Quantenphysik ist es absolut sinnvoll. Wir sind in dieser Hinsicht nur durch unsere eigenen Überzeugungen begrenzt, und diese Überzeugungen können gewaltig einschränkend sein.

Interessanterweise ist es meine Beobachtung, dass allein die energetische Präsenz des Erregers Symptome hervorrufen kann, die denen einer Infektion mit dem Organismus in seiner physischen Form entsprechen.

Das Wissen, dass Krankheitserreger Energie sind, wird Ihnen helfen, sie mithilfe der Übungen im nächsten Kapitel zu lösen.

Ein kurzer Hinweis, bevor Sie mit der Übung beginnen: Um einen Erreger zu beseitigen, können Sie zwei Dinge tun:

- Die Energie des Erregers lösen.
- Ein Mittel finden, das den Erreger beseitigt.

Um die Energie eines Erregers oder Parasitenbefalls zu lösen, fokussieren Sie sich einfach auf den Erreger als eine Energiewolke im Körper. Sie können die Lokalisation dieser Erregerwolke im Körper identifizieren, wenn Sie möchten, aber das ist vielleicht nicht nötig. Streichen Sie dann einfach mit einem Magnet oder Ihrer Hand dreimal über das Lenkergefäß, um ihn zu lösen.

HILFREICHE TIPPS FÜR DEN UMGANG MIT KRANKHEITSERREGERN

Es ist wichtig, auf die Notwendigkeit hinzuweisen, jedes damit assoziierte Ungleichgewicht zu beseitigen, wenn man an irgendeiner Art von Infektion arbeitet. Ich habe persönlich viele Situationen erlebt, in denen Low-grade-Infektionen nicht verschwinden wollten, bis die eingeschlossenen Emotionen oder andere Energien beseitigt waren, die die erfolgreiche Beseitigung verhinderten.

Körperliche Unterstützung kann notwendig sein, um den Prozess der Überwindung von Krankheitserregern abzuschließen. Es wird empfohlen, einen Arzt, Heilpraktiker, Ernährungsberater oder Heilkräuterexperten aufzusuchen. Bitte verstehen Sie, dass jede Infektion potenziell gefährlich ist, und suchen Sie im Zweifelsfall einen Arzt auf.

WILDER OREGANO

Das beste natürliche Mittel, das ich gegen Viren gefunden habe, ist wilder Oregano. Wilder Oregano unterscheidet sich ein wenig von der Art von Oregano, die Sie im Gewürzregal Ihres Lebensmittelgeschäfts finden können. Es gibt eine Reihe verschiedener Produkte mit wildem Oregano, die im Handel erhältlich sind – probieren Sie einfach aus, welches Produkt Ihr Körper bevorzugt. Wenn Sie einen Kräutergarten haben, können Sie überlegen, ob Sie sich selbst wilden Oregano ziehen möchten, aber er sollte auch in den meisten Reformhäusern oder Bioläden sowie online leicht zu finden sein. Beachten Sie, dass wilder Oregano außerdem antimykotische (also pilz- und schimmelpilzbekämpfende) und antiparasitäre Eigenschaften hat.

OLIVENBLATT-EXTRAKT

Olivenblatt-Extrakt, der einfach aus zerkleinerten Olivenblättern hergestellt wird, ist ein weiteres wirksames antivirales und antibakterielles Mittel. Auch dieser Extrakt sollte in Geschäften oder online problemlos erhältlich sein, aber wenn Sie einen Olivenbaum in Ihrem Garten haben, können Sie ihn sicherlich auch selbst herstellen.

KOLLOIDALES SILBER

Kolloidales Silber ist eine weitere sehr wirksame antivirale, antibakterielle und antimykotische Substanz. Bei kolloidalem Silber handelt es sich um Silberionen in Lösung, sodass es für das bloße Auge nicht viel anders aussieht als Wasser. Wenn Babys geboren werden, wird ihnen Silbernitratlösung in die Augen getropft, um Blindheit und andere Komplikationen zu verhindern, falls die Mutter eine Infektion oder eine sexuell übertragbare Krankheit hatte. Wenn Sie eine Augeninfektion haben, können Sie einen Tag lang alle paar Stunden ein oder zwei Tropfen kolloidales Silber in das betroffene Auge geben, und das Problem wird in der Regel sehr schnell behoben. Kolloidales Silber ist ein Mittel, das ich seit vielen Jahren verwende, und es hat sich immer bewährt, egal ob es eingenommen oder äußerlich angewendet wird. Es ist ein gutes Mittel, das man in der Hausapotheke haben sollte, da es vielseitig einsetzbar ist und sich sehr lange im Regal hält. Es gibt Möglichkeiten, kolloidales Silber zu Hause herzustellen, aber es ist auch sehr leicht in Geschäften zu finden. Ich möchte jedoch darauf hinweisen, mit kolloidalem Silber vorsichtig zu sein, weil es möglich ist, zu viel davon zu nehmen, was Ihre Haut blau färben kann. Achten Sie darauf, dass Sie die richtige Dosierung durch Testen ermitteln und nicht zu weit über die auf dem Etikett angegebene empfohlene Einnahme hinausgehen. Jedes natürliche Heilmittel oder Heilkraut kann mit dem Muskeltest für den Körper ausgetestet werden, ebenso wie die Dosierungen, die der Körper braucht. Das Unterbewusstsein wird genau wissen, wie viele Kapseln wilder Oregano oder Olivenblätter oder wie viele Tropfen kolloidales Silber der Körper braucht.

ERMITTLUNG DER DOSIERUNG

So bestimmen Sie die Dosierung eines Mittels für jede Art von Infektion oder Befall.

Fragen Sie: „Würde ______ dem Körper helfen, diese Infektion zu beseitigen?“ Wenn Sie ein Mittel finden, das positiv testet, wollen Sie herausfinden, welche Dosierung der Körper benötigt. Sie könnten also fragen: „Brauche ich [oder Brauchen Sie] zwei Kapseln pro Tag?“ oder „Brauche ich [oder Brauchen Sie] zwei Tropfen pro Tag?“ Wenn die Antwort ja lautet oder stark war, deutet dies darauf hin, dass der Körper mindestens diese Menge benötigt, sodass Sie die Höchstdosis bei der nächsten Frage höher ansetzen sollten, etwa: „Brauche ich drei Kapseln pro Tag?“ und so weiter. Wenn die Antwort immer noch ja lautet, testen Sie erneut: „Brauche ich vier Kapseln? Fünf Kapseln? Sechs Kapseln?“ usw. Schließlich werden Sie die Dosis erreichen, die Sie brauchen, und wenn Sie darüber hinausgehen, werden Sie plötzlich einen schwachen Muskeltest erhalten. Wenn Sie zum Beispiel fünf Kapseln pro Tag benötigen würden und fragen: „Brauche ich fünf Kapseln pro Tag?“, sollten Sie einen starken Muskeltest erhalten. Wenn Sie dann fragen: „Brauche ich sechs Kapseln pro Tag?“, werden Sie einen schwachen Muskeltest erhalten. Nachdem Sie die Tagesdosis ermittelt haben, können Sie bestimmen, wie viele Tage oder Wochen das Mittel oder das Heilkraut anzuwenden ist. Es ist immer eine gute Idee, einen Gesundheitsdienstleister, Ernährungsberater oder Kräuterkundigen aufzusuchen, um weitere Informationen zu erhalten. Und noch einmal: Denken Sie daran, dass jede Infektion potenziell gefährlich ist. Daher ist es ratsam, professionellen Rat einzuholen!

PARASITEN

ERLÄUTERUNG

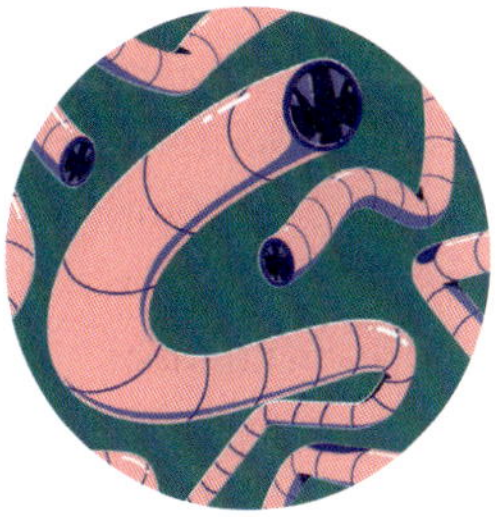

Man schätzt, dass 80 Prozent der Bevölkerung in den USA in irgendeiner Form von Parasiten befallen sind. Parasiten sind mit herkömmlichen Methoden nur schwer zu erkennen. Tatsächlich lassen sich die meisten Parasiten, die den Körper befallen, in den üblichen Laboruntersuchungen überhaupt nicht nachweisen.

Der Körper kann durch Wasser, Lebensmittel, Insektenstiche, Kontakt mit Tieren und sogar durch das Betreten des Rasens mit bloßen Füßen von Parasiten befallen werden.

Es kann schwierig sein, Parasiten zu finden und sie loszuwerden. Ein Grund dafür, dass Parasiten so schwer zu finden sind, liegt darin, dass sie im Laufe ihres Lebenszyklus oft ihr Aussehen und ihre Funktionsweise verändern. Außerdem verfügen Parasiten über eine angeborene Fähigkeit, die natürlichen Abwehrkräfte des Körpers zu täuschen oder zu umgehen.

Beispielsweise habe ich festgestellt, dass selbst dann, wenn ich den Verdacht hatte, ein Patient habe Parasiten, die Antwort auf den Muskeltest manchmal nein lautete, dass somit kein Parasit vorhanden sei. In diesen Fällen stellte ich oft fest, dass ich – wenn ich denselben Patienten fragte, ob er ein bestimmtes antiparasitäres Nahrungsergänzungsmittel oder ein bestimmtes Heilkraut benötige – eine Ja-Antwort erhielt. Zunächst erschien mir das unlogisch. Aber als ich darüber nachdachte, wurde mir klar, dass Parasiten unter anderem dadurch überleben, dass sie sich in die Umgebung einfügen.

Mit anderen Worten, ich stellte fest, dass es nicht ungewöhnlich war, dass Parasiten so sehr Teil des Körpers einer Person waren, dass ich durch Testen nur ermitteln konnte, dass sie tatsächlich ein antiparasitäres Präparat brauchten, auf das sie stark testeten, so merkwürdig das auch klingen mag. Nachdem ein solcher Patient mit der Einnahme eines antiparasitären Mittels begonnen hatte, erhielt ich innerhalb weniger Tage eine positive Antwort vom Unterbewusstsein der Person, dass sie tatsächlich einen Parasiten hat.

Es ist wichtig zu wissen, dass Parasiten Organismen sind, die einen eigenen Stoffwechsel haben. Sie verstoffwechseln ihre Nahrung, die sie entweder aus der Nahrung ziehen, die Sie zu sich nehmen, oder aus den Geweben Ihres Körpers selbst, und ihr Stoffwechsel produziert Abfallstoffe. Viele Parasiten urinieren und defäkieren daher im Wesentlichen in Ihr Gewebe, so schrecklich das auch klingt.

Bei meiner Arbeit mit Menschen, die mit Parasiten zu kämpfen hatten, sind mir bestimmte Muster aufgefallen. Menschen, die über Schmerzen klagten, die vorübergehender Natur waren oder von einem Körperbereich zum anderen zu wandern schienen, hatten oft Parasiten. Es war, als würden die Parasiten in einen Bereich des Körpers eindringen, den Nahrungsvorrat dort aufbrauchen und dann weiterziehen, wie eine Heuschreckenmeute, die von einer verwüsteten Ernte zur nächsten zieht.

Viele Parasiten produzieren Harnsäure, ein Nebenprodukt des Eiweißstoffwechsels. Dies kann den Harnsäurespiegel im Körper erhöhen und zu einem Zustand führen, der als Gicht bekannt ist. Im Mittelalter war die Gicht als „Krankheit der Könige" bekannt, weil sich nur sehr reiche Menschen den Genuss von Wein und rotem Fleisch leisten konnten, die viel Harnsäure enthalten. Ich stellte fest, dass die Gicht eines Patienten manchmal verschwand, wenn er ein pflanzliches Präparat gegen Parasiten einnahm. Ich glaube, dass dies einfach daran lag, dass die Harnsäureproduktion durch den Tod der unliebsamen Untermieter deutlich zurückging. Das Aufspüren von Parasiten mit dem Body Code kann ziemlich genau sein, wie Angela mit folgendem Bericht zeigt.

Parasiten bestätigt

Eine meiner Klientinnen in Frankreich eilte ins Krankenhaus, um bei ihrer dreijährigen Enkelin zu sein. Seit einer Woche hatte das Kind 40 Grad Fieber, und niemand konnte herausfinden, was los war. Ich fragte sie, ob sie mir das Einverständnis einholen könne, einen Blick darauf zu werfen. Ein paar Stunden später erhielt ich die Erlaubnis.

Mithilfe der Body Code-App fand ich ein Ungleichgewicht im Hypothalamus (der die Temperaturregulierung steuert), gefolgt von Stoffwechselabfällen in Milz und Leber, die durch parasitäre Energie verursacht wurden. In der Leber war auch eine Entzündungsenergie vorhanden. Ich war neugierig, welche Art von Parasiten ein so hohes Fieber verursachen könnte, und so fand ich eine Liste von Parasiten. Ich fragte, ob der Parasit in dieser Liste enthalten sei, und erhielt ein Ja. Er hieß Toxoplasma gondii. *Eine Woche nachdem ich der Klientin mitgeteilt hatte, was ich herausgefunden hatte, erhielt sie die Diagnose des Arztes. Es war Toxoplasmose!*

Angela H., Quebec, Kanada

Es gibt viele verschiedene Parasitenstämme, die von mikroskopisch kleinen bis hin zu großen Organismen reichen. Es gibt drei Hauptklassen von Parasiten, die beim Menschen Probleme verursachen können:

- **Protozoen:** Einzellige, mikroskopisch kleine Organismen, die im Körper des Wirts leben
- **Helminthen:** Parasitäre Würmer, die im Körper des Wirts leben, z. B. Spulwurm, Hakenwurm, Madenwurm, Bandwurm, Saugwurm usw.
- **Ektoparasiten:** Parasiten, die nicht im, sondern auf dem Körper des Wirts leben, z. B. Läuse, Flöhe, Bettwanzen usw.

Es kann sein, dass Parasiten überhaupt keine Symptome hervorrufen oder eine Vielzahl von Symptomen verursachen. Zu den häufigsten Problemen, die durch Parasiten verursacht werden, gehören Darmprobleme wie Verstopfung, Blähungen und Durchfall sowie Muskelschmerzen und -schwäche, Müdigkeit, Angstzustände und häufige Hautausschläge. Chronischer und anhaltender Parasitenbefall kann zu schweren und gefährlichen Krankheiten führen wie Colitis ulcerosa und Morbus Crohn.

Der heftigste Parasitenbefall, den ich je gesehen habe, war ein mysteriöser Fall, bei dem der Body Code geholfen hat, ihn zu lösen.

JULIES GESCHICHTE

Julies Eltern brachten sie zu mir, als sie zweiundzwanzig Jahre alt war. Sie litt unter täglichen epileptischen Anfällen und extremer Müdigkeit und ertrug das Leben in einem Körper, der von ständigen chronischen Schmerzen geplagt war. Als ob das nicht genug wäre, hatte Julie auch noch Gedächtnisprobleme. Sie hatte den größten Teil ihres Langzeitgedächtnisses verloren, was es ihr schwer machte, sich an Ereignisse und Freunde aus der Vergangenheit zu erinnern, und ihr Kurzzeitgedächtnis litt auch sehr, was sie im Wesentlichen zu einer Invaliden im Haus ihrer Eltern machte.

Vier Jahre zuvor, als Julie achtzehn Jahre alt war, hatte sie gerade die Highschool abgeschlossen und war kerngesund. Sie wollte etwas tun, um die Welt zu verbessern, und als das Angebot kam, als Missionarin auf den Philippinen zu arbeiten, ergriff sie die Gelegenheit.

Die Bedingungen auf den Philippinen waren viel primitiver, als sie erwartet hatte. Sie arbeitete viele Stunden in einem Waisenhaus unter extrem unhygienischen Bedingungen. Nach ein paar Monaten wurde sie sehr krank und musste in die USA zurückkehren.

Ihre Symptome waren rätselhaft. Ihre Eltern brachten sie von einem Spezialisten zum anderen, aber niemand konnte ihr eine Diagnose stellen. Es war jedoch allen Beteiligten klar, dass sie im Sterben lag. Sie verlor ihr Leben, verlor den Kampf gegen einen unbekannten Angreifer, der nicht identifiziert werden konnte. Das Urteil? Man gab ihr noch vier Monate zu leben. Bei der Geschwindigkeit, mit der ihr Zustand sich verschlechterte, konnten sich die Ärzte nicht vorstellen, dass sie diese Zeitspanne überleben würde.

Irgendwie hatte Julie vier Jahre überlebt, als ihre Eltern sie zu mir brachten. Sie hatte es geschafft, durchzuhalten, aber ihre Lebensqualität war nicht mehr vorhanden. Ihre Eltern erklärten mir, dass dies die Symptome seien, mit denen sie in den letzten vier Jahren zu kämpfen gehabt habe, Symptome, die sie im Wesentlichen zu einer zurückgezogenen Person gemacht hätten. Sie hatten es aufgegeben, sie zu weiteren Fachärzten zu bringen, und brachten sie als allerletzten Ausweg in meine Praxis, mit der schwachen Hoffnung, dass ich vielleicht etwas tun könnte, um ihr zu helfen.

Mithilfe des Muskeltests, mit dem ich nach Ungleichgewichten suchte, die ihre Krankheit verursachten, stellte ich fest, dass sie einen Parasitenbefall hatte. Bei näherer Betrachtung stellte sich heraus, dass sie nicht nur einen Parasiten hatte, sondern insgesamt neun verschiedene Arten von Parasiten, mehr als ich je bei einem Menschen gesehen hatte. Ich testete die verschiedenen antiparasitären Präparate, die wir in meiner Praxis verwendeten, um zu sehen, welches Präparat sie gerade brauchte und in welcher Dosierung. Ich sagte ihr, dass sie die Präparate sehr konsequent und regelmäßig einnehmen müsse. Ihre Mutter meldete sich zu Wort und sagte, dass sie sich darum kümmern würde. Julie hob ihren Kopf, schenkte mir ein dünnes Lächeln und sagte, sie würde ihr Bestes tun.

Das Faszinierende an Julies Fall war nicht, dass es ein ganzes Jahr dauerte, bis sie wieder gesund wurde, sondern wie dieses Jahr ablief. Sie ertrug die zweistündigen langen Hin- und Rückfahrten zu meiner Praxis etwa achtzehn Mal in diesem Jahr. Jedes Mal, wenn sie zu mir kam, testete ich sie, um zu sehen, wie es um die Parasiten bestellt war. Einen Parasiten nach dem anderen konnten wir aus ihrem Körper entfernen, was oft den Wechsel von einem antiparasitären Präparat zu einem anderen erforderte, da eine Population abstarb und eine neue Population von Parasiten ausschlüpfte.

Nach etwa zwölf Monaten Behandlung, bei der wir uns ausschließlich auf die Anweisungen ihres Unterbewusstseins verließen, war Julie endlich gesund.

Am Ende dieses Jahres – das werde ich immer in Erinnerung behalten – war sie eine junge Frau, die wieder voller Leben und Freude war, so voller Dankbarkeit, wieder gesund zu sein. Sie erzählte mir, dass sie versuchte, wieder in ihr altes Leben zurückzufinden, einkaufen zu gehen, Restaurants zu besuchen und spazieren zu gehen. Sie erzählte mir, dass sie mehr als einmal alten Freunden begegnet war, die erstaunt stehen blieben, als sie sie sahen, und ausriefen: „Ich dachte, du wärst tot!“

Julie ging wieder aufs College und erwarb einen Abschluss in fortgeschrittener Gebärdensprache.

Ich mache Julies Ärzten keinen Vorwurf, dass sie ihr Problem nicht richtig diagnostizieren konnten. Ich denke, das wäre wahrscheinlicher gewesen, wenn sie auf den Philippinen geblieben wäre, aber in den USA sind Ärzte nicht daran gewöhnt, mit Patienten zu arbeiten, deren Hauptproblem in Parasitenbefall besteht.

Ich habe die Erfahrung gemacht, dass die meisten Untersuchungen auf Parasiten, die in den USA durchgeführt werden, in den Fällen, in denen die Menschen tatsächlich Parasiten haben, oft negative Ergebnisse liefern. In meiner Praxis habe ich es aufgegeben, Patienten zu medizinischen Untersuchungen auf Parasiten zu schicken, und ich habe mich zu 100 Prozent auf den Muskeltest verlassen, um genaue Antworten zu erhalten.

Wie folgender Bericht zeigt, setzte Scott das Body Code-System ein, um die Ungleichgewichte zu finden und zu korrigieren, die zur Erblindung einer Frau beigetragen hatten – mit wundervollen Ergebnissen.

Parasiten-Energie richtet Verwüstung an

Eine Frau wurde an mich verwiesen, die innerhalb weniger Wochen erblindet war. Ihre Ärzte sagten ihr, sie habe Parasiten, die ihre Augen schädigten, und sie hätten keine Behandlung, die ihr helfen könne, weil es sich um eine sehr seltene Krankheit handle. Sie wurde an mich verwiesen, damit ich ihr helfe.

Mithilfe des Body Code-Systems fanden wir zahlreiche Fehlausrichtungen, die einen „fruchtbaren Boden“ für diese Parasiten geschaffen hatten. Die Parasiten konnten als Amöben identifiziert werden, die buchstäblich die Hornhaut und die Linsen ihrer beiden Augen auffraßen. Außerdem stellte sich heraus, dass ihr Gesamt-pH-Wert im Körper nur 6,5 betrug, was für einen Menschen sehr sauer ist.

Wir starteten einen dreigleisigen Angriff, um ihre Sehkraft wiederherzustellen und fanden ein ganzheitliches Präparat zur Beseitigung der Amöben. Wir erstellten einen Ernährungs- und Energieausgleichsplan, um ihren pH-Wert auf den normalen Bereich von 7,3-7,5 anzuheben, und wir führten acht Body Code-Sitzungen durch, in denen wir Fehlausrichtungen, Ungleichgewichte und eingeschlossene Emotionen lösten. Nach drei Monaten waren die Amöben verschwunden. Ohne weitere Medikamente konnten ihre Ärzte ihr neue

Hornhäute und Linsen einsetzen, und ein Jahr, nachdem sie ursprünglich ihr gesamtes Sehvermögen verloren hatte, führt sie nun ein normales, produktives Leben mit voller Sehkraft.

Scott S., New Hampshire, USA

TIPPS FÜR DEN UMGANG MIT PARASITEN

Bitte bedenken Sie, dass Parasiten gefährlich sein können. Wenn Sie auch nur den geringsten Zweifel haben, suchen Sie einen Arzt auf.

Meiner Erfahrung nach lassen sich Parasiten am besten mit pflanzlichen Mitteln bekämpfen, die in der Regel im Naturkosthandel erhältlich sind. Denken Sie daran, dass Sie ein bestimmtes pflanzliches Präparat einfach in der Hand halten oder daran denken können, und das Unterbewusstsein wird dafür sorgen, dass Sie stark testen oder sich nach vorne neigen, um anzuzeigen, dass dies helfen kann.

Wenn die Möglichkeit besteht, dass eine Frau schwanger ist oder schwanger werden könnte, sollte sie kein solches pflanzliches Präparat einnehmen. Im Zweifelsfall konsultieren Sie bitte einen Kräuterspezialisten oder einen Arzt.

Außerdem ist zu bedenken, dass Parasiten eine Toleranz gegenüber den Heilkräutern in jeder Rezeptur entwickeln können, sodass es wichtig ist, die Einnahme regelmäßig zu überprüfen.

Das Risiko, sich mit Parasiten zu infizieren, lässt sich verringern, wenn man darauf achtet, dass die Lebensmittel vollständig durchgegart sind, wenn man Insektenschutzmittel verwendet und gute Hygieneregeln befolgt.

ÜBUNG
EINEN KRANKHEITSERREGER FINDEN UND ENERGETISCH ANGEHEN

SCHRITT 1

Fragen Sie: „Habe ich [oder Haben Sie] einen Krankheitserreger, den wir jetzt angehen können?"

- Wenn ja, fahren Sie mit Schritt 2 fort.
- Wenn nein, ist vielleicht kein physischer Krankheitserreger vorhanden, oder es ist nicht möglich, ihn jetzt anzugehen, sodass Sie es vielleicht später noch einmal versuchen wollen.

SCHRITT 2

(Dekodierung). Fragen Sie: „Ist es erforderlich, mehr über diesen Erreger zu wissen?"

- Wenn nein, gehen Sie zu Schritt 3 (Assoziation).
- Wenn ja, stellen Sie eine oder mehrere der folgenden Fragen. Kehren Sie zu Schritt 2 (Dekodierung) zurück, sobald die Antwort auf eine dieser Fragen feststeht.
  - Manchmal genügt es, den Erregertyp zu bestimmen. Einige gängige Erreger, auf die Sie testen können, finden Sie am Anfang dieses Abschnitts (→ Seite 192).
  - Sobald Sie einen bestimmten Erreger identifiziert haben, kehren Sie zu Schritt 2 (Dekodierung) zurück und fragen, ob es erforderlich ist, noch mehr darüber zu wissen. Wenn Sie nicht mehr über den Erreger wissen müssen, gehen Sie zu Schritt 3 (Assoziation), andernfalls können Sie die folgende Frage stellen:
- Fragen Sie: „Sollten wir wissen, wo sich diese Energie im Körper befindet?"
  Wenn ja, kann es hilfreich sein, ein Ausschlussverfahren anzuwenden, um dies zu ermitteln. Unterteilen Sie zum Beispiel den Körper in zwei Hälften und fragen Sie, ob die Energie in der unteren oder der oberen Körperhälfte sitzt. Unterteilen Sie den Körper von links nach rechts und fragen Sie, ob die Energie in der linken oder in der rechten Körperhälfte sitzt. Fahren Sie fort, den Körper auf diese Weise zu unterteilen und zu fragen, bis Sie die Lokalisation im Körper ermittelt haben, an dem sich der Krankheitserreger befindet, und kehren Sie dann zum Beginn von Schritt 2 (Dekodierung) zurück.

SCHRITT 3

(Assoziation) Fragen Sie: „Gibt es ein damit assoziiertes Ungleichgewicht, das zu dekodieren ist?"

- Wenn nein, gehen Sie zu Schritt 4 (Intention) über.
- Wenn ja, kehren Sie zur Body Code-Übersicht zurück und dekodieren und bearbeiten Sie jedes damit assoziierte Ungleichgewicht, kehren Sie dann hierher zurück und wiederholen Sie die Frage aus Schritt 3 (Assoziation).

SCHRITT 4

(Intention) Streichen Sie dreimal mit einem Magnet oder Ihrer Hand über eine beliebige Länge des Lenkergefäßes mit der Absicht, sowohl die Energie (Lebenskraft) des Erregers zu lösen als auch das Immunsystem anzuweisen, die physischen Organismen zu suchen und zu eliminieren.

SCHRITT 5

Fragen Sie: „Haben wir die Energie des Erregers gelöst?"

- Wenn ja, können Sie mit Schritt 1 beginnen und den Vorgang wiederholen, um einen anderen Erreger zu finden.
- Wenn nein, fokussieren Sie sich neu darauf, bitten Sie im Gebet um Hilfe, erlauben Sie Ihrem Herzen, Liebe und Dankbarkeit dafür zu empfinden, dass dies helfen wird, und streichen Sie erneut dreimal mit Ihrer Intention darüber.
- Beachten Sie, dass möglicherweise körperliche Unterstützung erforderlich ist, um den Prozess der Beseitigung dieses Erregers abzuschließen. Es wird empfohlen, einen Arzt, Heilpraktiker, Ernährungsberater oder Kräuterspezialisten aufzusuchen, um weitere Informationen zu erhalten.
- Denken Sie daran, dass jede Infektion potenziell gefährlich ist. Holen Sie ärztlichen Rat ein, insbesondere bevor Sie ein Mittel einnehmen.

ABSCHNITT 3

ENERGIEKREISLÄUFE UND SYSTEME

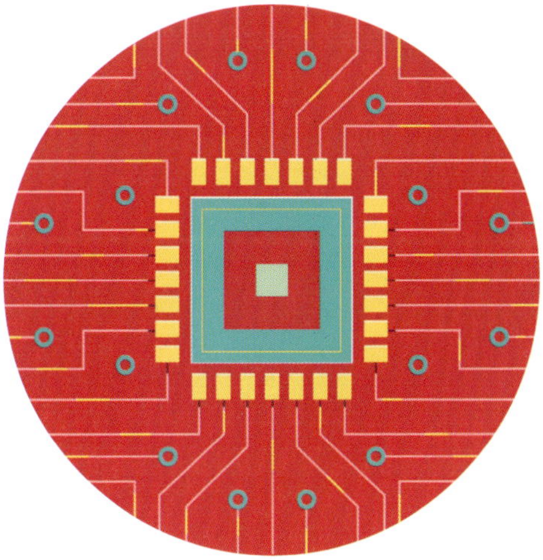

Wir sind verlangsamte Schall- und Lichtwellen, ein wandelndes Bündel von Frequenzen, das auf den Kosmos abgestimmt ist. Wir sind Seelen, eingekleidet in heilige biochemische Gewänder, und unsere Körper sind die Instrumente, durch welche unsere Seelen ihre Musik spielen.

ALBERT EINSTEIN ZUGESCHRIEBEN

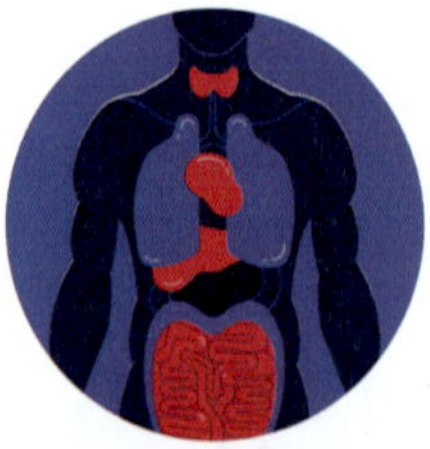

ORGANE
(→ SEITE 227)

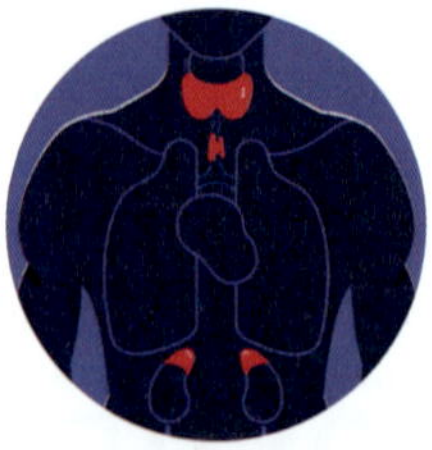

DRÜSEN
(→ SEITE 246)

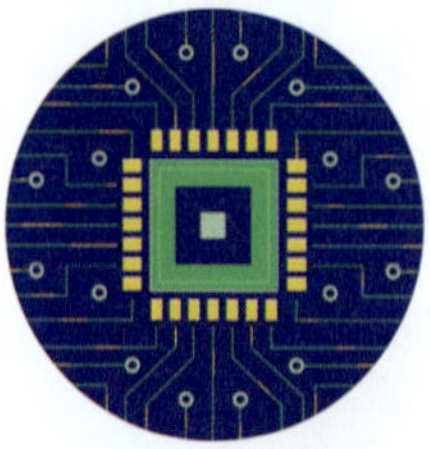

SYSTEME
(→ SEITE 263)

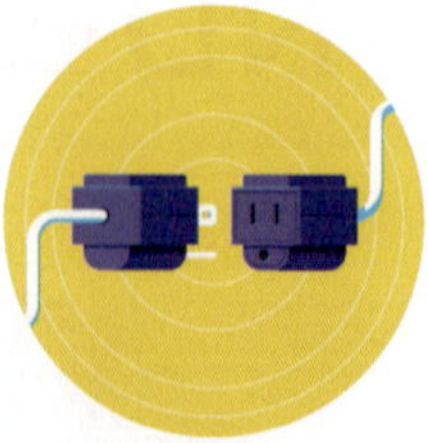

ABKOPPLUNGEN
(→ SEITE 284)

Diese Kategorie von Ungleichgewichten bezieht sich auf die Organe und Drüsen sowie auf die mit ihnen verbundenen Systeme. Darüber hinaus umfasst diese Kategorie auch die verschiedenen energetischen Verbindungen zwischen den Organen, Drüsen und Muskeln.

11
ENERGIEKREISLÄUFE

Wir speichern unsere Probleme in unseren Geweben.
ANONYM

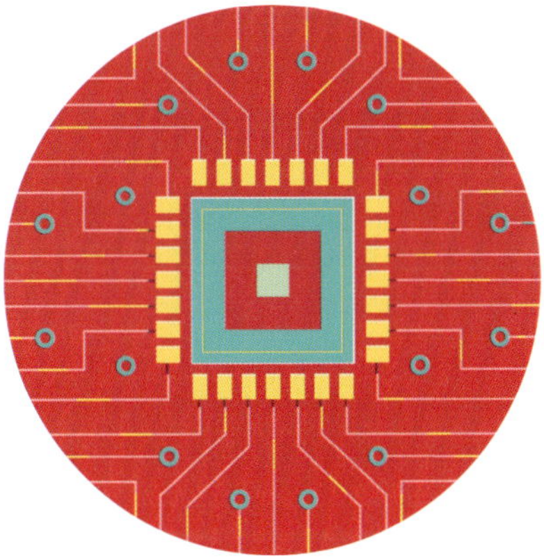

VERBINDUNGEN ZWISCHEN ORGANEN, DRÜSEN UND MUSKELN

Es gibt einzigartige und weitgehend unbekannte energetische Verbindungen zwischen verschiedenen Organen und Drüsen und bestimmten Muskeln. Einfach ausgedrückt: Wenn ein Organ im Ungleichgewicht ist, ist auch ein bestimmter Muskel oder sind bestimmte Muskeln im Ungleichgewicht. Als ich in der Studentenklinik arbeitete, hatte ich zum Beispiel einen bestimmten Patienten, der jede Woche zu mir kam. Es handelte sich um einen Mann mittleren Alters, der unter chronischen Schmerzen zwischen den Schulterblättern litt, die durch eine Fehlausrichtung eines Wirbels verursacht wurden. Zu seiner großen Erleichterung konnte ich diesen Bereich seiner Wirbelsäule einmal pro Woche neu ausrichten. Nach ein paar Tagen traten die Schmerzen jedoch wieder auf, und in der nächsten Woche richtete ich seine Wirbelsäule erneut aus, und dieser Zyklus wiederholte sich über Monate.

Ich musste mich fragen: „Was geht hier vor? Stimmt etwas mit mir als seinem Therapeuten nicht? Stimmt etwas mit ihm nicht? Warum bleiben diese Knochen nicht ausgerichtet?"

Viele Jahre vergingen, bis ich erkannte, dass dieser Mann wahrscheinlich ein Ungleichgewicht in seiner Leber hatte, denn die Leber ist energetisch mit dem Rhomboidmuskel verbunden, der die Innenseite des rechten Schulterblatts mit der Wirbelsäule verbindet.

Jedes Organ und viele Drüsen haben Verbindungen zu Muskeln wie diesem. Nachfolgend darf ich noch von ein paar Erfahrungen berichten, damit Sie verstehen, wie wichtig diese Verbindungen sind.

JAZZERCISE

Eines Tages kam eine neue Patientin namens Joan zu mir und klagte: „Meine Knie bringen mich um. Ich war schon beim Arzt. Er sagte mir, ich hätte einen Überlastungsschaden. Wie Sie sehen können, bin ich übergewichtig. Ich habe an Jazzercise-Kursen teilgenommen, um abzunehmen. Der Arzt hat mir gesagt, dass ich wegen meiner Knie mit dem Jazzercise aufhören muss, aber ich habe Angst, dass ich das Gewicht nicht mehr loswerde, wenn ich nicht weitermache, und wenn ich nicht abnehme, habe ich Angst, dass mein Mann mich verlassen wird."

Ich wusste, dass Schmerzen im linken Knie sehr oft mit einem Ungleichgewicht der linken Nebenniere zusammenhängen, weil diese energetische Verbindungen zu den Muskeln hat, die das linke Kniegelenk überqueren. Und ich wusste, dass Schmerzen im rechten Knie oft mit einem Ungleichgewicht der Gallenblase zusammenhängen, weil ihre Muskelverbindungen über das rechte Kniegelenk verlaufen. Also hatte ich einen Ansatzpunkt.

Ich ließ die Klientin einen Arm parallel zum Boden halten und begann, die Organe und Drüsen in ihrem Körper zu testen, um zu sehen, ob sie im Gleichgewicht waren. Als ich Gallenblase sagte, wurde ihr Arm plötzlich schwach. Irgendetwas stimmte also mit ihrer Gallenblase nicht. Als ich sie fragte, ob sie Probleme mit ihrer Gallenblase habe, antwortete sie: „Nein, nicht dass ich wüsste."

Ich fragte: „Haben Sie eine eingeschlossene Emotion, die Ihre Gallenblase aus dem Gleichgewicht bringt?" Als ich jetzt auf ihren Arm drückte, war ihr Arm stark, was ein Ja anzeigte. Ich konnte einige eingeschlossene Emotionen ausfindig machen, die ihre Gallenblase beeinträchtigten, und löste sie. Als ich fertig war, war ihre Gallenblase beim Muskeltest stark, was darauf hinwies, dass sie wieder im Gleichgewicht war.

Ich sagte: „Warum gehen Sie nicht einen Moment auf und ab und sehen, wie es Ihrem rechten Knie jetzt geht?"

Sie ging ein paar Schritte auf und ab, schaute mich an und sagte: „Ich spüre überhaupt keine Schmerzen in meinem rechten Knie. Großartig!"

So weit, so gut. Ich fuhr fort, ihre Organe und Drüsen zu überprüfen, indem ich ihre Muskelkraft für jedes einzelne Organ testete. Als ich zu ihrer linken Nebenniere kam, wurde ihr Arm wieder schwach. Da ich in meiner Arbeit mit Patienten gelernt habe, dass die meisten Ungleichgewichte von Organen und Drüsen durch eingeschlossene Emotionen verursacht werden, fragte ich: „Gibt es eine eingeschlossene Emotion, die wir lösen können, die diese Drüse aus dem Gleichgewicht bringt?" Ihr Arm blieb stark, und wieder fand ich einige eingeschlossene Emotionen als Ursache für dieses Ungleichgewicht und löste sie. Erneut bat ich sie, ein wenig in meinem Behandlungsraum auf und ab zu gehen und auf ihr linkes Knie zu achten.

Nach ein paar Schritten drehte sie sich um und rief aus: „Wie ist das möglich? Beide Knie sind schmerzfrei!"

ENERGIEKREISLÄUFE

Um zu verstehen, wie Energiekreisläufe funktionieren, vergleichen wir Ihren Körper mit Ihrem Haus. Ist bei Ihnen zu Hause schon einmal eine Sicherung durchgebrannt? Wenn Sie zu viele Geräte an eine einzige Steckdose anschließen, verbrauchen Sie zu viel Strom, wodurch ein Stromkreis durchbrennt. Plötzlich gehen die Lichter und alle elektrischen Geräte in diesem Raum aus, oder der Strom fällt in dem gesamten Bereich des Hauses aus. Wenn in dem Raum, in dem Sie sich gerade befinden, das Licht ausgeht, ist es dann möglich, dass im Nebenraum plötzlich auch der Fernseher ausgeht? Wie kann das passieren? Das kann nur geschehen, wenn sich der Fernseher im selben Stromkreis befindet wie die Steckdose, die Sie gerade überlastet haben.

Wenn man im Körper ein Organ oder eine Drüse überlastet, überlastet man seinen Energiekreislauf und lässt sozusagen eine „Sicherung" durchbrennen. So kann dies in unserem Körper passieren. Nehmen wir für dieses Beispiel die Leber. Die Leber hat die Aufgabe, den Körper zu entgiften. Eine der Möglichkeiten, die Leber zu überlasten, besteht darin, dass Sie Dinge in Ihren Körper aufnehmen, die giftig sind. Wenn Sie eingeschlossene emotionale Energien haben, die sich in der Leber festsetzen, oder wenn Sie Pestiziden oder Herbiziden ausgesetzt sind oder wenn Sie zu viel Alkohol trinken oder toxische Nahrungsmittelzusätze zu sich nehmen, können Sie die Leber überlasten, sodass bei ihr die „Sicherung" durchbrennt. Die Leber ist dann nicht mehr in der Lage, ihre volle Leistungsfähigkeit zu entfalten, bis die Ungleichgewichte korrigiert sind.

Obwohl unsere Organe und Drüsen keine buchstäbliche *Sicherung* haben, ist dies der einfachste Weg zu erklären und zu verstehen, wie die Organe, Drüsen und Muskeln energetisch miteinander verbunden sind. Eine Überlastung eines Organs führt nicht nur zu einer Funktionseinschränkung, sondern auch zu einem Ungleichgewicht bestimmter Muskeln, die damit verbunden sind, da sie sich im selben Energiekreislauf befinden. Jedes Organ und die meisten Drüsen haben diese Verbindung mit einem oder mehreren Muskeln im Körper.

Ein Ungleichgewicht in einem Organ oder einer Drüse verursacht in der Regel Schmerzen in den Gelenken oder in den Bereichen, die durch die Muskelverbindungen versorgt werden. Das kann auch zu einer Muskelschwäche führen, wodurch der betreffende Körperteil anfällig wird, sowohl ganz allgemein als auch insbesondere für Verletzungen. So sind beispielsweise Verletzungen des rechten Knies bei Menschen mit einer unausgeglichenen Gallenblase häufig, da die Gallenblase im gleichen Energiekreislauf wie ein bestimmter Muskel auf der Rückseite des rechten Knies liegt, wie Tracey im folgenden Bericht feststellt.

Der Geist ihrer Gallenblase

Ich habe mir jedes Webinar über den Emotion Code und den Body Code angesehen, das ich finden konnte. Sie sprachen darüber, dass ein Ungleichgewicht der Gallenblase Schmerzen im rechten Knie verursachen kann. Ich habe den Body Code noch nicht, aber ich beschloss, meinen Körper einfach zu fragen, ob ich ein Ungleichgewicht in meiner Gallenblase habe. Die Antwort war ja, und ich habe zwei Emotionen dazu gelöst. Mein Knie fühlt sich jetzt großartig an! (Mein Arzt sagte, es sei Arthritis.) Das Erstaunliche daran ist, dass meine Tochter 1990 geboren wurde und ich zwei Wochen später meine Gallenblase entfernen ließ. Das physische Organ ist seit zweiundzwanzig Jahren nicht mehr vorhanden, aber das energetische (Geist-) Organ ist noch da!

Tracey B., Wisconsin, USA

Wenn Ihr linkes Knie schmerzt, liegt es wahrscheinlich an einem Ungleichgewicht in Ihrer Nebenniere.

Wenn Ihr rechtes Knie schmerzt, liegt es wahrscheinlich an einem Ungleichgewicht in Ihrer Gallenblase.

Wenn Sie einen quälenden Schmerz zwischen den Schulterblättern haben, liegt es wahrscheinlich an einem Ungleichgewicht in Ihrer Leber.

Wenn Ihr unterer Rücken schmerzt, liegt es wahrscheinlich daran, dass Ihre Nieren im Ungleichgewicht sind und so weiter.

Wenn Sie verstehen, dass jedes Organ und die meisten Drüsen energetisch mit den Muskeln verbunden sind, die wiederum mit den Gelenken in Verbindung stehen, wird Ihnen klar, dass Sie bei Gelenkschmerzen als Erstes die Organe oder Drüsen überprüfen können, die damit verbunden sind.

Natürlich berühren die Organe und Drüsen nicht physisch die Muskeln, mit denen sie energetisch verbunden sind. Stattdessen befinden sie sich einfach in demselben „elektrischen Schaltkreis" oder Energiekreislauf. Denken Sie an die Analogie der elektrischen Verkabelung in Ihrem Haus, wenn eine Sicherung durchbrennt.

„DIE ÜBLICHEN VERDÄCHTIGEN"

Schmerzen im unteren Rücken	Niere – Ileozökalklappe – Gebärmutter – Nebennieren
Knieschmerzen	Nebennieren (linkes Knie) – Gallenblase (rechtes Knie)
Schmerzen im oberen Rücken	Leber – Milz – Gallenblase
Schmerzen im mittleren Rücken	Niere – Gallenblase
Handgelenk/Ellbogen	Gallenblase – Magen – Milz – Bauchspeicheldrüse
Schulter	Schilddrüse – Gallenblase (rechte Schulter) – Herz (linke Schulter)
Kiefergelenk	Niere

Im Laufe der Jahre habe ich erkannt, dass die häufigsten Ungleichgewichte von Organen und Drüsen, die Beschwerden verursachen, in einer Tabelle wie der hier gezeigten zusammengestellt werden können. Dies kann nützlich sein, um zu wissen, welche Organe oder Drüsen überprüft werden können, wenn man versucht, ein bestimmtes Problem anzugehen. Nehmen wir zum Beispiel an, Ihre Freundin leidet an Schmerzen im unteren Rückenbereich. Sie könnten damit beginnen, das Gleichgewicht der Nieren links und rechts zu überprüfen. Wenn sie in Ordnung sind, könnten Sie die Ileozökalklappe überprüfen, dann die Gebärmutter und die Nebennieren. Sie können diese Organe und Drüsen in beliebiger Reihenfolge testen, aber die Organe und Drüsen sind hier nach der Häufigkeit oder Wahrscheinlichkeit geordnet, in der sie zum Problem beitragen können. Mit anderen Worten: Ein Ungleichgewicht der Nieren ist die häufigste Ursache für Beschwerden im unteren Rücken, gefolgt von der Ileozökalklappe, gefolgt von der Gebärmutter und gefolgt von den Nebennieren. Denken Sie daran, dass dies nicht in Stein gemeißelt ist, sondern lediglich meine eigenen Erfahrungen widerspiegelt, und ich gebe sie hier weiter, um Ihnen Zeit zu ersparen. Diese Liste ist nicht allumfassend, aber sie bietet Ihnen einen guten Ausgangspunkt.

TESTEN AUF ZUFRIEDENHEIT

Eine wunderbare Möglichkeit, ein Ungleichgewicht von Organen und Drüsen festzustellen, nenne ich den Test auf Zufriedenheit. Wenn Sie ein Organ oder eine Drüse oder einen beliebigen Körperteil einfach fragen, ob es/sie „glücklich" oder „im Gleichgewicht" ist, wird der Körper Ihnen dies durch Muskeltest mitteilen. Dadurch können Ungleichgewichte aufgedeckt werden, die sich sonst vielleicht erst nach langer Zeit zeigen, denn ein Organ kann jahrelang im Ungleichgewicht sein, bevor es ernsthafte Probleme zeigt.

Um zu verstehen, wie das funktioniert, sollten Sie die Natur der Dinge verstehen, zumindest so, wie ich sie sehe. Ich denke, das wird auch für Sie Sinn ergeben. Ich glaube, dass alle Dinge geistig geschaffen wurden, bevor sie physisch geschaffen wurden. Ich glaube, dass alle Dinge auf Freude ausgerichtet sind, und ich glaube, dass Freude der eigentliche Zweck unserer Existenz ist, nämlich zu lernen, mit Freude zu leben.

GLÜCKLICHE ORGANE

Die antiken Ärzte betrachteten die Organe und Drüsen als separate „Beamte" im „Königreich" des Körpers. Einige Organe und Drüsen waren anderen untergeordnet, einige herrschten über andere, es gab komplizierte Beziehungen zwischen ihnen allen, und jedes Organ und jede Drüse wurde als eigene Intelligenz betrachtet. Wenn man ein Organ oder eine Drüse oder einen beliebigen Teil des Körpers einfach fragt, ob es/sie *zufrieden, im Gleichgewicht* oder *glücklich* ist, wird der Körper es einem mitteilen. Dadurch können Ungleichgewichte aufgedeckt werden, die sich sonst vielleicht erst nach langer, langer Zeit zeigen, denn ein Organ kann jahrelang *unglücklich, unzufrieden* oder *unausgeglichen* sein, bevor es schließlich eine Krankheit manifestiert.

Wenn sich ein Organ oder eine Drüse als unausgeglichen erweist, können Sie die *Body Code-Übersicht* in Teil III (→ Seite 143) aufschlagen und fragen: „Liegt es an einem Ungleichgewicht auf der rechten Seite der Übersicht?" Wenn nicht, dann wissen Sie, dass es sich um ein Ungleichgewicht auf der linken Seite der Übersicht handelt. Wenn Sie auf diese Weise Fragen stellen, werden Sie den Grund für das Ungleichgewicht herausfinden. Wenn Sie ein Organ finden, das im Ungleichgewicht ist, gibt es immer einen Grund dafür, und alle Kategorien von Ungleichgewichten sind in der Übersicht aufgeführt.

Es könnte ein Krankheitserreger sein. Es könnte eine Art von Nährstoffmangel sein. Es könnte eine strukturelle Fehlausrichtung sein. Es könnte eine eingeschlossene Emotion sein. Es könnte ein Trauma sein. Es könnte eine Art von Giftstoffbelastung sein. Wenn ein Organ unausgeglichen ist, garantiere ich Ihnen, dass Sie den Grund dafür in kurzer Zeit finden können, wenn Sie die Body Code-Übersicht zu Hilfe nehmen. Auf diese Weise können Sie vielleicht Ungleichgewichte finden und korrigieren, die sonst erst nach vielen, vielen Jahren zum Vorschein kämen.

PAARIGE ORGANE UND DRÜSEN

Paarige Organe und Drüsen liegen dort vor, wo wir auf beiden Seiten des Körpers das gleiche Organ oder die gleiche Drüse haben, wie z. B. Nieren, Lungen, Nebennieren, Eierstöcke, Brüstdrüsen und Hoden. Das Organ oder die Drüse auf der linken Seite ist in der Regel das Hauptorgan oder die Hauptdrüse, während die rechte Seite das Reserveorgan oder die Reservedrüse darstellt. Infolgedessen gerät das linke Organ oder die linke Drüse in der Regel zuerst aus dem Gleichgewicht, da es bzw. sie stärker belastet wird als sein bzw. ihr rechtes Geschwisterorgan oder ihre rechte Geschwisterdrüse. Das linke Organ oder die linke Drüse ist direkt mit dem oder den zugehörigen Muskeln auf der linken Seite des Körpers verbunden. Wenn also das linke Organ oder die linke Drüse überlastet wird und seine „Sicherung" durchbrennt, geraten die zugehörigen Muskeln auf derselben Körperseite sofort aus dem Gleichgewicht.

Wenn das rechte Organ oder die rechte Drüse überlastet wird, gerät der zugehörige rechte Muskel oder die zugehörigen Muskeln auf der gleichen Seite des Körpers aus dem Gleichgewicht.

Betrachten wir zum Beispiel die Nebennieren. Wenn ein Mensch zu lange unter zu viel Stress steht, werden die Nebennieren überlastet, sie sind die Stressdrüsen des Körpers. Die linke Nebenniere gerät in der Regel zuerst aus dem Gleichgewicht, da die linksseitigen Organe und Drüsen vorrangig sind.

Infolgedessen werden die Muskeln, die das linke Kniegelenk überqueren und die energetisch mit der linken Nebenniere verbunden sind, in dem Moment aus dem Gleichgewicht geraten, in dem die linke Nebenniere aus dem Gleichgewicht gerät. Als Ergebnis können wegen des muskulären Ungleichgewichts, das jetzt besteht, Beschwerden oder Schmerzen im linken Knie auftreten. Dieses Ungleichgewicht erhöht die Wahrscheinlichkeit von Verletzungen und kann schließlich zu Arthrose im Kniegelenk führen. Wenn der Stress anhält, kann auch die rechte Nebenniere ins Ungleichgewicht geraten, was zu Schmerzen im rechten Knie führen kann. Anhand dieses Beispiels können wir das Innenleben des Körpers erkennen und verstehen nun etwas besser, warum Schmerzen im linken Knie eines der ersten Anzeichen für zu viel Stress sein kann.

KARPALTUNNELSYNDROM

Ich erinnere mich an eine Patientin, die von einer anderen Praxis an mich überwiesen wurde. Sie litt seit einem Jahr an einem Karpaltunnelsyndrom, ohne dass ihre Schmerzen hatten gelindert werden können, obwohl sie regelmäßig von diesen Chiropraktikern behandelt wurde, da sie deren Bürochefin war.

Als ich sie untersuchte, stellte ich als Erstes fest, dass ihre Gallenblase im Ungleichgewicht war. Die Gallenblase ist nicht nur energetisch mit einem Muskel hinter dem rechten Knie verbunden, sondern auch mit dem Deltamuskel in der rechten Schulter. Dieses muskuläre Ungleichgewicht in ihrer Schulter erwies sich als die Ursache für ihr anhaltendes Karpaltunnelsyndrom. Das muskuläre Ungleichgewicht war sekundär aufgrund des Problems ihrer Gallenblase zustandegekommen, die durch die dort eingeschlossenen emotionalen Energien aus dem Gleichgewicht geraten war. Nachdem wir diese eingeschlossenen Emotionen gelöst hatten, kehrte ihre Gallenblase in einen Zustand des energetischen Gleichgewichts zurück, der zugehörige Muskel war ebenfalls wieder ausgeglichen, und das Karpaltunnelsyndrom verschwand innerhalb kürzester Zeit und kehrte nie wieder zurück. Eine einzige Sitzung in meiner Praxis genügte, um ihr chronisches Problem zu lösen.

In den nächsten beiden Kapiteln werde ich erklären, wie man Ungleichgewichte in Organen und Drüsen findet und korrigiert, die Hilfe benötigen.

12
ORGANE

Das menschliche Herz war ein so komplexes Organ,
zerbrechlich und robust zugleich.

SUSAN WIGGS

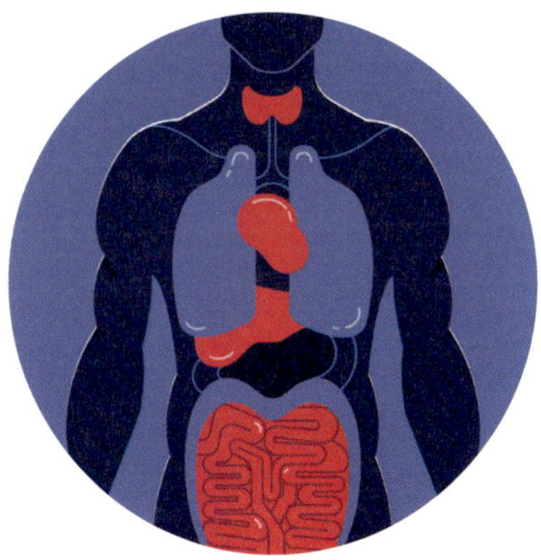

In diesem Kapitel stelle ich jedes Organ vor, einschließlich seiner Funktionen, seiner Verbindungen zu verschiedenen Muskeln und der häufigsten Symptome eines Ungleichgewichts. Wenn Sie beim Testen ein unausgeglichenes Organ entdecken, können Sie in diesem Kapitel nachschlagen, um mehr darüber zu erfahren, und diese Anweisungen befolgen, um das Ungleichgewicht zu korrigieren.

Es gibt zwei Möglichkeiten, ein unausgeglichenes oder „unglückliches" Organ zu finden. Wenn Sie den Verdacht haben, dass ein Organ Hilfe braucht, können Sie einfach fragen: „Ist [Name des Organs] im Gleichgewicht?" Zum Beispiel: „Ist mein Herz im Gleichgewicht?" oder „Ist meine Leber im Gleichgewicht?"

Wenn Sie fragen: „Ist mein(e) ____ im Gleichgewicht?" und einen Muskeltest durchführen, erhalten Sie eine Ja- oder Nein-Antwort. Wenn die Muskelreaktion stark ist, bedeutet dies eine kongruente Antwort oder ein Ja, was bedeutet, dass es dem Organ wahrscheinlich gut geht. Eine schwache Muskelreaktion, die auf ein Nein hindeutet, sagt aus, dass das Organ um Hilfe bittet. Wenn Sie an diesem Punkt Ihres Testens angelangt sind und ein Organ identifiziert haben, das im Ungleichgewicht ist, fahren Sie mit Schritt 3 des folgenden Prozesses fort.

ORGANTABELLE

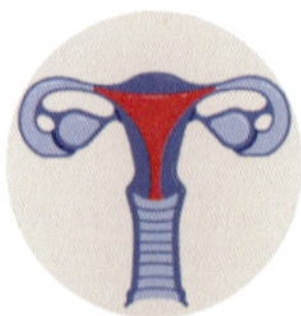

GEBÄRMUTTER
(→ SEITE 230)

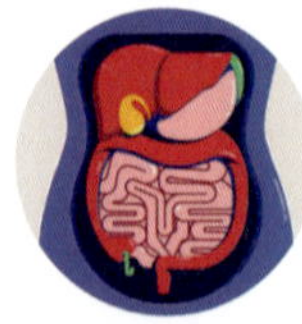

GALLENBLASE
(→ SEITE 236)

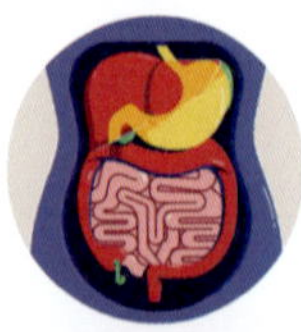

MAGEN
(→ SEITE 231)

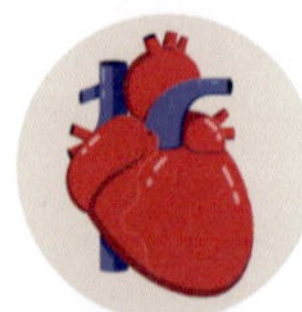

HERZ
(→ SEITE 238)

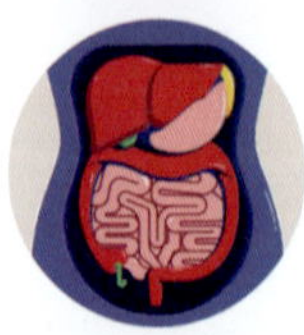

MILZ
(→ SEITE 232)

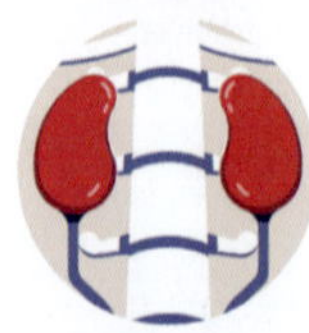

NIEREN
(→ SEITE 239)

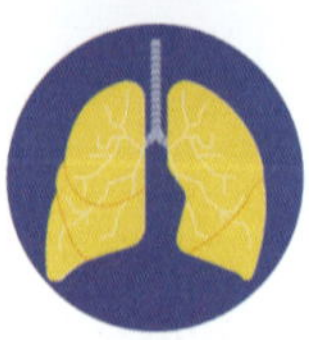

LUNGEN
(→ SEITE 233)

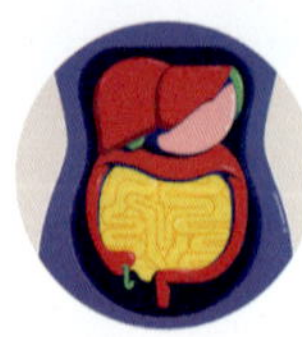

DÜNNDARM
(→ SEITE 241)

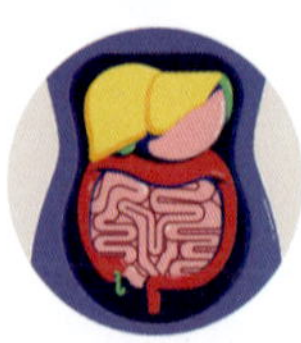

LEBER
(→ SEITE 234)

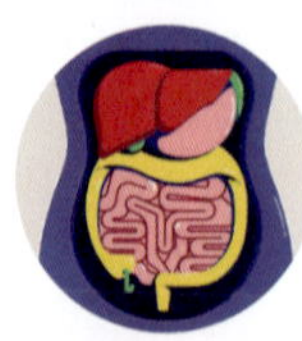

DICKDARM
(→ SEITE 242)

BLASE
(→ SEITE 235)

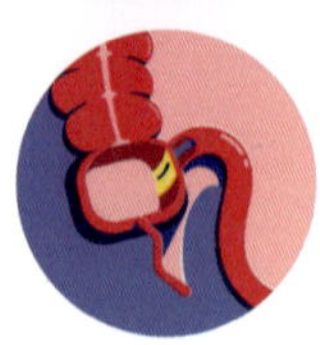

ILEOZÖKALKLAPPE
(→ SEITE 244)

Eine andere Möglichkeit, ein unausgeglichenes Organ zu finden, ist die Verwendung der Organ-Übersicht, indem Sie die folgenden Schritte durchlaufen. Beachten Sie, dass diese Übersicht für dieses Buch modifiziert wurde und weder das Gehirn noch das Interstitium enthält. Diese werden in der App ausführlich beschrieben. Darüber hinaus wird die Ileozökalklappe normalerweise nicht als Organ eingestuft, aber wegen ihrer Bedeutung verdient sie für unsere Zwecke einen Platz in dieser Liste.

SCHRITT 1

Fragen Sie: „Habe ich [oder Haben Sie] ein unausgeglichenes Organ?"

- Wenn ja, fragen Sie: „Befindet sich das Organ auf der rechten Seite der Organ-Übersicht?"
- Wenn ja, gehen Sie zu Schritt 2.
- Wenn nein, befindet es sich auf der linken Seite. Fahren Sie mit Schritt 2 fort.

SCHRITT 2

Beginnen Sie oben auf der identifizierten Seite und fragen Sie: „Ist _____ unausgeglichen?" Angenommen, Sie haben in Schritt 1 ein Ja erhalten, dann wissen Sie, dass sich das Organ auf der rechten Seite der Übersicht befindet. Da sich die Gallenblase oben auf der rechten Seite der Übersicht befindet, würden Sie dann fragen: „Ist die Gallenblase unausgeglichen?" Wenn Sie eine Nein-Antwort erhalten, fahren Sie in dieser Spalte mit dem nächsten Organ fort und fragen: „Ist das Herz aus dem Gleichgewicht geraten?" und so weiter, bis Sie eine Ja-Antwort erhalten.

SCHRITT 3

Sobald Sie ein unausgeglichenes Organ identifiziert haben, befolgen Sie diese Anweisungen, um alle Ungleichgewichte zu finden und zu korrigieren, die dieses Organ betreffen.

SCHRITT 4

(Assoziation) Fragen Sie: „Gibt es ein damit assoziiertes Ungleichgewicht, das zu dekodieren ist?"

- Wenn nein, streichen Sie einfach dreimal mit einem Magnet oder Ihrer Hand über eine beliebige Länge des Lenkergefäßes, während Sie die Absicht haben, das Organ zurückzusetzen.
- Wenn ja, kehren Sie zur Body Code-Übersicht zurück, dekodieren jedes damit verbundene Ungleichgewicht und korrigieren es, kehren dann hierher zurück und

wiederholen die obige Frage. (Beachten Sie, dass die meisten Organe durch eingeschlossene Emotionen oder andere Energien aus dem Gleichgewicht geraten sind.)

SCHRITT 5

Fragen Sie: „Ist das Organ jetzt im Gleichgewicht?" Wenn die Antwort auf diese Frage ja lautet, haben Sie das Organ erfolgreich wieder ins Gleichgewicht gebracht.

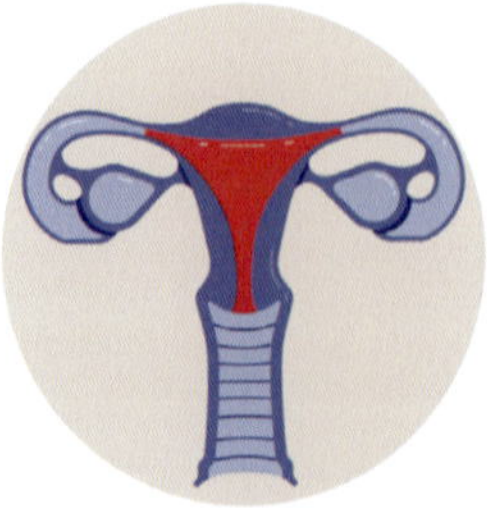

GEBÄRMUTTER (UTERUS)

ERLÄUTERUNG

Die Gebärmutter ist ein muskulöses Organ, das sich im Unterbauch und in der Mitte der Beckenhöhle befindet. Sie ist Teil des weiblichen Reproduktionssystems.

AUFGABEN DER GEBÄRMUTTER

- Bereitstellung einer Wachstumsumgebung für den Fötus
- Bereitstellung der Muskelkraft, die für die Wehen und die Geburt benötigt wird
- Erzeugung einer sexuellen Reaktion durch Lenkung des Blutflusses zu den anderen Teilen des weiblichen Systems

HÄUFIGE SYMPTOME BEI UNGLEICHGEWICHT DER GEBÄRMUTTER

- Beschwerden im unteren Rücken, im Unterbauch oder in der linken Hüfte
- Beschwerden während oder nach dem Intimverkehr
- Unfruchtbarkeit

GEBÄRMUTTER-EMOTIONEN

Die Emotionen der Gebärmutter sind in Reihe 6 der Emotion Code-Tabelle aufgeführt.

GEBÄRMUTTER-MUSKELVERBINDUNGEN

- Gesäßmuskeln
- Adduktoren an der Innenseite der Oberschenkel

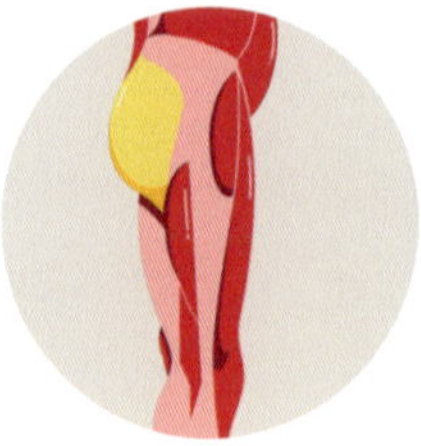

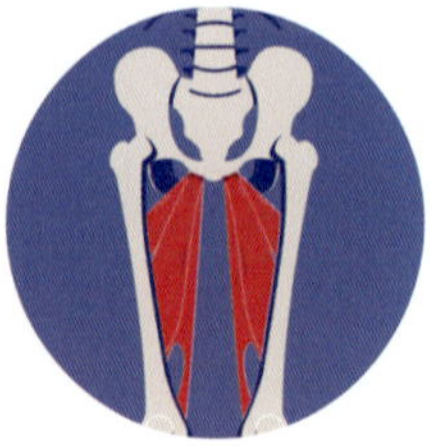

MAGEN

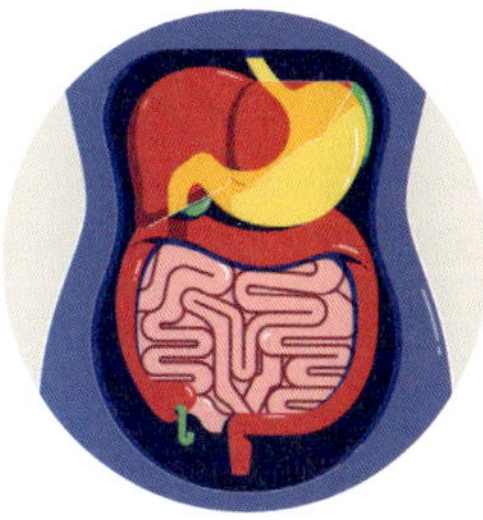

ERLÄUTERUNG

Der Magen ist ein muskuläres Hohlorgan, das sich in der Bauchhöhle befindet. Er ist Teil des Verdauungssystems.

AUFGABEN DES MAGENS

- Absonderung von eiweißverdauenden Enzymen, Magensäure und Magenschleim
- Durchmischung der verschluckten Nahrung und Beginn des Verdauungsprozesses

HÄUFIGE SYMPTOME BEI UNGLEICHGEWICHT DES MAGENS

- Beschwerden im Nacken, in den Schultern, Ellbogen und Handgelenken
- Zwerchfellbruch (Hiatushernie)
- Sodbrennen/Reflux
- Magenschmerzen
- Magengeschwür (Ulcus)
- Blähungen
- Durchfall
- Verstopfung

Ein Zwerchfellbruch oder eine Hiatushernie ist eine Erkrankung, bei der ein Teil des Magens durch eine Öffnung im Zwerchfell nach oben ragt. Dies kann zu Magenschmerzen, Sodbrennen, Aufstoßen und anderen unangenehmen Symptomen führen. Entgegen der landläufigen Meinung ist ein chirurgischer Eingriff zur Behebung einer Hiatushernie nur selten erforderlich. Häufig führt ein Ungleichgewicht des Magens zu einem Zwerchfellbruch, sodass eine Korrektur des Magen-Ungleichgewichts oft auch den Zwerchfellbruch behebt.

Um eine Hiatushernie zu finden, fragen Sie einfach: „Habe ich [oder Haben Sie] eine Hiatushernie?“ Wenn die Antwort ja lautet, finden und korrigieren Sie jedes damit assoziierte Ungleichgewicht und korrigieren anschließend den Zwerchfellbruch energetisch, indem Sie mit Intention ein paar Mal über das Lenkergefäß streichen.

MAGEN-EMOTIONEN

Die Magen-Emotionen sind in Reihe 2 der Emotion Code-Tabelle aufgeführt.

MAGEN-MUSKEL-VERBINDUNGEN

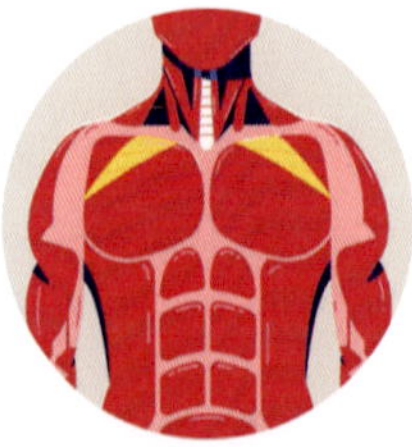

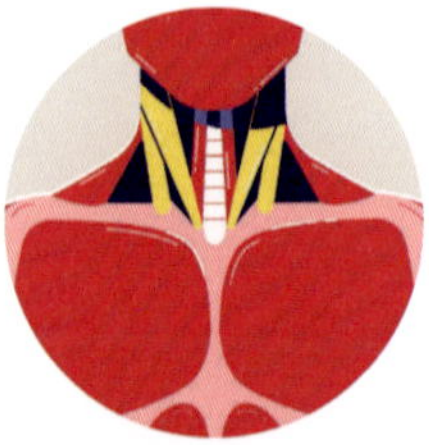

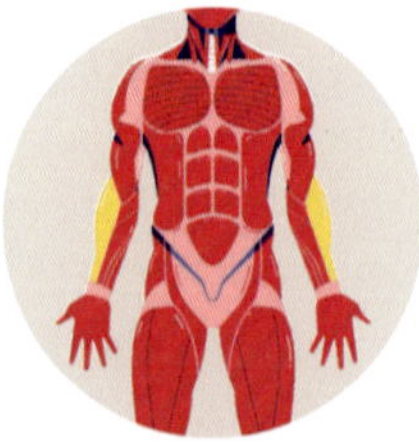

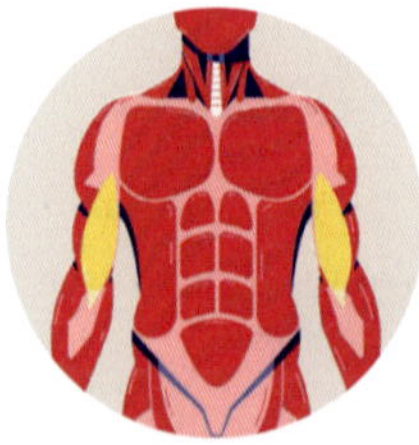

- Großer Brustmuskel (Musculi pectoralis major clavicularis), und zwar der jeweils oberste Teil, der am Schlüsselbein (Clavicula) ansetzt.
- Die Nackenbeugemuskeln liegen tief im Nacken. Sie bestehen aus zwei Gruppen von mehreren kleinen Muskeln, dem Musculus longus capitis und dem Musculus longus colli.
- Der Oberarmspeichenmuskel (M. brachioradialis) befindet sich an Unterarmen und Ellbogen. Ein Ungleichgewicht dieser Muskeln wirkt sich in der Regel auf den Ellbogen und/oder das Handgelenk auf einer oder beiden Seiten aus. Wenn die Brachioradialismuskeln unausgeglichen sind, besteht eine Neigung zu schmerzhaften und anhaltenden Problemen, wie z.B. Karpaltunnelsyndrom.
- Die Bizepsmuskeln (Mm. biceps brachii) befinden sich an der Vorderseite der Oberarme.

MILZ

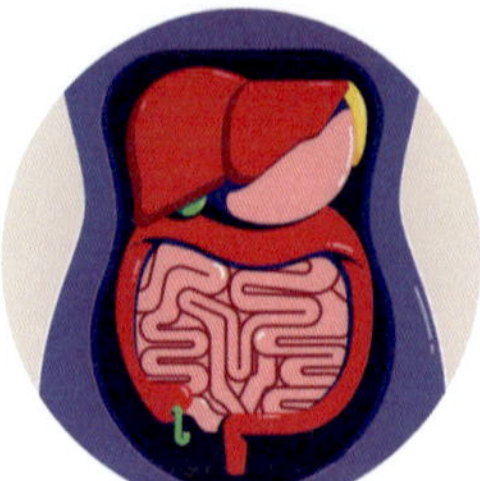

ERLÄUTERUNG

Die Milz befindet sich in der oberen Bauchhöhle links vom Magen. Wenn die Milz im Ungleichgewicht ist oder entfernt wurde, besteht eine Neigung zu erhöhter Infektanfälligkeit und Blutarmut (Anämie).

AUFGABEN DER MILZ

- Entsorgung alter roter Blutkörperchen
- Wahrnehmung wichtiger Immunfunktionen wie die Entfernung von Krankheitserregern aus dem Blut
- Vorhalten einer Blutreserve
- Wiederverwertung von Eisen

HÄUFIGE SYMPTOME BEI UNGLEICHGEWICHT DER MILZ

- Beschwerden im mittleren Rücken oder in der linken Schulter
- Verminderte Immunität
- Schmerzen im linken Oberbauch
- Wiederholte Infektionsausbrüche
- Übermäßig starke Blutungen
- Blutarmut (Anämie)
- Schwindel
- Müdigkeit
- Kopfschmerzen

MILZ-EMOTIONEN

Die Emotionen, die von der Milz produziert werden, befinden sich in Reihe 2 der Emotion Code-Tabelle.

MILZ-MUSKEL-VERBINDUNGEN

- Trapezmuskel (M. trapezius), insbesondere die mittleren und unteren Teile des Muskels

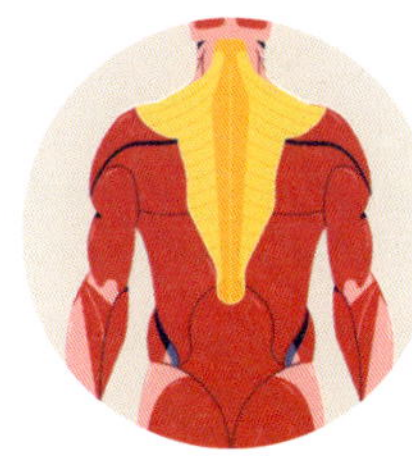

LUNGEN

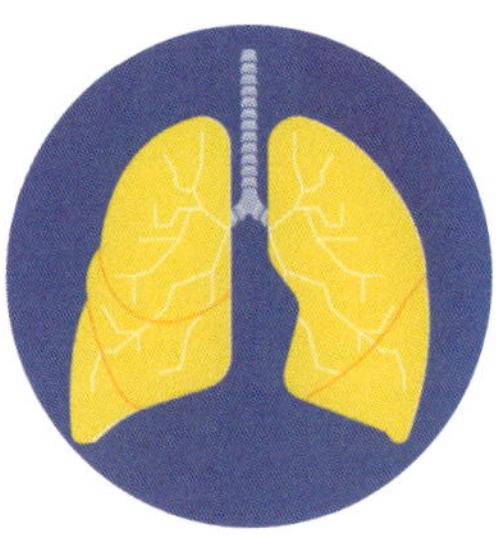

ERLÄUTERUNG

Die Lungen sind große Organe, die sich in der Brusthöhle befinden, und zwar auf beiden Seiten des Herzens. Die Lungen sind die Hauptbestandteile des Atmungssystems.

AUFGABEN DER LUNGEN

- Sauerstoff in den Körper bringen, um das Blut mit Sauerstoff anzureichern
- Kohlendioxid ausscheiden

SYMPTOME EINES UNGLEICHGEWICHTS DER LUNGEN

- Beschwerden zwischen den Schultern, im Rippenbereich oder im oberen Rücken
- Asthma
- Kurzatmigkeit
- Verminderte körperliche Belastbarkeit
- Anhaltender Husten
- Schmerzen oder Beschwerden beim Atmen

LUNGEN-EMOTIONEN

Die Lungen-Emotionen sind in Reihe 3 der Emotion Code-Tabelle aufgeführt.

LUNGEN-MUSKELVERBINDUNGEN

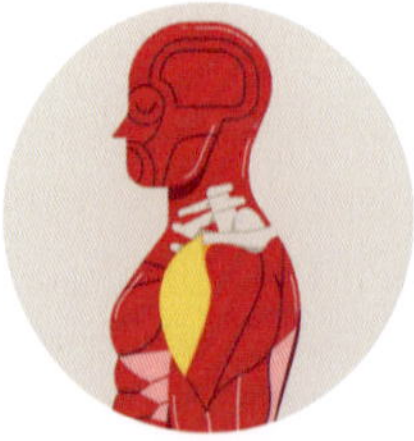
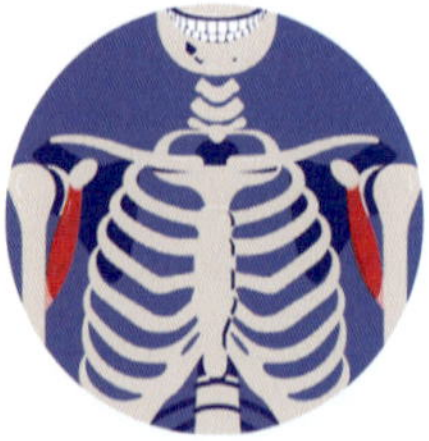
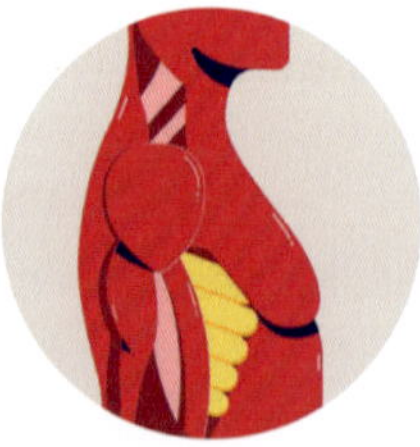
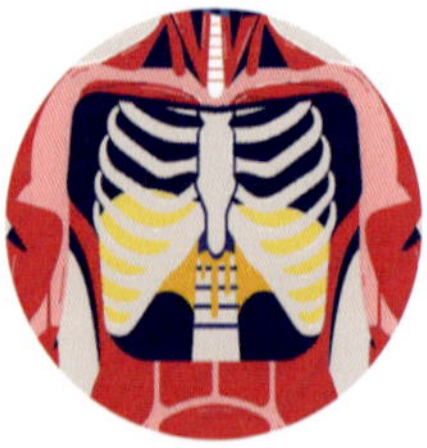

- Deltamuskel (M. deltoideus), im Bereich der äußeren Schultern
- Hakenarm-Muskel (M. coracobrachialis), jeweils unter den Armen, der den Oberarmknochen nach vorne in Richtung Rumpf zieht
- Vorderer Sägemuskel (M. serratus anterior), der sich jeweils an den Seiten des Brustkorbs und der Rippen befindet
- Das Zwerchfell, ein kuppelförmiger Muskel, der sich unterhalb der Lungen befindet und der der wichtigste Muskel der Atmung ist.

LEBER

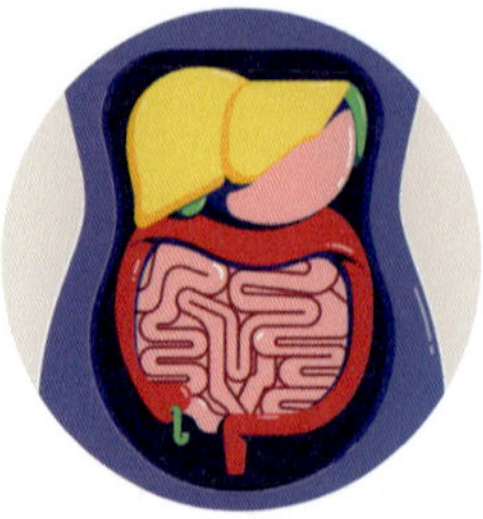

ERLÄUTERUNG

Die Leber ist ein sehr großes Organ, das sich unter dem Brustkorb auf der rechten Seite befindet, direkt über der Gallenblase. Sie ist sowohl Teil des Verdauungs- als auch des Immunsystems.

AUFGABEN DER LEBER

- Unterstützung des Immunsystems
- Reinigung und Entgiftung des Blutes von Fremdstoffen
- Abbau von Chemikalien und Giftstoffen

HÄUFIGE SYMPTOME EINES UNGLEICHGEWICHTS DER LEBER

- Beschwerden zwischen den Schulterblättern oder in der rechten Schulter
- Kopfschmerzen

In schweren Fällen kann es auch zu folgenden Symptomen kommen:
- Gelbsucht (gelbliche Färbung der Haut und der Augen)
- Appetitlosigkeit, die zu Gewichtsverlust führt
- Schwellung unter den rechten unteren Rippen

Die letzten drei Punkte sind ein Anzeichen für eine schwere Leberfehlfunktion. Wenn Sie eines dieser Symptome bemerken, ist es Zeit, einen Arzt aufzusuchen.

LEBER-EMOTIONEN

Die Leber produziert die Emotionen, die in Reihe 4 der Emotion Code-Tabelle aufgeführt sind.

LEBER-MUSKELVERBINDUNGEN

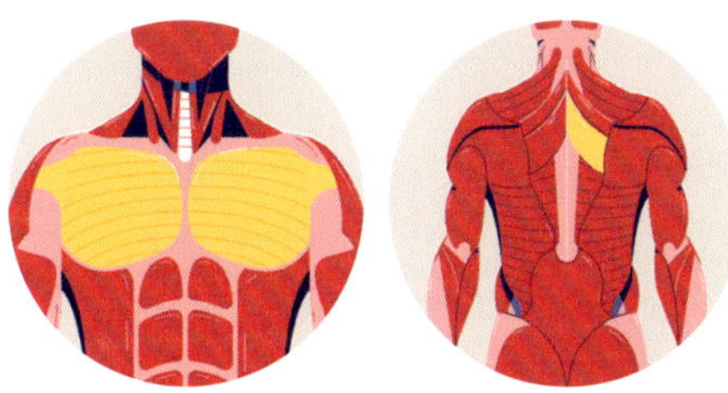

- Großer Brustmuskel (M. pectoralis major) in der Mitte des Brustkorbs
- Rechter großer Rautenmuskel (M. rhomboideus major). Der Rautenmuskel zieht von den Brustwirbeln in der Mitte der Wirbelsäule (zweiter, dritter und vierter Brustwirbel) in einem schrägen Winkel nach rechts und setzt an der Innenkante des Schulterblatts an.

BLASE

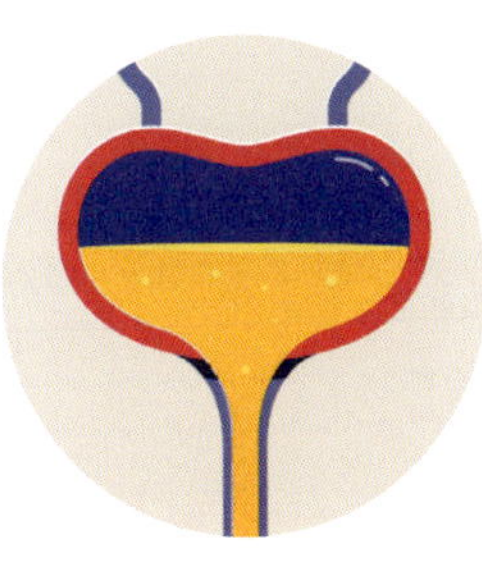

ERLÄUTERUNG

Die Blase ist ein sehr muskulöses und elastisches Hohlorgan, das sich im Unterbauch befindet. Sie ist ein Teil des Harnsystems.

AUFGABEN DER BLASE

- Speicherung des von den Nieren produzierten Urins
- Ausscheidung des Urins durch Wasserlassen

HÄUFIGE SYMPTOME EINES UNGLEICHGEWICHTS DER BLASE

- Beschwerden im unteren Rückenbereich, in den Knien, Knöcheln oder Füßen
- Nykturie oder unterbrochener Nachtschlaf aufgrund häufigen Wasserlassens
- Harndrang, häufiges Wasserlassen
- Bettnässen
- Inkontinenz
- Harnwegsinfekt
- Blutungen beim Wasserlassen (Blut im Urin kann das erste Anzeichen für Blasenkrebs sein)

BLASEN-EMOTIONEN

Die von der Blase erzeugten Emotionen stehen in Reihe 5 der Emotion Code-Tabelle.

BLASEN-MUSKELVERBINDUNGEN

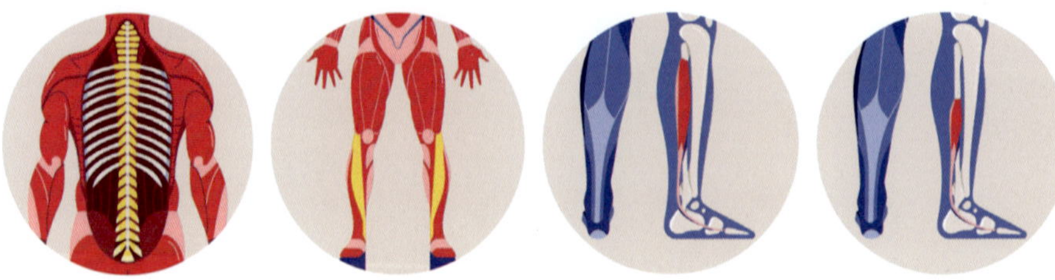

- Paraspinale Muskeln, dies sind mehrere Muskeln, die sich auf beiden Seiten der Wirbelsäule über die gesamte Länge erstrecken, von der Schädelbasis bis hinunter zum unteren Ende der Lendenwirbelsäule.
- Vorderer Schienbeinmuskel (M. tibialis anterior), das ist der Muskel, der beim Tragen von Schienbein-Schienen schmerzhaft werden kann.
- Langer und kurzer Wadenbeinmuskel (M. peroneus longus und brevis), die sich ebenfalls in diesem Bereich der Unterschenkel befinden und das Gleichgewicht in den Knöcheln steuern.

GALLENBLASE

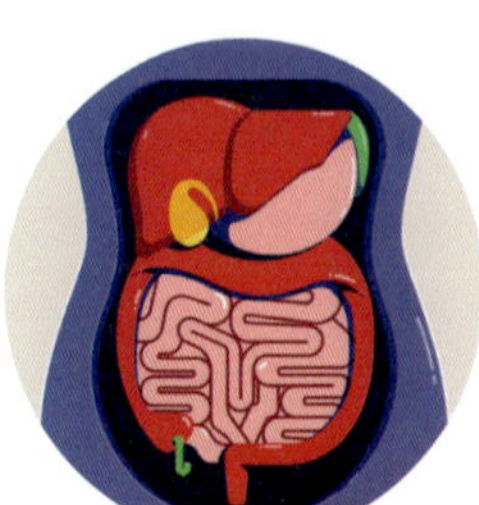

ERLÄUTERUNG

Die Gallenblase befindet sich auf der rechten Seite im Bauchraum unter dem Brustkorb, eingebettet in die Unterseite der Leber. Sie ist Teil des Verdauungssystems.

AUFGABE DER GALLENBLASE

• Absonderung von Gallenflüssigkeit, die bei der Aufnahme und Verdauung von Fett hilft. Die Gallenflüssigkeit könnte man als das Reinigungsmittel des Körpers bezeichnen. Wenn Sie schon einmal einen Tropfen Spülmittel in ein mit fettigem oder öligem Wasser gefülltes Waschbecken gegeben und bemerkt haben, wie es das Fett oder Öl sofort auflöst, werden Sie das verstehen. Wenn wir Fett in unseren Körper aufnehmen, spritzt die Gallenblase Gallenflüssigkeit in den Darm, die das Fett aufspaltet, damit es in den Blutkreislauf aufgenommen werden kann.

HÄUFIGE SYMPTOME EINES UNGLEICHGEWICHTS DER GALLENBLASE

- Beschwerden im rechten Knie, in der rechten Schulter oder unter dem rechten Brustkorb
- Schmerzen in der rechten Seite des Brustkorbs
- Übelkeit
- Erbrechen
- Winde
- Blähungen

In der Regel verschlimmern sich diese Symptome nach dem Verzehr fettreicher Speisen. Beschwerden unter dem rechten Brustkorb, Übelkeit und Erbrechen sind seltener als die anderen Symptome und resultieren in der Regel von Steinen, Entzündungen oder Stauungen in der Gallenblase, die auf ein schwerwiegenderes oder langfristiges Ungleichgewicht hinweisen.

GALLENBLASEN-EMOTIONEN

Die Gallenblase erzeugt die Emotionen, die in Reihe 4 der Emotion Code-Tabelle aufgeführt sind.

GALLENBLASEN-MUSKELVERBINDUNGEN

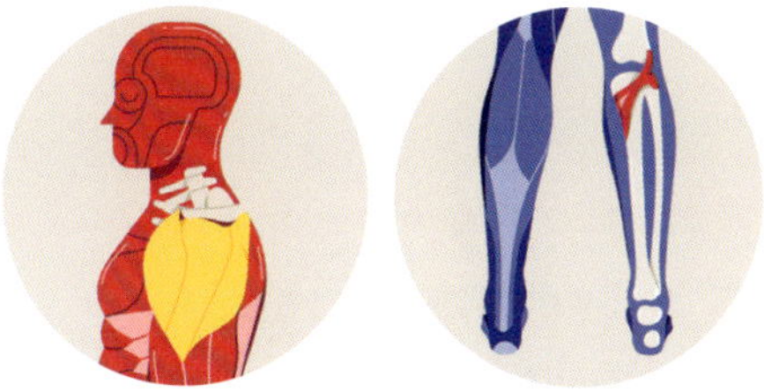

- Vorderer Deltamuskel in der rechten Schulter (M. deltoideus)
- Rechter Kniekehlenmuskel (M. popliteus) auf der Rückseite des rechten Knies

Wenn die Gallenblase aus dem Gleichgewicht gerät, geraten auch diese Muskeln aus dem Gleichgewicht und destabilisieren das rechte Knie und die rechte Schulter. Beschwerden im rechten Knie sind das häufigste Symptom eines Ungleichgewichts der Gallenblase, gefolgt von Beschwerden in der rechten Schulter.

HERZ

ERLÄUTERUNG

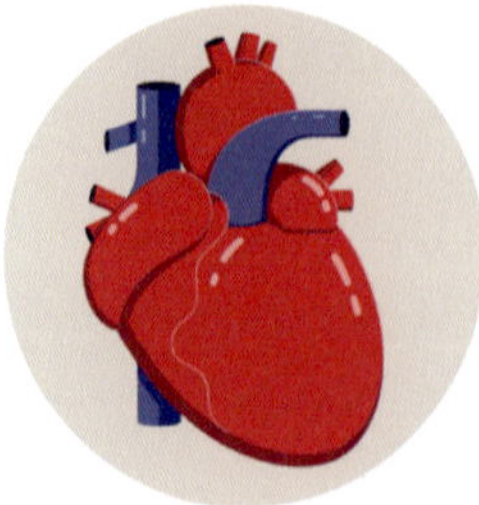

Das Herz ist eine Muskelpumpe im Brustkorb, die etwa so groß ist wie eine geballte Faust. Es ist das Kraftwerk des Kreislaufsystems und versorgt die Körpergewebe mit Blut und lebenswichtigen Nährstoffen. Das Herz pumpt nicht nur Blut, es wird von vielen auch als zweites Gehirn betrachtet. Antike Zivilisationen glaubten, das Herz sei der Sitz der Seele, die Quelle von Romantik und Kreativität und der Kern unseres Wesens. Weitere Informationen finden Sie im Kapitel *Die Mauern um unsere Herzen* im Buch *Der Emotion Code*.

AUFGABEN DES HERZENS

- Pumpt Blut durch den Körper
- Das Zentrum unseres Wesens, der Kern dessen, wer wir wirklich sind!

HÄUFIGE SYMPTOME BEI UNGLEICHGEWICHT DES HERZENS

- Niedriges Energieniveau oder Erschöpfung
- Herzrhythmusstörungen, wie z.B. fehlende Herzschläge, Herzrasen oder Herzklopfen
- Beschwerden in der Brust und den Schultern
- Schwierigkeiten, Liebe zu geben und zu empfangen (deutet in der Regel auf eine Herzmauer hin)

Menschen, denen das Treppensteigen sehr schwer fällt, haben oft ein Ungleichgewicht des Herzens.

HERZ-EMOTIONEN

Die Herz-Emotionen sind in Reihe 1 der Emotion Code-Tabelle aufgeführt.

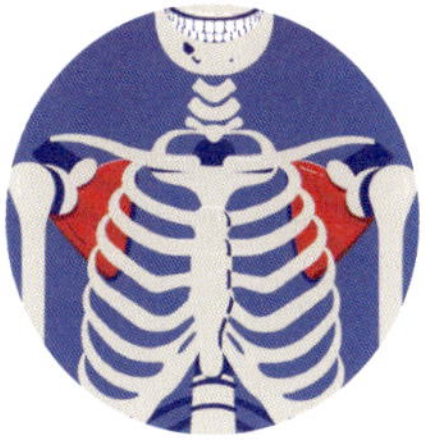

HERZ-MUSKELVERBINDUNGEN

Unterschulterblattmuskel (M. subscapularis), der an der Unterseite des Schulterblatts liegt

NIEREN

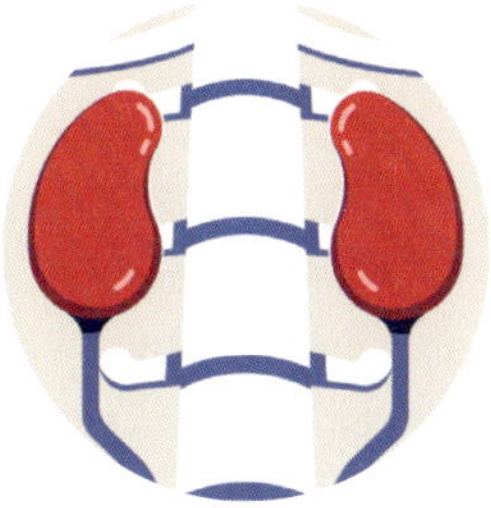

ERLÄUTERUNG

Es gibt zwei Nieren, eine linke und eine rechte. Die Nieren liegen retroperitoneal, das bedeutet, sie befinden sich hinter dem Bauchfell und den übrigen Bauchorganen und liegen näher an der Rückseite des Körpers als an der Vorderseite. Sie gehören sowohl zum Harnsystem als auch zum Hormonsystem.

AUFGABEN DER NIEREN

- Reinigung und Filterung des Blutes (die meisten Giftstoffe landen in den Nieren, wenn sie aus dem Blut gefiltert werden).
- Bildung von Urin
- Regulierung des Blutdrucks
- Energiespeicherung (in der chinesischen Medizin werden die Nieren als Energiespeicher bezeichnet)

HÄUFIGE SYMPTOME BEI UNGLEICHGEWICHT DER NIEREN

- Eine der häufigsten Ursachen für Rückenschmerzen ist ein Ungleichgewicht der Nieren.
- Beschwerden im unteren Rücken (am häufigsten), im mittleren Rückenbereich, im unteren Rippenbereich, im Nacken oder in der Hüfte (in der Regel im Zusammenhang mit einem Ungleichgewicht der Niere auf der betroffenen Seite).
- Kiefergelenksschmerzen
- Müdigkeit

SCHWERWIEGENDERE SYMPTOME EINER NIERENFEHLFUNKTION

- Schmerzen in den Beinen
- Schwellungen in den Knöcheln oder im Gesicht
- Fauliger oder metallischer Geschmack im Mund
- Mangelnde Urinproduktion (suchen Sie in diesem Fall einen Arzt auf)

Ein Nieren-Ungleichgewicht kann auch wegen der Verbindung mit den oberen Trapezmuskeln zu Beschwerden im unteren Nackenbereich führen. Außerdem habe ich festgestellt, dass das Kiefergelenk durch ein Nieren-Ungleichgewicht aus dem Gleichgewicht gebracht und verschlimmert werden kann, was offenbar auf die Verbindung der Trapezmuskeln mit der Funktion der Halswirbelsäule und des Kiefergelenks zurückzuführen ist.

NIEREN-EMOTIONEN

Die von den Nieren erzeugten Emotionen befinden sich in Reihe 5 der Emotion Code-Tabelle.

NIEREN-MUSKELVERBINDUNGEN

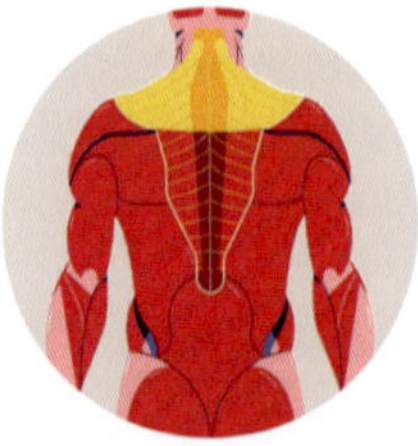

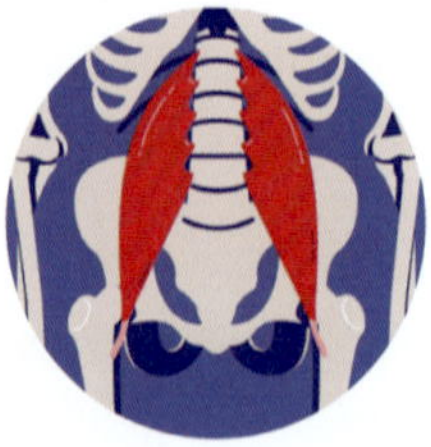

- Obere Anteile des Trapezmuskels rechts und links (M. trapezius), diese setzen an der Schädelbasis an und ziehen dann nach unten zu den Schulterblättern auf beiden Seiten. Ein Ungleichgewicht in einem dieser Muskeln führt zu Problemen in den Schultern oder im Nacken.
- Die Lendenmuskeln (M. psoas) befinden sich tief im unteren Rücken und im Becken. Sie entspringen in der Nähe der Lendenwirbel und verbinden sich dann mit dem Becken, indem sie am oberen Oberschenkelknochen unterhalb des Hüftgelenks ansetzen.

Wenn einer der beiden Lendenmuskeln aus dem Gleichgewicht gerät, kann dies schwerwiegende Auswirkungen auf die Stabilität des gesamten unteren Körpers haben. Bandscheibenverletzungen und Bandscheibenprobleme sind bei einem Ungleichgewicht von Nieren und Lendenmuskeln viel wahrscheinlicher. In all den Jahren, in denen ich in meiner Praxis als Chiropraktiker praktiziert habe, habe ich Hunderte von Patienten mit Schmerzen im unteren Rückenbereich und mit Bandscheibenproblemen behandelt. Jeder einzelne Bandscheiben-Patient, den ich je gesehen habe, hatte ein Nieren-Ungleichgewicht. Nachdem wir das Nieren-Ungleichgewicht korrigiert hatten, konnten wir allen Patienten helfen, gesund zu werden, mit Ausnahme von zwei Fällen, die zu weit fortgeschritten waren und die wir zu einem chirurgischen Eingriff schicken mussten.

DÜNNDARM

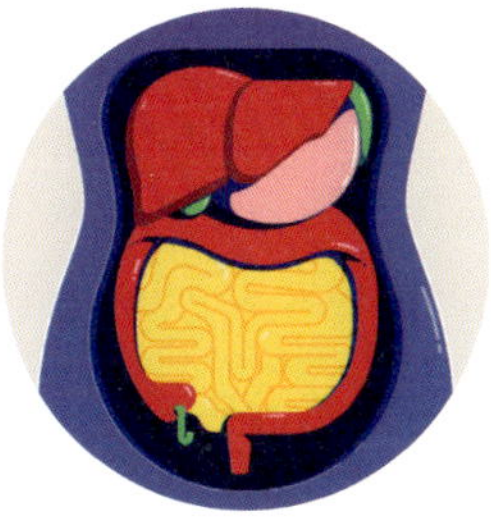

ERLÄUTERUNG

Der Dünndarm ist ein sehr langes, schlauchartiges Organ im Bauchraum. Aufgrund der besonderen Beschaffenheit seiner Innenwände hat der Dünndarm eine Innenoberfläche, die etwa so groß ist wie ein Tennisplatz. Er ist Teil des Verdauungssystems.

AUFGABEN DES DÜNNDARMS

Aufnahme von Nährstoffen aus der Nahrung. Die Nahrung, die Sie zu sich nehmen, gelangt vom Magen in den Dünndarm, wo sie weiter verdaut wird und die Nährstoffe in den Blutkreislauf aufgenommen werden.

HÄUFIGE SYMPTOME EINES UNGLEICHGEWICHTS IM DÜNNDARM

- Schmerzen im unteren Rücken oder in den Knien
- Blähungen
- Winde
- Durchfall
- Übelkeit
- Hautprobleme aufgrund von Nährstoffmangel. Wenn der Dünndarm nicht im Gleichgewicht ist, ist er oft weniger in der Lage, Nährstoffe aufzunehmen, die vom übrigen Körpergewebe gebraucht werden, um optimal zu funktionieren. Die Haut ist eines der letzten Organe, das die vom Dünndarm aufgenommenen Nährstoffe erhält. Daher kann die Haut Symptome eines Nährstoffmangels in Form von Ausschlag, Trockenheit, Schuppenbildung und/oder Rissen zeigen.

DÜNNDARM-EMOTIONEN

Die Dünndarm-Emotionen sind in Reihe 1 der Emotion Code-Tabelle aufgeführt.

DÜNNDARM-MUSKELVERBINDUNGEN

- Bauchmuskeln
- Vierköpfiger Oberschenkelmuskel (M. quadriceps femoris), die großen Muskeln an der Vorderseite der Oberschenkel. Diese beiden Muskeln können zu Problemen in den Knien und im unteren Rücken führen, wenn sie unausgeglichen sind.

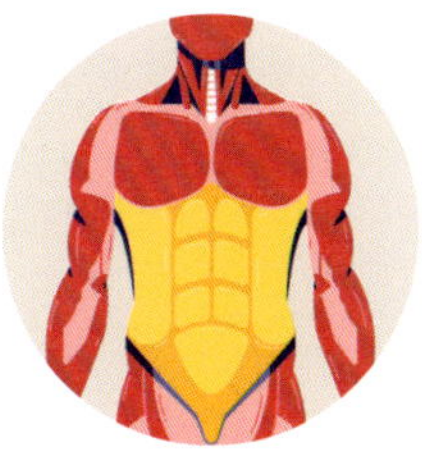

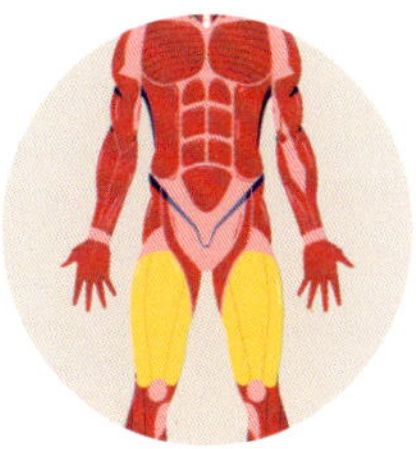

Wenn der Dünndarm aus dem Gleichgewicht gerät, geraten auch alle Bauchmuskeln aus dem Gleichgewicht, weil sie sich im gleichen Energiekreislauf befinden. Jeder Personal-Trainer wird Ihnen sagen, dass Sie eine starke Bauchmuskulatur benötigen, um einen stabilen Körperkern zu haben. Ein Ungleichgewicht des Dünndarms führt automatisch zu einer Schwäche der Bauchmuskeln und destabilisiert die Körpermitte, was zu Schmerzen im unteren Rückenbereich führen kann.

DICKDARM

ERLÄUTERUNG

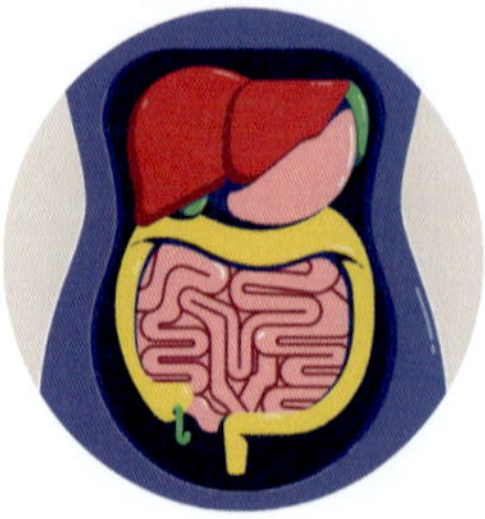

Der Dickdarm wird auch als Colon bezeichnet und ist ein großes Organ im Bauchraum. Er ist Teil des Verdauungssystems. Es gibt verschiedene Abschnitte des Dickdarms: Der aufsteigende Dickdarm (Colon ascendens) beginnt auf der rechten Seite des Körpers im Unterbauch, direkt über dem Wurmfortsatz (Appendix) und zieht sich dann bis knapp unter die Leber.

Der querverlaufende Dickdarm (Colon transversum) zieht von der rechten auf die linke Seite des Körpers. Der absteigende Dickdarm (Colon descendens) verläuft auf der linken Seite des Körpers nach unten und wird zum Sigma (Colon sigmoideum). Der letzte Abschnitt des Dickdarms wird als Enddarm (Rektum) bezeichnet und mündet in den Darmausgang (Anus), wo die Fäkalien aus dem Körper ausgeschieden werden.

AUFGABEN DES DICKDARMS

- Aufnahme von Wasser und Elektrolyten aus den Fäkalien, Entwässerung der Fäkalien und Stuhlbildung
- Ausscheidung der Fäkalien

Ich las einmal eine Geschichte über Menschen, die in einer Wüste gestrandet waren. Das einzige Wasser, das sie fanden, war sehr brackiges Wasser, das sie nicht trinken konnten. Sie konnten überleben, indem sie das ungenießbare Wasser über ein Klistiergerät in ihren Dickdarm einführten, weil ihr Dickdarm es absorbieren konnte. Vielleicht eine gute Sache, um sich daran zu erinnern.

HÄUFIGE SYMPTOME EINES UNGLEICHGEWICHTS IM DICKDARM

- Beschwerden im unteren Rückenbereich oder in den Hüften
- Durchfall
- Verstopfung
- Veränderung von Stuhlgewohnheiten oder Stuhlqualität/-konsistenz
- Schleimiger Stuhl
- Gefühl einer unvollständigen Entleerung oder eine Verringerung des Stuhldurchmessers
- Blutiger Stuhl, schwarzer Stuhl oder rektale Blutungen

Blutiger Stuhl, schwarzer Stuhl oder rektale Blutungen sind definitiv Anzeichen dafür, dass es Zeit ist, einen Arzt aufzusuchen!

Ein länger andauerndes oder schweres Ungleichgewicht des Dickdarms kann auch zu bekannten Erkrankungen wie Kolitis, Reizdarmsyndrom (IBS), Divertikulose (kleine wulstige Aussackungen) und Divertikulitis (Entzündung und/oder Infektion dieser Säckchen) führen.

DICKDARM-EMOTIONEN

Die Emotionen, die der Dickdarm produzieren kann, sind in Reihe 3 der Emotion Code-Tabelle aufgeführt.

DICKDARM-MUSKELVERBINDUNGEN

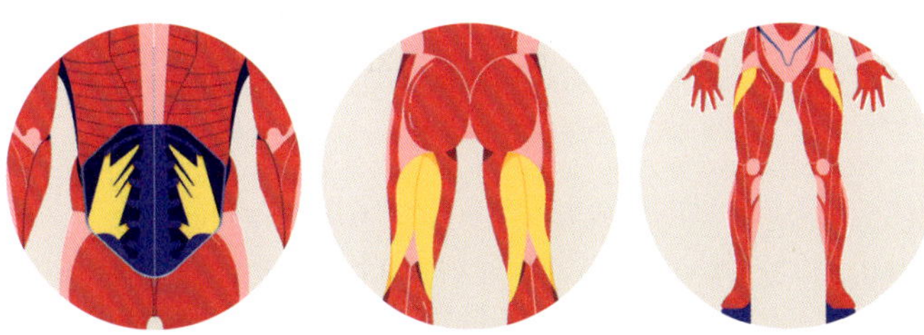

- Der quadratische Lendenmuskel (M. quadratus lumborum), der tiefste Bauchmuskel, befindet sich im unteren Rücken auf beiden Seiten der Lendenwirbelsäule.
- Die rückseitigen Oberschenkelmuskeln (Ischiocrurale Muskulatur/Hamstrings) sind die großen Muskeln an den Rückseiten der Oberschenkel.
- Der Schenkelbindenspanner (M. tensor fasciae latae) verläuft entlang der Außenseite jedes Beins, beginnend in der Hüftgegend und führt dann nach unten bis zur Außenseite des Knies.

ILEOZÖKALKLAPPE

ERLÄUTERUNG

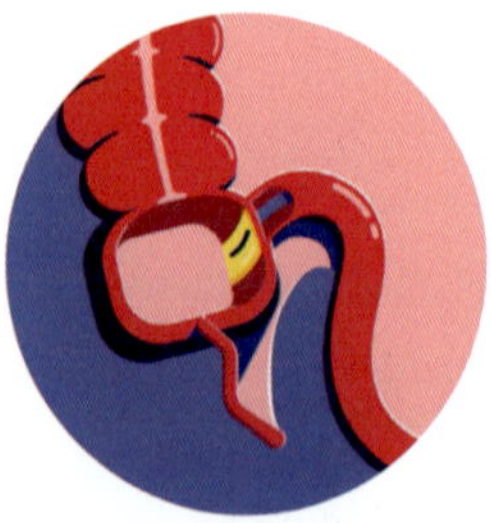

Die Ileozökalklappe ist ein Schließmuskel an der Verbindung zwischen dem Dünndarm und dem Dickdarm. Die Ileozökalklappe wird deshalb so genannt, weil sie das Zökum, den Anfang des Dickdarms, mit dem Ileum, dem letzten Teil des Dünndarms, verbindet. Die Ileozökalklappe ist vielleicht das am leichtesten aus dem Gleichgewicht zu bringende Organ im Körper und ist oft ein Ort, an dem sich eingeschlossene Emotionen festsetzen. Die Ileozökalklappe wird im Allgemeinen nicht als eigenständiges Organ betrachtet, aber ich erwähne sie hier wegen ihrer Bedeutung und weil sie oft problematisch ist.

AUFGABEN DER ILEOZÖKALKLAPPE

Kontrolle und Regulierung des Fäkalienflusses aus dem Dünndarm in den Dickdarm

HÄUFIGE SYMPTOME EINES UNGLEICHGEWICHTS DER ILEOZÖKALKLAPPE

- Beschwerden im Blinddarm-Bereich, im unteren Rücken oder in der rechten Hüfte
- Nasennebenhöhlenprobleme und -verschleimung
- Reizdarmsyndrom (IBS)
- Durchfall
- Verstopfung
- Blähungen und Winde

Beschwerden im Blinddarm-Bereich werden sehr häufig durch ein Ungleichgewicht der Ileozökalklappe verursacht. Dies ist allerdings schwer zu erkennen, wenn man nicht weiß, wonach man suchen muss. Bei vielen Menschen wird der Wurmfortsatz (Appendix) aufgrund einer Reizung der Ileozökalklappe entfernt. Dies sind die Fälle von Blinddarmentzündungen, bei denen man hört, dass der Chirurg nach der OP kommt und sagt: „Wir haben nichts gefunden. Ihr Blinddarm sah gut aus. Wir haben ihn trotzdem herausgenommen, aber er schien nicht infiziert zu sein." Ich glaube, dass der Übeltäter hier oft eine gereizte Ileozökalklappe ist.

Wenn die Ileozökalklappe aus dem Gleichgewicht gerät, kommt es zu einer mangelhaften Ausscheidung von Giftstoffen (Stoffwechselabfällen). Die Giftstoffe aus den Fäkalien werden wieder in den Blutkreislauf aufgenommen, sodass der Körper dann versucht, sie über die Nasennebenhöhlen auszuscheiden. Die Folge sind Verschleimung im hinteren Rachen oder Nasennebenhöhlenprobleme (einschließlich wiederkehrender

Nasennebenhöhlenentzündungen). Nebenhöhlenverschleimung aufgrund eines Ungleichgewichts der Ileozökalklappe nenne ich falsche Allergien, denn wenn Menschen solche Probleme mit den Nebenhöhlen haben, gehen sie in der Regel zu ihrem Arzt, der eine Allergie diagnostiziert und Allergiemedikamente verschreibt. Wenn man jedoch das Ungleichgewicht der Ileozökalklappe korrigiert, verschwinden diese Probleme mit den Nebenhöhlen, und zwar häufig sofort oder innerhalb weniger Stunden. Ich habe Fälle gesehen, in denen die Nasennebenhöhlen einfach austrockneten und die Probleme innerhalb von dreißig Sekunden verschwunden waren! Es ist sehr wahrscheinlich, dass etwa 20 Prozent der Menschen, die Allergiemedikamente einnehmen, in Wirklichkeit gar keine Allergien haben, sondern lediglich ein Ungleichgewicht der Ileozökalklappe.

ILEOZÖKALKLAPPEN-MUSKELVERBINDUNGEN

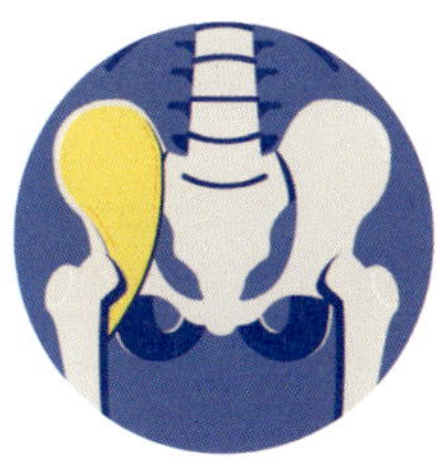

- Rechter Darmbeinmuskel (M. iliacus)

Die Ileozökalklappe befindet sich auf der rechten Seite im gleichen Energiekreislauf wie der Darmbeinmuskel. Beachten Sie jedoch, dass auch der Dickdarm- und/oder Dünndarm-Energiekreislauf aus dem Gleichgewicht geraten kann, wenn die Ileozökalklappe im Ungleichgewicht ist. Das bedeutet, dass ein Ungleichgewicht der Ileozökalklappe möglicherweise zu einem Ungleichgewicht verschiedener Muskeln führen kann.

ILEOZÖKALKLAPPEN-EMOTIONEN

Die von der Ileozökalklappe erzeugten Emotionen sind zusammen mit denen des Dünndarms in Reihe 1 der Emotion Code-Tabelle aufgeführt.

Damit ist der Abschnitt über die Organe abgeschlossen. Als nächstes werden wir die Drüsen besprechen.

13

DRÜSEN

Alles Denken geschieht mit den Drüsen. Die Logik wird später hinzugefügt, um die Dinge aufzuräumen.

JOHN MACDONALD

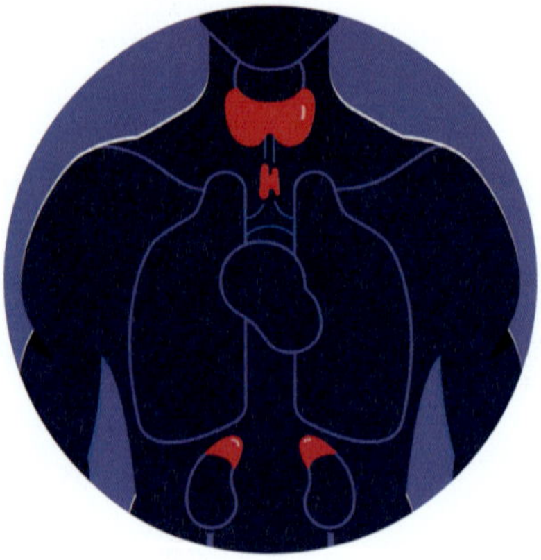

In diesem Kapitel stelle ich jede Drüse vor, einschließlich ihrer Funktionen, ihrer Verbindung zu verschiedenen Muskeln und den häufigsten Symptomen eines Ungleichgewichts. Wenn Sie beim Testen eine Drüse entdecken, die im Ungleichgewicht ist, können Sie in diesem Kapitel nachschlagen, um mehr darüber zu erfahren, und die Anweisungen zur Korrektur des Ungleichgewichts ausführen.

Es gibt zwei Möglichkeiten, eine Drüse zu finden, die im Ungleichgewicht oder „unglücklich" ist. Wenn Sie vermuten, dass eine Drüse Hilfe braucht, können Sie einfach fragen: „Ist [Drüsenname] im Gleichgewicht?" Zum Beispiel: „Ist meine Bauchspeicheldrüse im Gleichgewicht?" oder: „Ist meine Schilddrüse im Gleichgewicht?"

Wenn Sie fragen: „Ist meine ____ im Gleichgewicht?" und einen Muskeltest durchführen, erhalten Sie ein Ja oder ein Nein als Antwort. Wenn die Muskelreaktion stark ist, deutet dies auf eine kongruente Antwort oder ein Ja hin, was bedeutet, dass die Drüse wahrscheinlich im Gleichgewicht ist. Eine schwache Muskelreaktion, die ein Nein bedeutet, zeigt an, dass die Drüse um Hilfe bittet. Wenn Sie beim Testen an diesem Punkt angelangt sind und eine Drüse identifiziert haben, die aus dem Gleichgewicht geraten ist, fahren Sie mit Schritt 3 der folgenden Anleitung fort.

DRÜSEN-ÜBERSICHT

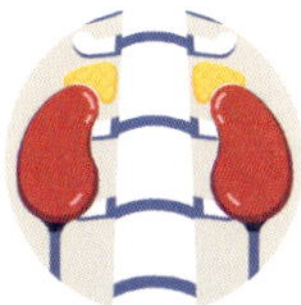

NEBENNIEREN
(→ SEITE 249)

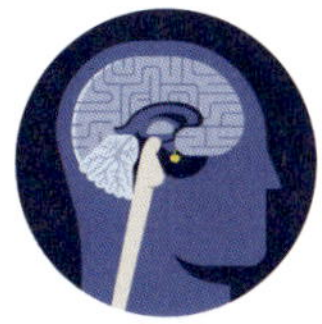

HYPOPHYSE
(→ SEITE 256)

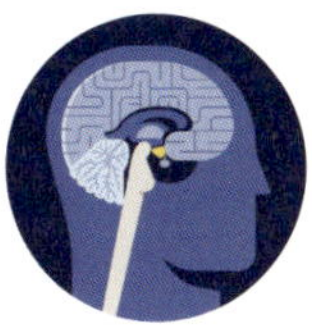

HYPOTHALAMUS
(→ SEITE 251)

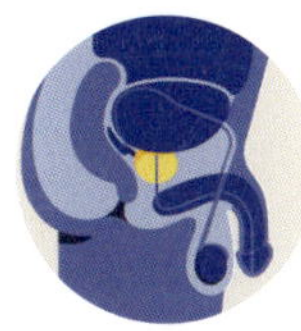

PROSTATA
(→ SEITE 257)

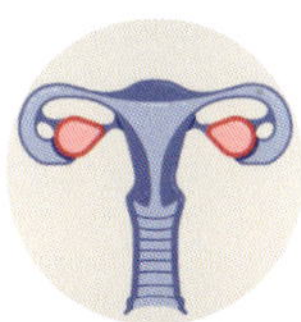

EIERSTÖCKE
(→ SEITE 252.)

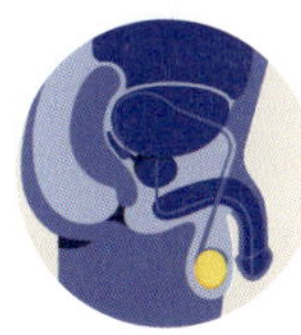

HODEN
(→ SEITE 258)

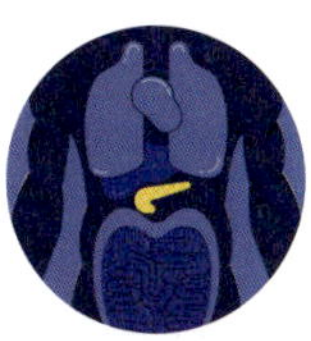

BAUCHSPEICHELDRÜSE
(→ SEITE 253)

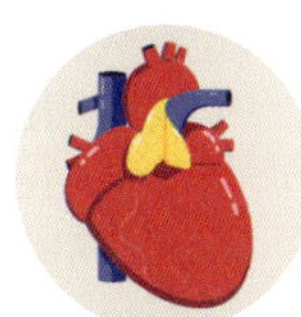

THYMUSDRÜSE
(→ SEITE 259)

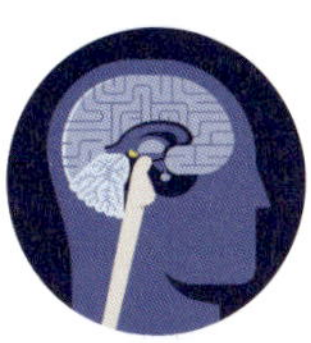

ZIRBELDRÜSE
(→ SEITE 254)

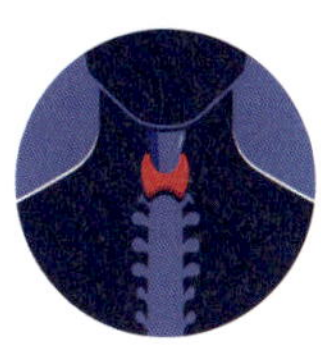

SCHILDDRÜSE
(→ SEITE 260)

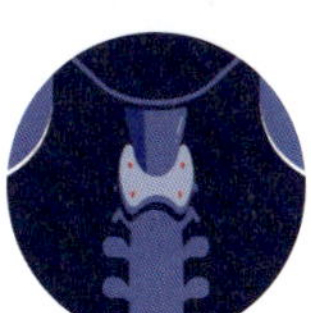

NEBENSCHILDDRÜSEN
(→ SEITE 255)

Eine andere Möglichkeit, eine unausgeglichene Drüse zu finden, ist die Verwendung der Drüsen-Übersicht, indem Sie diese Schritte befolgen.

SCHRITT 1

Fragen Sie: „Habe ich [oder Haben Sie] eine unausgeglichene Drüse?"

- Wenn ja, fragen Sie: „Befindet sich die Drüse auf der rechten Seite der Drüsen-Übersicht?"
  - Wenn ja, fahren Sie mit Schritt 2 fort.
  - Wenn nein, befindet sie sich auf der linken Seite. Fahren Sie mit Schritt 2 fort.

SCHRITT 2

Beginnen Sie oben auf der ermittelten Seite und fragen Sie: „Ist/sind die ____ unausgeglichen?" Nehmen wir zum Beispiel an, Sie haben in Schritt 1 ein Ja erhalten, das heißt, Sie wissen, dass sich die Drüse auf der rechten Seite der Übersicht befindet. Da die Hypophyse in der Übersicht ganz oben rechts steht, würden Sie dann fragen: „Ist die Hypophyse unausgeglichen?" Wenn Sie eine Nein-Antwort erhalten, gehen Sie in der Spalte zur nächsten Drüse unterhalb davon und fragen Sie: „Ist die Prostata unausgeglichen?" und so weiter, bis Sie eine Ja-Antwort erhalten.

SCHRITT 3

Sobald Sie eine unausgeglichene Drüse identifiziert haben, befolgen Sie diese Anweisungen, um alle Ungleichgewichte zu finden und zu korrigieren, die diese Drüse betreffen.

SCHRITT 4

(Assoziation) Fragen Sie: „Gibt es ein damit assoziiertes Ungleichgewicht, das zu dekodieren ist?"

- Wenn nein, streichen Sie einfach dreimal mit einem Magnet oder Ihrer Hand über eine beliebige Länge des Lenkergefäßes, während Sie die Intention haben, die Drüse zurückzusetzen.
- Wenn ja, kehren Sie zur Body Code-Übersicht zurück, dekodieren und korrigieren jedes damit assoziierte Ungleichgewicht, kehren dann hierher zurück und wiederholen die obige Frage. (Beachten Sie, dass Drüsen in den meisten Fällen durch eingeschlossene Emotionen oder andere Energien aus dem Gleichgewicht geraten sind.)

SCHRITT 5

Fragen Sie: „Ist die Drüse jetzt im Gleichgewicht?“ Wenn die Antwort auf diese Frage ja lautet, haben Sie diese Drüse erfolgreich wieder ins Gleichgewicht gebracht.

NEBENNIEREN

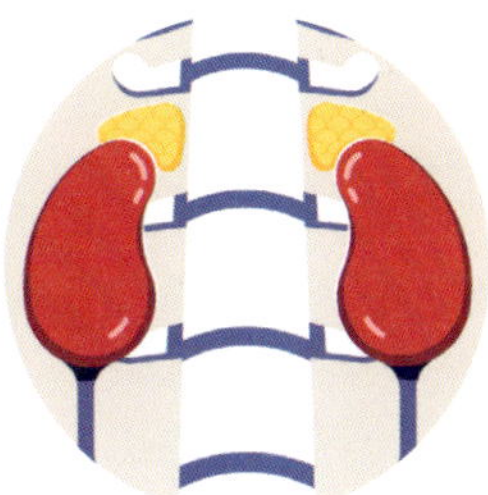

ERLÄUTERUNG

Die Nebennieren sind die *Stressdrüsen* des Körpers. Es gibt zwei davon, die jeweils einer der Nieren obenauf liegen. Sie sind Teil des Hormonsystems.

AUFGABE DER NEBENNIEREN

Produktion der Stresshormone Adrenalin und Cortisol.

Wenn man unter Stress steht, reagiert der Körper mit einer *Kampf- oder Flucht-Reaktion*, und die Nebennieren schalten sich ein und produzieren diese Hormone. Diese Reaktion ist kurzfristig sehr angebracht, vor allem wenn man tatsächlich kämpfen oder fliehen muss. Die meiste Zeit über reagieren wir jedoch lediglich auf alltägliche Belastungen, die keine so drastische Reaktion erfordern. Wenn der Körper zu lange unter zu viel Stress steht, können die Nebennieren überlastet werden.

HÄUFIGE SYMPTOME EINES UNGLEICHGEWICHTS DER NEBENNIERE

- Schmerzen im linken Knie
- Schmerzen im unteren Rücken
- Schwache Immunfunktion
- Müdigkeit
- Lichtempfindlichkeit
- „Gelenkgeräusche“
- Unfähigkeit, mit Stress umzugehen
- Benebelter Kopf

NEBENNIEREN-EMOTIONEN

Die Emotionen der Nebennieren sind in Reihe 6 der Emotion Code-Tabelle aufgeführt.

NEBENNIEREN-MUSKELVERBINDUNGEN

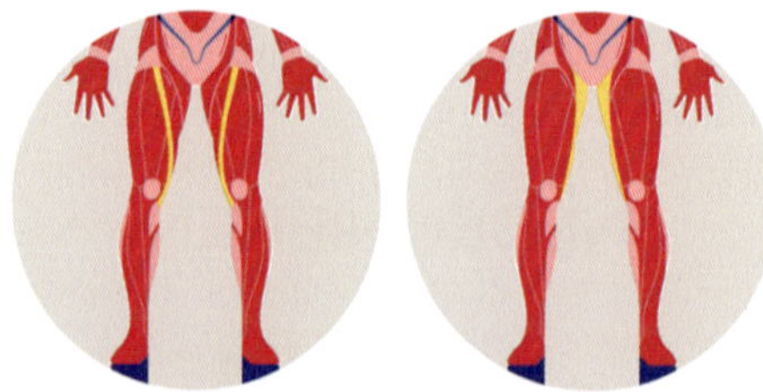

- Schneidermuskel (M. sartorius), links und rechts
- Schlanker Muskel (M. gracilis), links und rechts
- Hinterer Schienbeinmuskel (M. tibialis posterior), tief im hinteren Teil des Unterschenkels. Er liegt zwischen den Zehenbeugern (M. flexor digitorum longus und M. flexor hallucis longus) und ist ein stabilisierender Schlüsselmuskel, der das mediale Fußgewölbe stützt.
- Der Schollenmuskel (M. soleus) ist ein kräftiger Muskel im hinteren Teil des Unterschenkels (der Wade). Er verläuft von knapp unterhalb des Knies bis zur Ferse und ist am Stehen und Gehen beteiligt.
- Der Wadenmuskel (M. gastrocnemius), auch Trizeps des Beins genannt, ist der große hintere Muskel der Wade. Er entspringt an der Rückseite des Oberschenkelknochens (Femur) und der Kniescheibe (Patella), vereinigt sich mit dem Schollenmuskel (dem anderen Wadenmuskel) und setzt mit der Achillessehne an der Ferse an.

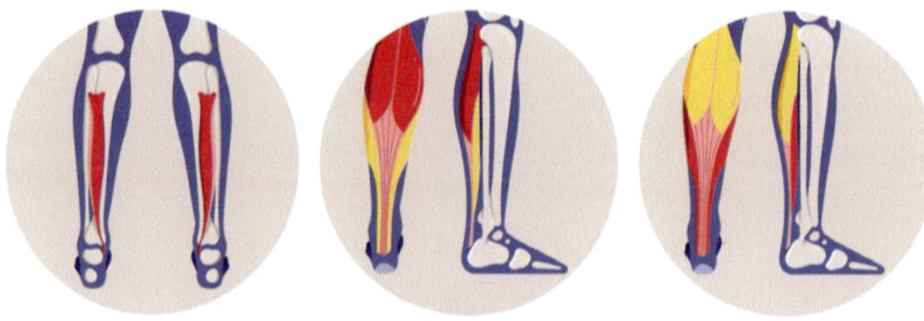

Alle diese Muskeln sorgen für die Stabilität der Beine. Die Sartorius- und Gracilis-Muskeln kreuzen das Kniegelenk. Bei einem Ungleichgewicht verursachen sie eine Instabilität im Knie. Auch das Becken kann durch ein Ungleichgewicht dieser Muskeln betroffen sein.

Die linke Nebenniere gerät wahrscheinlich früher aus dem Gleichgewicht als die rechte Seite. Deshalb werden die Muskeln auf der linken Seite in der Regel häufiger im Ungleichgewicht sein, was zu Schmerzen im linken Knie und manchmal auch zu Schmerzen im unteren Rücken führen kann, die dann mit einem Ungleichgewicht des Beckens auf der linken Seite zu tun haben. Natürlich, wenn der Stress anhält, kann schließlich auch die rechte Nebenniere aus dem Gleichgewicht geraten, was meist zu Schmerzen in beiden Knien führt. Es ist auch möglich, dass die rechte Nebenniere ins Ungleichgewicht gerät, bevor die linke betroffen ist, vor allem dann, wenn sich eine eingeschlossene Emotion oder eine andere Energie in diesem Bereich festsetzt. Es ist also möglicherweise sinnvoll zu fragen, welche Seite unausgeglichen ist, die linke oder die rechte.

HYPOTHALAMUS

ERLÄUTERUNG

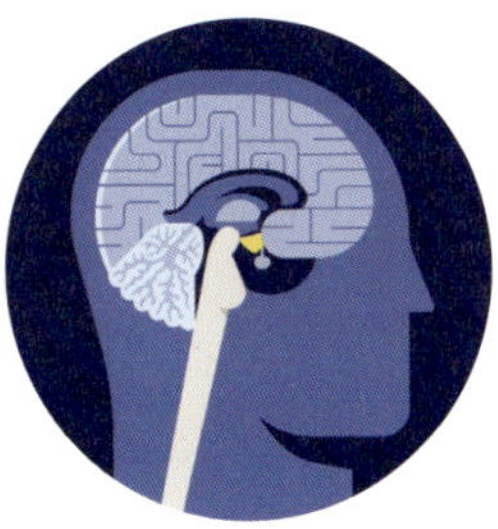

Der Hypothalamus ist eine Drüse, die im Gehirn zwischen dem linken und rechten Thalamus liegt. Er ist sowohl Teil des Hormonsystems als auch des zentralen Nervensystems.

AUFGABEN DES HYPOTHALAMUS

Ausschüttung von Hormonen, die:

- die Körpertemperatur regulieren
- den Hungermechanismus regeln
- den Durstmechanismus regeln
- den zirkadianen Rhythmus (Schlaf- und Wachrhythmus des Körpers) steuern

HÄUFIGE SYMPTOME EINES UNGLEICHGEWICHTS DES HYPOTHALAMUS

- Schlaflosigkeit
- Frösteln oder die Unfähigkeit, kühl oder warm zu bleiben
- Störung des Durstmechanismus (kein Durstgefühl)

HYPOTHALAMUS-EMOTIONEN

Es sind keine Emotionen bekannt, die vom Hypothalamus erzeugt werden.

HYPOTHALAMUS-MUSKELVERBINDUNGEN

Der Hypothalamus ist energetisch mit den Muskeln des Rachens (Pharynx) verbunden. Dies sind die Muskeln, die das Schlucken steuern und auch Einfluss haben auf die Atmung und die Stimme.

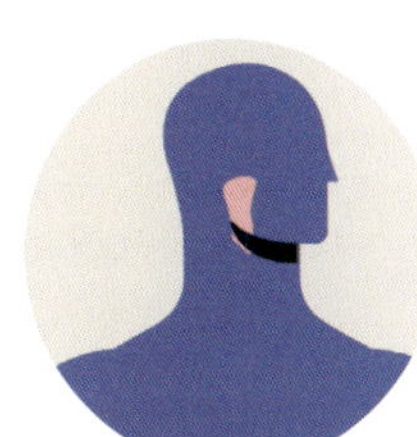

EIERSTÖCKE

ERLÄUTERUNG

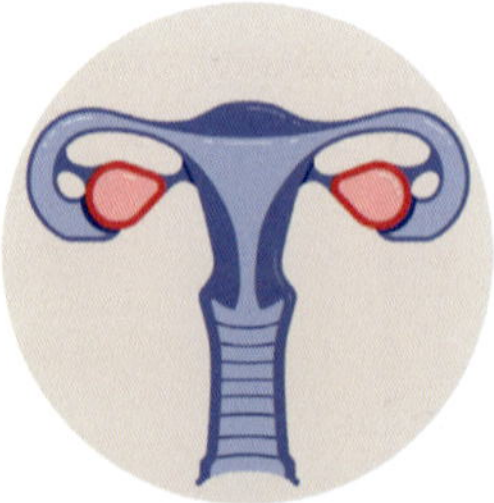

Es gibt zwei Eierstöcke, einen linken und einen rechten, die sich im Unterbauch auf beiden Seiten der Gebärmutter an den oberen Enden der Eileiter befinden. Sie sind Teil des weiblichen Reproduktionssystems und des Hormonsystems.

AUFGABEN DER EIERSTÖCKE

- Produktion von Eizellen (die dann von männlichen Spermien befruchtet werden und zu einem Fötus heranwachsen können)
- Ausschüttung von Östrogen und Progesteron (die wichtigsten weiblichen Hormone)

HÄUFIGE SYMPTOME EINES UNGLEICHGEWICHTS DER EIERSTÖCKE

- Beschwerden bei der Menstruation oder unregelmäßige Menstruation (aufgrund von Hormonschwankungen)
- Schmerzen im Unterbauch (zwischen Nabel und Hüfte auf beiden Seiten)
- Eierstockzysten
- Unfruchtbarkeit
- Bauchhöhlen-Schwangerschaft (ein medizinischer Notfall)
- Verminderter Sexualtrieb
- Verminderte Initiative

EIERSTOCK-MUSKELVERBINDUNGEN

Es gibt keine bekannten Verbindungen zwischen den Eierstöcken und Muskeln.

EIERSTOCK-EMOTIONEN

Die von den Eierstöcken erzeugten Emotionen befinden sich in Reihe 6 der Emotion Code-Tabelle.

Man kann jeweils an einem oder an beiden Eierstöcken arbeiten, wenn der Körper es zulässt. Denken Sie daran, dass Ungleichgewichte, wie z.B. eingeschlossene Emotionen, mit Sicherheit einen so großen Bereich aus dem Gleichgewicht bringen können, dass beide Eierstöcke betroffen sein können, und dasselbe gilt für andere Probleme, wie z.B. Krankheitserreger oder Nährstoffmangel.

BAUCHSPEICHELDRÜSE (PANKREAS)

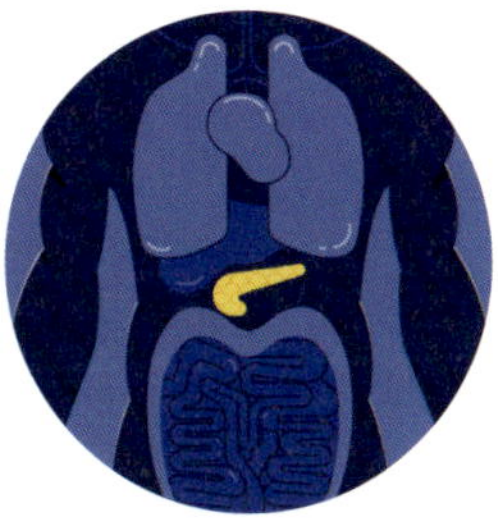

ERLÄUTERUNG

Die Bauchspeicheldrüse befindet sich unterhalb der Leber und zwischen Leber und Magen. Sie ist sowohl Teil des Hormonsystems als auch des Verdauungssystems.

AUFGABEN DER BAUCHSPEICHELDRÜSE

- Ausschüttung von Insulin, das den Blutzucker reguliert
- Ausschüttung von Verdauungsenzymen

Insulin ist ein notwendiges Hormon für unseren Körper, da es die Aufnahme von Zucker in unsere Zellen ermöglicht. Wenn die Bauchspeicheldrüse nicht richtig funktioniert, können wir an Diabetes (Typ 1) erkranken, weil die Bauchspeicheldrüse nicht genug Insulin für die Verdauung und Verstoffwechselung von Zucker produziert. Die Bauchspeicheldrüse schüttet auch Enzyme aus, die uns bei der Verdauung unserer Nahrung helfen.

HÄUFIGE SYMPTOME BEI UNGLEICHGEWICHT DER BAUCHSPEICHELDRÜSE

- Beschwerden im mittleren Rücken, in der linken Schulter, im unteren Rücken, im Nacken, im Handgelenk oder im Daumen
- Verdauungsstörungen
- Blähungen und Winde
- Magengeschwüre
- Diabetes (bei schwerer Funktionsstörung)

EMOTIONEN DER BAUCHSPEICHELDRÜSE

Die von der Bauchspeicheldrüse erzeugten Emotionen befinden sich in Reihe 2 der Emotion Code-Tabelle.

BAUCHSPEICHELDRÜSEN-MUSKELVERBINDUNGEN

- Der dreiköpfige Armmuskel (M. triceps brachii) befindet sich an der Rückseite der Oberarme.
- Der große Rückenmuskel (M. latissimus dorsi) befindet sich im Bereich des unteren und mittleren Rückens.

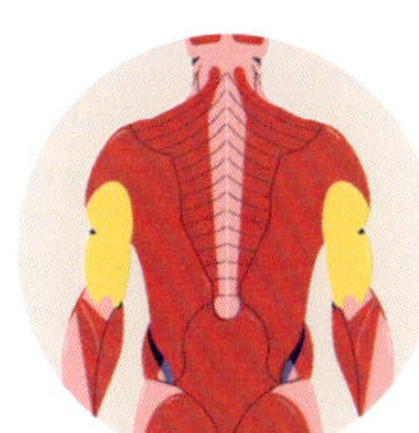

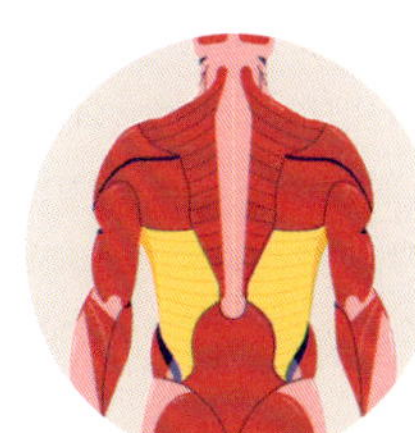

ZIRBELDRÜSE

ERLÄUTERUNG

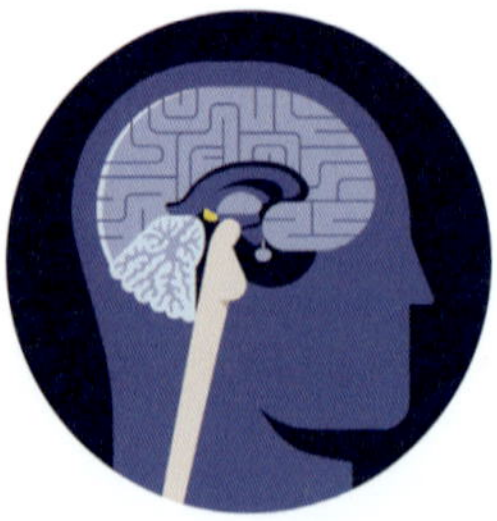

Die Zirbeldrüse ist eine sehr kleine Drüse, die sich in der Nähe des Zentrums des Gehirns befindet. Sie ist sowohl Teil des Hormonsystems als auch des zentralen Nervensystems.

AUFGABEN DER ZIRBELDRÜSE

- Produktion von Melatonin (ein Hormon, das zur Stabilisierung des zirkadianen Rhythmus beiträgt und einen guten Schlaf ermöglicht).
- Verbindung zum Stirnchakra und Funktion als *Drittes Auge*.

HÄUFIGE SYMPTOME BEI UNGLEICHGEWICHT DER ZIRBELDRÜSE

- Schlaflosigkeit
- Schwierigkeiten beim Planen
- Augenschmerzen
- Sehstörungen

Die Zirbeldrüse wird sehr stark von der Menge des Sonnenlichts beeinflusst, das wir erhalten. Menschen, die in den nördlichen oder südlichen Breitengraden leben, leiden manchmal an SAD, der saisonalen Depression, die durch lange dunkle Winter und zu wenig Sonnenlicht verursacht wird. Dagegen kann man natürlich mit mehr Sonnenlicht Abhilfe schaffen, aber den gleichen ausgleichenden Effekt kann man auch mit einer auf die Stirnmitte gerichteten Lichttherapie erzielen.

Fluorid und andere Metalle können zu einer Verkalkung der Zirbeldrüse führen, was ihre Funktionsfähigkeit beeinträchtigen und die oben genannten Symptome verstärken kann.

ZIRBELDRÜSEN-EMOTIONEN

Es sind keine Emotionen bekannt, die von der Zirbeldrüse erzeugt werden.

ZIRBELDRÜSEN-MUSKELVERBINDUNGEN

Die kleinen Muskeln, die die Augenbewegungen steuern, sind in einem Energiekreislauf mit der Zirbeldrüse verbunden. Ein Ungleichgewicht in der Zirbeldrüse kann daher zu einem Ungleichgewicht dieser Muskeln führen.

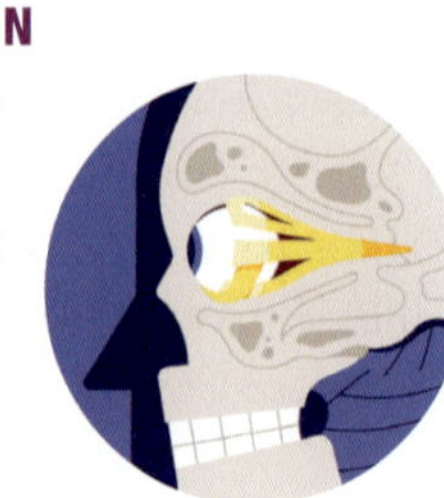

NEBENSCHILDDRÜSEN

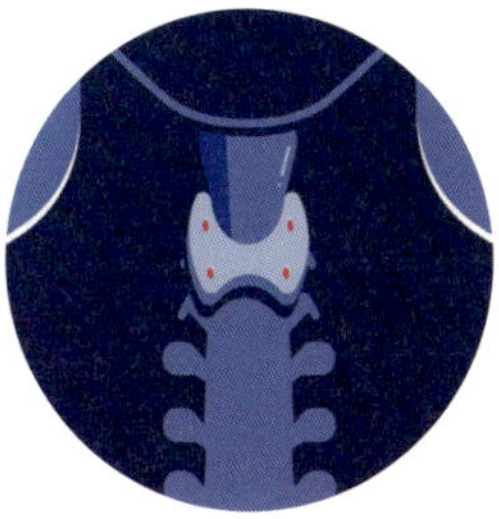

ERLÄUTERUNG

Die Nebenschilddrüsen bestehen aus vier kleinen Drüsen, die sich an der Rückseite der Schilddrüse befinden.

AUFGABE DER NEBENSCHILDDRÜSEN

Produktion von Parathormon (ein Hormon, das die Kalziummenge im Blut und in den Knochen reguliert).

HÄUFIGE SYMPTOME BEI UNGLEICHGEWICHT DER NEBENSCHILDDRÜSEN

Die Symptome eines Ungleichgewichts der Nebenschilddrüsen variieren je nachdem, ob die Nebenschilddrüse zu viel oder zu wenig Parathormon produziert.

HÄUFIGE SYMPTOME BEI HYPOPARATHYREOIDISMUS (UNTERFUNKTION)

- Niedrige Kalziumwerte im Blut
- Muskelkrämpfe, insbesondere in Händen und Füßen
- Tetanie
- Müdigkeit
- Kopfschmerzen
- Schlaflosigkeit
- Kribbeln im Mund oder in den Extremitäten

HÄUFIGE SYMPTOME BEI HYPERPARATHYREOIDISMUS (ÜBERFUNKTION)

- Nierensteine
- Übermäßiger Harndrang
- Gallensteine
- Müdigkeit
- Übelkeit
- Knochenschmerzen
- Bauchschmerzen
- Geringes Energieniveau oder Schwäche
- Depression
- Herzprobleme
- Kurzzeitgedächtnisverlust
- Erbrechen
- Osteoporose
- Erhöhte Kalziumwerte im Blut

Da die Nebenschilddrüsen mit dem Schulterblattheber (M. levator scapulae) verbunden sind, kann ein Ungleichgewicht der Nebenschilddrüsen auch zu Nacken- oder Schulterbeschwerden führen.

NEBENSCHILDDRÜSEN-EMOTIONEN

Die Nebenschilddrüsen können die in Reihe 6 der Emotion Code-Tabelle aufgeführten Emotionen erzeugen.

NEBENSCHILDDRÜSE-MUSKELVERBINDUNGEN

Die Nebenschilddrüsen sind energetisch mit dem Schulterblattheber (M. levator scapulae) verbunden. Dieser Muskel wird aktiviert, wenn eine Person mit den Schultern zuckt.

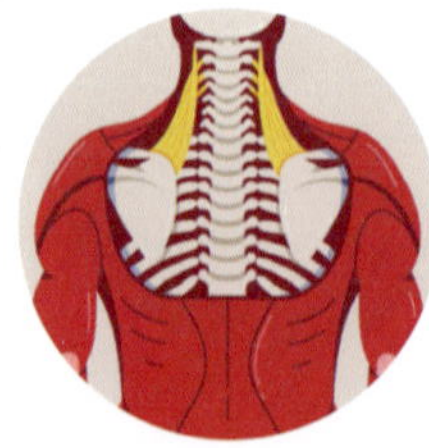

HYPOPHYSE

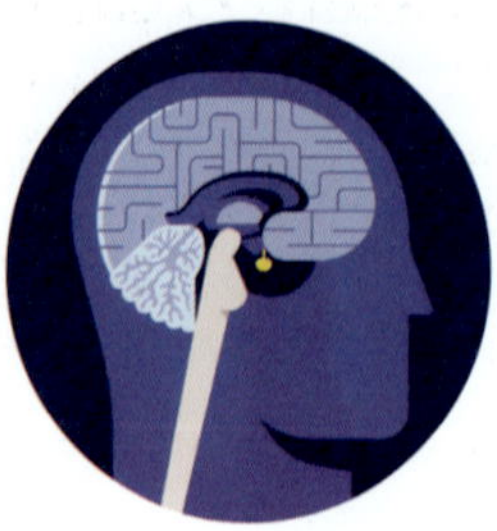

ERLÄUTERUNG

Die Hypophyse oder Hirnanhangsdrüse ist eine Drüse, die sich im unteren Teil der vorderen Hälfte des Gehirns befindet. Sie ist sowohl Teil des Hormonsystems als auch des zentralen Nervensystems.

AUFGABEN DER HYPOPHYSE

- Ausschüttung von Hormonen, die das allgemeine Gleichgewicht des Körpers oder die Homöostase regulieren
- Ausschüttung von Hormonen, die andere Drüsen beeinflussen, zur Steuerung von:
  - Wachstum
  - Blutdruck
  - Schilddrüsenfunktion
  - Stoffwechsel
  - Wasser- und Flüssigkeitshaushalt
  - Wasseraufnahme durch die Nieren
  - Temperaturregulierung
  - Geschlechtsdrüsenfunktion bei beiden Geschlechtern
  - Aspekte von Entbindung und Schwangerschaft
  - Produktion von Muttermilch

Wie Sie sehen können, ist die Hypophyse sehr wichtig und hat einen großen Einfluss auf den Körper.

HÄUFIGE SYMPTOME BEI UNGLEICHGEWICHT DER HYPOPHYSE

- Hormonelles Ungleichgewicht
- Schilddrüsenprobleme (→ siehe Abschnitt *Schilddrüse*)
- Austrocknung (Dehydrierung)
- Müdigkeit
- Hoher Blutdruck
- Gewichtszunahme (in der Regel aufgrund eines Schilddrüsen-Ungleichgewichts)

HYPOPHYSEN-EMOTIONEN

Es sind keine Emotionen bekannt, die von der Hypophyse erzeugt werden.

HYPOPHYSEN-MUSKELVERBINDUNGEN

Es sind keine Muskelverbindungen bekannt.

PROSTATA

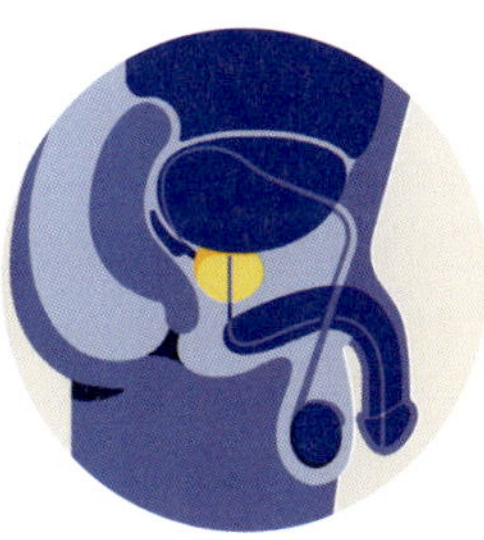

ERLÄUTERUNG

Die Prostata ist eine kleine, etwa kastaniengroße muskuläre Drüse, die sich direkt unter der Harnblase befindet. Sie ist ein Teil des männlichen Reproduktionssystems.

AUFGABEN DER PROSTATA

- Produktion von Prostataflüssigkeit (ein dünnes, zinkhaltiges milchiges Sekret, das zur Ernährung der Spermien beiträgt)
- Ausschüttung der Ejakulatflüssigkeit durch Muskelkontraktionen

HÄUFIGE SYMPTOME BEI UNGLEICHGEWICHT DER PROSTATA

- Sterilität
- Schmerzen im unteren Rückenbereich
- Schmerzen in der linken Hüfte
- Verminderter Urinfluss

Wenn Männer das fünfzigste Lebensjahr überschritten haben, leiden sie häufig an einer gutartigen Prostatahypertrophie (BPH), die dazu führt, dass der Urinfluss verringert ist. Dies ist einer der Gründe, warum Männer im Alter oft berichten, dass sie jede Nacht mehrmals aufstehen müssen, um Wasser zu lassen, und dass ihr Urinfluss ebenfalls vermindert ist. Einer der Gründe dafür ist Zinkmangel, denn jedes Mal, wenn ein Mann ejakuliert, verliert er eine Menge Zink, das in der Prostataflüssigkeit enthalten ist.

PROSTATA-EMOTIONEN

Die Prostata produziert die Emotionen, die in Reihe 6 der Emotion Code-Tabelle aufgeführt sind.

PROSTATA-MUSKELVERBINDUNGEN

- Gesäßmuskeln
- Adduktoren auf der Innenseite der Oberschenkel

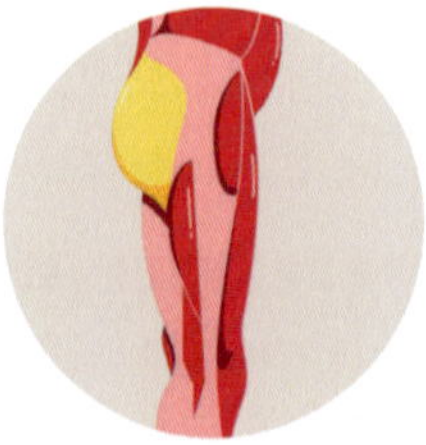

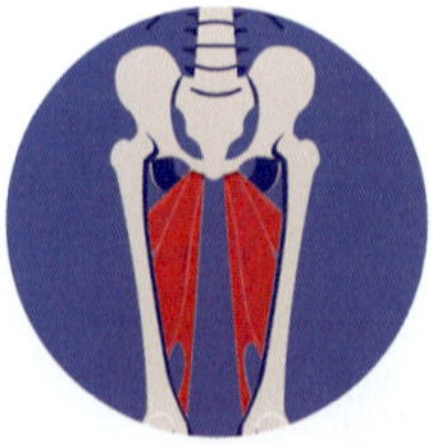

HODEN

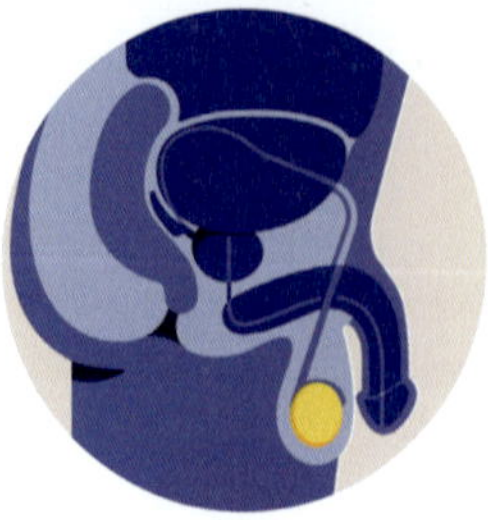

ERLÄUTERUNG

Die Hoden sind zwei Drüsen (rechts und links), die sich im Hodensack zwischen den Beinen befinden, wo es etwas kühler ist, da die Spermien bei kühleren Temperaturen besser funktionieren. Die Hoden sind Teil des männlichen Reproduktionssystems und des Hormonsystems.

AUFGABEN DER HODEN

- Produktion von Spermien
- Produktion männlicher Hormone (insbesondere Testosteron, das wichtigste männliche Hormon)

HÄUFIGE SYMPTOME BEI UNGLEICHGEWICHT DER HODEN

- Sterilität
- Verminderter Sexualtrieb
- Geringere Initiative (aufgrund der Verringerung des Testosteronspiegels)

HODEN-EMOTIONEN

Die Hoden produzieren die Emotionen in Reihe 6 der Emotion Code-Tabelle.

HODEN-MUSKELVERBINDUNGEN

Es gibt keine bekannten Muskelverbindungen zwischen den Hoden und Muskeln.

Man kann jeweils an einem Hoden arbeiten oder an beiden, wenn der Körper es zulässt. Denken Sie daran, dass Ungleichgewichte, wie z. B. eingeschlossene Emotionen, durchaus einen ausreichend großen Bereich betreffen können, um beide Hoden einzubeziehen.

THYMUSDRÜSE

ERLÄUTERUNG

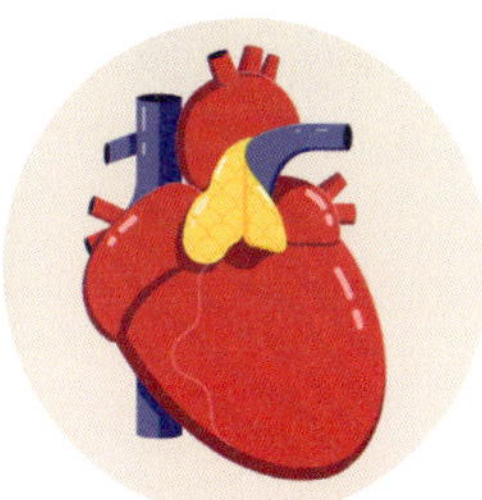

Die Thymusdrüse befindet sich im Brustkorb und liegt direkt oberhalb des Herzens. Bei einem Neugeborenen ist die Thymusdrüse im Verhältnis zum Herzen recht groß. Während das Herz wächst, bleibt die Thymusdrüse gleich groß. Beachten Sie, dass die Thymusdrüse energetisch leidet, wenn eine Herzmauer vorhanden ist, und dies ist ein weiterer Grund für eine verminderte Immunfunktion im Falle einer Herzmauer.

AUFGABEN DER THYMUSDRÜSE

Unterstützung der T-Zellen bei der Reifung. (Das T in T-Zelle steht für Thymus.) T-Zellen schützen den Körper vor Infektionen. Diese Zellen tragen auch zum Schutz vor Autoimmunerkrankungen bei.

HÄUFIGE SYMPTOME BEI UNGLEICHGEWICHT DER THYMUSDRÜSE

- Beschwerden in der Schulter
- Geschwächtes Immunsystem
- Autoimmunprobleme

THYMUS-EMOTIONEN

Die Thymusdrüse produziert die Emotionen in Reihe 6 der Emotion Code-Tabelle.

THYMUS-MUSKELVERBINDUNGEN

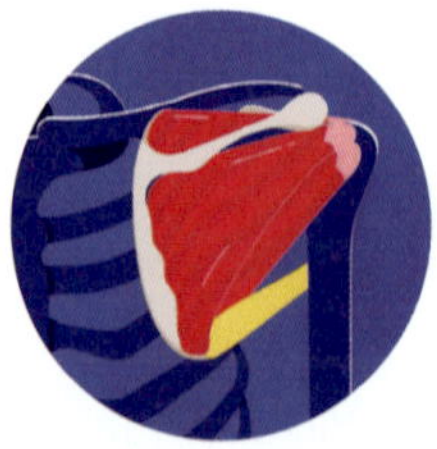

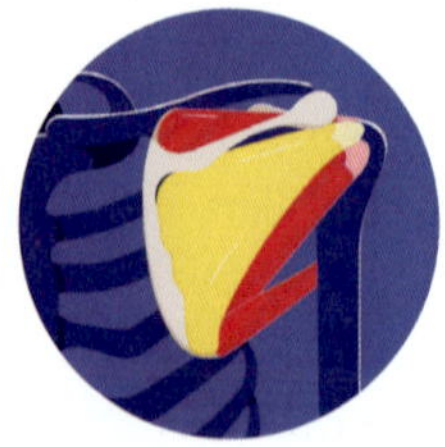

- Großer runder Muskel (M. teres major), der auf der unteren Hälfte der Schulterblätter liegt und die Schulterblätter mit der Schulter verbindet. Er trägt dazu bei, die Schulter nach außen zu drehen und die Schulter und den Arm nach hinten zu bringen.
- Der Untergrätenmuskel (M. infraspinatus) ist ein dicker dreieckiger Muskel, der den größten Teil des Raums unterhalb der Schultergräte (Fossa infraspinata) einnimmt. Als einer der vier Muskeln der Rotatorenmanschette besteht die Hauptfunktion des Infraspinatus in der Außenrotation des Oberarmknochens und der Stabilisierung des Schultergelenks.

SCHILDDRÜSE

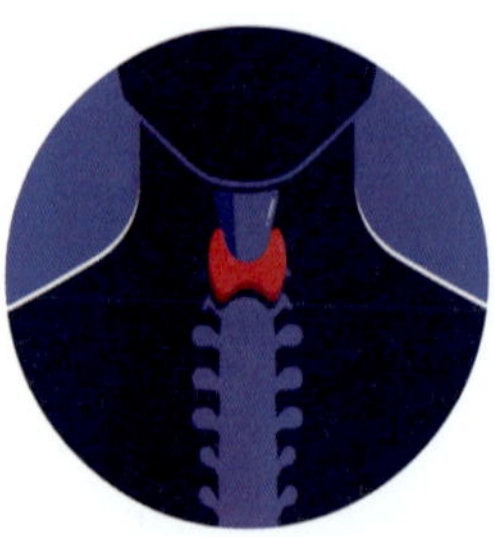

ERLÄUTERUNG

Die Schilddrüse befindet sich im vorderen unteren Teil des Halses. Sie ist Teil des Hormonsystems.

AUFGABEN DER SCHILDDRÜSE

- Steuerung von Stoffwechsel, Wachstum und Entwicklung
- Kontrolle des Kalziumspiegels im Blut
- Anregung der Verdauung
- Aufrechterhaltung der Herz-Kreislauf-Gesundheit
- Regulierung vieler anderer Körperfunktionen

Die Schilddrüse produziert ein Hormon namens Thyroxin. Wenn die Schilddrüse im Ungleichgewicht ist und nicht genügend Thyroxin produziert, kommt es zu Symptomen, die unter dem Begriff *Schilddrüsen-Unterfunktion* (Hypothyreose) zusammengefasst werden. Eine Überproduktion von Thyroxin wird als *Schilddrüsen-Überfunktion* (Hyperthyreose) bezeichnet, wobei die häufigste Ursache die Autoimmunerkrankung Morbus Basedow ist.

HÄUFIGE SYMPTOME BEI UNGLEICHGEWICHT DER SCHILDDRÜSE

SCHILDDRÜSEN-UNTERFUNKTION (HYPOTHYREOSE)

- Gewichtszunahme
- Müdigkeit
- Dünne, brüchige Nägel
- Kälteintoleranz

SCHILDDRÜSEN-ÜBERFUNKTION (HYPERTHYREOSE)

- Müdigkeit
- Häufiger Stuhlgang oder Durchfall
- Kropf, eine vergrößerte Schilddrüse, die dazu führen kann, dass der Hals geschwollen aussieht, was Probleme beim Atmen oder Schlucken verursachen kann.
- Stimmungsschwankungen
- Muskelschwäche
- Nervosität oder Reizbarkeit
- Herzrasen und unregelmäßiger Herzschlag
- Zittern, gewöhnlich in den Händen
- Schlafschwierigkeiten
- Hitzeintoleranz
- Gewichtsabnahme

ANDERE LEICHTE SYMPTOME BEI UNGLEICHGEWICHT DER SCHILDDRÜSE

Andere Anzeichen für ein allgemeines Ungleichgewicht der Schilddrüse (bei entweder Über- oder Unterfunktion) können folgende sein:

- Beschwerden oder Schwäche in der Schulter
- Beschwerden oder Schwäche im Handgelenk
- Beschwerden oder Schwäche im Ellbogen
- Leichtes/häufiges Auskugeln der Schulter

Viele Menschen haben ein Ungleichgewicht der Schilddrüse, das nicht so extrem ist, dass es zu heftigeren Symptomen kommt, dann findet man eher Symptome geringeren Ausmaßes.

SCHILDDRÜSEN-EMOTIONEN

Die Schilddrüse produziert die in Reihe 6 der Emotion Code-Tabelle aufgeführten Emotionen.

SCHILDDRÜSEN-MUSKELVERBINDUNGEN

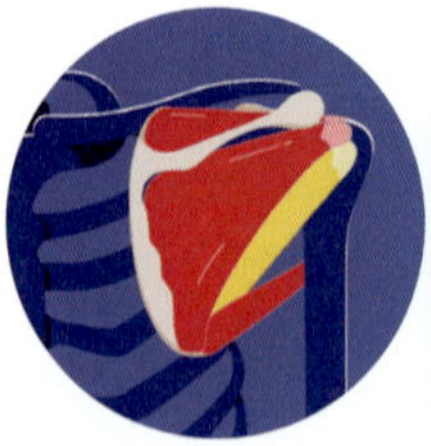

Kleiner Rundmuskel (M. teres minor), sowohl in der rechten als auch in der linken Schulter, kreuzt von der Unterseite des Schulterblatts über das Schultergelenk zum Schultergelenk selbst, zum Kopf des Oberarmknochens.

Wenn die Schilddrüse aus dem Gleichgewicht gerät, kann der kleine Rundmuskel (M. teres minor) auf einer oder beiden Seiten ebenfalls unausgeglichen sein. Dies kann zu Schwäche, Spannung und/oder Schmerzen in einer oder beiden Schultern führen. Schulterverletzungen kommen dann ebenfalls häufiger vor, da die Stabilität des Gelenks beeinträchtigt ist.

Damit ist der Abschnitt über die Drüsen abgeschlossen. Als Nächstes werden wir uns mit den Systemen befassen.

14

SYSTEME

Der Körper hält sein Gleichgewicht nur auf eine Handvoll Arten aufrecht. Letztendlich treten Krankheiten auf, wenn diese grundlegenden Systeme aus dem Gleichgewicht geraten sind.

MARK HYMAN

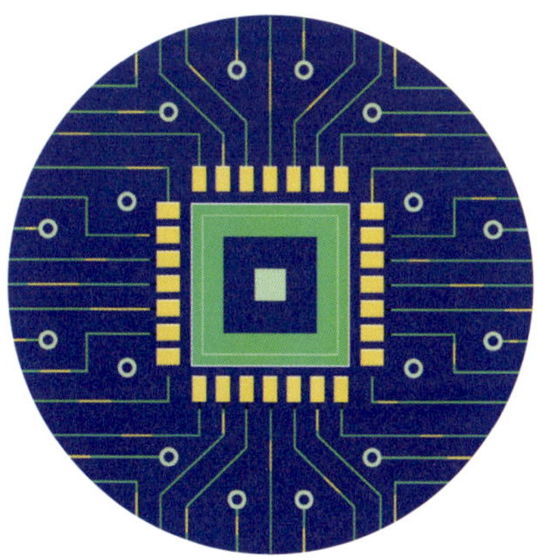

In diesem Bereich im Body Code finden Sie die verschiedenen Systeme des Körpers, die den meisten Menschen zumindest in gewissem Maße bekannt sind. Viele haben zum Beispiel schon vom Herz-Kreislauf-System und dem Verdauungssystem gehört. Etwas weniger bekannt sind vielleicht das Integumentsystem, das Harnsystem und das Hormonsystem. Alle Muskeln des Körpers bilden das Muskelsystem. Das Gehirn und die Nerven bilden das Nervensystem. Die Lungen und ihre Bestandteile bilden das Atmungssystem. Die Reproduktionsorgane bilden das Reproduktionssystem und so weiter.

Der Körper besteht aus mehreren verschiedenen Systemen, wobei einige Teile in mehr als einem System eine Rolle spielen. Wenn jemand zum Beispiel ein Problem mit der Haut hat, könnte er oder sie vom Unterbewusstsein zum Immunsystem und dann zur Leber geführt werden, da die Haut ein Entgiftungsorgan ist, das Symptome wie Akne zeigen kann, wenn die Leber überlastet ist.

SYSTEMTABELLE

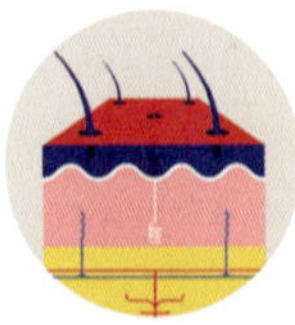

INTEGUMENTSYSTEM
(→ SEITE 269)

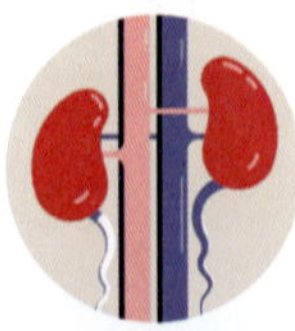

HARNSYSTEM
(→ SEITE 270)

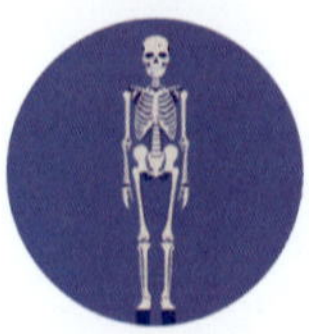

SKELETTSYSTEM
(→ SEITE 270)

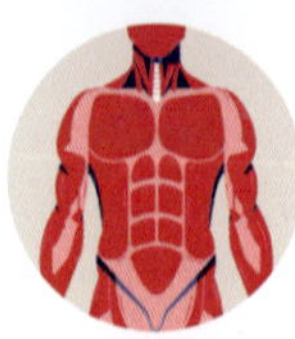

MUSKELSYSTEM
(→ SEITE 273)

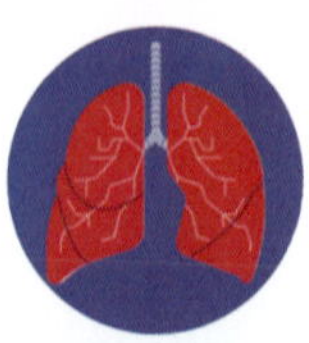

ATMUNGSSYSTEM
(→ SEITE 275)

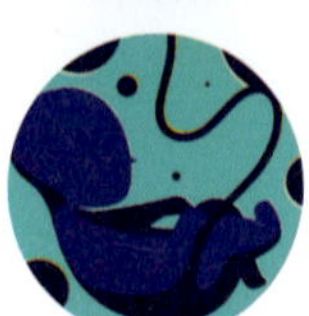

REPRODUKTIONSSYSTEM
(→ SEITE 275)

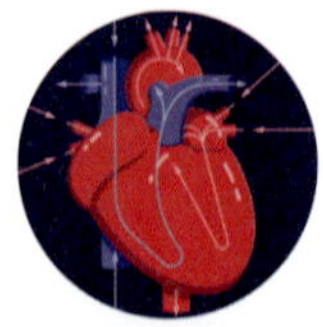

HERZ-KREISLAUF-SYSTEM
(→ SEITE 277)

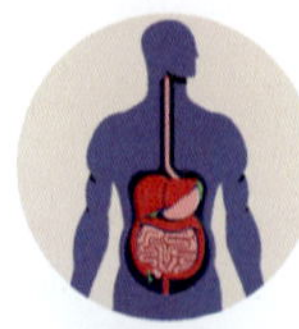

VERDAUUNGSSYSTEM
(→ SEITE 277)

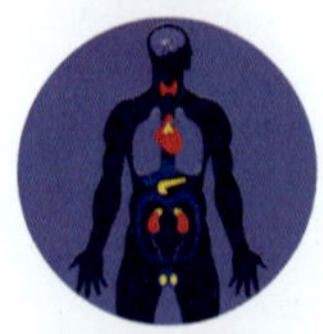

HORMONSYSTEM
(→ SEITE 279)

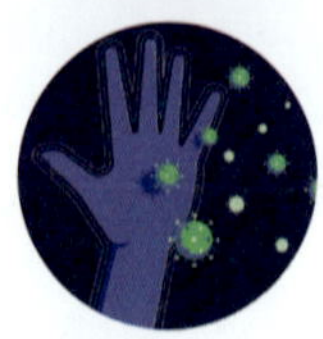

IMMUN-/LYMPHSYSTEM
(→ SEITE 280)

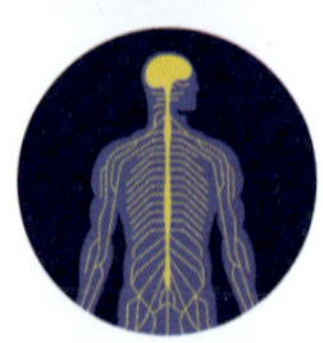

NERVENSYSTEM
(→ SEITE 281)

Wenn Sie den Body Code anwenden, ist es wichtig zu wissen, dass es mehr als einen Weg gibt, um ein bestimmtes Ungleichgewicht zu finden.

Nehmen wir zum Beispiel an, Sie arbeiten an Ihrer Mutter, der es nicht gut geht. Nehmen wir für diesen Fall ferner an, das Problem Ihrer Mutter sei tatsächlich ein Ungleichgewicht in ihrer Leber, das wiederum durch Giftstoffe und eine eingeschlossene Emotion verursacht wird.

Es gibt mehrere Möglichkeiten, wie Sie zur Lösung des Problems Ihrer Mutter gelangen können. Ihr Unterbewusstsein könnte Sie zum Bereich der Giftstoffe im Body Code führen, oder es könnte Sie im Body Code zuerst zum Bereich der eingeschlossenen Emotionen führen, oder es könnte Sie direkt zur Leber führen. Eigentlich spielt es keine Rolle, wie das Unterbewusstsein Sie dorthin führt, wo Sie hingelangen müssen. Es ist jedoch wichtig zu erkennen, dass das Unterbewusstsein immer versucht zu kommunizieren, wenn es Antworten auf Fragen gibt.

So kann es zum Beispiel sein, dass Sie an eine Stelle im Body Code geführt werden, die Sie dazu veranlasst, sich am Kopf zu kratzen und sich zu fragen, was das Unterbewusstsein Ihnen wohl sagen möchte. Öffnen Sie Ihr Herz und Ihren Verstand für die Möglichkeiten, ohne irgendwelche Vermutungen anzustellen.

Nehmen wir an, Sie versuchen, einer Freundin zu helfen, die scheinbar unter Allergien leidet. Ihre erste Frage an das Unterbewusstsein Ihrer Freundin könnte lauten: „Gibt es eine tiefere Ursache für Ihre Allergien?"

Nachdem Sie auf diese erste Frage mittels Muskeltest ein Ja erhalten und die *Body Code-Übersicht* in Teil III (→ Seite 143) aufgeschlagen haben, könnten Sie fragen: „Befindet sich dieses Ungleichgewicht auf der rechten Seite der Übersicht?" Nehmen wir an, die Antwort lautet nein. Dies bedeutet, dass das zugrunde liegende Ungleichgewicht, nach dem Sie suchen, auf der linken Seite der Übersicht liegen muss. Also beginnen Sie oben und fragen: „Liegt dieses Ungleichgewicht im Bereich Energien?" Nein. „Liegt dieses Ungleichgewicht im Bereich Energiekreisläufe und Systeme?" Ja.

Sie wenden sich dem Abschnitt *Energiekreisläufe und Systeme* (→ Seite 217) zu und verwenden die dortige Übersicht, um zu fragen: „Befindet sich dieses Ungleichgewicht auf der rechten Seite dieser Übersicht?" Nein. „Befindet es sich in einem System?" Ja.

Sie wenden sich der Systemtabelle am Anfang dieses Kapitels zu und testen auf diese Weise weiter und landen schließlich beim *Verdauungssystem*. Jetzt denken Sie vielleicht: „Aber Moment mal... Sollte ich nicht zum Bereich Allergien im Body Code geführt werden? Warum werde ich zum Verdauungssystem geführt?" Sie beschließen, dorthin zu gehen, wohin das Unterbewusstsein Sie führen möchte, fahren mit dem Muskeltest fort und werden zum Symbol für die Ileozökalklappe geführt.

Sie wenden sich der Information über die Ileozökalklappe zu und fragen sich erneut, was in aller Welt das Unterbewusstsein da tut.

Sie beginnen, die Erläuterung zu lesen, und plötzlich bleibt Ihnen der Mund offen stehen, als Sie lesen, dass ein Ungleichgewicht dieser Klappe zu Nasennebenhöhlenproblemen führen kann!

Die Ileozökalklappe ist eine Klappe am Ende des Dünndarms, die den Fluss der Fäkalien vom Dünndarm in den Dickdarm steuert. Wenn die Klappe aus dem Gleichgewicht gerät, werden giftige Fäkalien nicht effizient aus dem Körper ausgeschieden. Die Giftstoffe stauen sich an und werden wieder in den Blutkreislauf aufgenommen. Ein Nebeneffekt dieser erhöhten Giftstoffbelastung im Blut kann eine Verschleimung der Nasennebenhöhlen sein, da die Giftstoffe sich dort ansammeln und über die Nasenschleimhaut ausgeschieden werden.

Während Sie mit den Übungsanleitungen fortfahren, werden Sie angewiesen, das Unterbewusstsein Ihrer Freundin zu fragen: „Gibt es ein damit assoziiertes Ungleichgewicht, das zu dekodieren ist?"

Nehmen wir an, die Antwort lautet ja, und Sie werden dahin geführt, ein paar eingeschlossene Emotionen zu lösen, die die Ileozökalklappe Ihrer Freundin aus dem Gleichgewicht gebracht hatten. Nachdem Sie die eingeschlossenen Emotionen gelöst haben, überprüfen Sie ihre Ileozökalklappe erneut und fragen: „Ist Ihre Ileozökalklappe jetzt im Gleichgewicht?" Nehmen wir an, die Antwort lautet ja. An diesem Punkt können Sie Ihre Freundin bitten, tief durch die Nase einzuatmen und zu sehen, ob ihre Nasennebenhöhlen noch genauso verstopft sind wie vorher. Wundern Sie sich nicht, wenn die Nasennebenhöhlen Ihrer Freundin viel offener geworden sind. Es kann sein, dass die Symptome Ihrer Freundin gar keine Allergien waren, sondern das Ergebnis der Bemühungen ihres Körpers, Giftstoffe auf jede erdenkliche Weise auszuscheiden.

Wenn Sie nach der Lösung für ein bestimmtes Problem suchen, seien Sie offen dafür, dass die Lösung irgendwo im Body Code liegen könnte. Alles kann alles verursachen.

Machen Sie nicht den Fehler zu denken, dass ein bestimmtes Problem durch ein bestimmtes Ungleichgewicht verursacht wird. Nur weil die Migräne-Kopfschmerzen, unter denen Ihr Vater litt, durch ein Ungleichgewicht der Nieren verursacht wurden, bedeutet das nicht, dass die nächste Person mit Migräne-Kopfschmerzen die gleiche(n) Ursache(n) hat. Bleiben Sie daher offen für jede Möglichkeit.

Für die nächste Übung werden Sie die Systemtabelle am Anfang dieses Kapitels verwenden, um das System und die Komponente zu identifizieren, die im Ungleichgewicht ist.

ÜBUNG
FINDEN UND KORRIGIEREN EINES UNGLEICHGEWICHTS IN EINEM SYSTEM

SCHRITT 1

Fragen Sie: „Habe ich [oder Haben Sie] ein unausgeglichenes System?"

- Wenn ja, fragen Sie: „Befindet sich das System auf der rechten Seite der Systemtabelle?"
  - Wenn ja, gehen Sie zu Schritt 2.
  - Wenn nein, befindet es sich auf der linken Seite. Gehen Sie zu Schritt 2.

SCHRITT 2

(Dekodierung) Beginnen Sie oben auf der identifizierten Seite und fragen Sie: „Ist das ____-System im Ungleichgewicht?" Angenommen, Sie haben im Schritt 1 ein Ja erhalten und wissen, dass sich das fragliche System auf der rechten Seite der Übersicht befindet. Da das Herz-Kreislauf-System auf der rechten Seite ganz oben auf der Liste steht, würden Sie dann fragen: „Ist das Herz-Kreislauf-System im Ungleichgewicht?" Wenn Sie eine Nein-Antwort erhalten, fahren Sie in dieser Spalte mit dem nächsten System fort und fragen: „Ist das Verdauungssystem im Ungleichgewicht?" und so weiter, bis Sie eine Ja-Antwort erhalten.

- Blättern Sie zu der in der Tabelle angegebenen Seite mit dem betreffenden System, um die dazugehörigen Systemkomponenten zu sehen.
- Identifizieren Sie die Systemkomponente (falls erforderlich).
  - Fragen Sie: „Ist es erforderlich, herauszufinden, welche Komponente dieses Systems unausgeglichen ist?"
  - Wenn nein, fahren Sie mit Schritt 3 (Assoziation) fort.
  - Wenn ja, suchen Sie das betreffende System auf den folgenden Seiten heraus und testen Sie die Komponenten in diesem System durch, bis Sie die unausgeglichene Komponente gefunden haben, indem Sie die zu diesem System gehörige Komponententabelle verwenden und fragen: „Befindet sich die unausgeglichene Komponente auf der linken Seite dieser Tabelle?" und die Möglichkeiten eingrenzen.

Sobald Sie die Komponente identifiziert haben, fahren Sie mit Schritt 3 (Assoziation) fort.

SCHRITT 3

(Assoziation) Fragen Sie: „Gibt es ein damit assoziiertes Ungleichgewicht, das zu dekodieren ist?"

- Wenn nein, gehen Sie zu Schritt 4 (Intention) über.
- Wenn ja, kehren Sie zur Body Code-Übersicht zurück, dekodieren und korrigieren Sie jedes damit verbundene Ungleichgewicht, kehren dann hierher zurück und wiederholen die Frage aus Schritt 3 (Assoziation).

SCHRITT 4

(Intention) Streichen Sie dreimal mit einem Magnet oder Ihrer Hand über eine beliebige Länge des Lenkergefäßes mit der Absicht, das System oder die Systemkomponente, die Sie identifiziert haben, zurückzusetzen und ins Gleichgewicht zu bringen.

SCHRITT 5

Fragen Sie: „Ist _____ [das System oder die Komponente] jetzt im Gleichgewicht?"

- Wenn ja, können Sie erneut mit Schritt 1 beginnen und den Prozess wiederholen, um ein anderes unausgeglichenes System zu finden, falls vorhanden.
- Wenn nein, fokussieren Sie sich neu darauf, bitten Sie im Gebet um Hilfe, erlauben Sie Ihrem Herzen, Liebe und Dankbarkeit dafür zu empfinden, dass dies helfen wird, und streichen Sie erneut dreimal mit Ihrer Intention darüber.

HILFREICHE TIPPS ZUR KORREKTUR DES UNGLEICHGEWICHTS EINES SYSTEMS

Es ist auch möglich, wenn Sie bereits wissen, dass in einem bestimmten System etwas nicht in Ordnung ist, einfach zu fragen: „Ist das _____-System ausgeglichen?" Nehmen wir an, Sie haben ein Ekzem und wollen die Ursachen dafür herausfinden. Sie könnten direkt fragen: „Ist mein Integumentsystem im Gleichgewicht?" oder: „Ist meine Haut ausgeglichen?"

Wenn Sie direkt nach dem System fragen, von dem Sie wissen, dass es Probleme hat, können Sie die Schritte zur Identifizierung überspringen.

Auf den folgenden Seiten habe ich die Systeme des Körpers zusammen mit grafischen Darstellungen ihrer verschiedenen Komponenten aufgelistet.

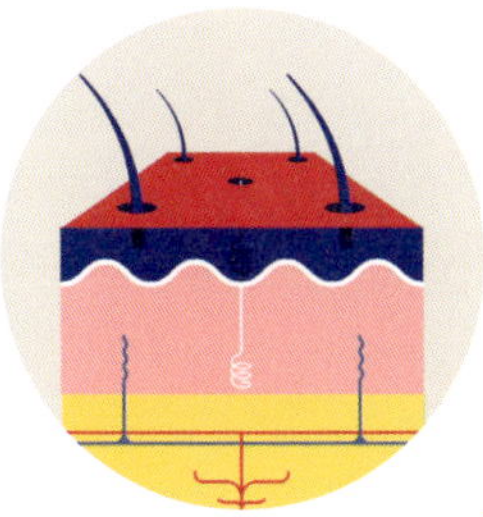

INTEGUMENTSYSTEM

ERLÄUTERUNG

Das Integumentsystem dient als Schutzbarriere zwischen der äußeren Umgebung und dem Rest des Körpers. Es umfasst die Haut, die Nägel und die Haare.

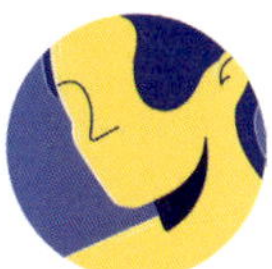

HAUT

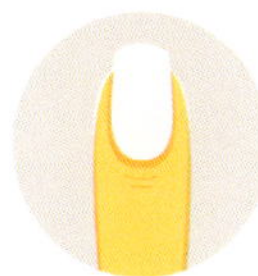

NÄGEL

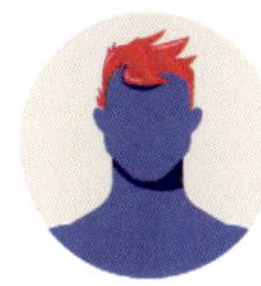

HAARE

HAUT

Die Haut besteht aus drei verschiedenen Schichten, der Hypodermis, der Dermis und der Epidermis. Die Unterhaut (Hypodermis) ist die tiefste Hautschicht, die die Haut mit dem darunter liegenden Fasziengewebe verbindet, das die Muskeln und Knochen umgibt und den größten Teil des Fettgewebes im Körper beherbergt. Die Lederhaut (Dermis), die mittlere Hautschicht, enthält Bindegewebe und Blutgefäße, die die Haut ernähren und Abfallprodukte abtransportieren. Die Drüsen und Haarfollikel haben ihren Ursprung in der Lederhaut. Die Oberhaut (Epidermis) ist die äußerste Schicht der Haut, die die schützende Barriere zwischen uns und der rauen Welt um uns herum bildet. Sie besteht aus vielen Schichten von Epithelzellen, die sich alle zwei bis zweieinhalb Monate erneuern.

NÄGEL

Finger- und Zehennägel bestehen aus Keratin, dem gleichen Material, aus dem auch Hörner bestehen. Ein Nagel besteht aus drei Hauptbestandteilen: der Wurzel, der Platte und dem freien Rand. Weitere Strukturen um oder unter dem Nagel sind das Nagelbett, die Nagelhaut und der Nagelfalz.

HAARE

Haare bestehen aus einem zähen Protein namens Keratin. Jedes Haar ist mit einem Haarfollikel in der Haut verankert. Die Haarzwiebel bildet die Basis des Haarfollikels. In der Haarzwiebel teilen sich lebende Zellen und wachsen, um den Haarschaft zu bilden.

Sobald Sie die Systemkomponente identifiziert haben, können Sie zu der Übung am Anfang dieses Kapitels zurückkehren und mit Schritt 3 (Assoziation) fortfahren.

HARNSYSTEM

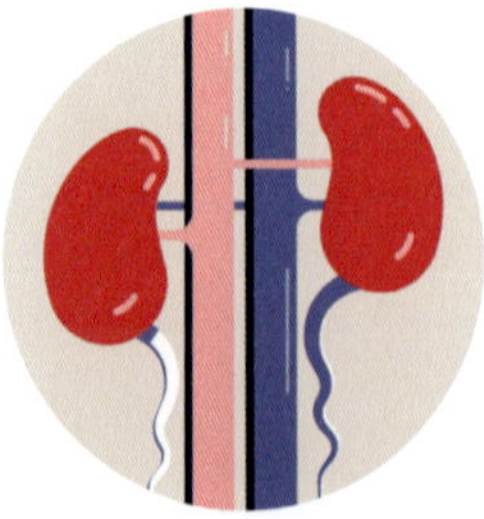

ERLÄUTERUNG

Das Harnsystem ist für die Ausscheidung von Abfallprodukten aus dem Körper in Form von Urin verantwortlich. Das gesamte Blut des Körpers fließt alle paar Minuten durch die Nieren. Die Nieren filtern das Blut und bilden Urin, der dann über die Harnleiter in die Harnblase geleitet wird. Wenn die Blase voll ist, wird der Urin durch die Harnröhre ausgeschieden.

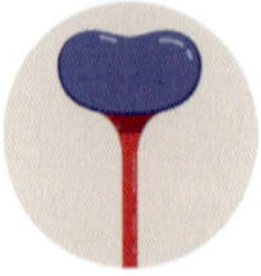

HARNRÖHRE

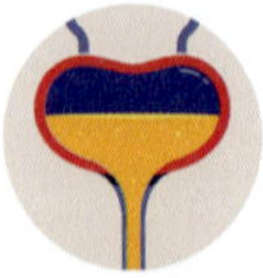

BLASE

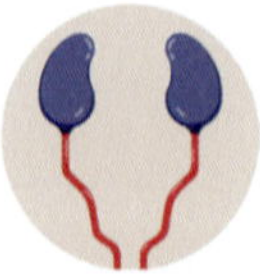

HARNLEITER

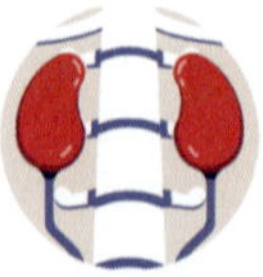

NIERE

Sobald Sie die Systemkomponente identifiziert haben, können Sie zu der Übung am Anfang dieses Kapitels zurückkehren und mit Schritt 3 (Assoziation) fortfahren.

SKELETTSYSTEM

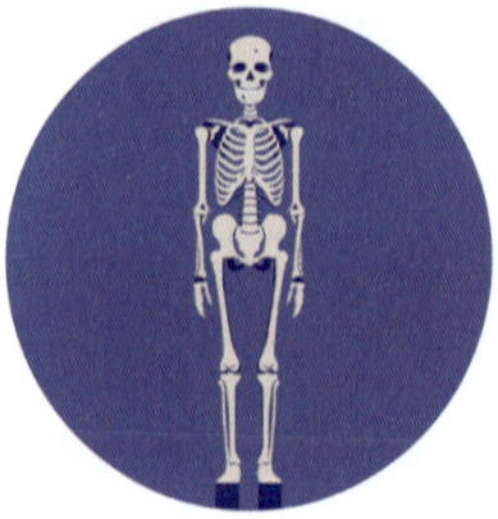

ERLÄUTERUNG

Das Skelettsystem besteht aus Knochen und Bindegewebe wie Bändern und Sehnen, die den Körper formen und die Organe schützen. Das Skelettsystem arbeitet mit dem Muskelsystem zusammen, um den Körper zu bewegen.

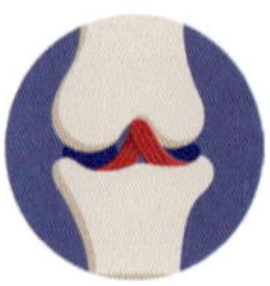

BINDEGEWEBE

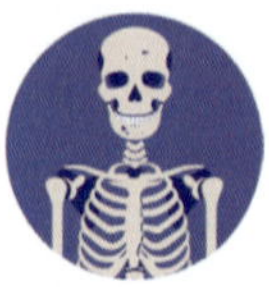

SKELETT

Sie können sogar noch weiter testen, wenn Sie möchten, indem Sie weiter unten über die einzelnen Komponentenbereiche nachlesen und die Kategorien innerhalb jedes Bereichs austesten. Wenn Sie den spezifischen Bereich nicht identifizieren möchten, können Sie zur Übung am Anfang dieses Kapitels zurückkehren und mit Schritt 3 (Assoziation) fortfahren.

BINDEGEWEBE

Wenn Sie feststellen, dass das Bindegewebe aus dem Gleichgewicht geraten ist, fragen Sie, ob Sie wissen müssen, welche Komponente davon betroffen ist. Wenn ja, testen Sie die folgenden Punkte nacheinander durch, bis Sie eine positive Antwort erhalten.

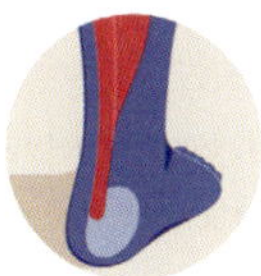
SEHNE

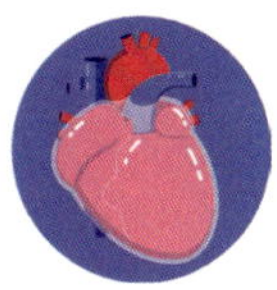
FASZIEN

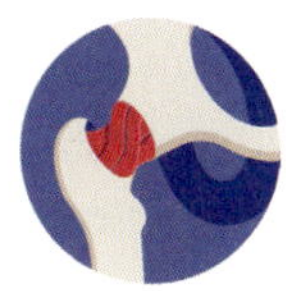
BAND

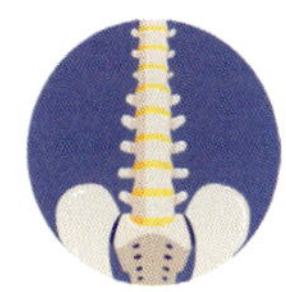
BANDSCHEIBE

Sehnen verbinden Muskeln mit Knochen und befinden sich an beiden Enden eines jeden Muskels im Körper. Die Faszien umhüllen und trennen alle Muskeln im Körper voneinander. Darüber hinaus bilden die Faszien eine schützende Hülle für alle Knochen, Organe, Arterien, Venen und Gewebe des Körpers. Bänder verbinden Knochen mit Knochen und sind überall im Körper zu finden, wo zwei Knochen aneinandergrenzen.

Die Bandscheiben sind sozusagen die Stoßdämpfer des Körpers. Man kann sich jede Bandscheibe wie einen „Gelee-Donut“ vorstellen, der aus konzentrischen Knorpelschichten besteht, die einen gallertartigen Kern, den Nucleus pulposus, umgeben. Dies ist eine geniale Konstruktion, denn der Gallertkern wirkt wie ein Kugellager zwischen den einzelnen Wirbeln und überträgt das Gewicht auf eine sehr effiziente Weise innerhalb der Wirbelsäule nach unten.

Manchmal wölben sich die Bandscheiben vor. Wenn dies der Fall ist, üben sie unweigerlich Druck auf den benachbarten Spinalnerv aus. Wenn der Nerv gequetscht wird, treten in der Regel entweder Schmerzen oder eine Art Taubheitsgefühl oder Kribbeln auf, meist in einem Arm oder Bein. Als Faustregel gilt: Je mehr Druck auf einen Nerv ausgeübt wird, desto stärker sind die Taubheitsgefühle oder das Kribbeln. Wenn der Druck stark genug ist, kommt es zu einer völligen Taubheit, d. h. zu einem völligen Fehlen des Gefühls. Damit sollte man natürlich nicht herumspielen. Wenn Sie oder jemand, an dem Sie arbeiten, mit diesem Problem oder diesen Symptomen zu tun hat, sollten Sie, wenn diese sich nach dem, was Sie tun, nicht sofort bessern, einen Chiropraktiker, einen Arzt oder einen anderen Gesundheitsdienstleister aufsuchen.

Es gibt alle möglichen Ursachen für eine Bandscheibenvorwölbung. Meiner Erfahrung nach ist die häufigste Ursache eine Art Organ-Ungleichgewicht. Der Grund dafür liegt darin, dass ein Ungleichgewicht der Organe immer auch ein Ungleichgewicht der Muskeln zur Folge hat. Die größten Übeltäter sind hier die Nieren, weil sie mit den Psoas-Muskeln verbunden sind, die die Lendenwirbelsäule stützen. Denken Sie einfach daran, dass alles

alles verursachen kann. Ich habe schon Infektionen und Trauma-Energien in den Bandscheiben gesehen, ebenso wie eingeschlossene Emotionen und andere Energien, die die Wirbelsäule aus dem Gleichgewicht bringen können, sodass sich die Bandscheiben vorwölben und Schmerzen, Kribbeln oder Taubheit verursachen.

SKELETT

Wenn Sie zum Skelett geführt werden, fragen Sie, ob es erforderlich ist zu wissen, welcher Teil unausgeglichen ist. Wenn ja, kann man die Unterteilung des Skeletts in zwei Hauptbereiche verwenden, das sogenannte appendikuläre Skelett und das axiale Skelett. Fragen Sie, in welchem dieser beiden Bereiche das Ungleichgewicht zu finden ist.

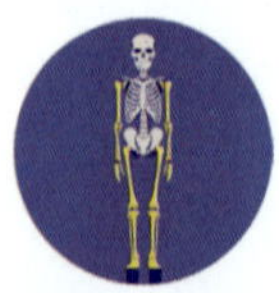
APPENDIKULÄRES SKELETT

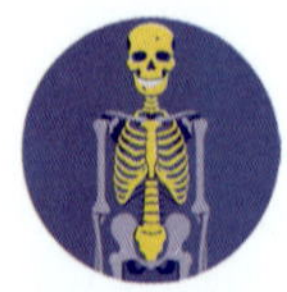
AXIALES SKELETT

APPENDIKULÄRES SKELETT

Da der Körper aus so vielen Knochen besteht, beziehen wir uns auf einige Bereiche zunächst einfach als bestimmte Region. Wenn Sie feststellen, dass etwas im appendikulären Skelett aus dem Gleichgewicht geraten ist, fragen Sie, ob es erforderlich ist zu wissen, welche Region betroffen ist. Wenn ja, testen Sie die folgenden Regionen nacheinander durch, bis Sie eine positive Antwort erhalten.

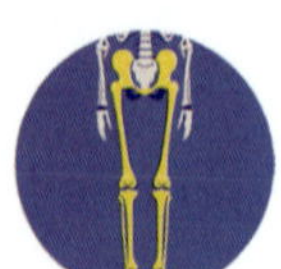
UNTERE GLIEDMASSE

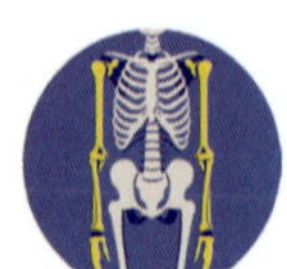
OBERE GLIEDMASSE

Das appendikuläre Skelett umfasst die Knochen der oberen Gliedmaßen, einschließlich der Schulterblätter (Scapulae) und der Schlüsselbeine (Claviculae) sowie die Knochen der Ober- und Unterarme, Handgelenke und Hände. Außerdem gehören dazu die Beckenknochen und die Knochen der unteren Gliedmaßen, einschließlich der Oberschenkelknochen, des Schienbeins, des Wadenbeins und der Knöchel- und Fußknochen. Sie können jeden dieser Knochen oder Bereiche testen, wenn Sie den genauen Knochen ermitteln möchten, der im Ungleichgewicht ist.

AXIALES SKELETT

Wenn Sie feststellen, dass etwas im axialen Skelett aus dem Gleichgewicht geraten ist, fragen Sie, ob es erforderlich ist zu wissen, welcher Teil des axialen Skeletts betroffen ist. Wenn ja, testen Sie diese nacheinander durch, bis Sie eine positive Antwort erhalten.

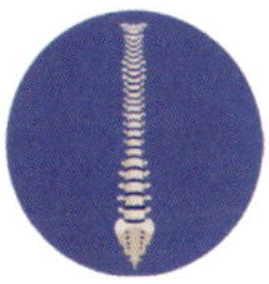
WIRBELSÄULE

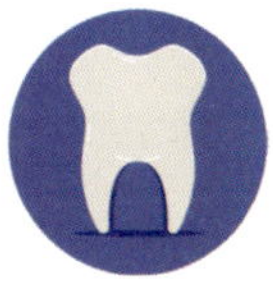
ZÄHNE

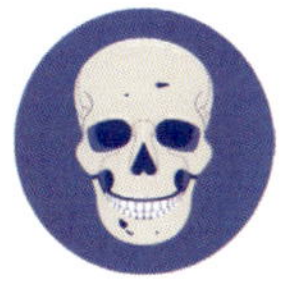
SCHÄDEL

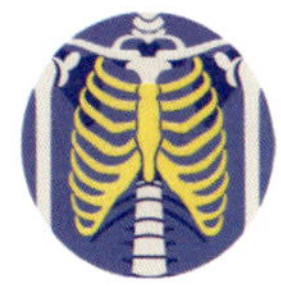
BRUSTKORB

Im axialen Skelett ist der Schädel eine dynamische, erstaunliche Struktur, die zu weit mehr Bewegung fähig ist, als bisher in der Medizin und Zahnmedizin angenommen wird. Sechs- bis vierzehnmal pro Minute dehnt sich der Schädel aus und zieht sich wieder zusammen, dabei bewegt sich jeder Schädelknochen ein klein wenig. Manchmal verschieben sich die Schädelknochen ganz minimal. Manchmal klemmt sich die Bewegung zwischen einem Schädelknochen und einem anderen ein. Die Hauptursache für diese Art von Problemen sind eingeschlossene Emotionen. Aus lebenslangem Studium der Craniopathie, dem Heilungszweig, der sich mit dem craniosakralen Atemmechanismus und seiner Bedeutung für die Steuerung des zentralen Nervensystems befasst, weiß ich, welch dramatischen Unterschied es machen kann, wenn alle Schädelknochen normal funktionieren.

Die Ausrichtung der Wirbel ist besonders wichtig, weil die Wirbelsäule das Rückenmark beherbergt, das wie eine Autobahn das Gehirn mit dem Rest des Körpers verbindet. Wenn ein Wirbel nicht richtig ausgerichtet ist, kann er die Kommunikation zwischen dem Gehirn und dem Körper behindern.

MUSKELSYSTEM

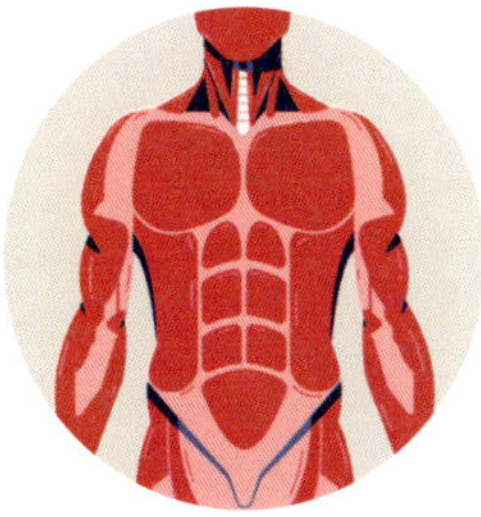

ERLÄUTERUNG

Zum Muskelsystem gehören glatte Muskeln, Herzmuskelgewebe und Skelettmuskeln. Die glatte Muskulatur wird als unwillkürlicher Muskeltyp betrachtet, da man sie nicht bewusst zur Kontraktion bringen kann wie einen Skelettmuskel. Man findet sie in den Wänden von Blut- und Lymphgefäßen, der Blase, der Gebärmutter, den männlichen und weiblichen Fortpflanzungsorganen, dem

Verdauungssystem, dem Atmungssystem, der Haut (winzige Muskeln in der Haut sorgen dafür, dass einem die Haare zu Berge stehen, wenn man eine Gänsehaut bekommt) und der Iris des Auges.

Das Herzmuskelgewebe ist ein hochspezialisierter Muskeltyp, der nur im Herzen vorkommt. Er zieht sich automatisch zusammen und entspannt sich in einem kontinuierlichen Rhythmus, und zwar ein ganzes Leben lang.

Die Skelettmuskulatur unterliegt, im Gegensatz zu den ersten beiden Arten, der bewussten Steuerung und bewegt das Skelett, sodass wir laufen, springen und gehen, uns die Haare kämmen und alles andere tun können, was wir tun.

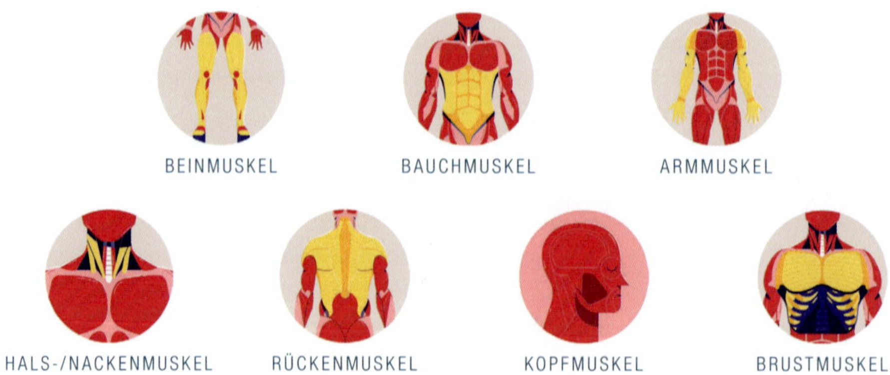

Sie können zu der Übung am Anfang dieses Kapitels zurückkehren und mit Schritt 3 (Assoziation) fortfahren.

Beachten Sie, dass die meisten muskulären Ungleichgewichte tatsächlich das Ergebnis eines Ungleichgewichts in einem Organ oder einer Drüse sind. Mit anderen Worten: Ein Organ oder eine Drüse wird überlastet und gerät ins Ungleichgewicht, und der Muskel, der energetisch mit diesem Organ oder dieser Drüse verbunden ist, gerät ebenfalls aus dem Gleichgewicht.

ATMUNGSSYSTEM

ERLÄUTERUNG

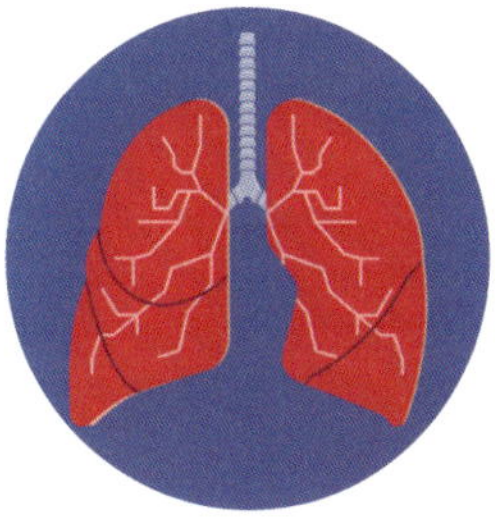

Das Atmungssystem bringt Sauerstoff in den Körper und entfernt Kohlendioxid durch den Vorgang der Atmung. Die Luft dringt durch Nase und Mund in den Körper ein, strömt die Luftröhre hinunter, wird in den linken und rechten Hauptbronchus und in immer kleinere Bronchien geleitet, die Bronchiolen genannt werden. Schließlich gelangt die Luft in die Lungenbläschen oder Alveolen, wo Sauerstoff aktiv über die Alveolarmembran in das Blut aufgenommen wird, während Kohlendioxid aus dem Blut abgegeben wird.

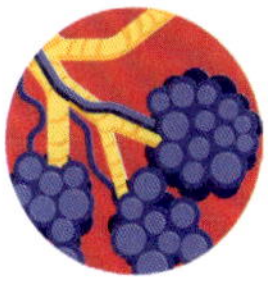
LUNGENBLÄSCHEN

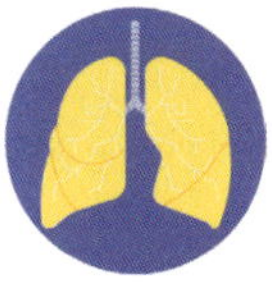
LUNGE

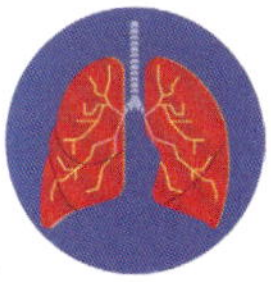
KLEINE BRONCHIE

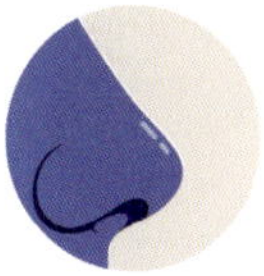
NASE

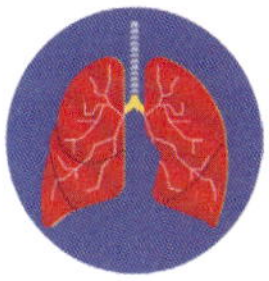
HAUPTBRONCHUS

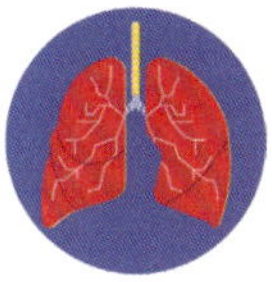
LUFTRÖHRE

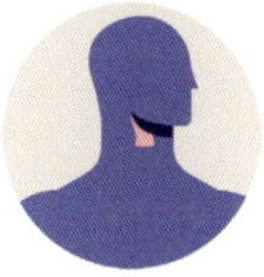
KEHLKOPF

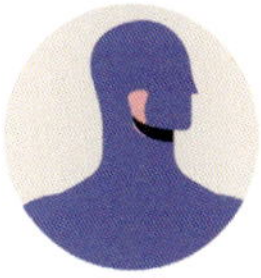
RACHEN

REPRODUKTIONSSYSTEM

ERLÄUTERUNG

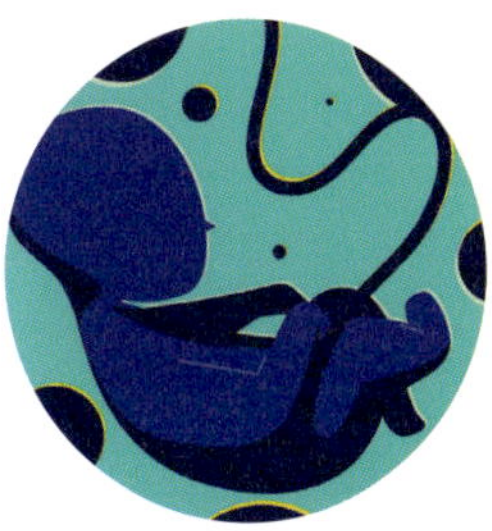

Das Reproduktions- oder Fortpflanzungssystem ist das, was unser Überleben als Spezies sichert. Die Spermien des Mannes können die Eizelle der Frau im Eileiter befruchten, und die befruchtete Eizelle wandert dann vom Eileiter in die Gebärmutter, wo sie sich in der Gebärmutterwand einnistet. Der Fötus entwickelt sich daraufhin über einen Zeitraum von neun Monaten.

Die Fortpflanzungsorgane arbeiten auch eng mit anderen Organen und Organsystemen zusammen. Der Hypothalamus und die Hypophyse regulieren beispielsweise die Produktion und Ausschüttung von Hormonen wie Östrogen und Testosteron.

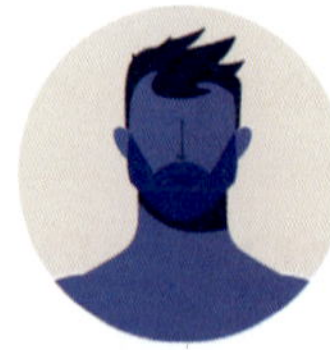

MÄNNLICHES REPRODUKTIONSSYSTEM

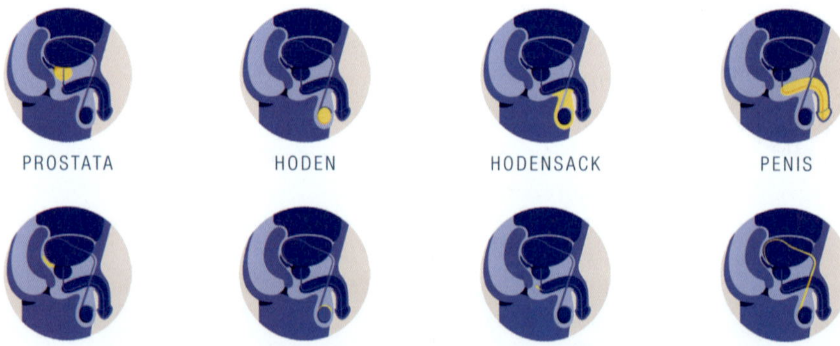

PROSTATA HODEN HODENSACK PENIS

SAMENBLÄSCHEN NEBENHODEN COWPER-DRÜSE SAMENLEITER

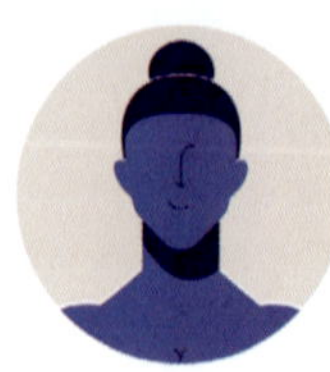

WEIBLICHES REPRODUKTIONSSYSTEM

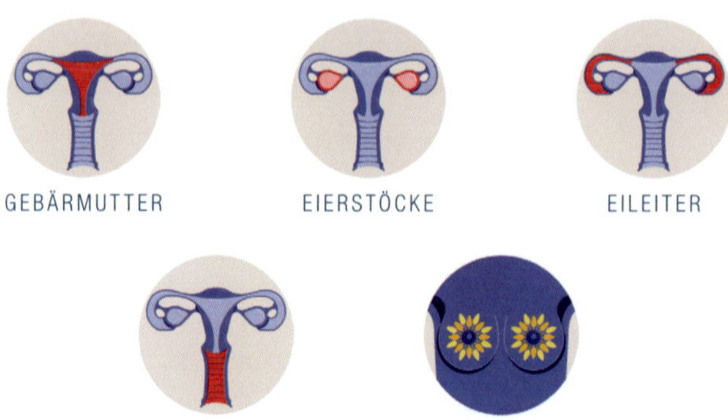

GEBÄRMUTTER EIERSTÖCKE EILEITER

SCHEIDE BRUSTDRÜSEN

Sobald Sie die Komponente identifiziert haben, können Sie zu der Übung am Anfang dieses Kapitels zurückkehren und mit Schritt 3 (Assoziation) fortfahren.

HERZ-KREISLAUF-SYSTEM

ERLÄUTERUNG

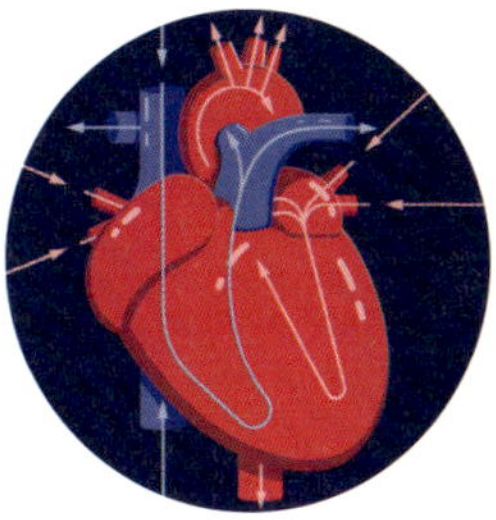

Durch das Herz-Kreislauf-System findet die Bewegung von Blut, Lymphe und Nährstoffen durch den Körper statt. Es trägt dazu bei, das Körpergewebe mit Nährstoffen zu versorgen, Infektionen zu bekämpfen, die Körpertemperatur zu regulieren und die Homöostase aufrechtzuerhalten. Das Herz-Kreislauf-System umfasst nicht nur das Herz, sondern auch all die kilometerlangen Blutgefäße, einschließlich Arterien, Venen und Kapillaren, die das Blut zu und von allen Teilen des Körpers transportieren.

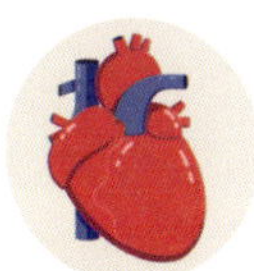

HERZ

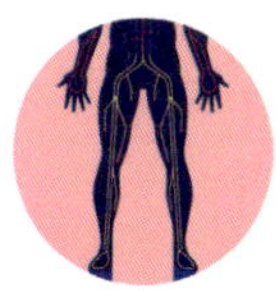

BLUTGEFÄSS UNTERE GLIEDMASSE

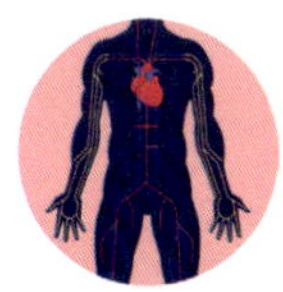

BLUTGEFÄSS OBERE GLIEDMASSE

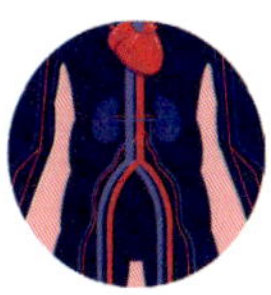

BAUCHGEFÄSS

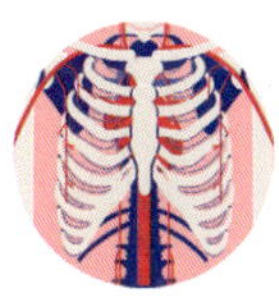

BLUTGEFÄSS IM BRUSTKORB

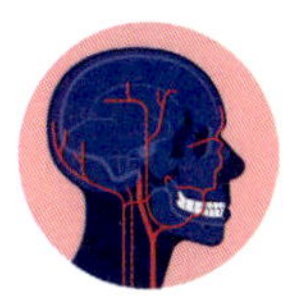

BLUTGEFÄSS HALS ODER KOPF

Sobald Sie die Komponente identifiziert haben, können Sie zu der Übung am Anfang dieses Kapitels zurückkehren und mit Schritt 3 (Assoziation) fortfahren.

VERDAUUNGSSYSTEM

ERLÄUTERUNG

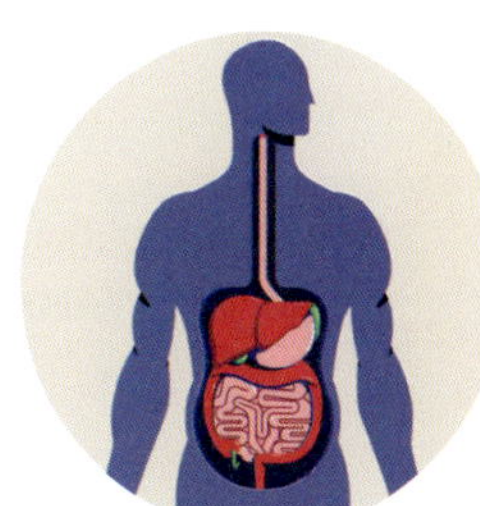

Das Verdauungssystem ist verantwortlich für die Aufspaltung und Aufnahme von Nährstoffen aus den Nahrungsmitteln und Getränken, die wir zu uns nehmen. Die Verdauung beginnt im Mund, wo die Zähne die Nahrung zerkleinern und sie mit dem Speichel vermischen, der Speichelamylase enthält, ein Enzym, das die Stärke in der Nahrung aufspaltet und verdaut.

Die durch das Schlucken ausgelöste Muskelbewegung treibt die Nahrung die Speiseröhre hinunter, durch den Mageneingangsschließmuskel, der sich entspannt, um die Nahrung in den Magen hinein passieren zu lassen. Die Durchmischung des Nahrungsbreis und die Ausschüttung von Salzsäure und Pepsin, einem Enzym, das Eiweiß verdaut, setzen den Verdauungsprozess fort.

Vor allem die Salzsäure kann die Magenwände stark angreifen, weshalb der Magen eine Schleimschicht absondert, die als Barriere gegenüber dem Mageninhalt dient. Nach ein oder zwei Stunden passiert der Mageninhalt (jetzt als Chymus bezeichnet) den Magenpförtner-Schließmuskel am Magenausgang und gelangt in den Dünndarm, wo Verdauungsenzyme aus der Bauchspeicheldrüse in das Gemisch abgegeben werden. Etwa 95 Prozent der Nährstoffaufnahme erfolgt im Dünndarm, während Wasser und Mineralien aus dem Dickdarm wieder ins Blut zurückgeführt werden. Der nächste Schritt ist die Ausscheidung der Fäkalien aus dem Dickdarm durch Enddarm und Darmausgang.

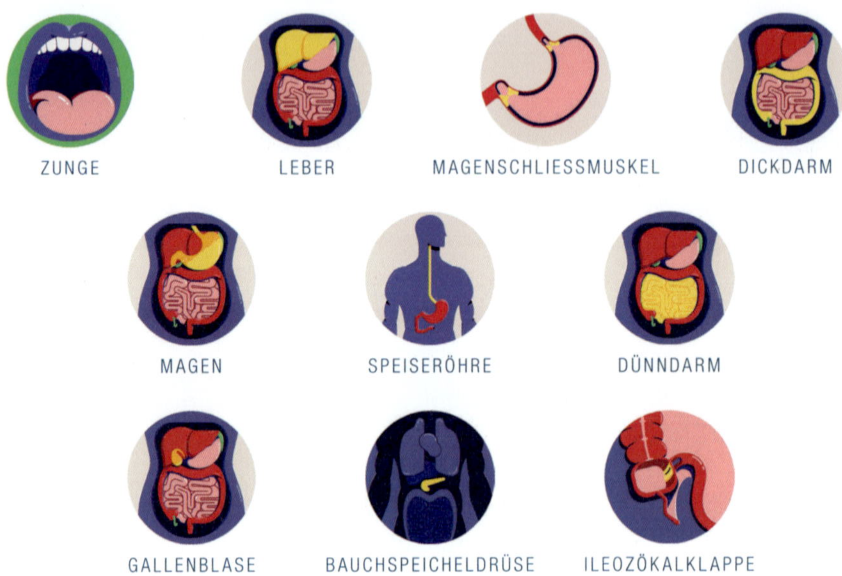

Mehr über die meisten dieser Komponenten können Sie im Kapitel 12 Organe nachlesen (→ Seite 227). Sobald Sie die Komponente identifiziert haben, können Sie zu der Übung am Anfang dieses Kapitels zurückkehren und mit Schritt 3 (Assoziation) fortfahren.

HORMONSYSTEM

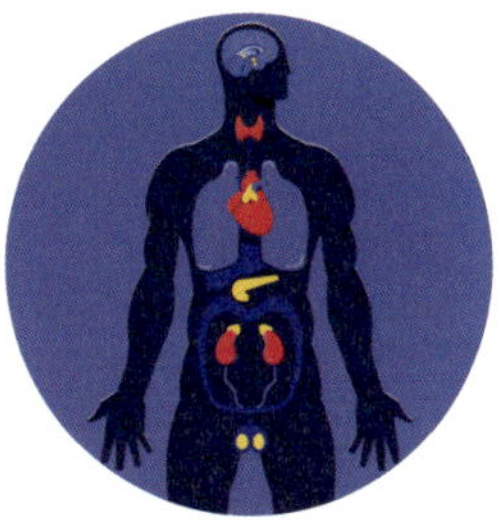

ERLÄUTERUNG

Das Hormonsystem besteht aus einer Reihe von Drüsen, die Hormone direkt in den Blutkreislauf ausschütten. Hormone sind für die Regulierung aller möglichen Funktionen im Körper verantwortlich, einschließlich Stoffwechsel, Wachstum und Entwicklung, Gewebefunktion, Schlaf und Stimmung.

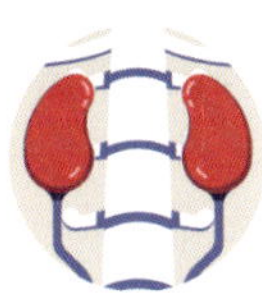

NIEREN

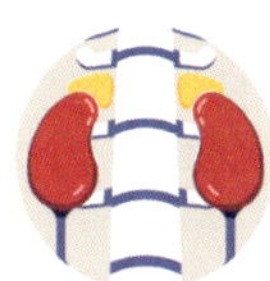

NEBENNIEREN

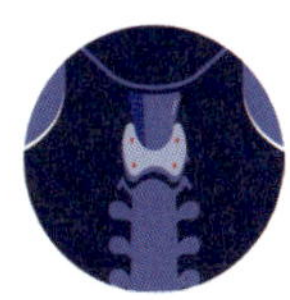

NEBENSCHILDDRÜSEN

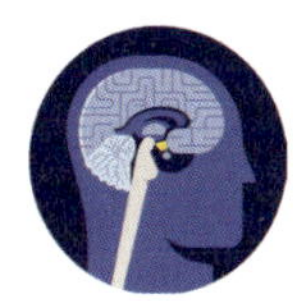

HYPOTHALAMUS

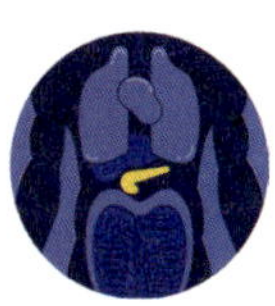

BAUSPEICHELDRÜSE

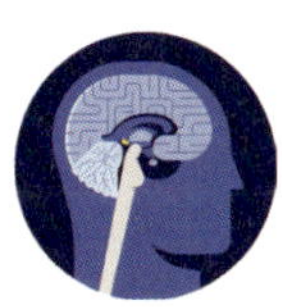

ZIRBELDRÜSE

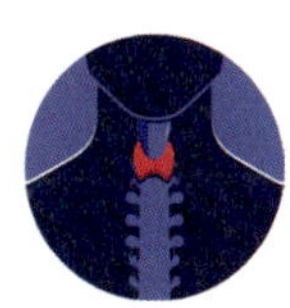

SCHILDDRÜSE

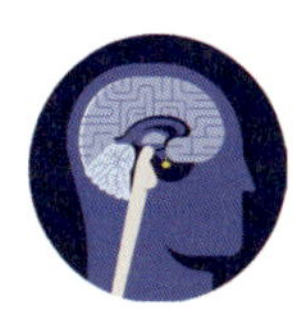

HYPOPHYSE

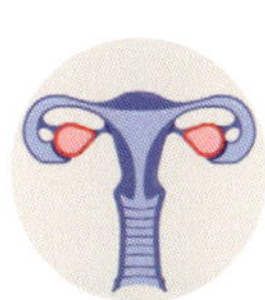

EIERSTÖCKE

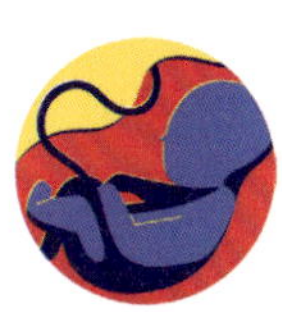

PLAZENTA

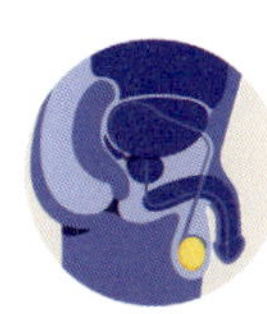

HODEN

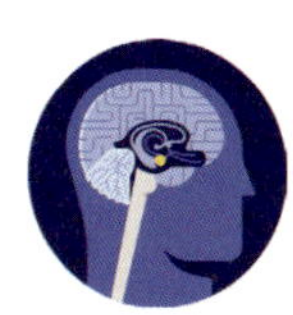

AMYGDALA

Mehr über die hier enthaltenen Drüsen können Sie im Kapitel 13 *Drüsen* nachlesen (→ Seite 246). Sobald Sie die Komponente identifiziert haben, können Sie zu der Übung am Anfang dieses Kapitels zurückkehren und mit Schritt 3 (Assoziation) fortfahren.

IMMUN-/LYMPHSYSTEM

ERLÄUTERUNG

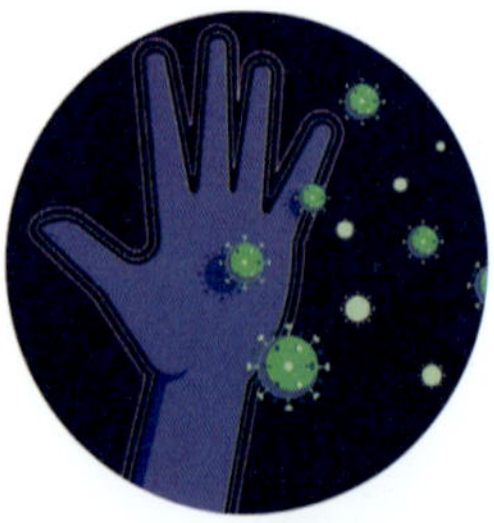

Das Immunsystem hat die Aufgabe, den Körper vor Krankheiten zu schützen, insbesondere vor Krankheiten, die durch äußere Eindringlinge wie Bakterien, Viren, Schimmelpilze, Pilze und Parasiten verursacht werden.

Ich habe immer geglaubt, dass die Evaluierung, wie gut das Immunsystem tatsächlich funktioniert, ein wunderbarer Indikator dafür ist, wie gesund ein Mensch wirklich ist. In den Jahren, in denen ich in der Praxis tätig war, habe ich festgestellt, dass bei Menschen, bei denen ein größeres Problem wie Fibromyalgie, chronische Erschöpfung, Lupus, Krebs o.ä. diagnostiziert wurde, das Immunsystem in der Regel zu weniger als zehn Prozent funktionierte.

Das lässt sich durch Muskeltesten leicht feststellen, und es ist auch faszinierend zu beobachten, wie sich die Immunfunktion verbessert, wenn man mit dem Body Code Korrekturen vornimmt. Ich habe erlebt, dass das Lösen einer einzigen eingeschlossenen Emotion die Immunfunktion einer Person um bis zu 20 Prozent angehoben hat. Es ist wichtig zu wissen, dass jedes Ungleichgewicht, das im Body Code aufgeführt ist, die Immunfunktion beeinträchtigen kann und dass umgekehrt die Korrektur eines jeden Ungleichgewichts die Immunfunktion verbessern kann.

Das Lymphsystem filtert krankheitsverursachende Organismen heraus, produziert weiße Blutkörperchen und erzeugt krankheitsbekämpfende Antikörper. Es besteht aus einem Netz von Kanälen und Drüsen, die eine klare Flüssigkeit enthalten, die als Lymphe bezeichnet wird. Die Lymphflüssigkeit wird aus Blutplasma gebildet, das aus dem

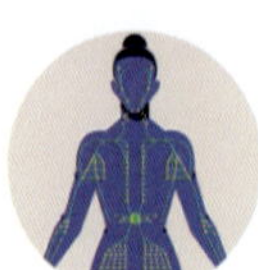

LYMPHKNOTEN

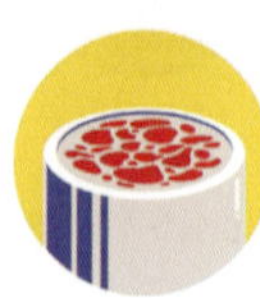

KNOCHENMARK

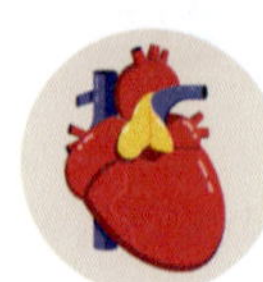

THYMUSDRÜSE

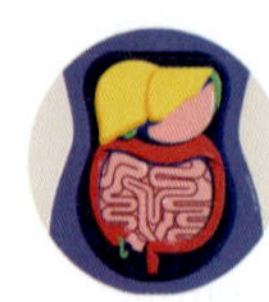

LEBER

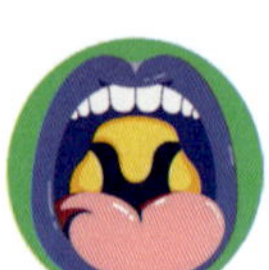

GAUMEN-/ RACHENMANDELN

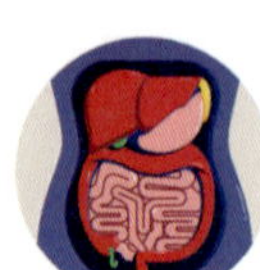

MILZ

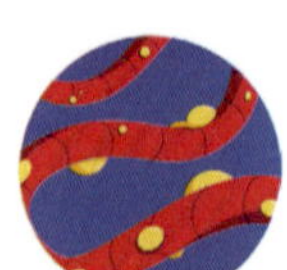

PEYER-PLAQUES

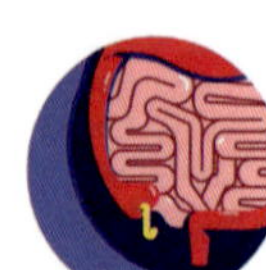

WURMFORTSATZ (APPENDIX)

Blutkreislauf in das Lymphsystem gelangt. Das Lymphsystem spielt im Immunsystem eine wichtige Rolle, da es verschiedene Arten von weißen Blutkörperchen (Lymphozyten) produziert und wichtig ist für den Abtransport von toxischen Abfallprodukten aus den Zellen.

Sobald Sie die Komponente identifiziert haben, können Sie zur Übung am Anfang dieses Kapitels zurückkehren und mit Schritt 3 (Assoziation) fortfahren. Falls Ihnen Peyer-Plaques nicht bekannt sind, es handelt sich dabei um kleine eiförmige Lymphknoten, die die Außenseite des Dünndarms auskleiden und dem Immunsystem helfen, auf Krankheitserreger im Darm zu reagieren.

NERVENSYSTEM

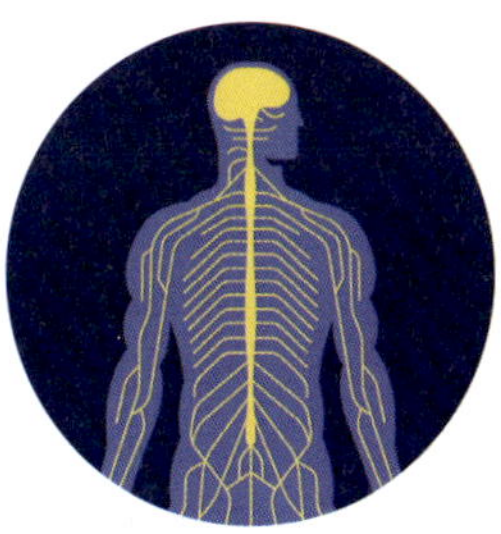

ERLÄUTERUNG

Das Nervensystem ist das Kommunikationssystem des Körpers. Es koordiniert alle Aktivitäten im Körper, ob bewusst oder unbewusst gesteuert, und ermöglicht die Kommunikation und die Weitergabe von Informationen zwischen verschiedenen Teilen des Körpers. Es besteht aus dem zentralen Nervensystem (Gehirn und Rückenmark) und dem peripheren Nervensystem (die Nerven, die das zentrale Nervensystem mit dem Rest des Körpers verbinden).

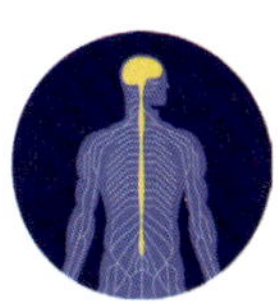

ZENTRALES NERVENSYSTEM

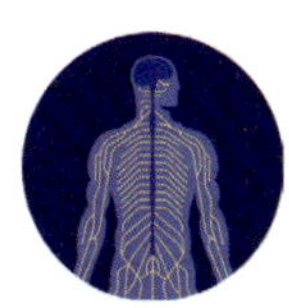

PERIPHERES NERVENSYSTEM

DAS ZENTRALE NERVENSYSTEM

Das zentrale Nervensystem wird unterteilt in das Gehirn und das Rückenmark.

DAS GEHIRN

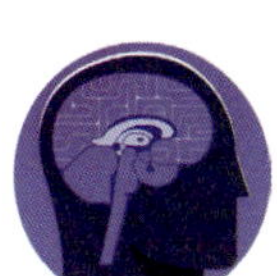

GEHIRN

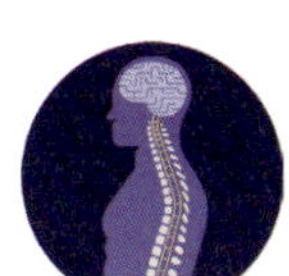

RÜCKENMARK

Wenn der Körper mit einer Maschine verglichen werden kann, dann ist das Gehirn der Computer in dieser Maschine. Ein erwachsenes Gehirn wiegt etwa anderthalb Kilogramm und besteht aus mehr als 100 Milliarden Nervenzellen, die über Billionen von Verbindungsstellen, den Synapsen, miteinander kommunizieren. Das Gehirn ist die Hardware-Schnittstelle für den physischen Körper und den Geist. Durch das Gehirn sind Sie in der Lage zu leben und sich zu bewegen. Es regelt alle Funktionen des physischen Körpers, einschließlich Hunger, Temperaturregulierung, Herzschlag, Verdauung, Atmung, Sehvermögen, Motorik und mehr. Außerdem steuert es das Gedächtnis, das Denken, das Tastempfinden und alle anderen Abläufe, die notwendig sind, um den Körper am Leben zu erhalten und zu funktionieren.

DAS RÜCKENMARK

Das Rückenmark ist quasi die Informationsautobahn des Gehirns, die es ihm ermöglicht, mit allen Organen, Drüsen, Muskeln und Geweben des Körpers zu kommunizieren. Über das Rückenmark findet eine ständige Kommunikation zwischen dem Gehirn und allen anderen Teilen des Körpers statt. Das Rückenmark erstreckt sich von der Schädelbasis bis zum unteren Rücken und wird durch die Wirbelsäule geschützt. Vom Rückenmark entspringen einunddreißig Paare von Spinalnerven, die das Gehirn mit allen Geweben des Körpers verbinden.

DAS PERIPHERE NERVENSYSTEM

Das periphere Nervensystem gliedert sich in das somatische Nervensystem und das vegetative oder autonome Nervensystem.

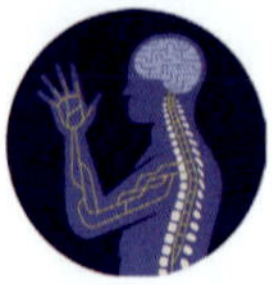

SOMATISCHES NERVENSYSTEM

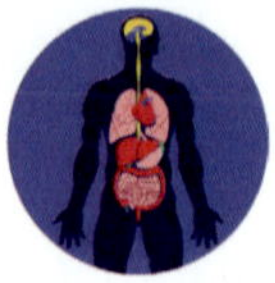

VEGETATIVES NERVENSYSTEM

SOMATISCHES NERVENSYSTEM

Das somatische Nervensystem ist für die Übertragung von Impulsen und Informationen vom und zum Zentralnervensystem zu allen Muskeln und anderen Geweben des Körpers zuständig.

VEGETATIVES NERVENSYSTEM

Das vegetative oder autonome Nervensystem gliedert sich in drei Teile: das sympathische, das enterische und das parasympathische Nervensystem.

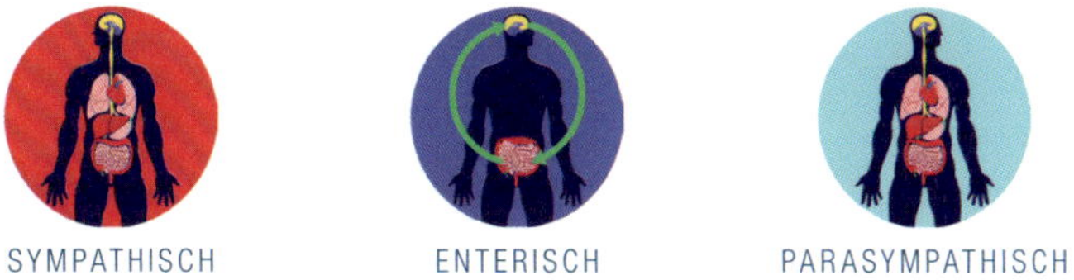

Sympathisches Nervensystem

Der Sympathikus ist vor allem für die „Kampf- oder Flucht"-Reaktion verantwortlich, aber er ist auch für die Aufrechterhaltung der Homöostase zuständig und daher immer bis zu einem gewissen Grad aktiv.

Enterisches Nervensystem

Das enterische Nervensystem ist sowohl für die Ausschüttung von Verdauungssäften als auch für die Motilität im Verdauungssystem verantwortlich und wird im Grunde als ein separates, eigenständiges Nervensystem betrachtet, das ausschließlich zum Verdauungssystem gehört. Obwohl es eigenständig funktioniert, kann es durch den Sympathikus oder Parasympathikus beeinflusst werden.

Parasympathisches Nervensystem

Der Parasympathikus ist der Teil des vegetativen oder autonomen Nervensystems, der für die Aktivitäten im Körper verantwortlich ist, die in entspanntem Zustand, in Ruhe oder beim Essen ablaufen, z. B. Verdauung, sexuelle Aktivitäten, Wasserlassen, Speichelfluss, Stuhlgang, Tränenfluss (Weinen) usw.

Sie können zu der Übung am Anfang dieses Kapitels zurückkehren und mit Schritt 3 (Assoziation) fortfahren.

Damit ist der Abschnitt über die Systeme abgeschlossen. Als Nächstes werden wir uns mit den Abkopplungen zwischen physischem Körper und Energiekörper bzw. Geist befassen.

15

ABKOPPLUNGEN

Die Natur ist die Quelle allen wahren Wissens.
Sie hat ihre eigene Logik, ihre eigenen Gesetze.
Sie kennt keine Wirkung ohne Ursache
und keine Erfindung ohne Notwendigkeit.

LEONARDO DA VINCI

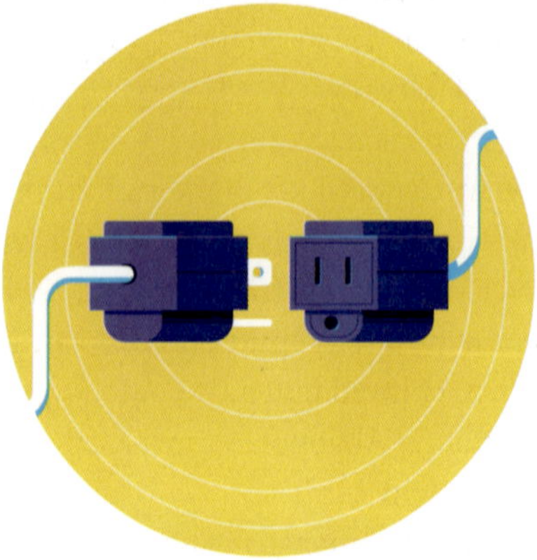

Abkopplungen beziehen sich auf Unterbrechungen in der energetischen Kommunikation zwischen Energiekörper/Geist und physischem Körper sowie zwischen verschiedenen Komponenten des physischen Körpers.

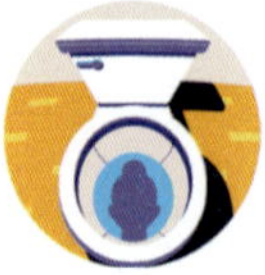

SCHWANGERSCHAFTS-BEZOGENE ABKOPPLUNG
(→ SEITE 285)

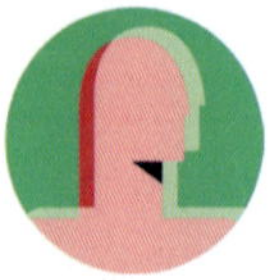

KÖRPER-ENERGIEKÖRPER-ABKOPPLUNG
(→ SEITE 287)

ENERGIEKÖRPER AUSSERHALB DES PHYSISCHEN KÖRPERS
(→ SEITE 291)

SCHWANGERSCHAFTSBEZOGENE ABKOPPLUNG

ERLÄUTERUNG

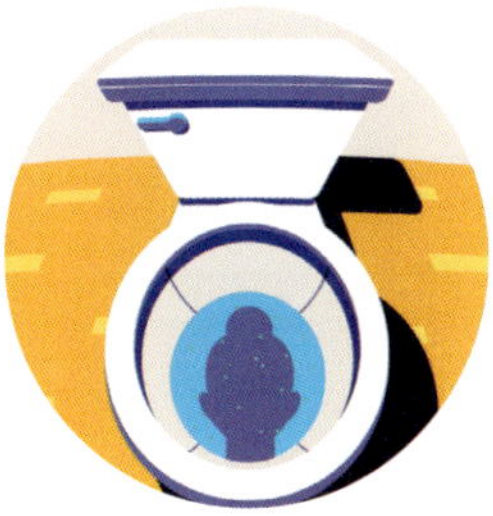

Millionen Frauen weltweit sind von morgendlicher Übelkeit in der Schwangerschaft betroffen. Die Heilmittel oder vermeintlichen Heilmittel gegen die morgendliche Übelkeit funktionieren nicht wirklich gut, wenn sie überhaupt funktionieren. Soweit in der Welt bekannt ist, gibt es wirklich kein Heilmittel für die morgendliche Schwangerschaftsübelkeit. Es gibt zwar Medikamente, die man einnehmen kann, aber diese sind potenziell schädlich für den Fötus, die Mutter oder beide, denn alle Medikamente haben auch toxische Wirkungen.

Als meine Frau Jean mit Elizabeth schwanger war, litt sie unter morgendlicher Übelkeit. Sie bat mich, ihr zu helfen. Ich dachte sofort an all die Dinge, die ich kannte und die als Heilmittel in Frage kamen, Dinge, die ich schon bei ihr oder bei anderen Patientinnen ausprobiert hatte, die aber nie wirklich funktioniert hatten, die aber vielleicht wenigstens die morgendliche Übelkeit etwas lindern könnten, wie Ingwer, Armbänder usw.

ABKOPPLUNG

Da ich also keine wirklich brauchbaren Optionen hatte, beschloss ich, mich an die Höhere Macht zu wenden und um Hilfe zu bitten. Die Antwort, die ich erhielt, war, dass die morgendliche Übelkeit durch eine Abkopplung zwischen dem Gehirn der Mutter und ihrem wachsenden Fötus verursacht wird.

Ich fand heraus, dass das Gehirn anfangs manchmal nicht mit dem neuen Leben verbunden ist, das in der Mutter heranwächst. Im Wesentlichen muss das Gehirn energetisch mit dem Fötus, mit der Nabelschnur, mit dem Fruchtwasser (der Flüssigkeit, in der das Baby schwimmt) und mit der Plazenta (dem Mutterkuchen oder der Gebärmutterschleimhaut, die das Baby mit der Mutter verbindet) verbunden sein. Solange das Gehirn nicht mit diesen vier verschiedenen Teilen verbunden ist, kommt es zu morgendlicher Übelkeit. In dem Moment, in dem die Verbindung zwischen diesen Teilen und dem Gehirn der Mutter hergestellt ist, verschwindet die morgendliche Übelkeit, und zwar in der Regel sofort.

ABKOPPLUNG AUSTESTEN

So geht's: Stellen Sie einfach die folgenden Fragen: „Ist Ihr Gehirn mit dem Fötus verbunden?" Wenn die Antwort ja lautet, dann gehen Sie zur nächsten Frage über. „Ist Ihr Gehirn mit der Nabelschnur verbunden?" Wenn die Antwort ja lautet, gehen Sie zur nächsten

Frage über. „Ist Ihr Gehirn mit dem Fruchtwasser verbunden?“ Und wenn diese Antwort ebenfalls ja lautet, fragen Sie: „Ist Ihr Gehirn mit der Plazenta verbunden?“ Wenn irgendeine dieser Fragen schwach testet, verbinden Sie das Gehirn wieder mit der betreffenden Komponente, indem Sie dreimal mit einem Magnet oder Ihrer Hand über eine beliebige Länge des Lenkergefäßes streichen.

Dann wiederholen Sie dieselben Fragen so lange erneut und korrigieren jeweils etwaige damit assoziierte Ungleichgewichte, bis alle Verbindungen stark testen. Wenn Sie Schwierigkeiten haben, eine bestimmte Verbindung zu korrigieren, liegt der Grund dafür meist in einer eingeschlossenen Emotion, die leicht gefunden und gelöst werden kann.

Ich habe festgestellt, dass diese Kommunikation in beide Richtungen verläuft. Mit anderen Worten: Die Kommunikation fließt vom Gehirn hinunter zu diesen Bereichen und von diesen Bereichen hinauf zum Gehirn. Wenn Sie also alle Ungleichgewichte in der Kommunikation vom Gehirn hinunter zu diesen Bereichen korrigiert haben, beleuchten Sie auch die umgekehrte Richtung und stellen folgende Fragen, beginnend mit: „Ist der Fötus mit Ihrem Gehirn verbunden?“ Wenn dies positiv testet, gehen Sie zur nächsten Frage über. „Ist die Nabelschnur mit Ihrem Gehirn verbunden? Ist das Fruchtwasser mit Ihrem Gehirn verbunden? Ist die Plazenta mit Ihrem Gehirn verbunden?“ Wenn die Antwort auf eine dieser Fragen schwach ausfällt, stellen Sie die Verbindung wieder her, indem Sie dreimal über das Lenkergefäß streichen, und testen Sie dann erneut. Mit anderen Worten, wenn Sie fragen: „Ist der Fötus mit Ihrem Gehirn verbunden?“ und einen schwachen Muskeltest erhalten oder Sie sich nach hinten neigen, dann lautet die Antwort nein, und Sie sollten die betroffenen Bereiche wieder verbinden, indem Sie über das Lenkergefäß nach oben streichen.

Lassen Sie mich hier etwas klarstellen. Wenn Sie über das Lenkergefäß nach oben streichen, beginnen Sie vielleicht am unteren Rücken und streichen mit einem Magnet oder Ihrer Hand dreimal vom unteren Rückenbereich nach oben in Richtung Kopf. Wenn Sie dies an sich selbst durchführen würden, würden Sie z.B. im Nacken beginnen und dreimal über den Kopf zur Stirn streichen.

Ich habe im Laufe der Jahre, seit ich dieses Wissen erlangt habe, eine ganze Reihe von Frauen mit morgendlicher Übelkeit behandelt, und es gab nicht eine, der dies nicht geholfen hätte. Oft tritt die Wirkung sofort und ziemlich drastisch ein.

Sobald Sie diese Verbindungen herstellen, ist die morgendliche Übelkeit in der Regel augenblicklich verschwunden. Die meisten Frauen sagen dann: „Ich fühle mich besser, ich werde jetzt etwas essen.“ Ich denke, diese Sache wird Ihnen gefallen. Es ist etwas, das Sie nirgendwo finden werden außer im Body Code.

KÖRPER-ENERGIEKÖRPER-ABKOPPLUNG

ERLÄUTERUNG

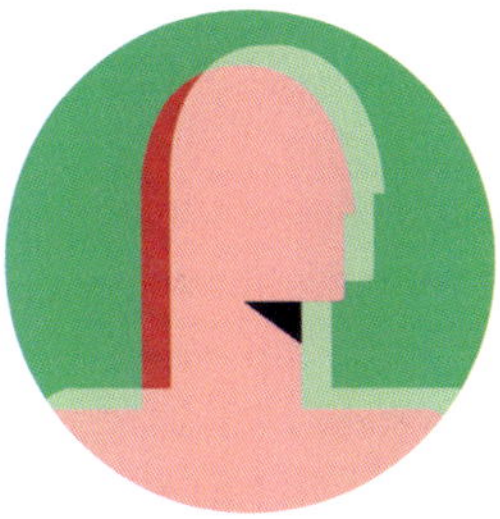

Um die Abkopplung zwischen Körper und Energiekörper oder Geist zu verstehen, ist es sinnvoll, ein wenig über unser duales Wesen nachzudenken. Ich persönlich glaube, dass jeder von uns schon immer als separate individuelle Intelligenz existiert hat, ohne Anfang. Ich glaube, dass wir in der Tat schon immer existiert haben und immer existieren werden. Ich glaube auch, dass Gott, unser himmlischer Vater, vor langer Zeit unsere Intelligenzen für uns als Geistkörper oder Energiekörper organisiert hat, und er gab uns unsere Handlungsfreiheit oder unsere Freiheit zu wählen.

Diese Erde wurde geschaffen, um uns die Möglichkeit zu geben, uns weiterzuentwickeln, und unsere physischen Körper sind das perfekte Abbild unserer geistigen Körper. Mit anderen Worten, wenn Sie jetzt den Geist aus Ihrem Körper nehmen und ihn direkt neben sich stellen könnten, würde er meiner Meinung nach bis ins kleinste Detail genau wie Sie aussehen.

DIE ENERGIEKÖRPER-VORLAGE

Der Energiekörper ist die Vorlage, in die unser physischer Körper hineinwächst, wie ich meine. Ich glaube auch, dass ein physischer Körper ein entscheidender Teil unseres Fortschritts in dieser Welt und in den kommenden Welten ist.

Die Fragen, die ich mir viele Jahre lang stellte, waren: „Wie funktioniert das? Woraus besteht die Verbindung? Wie verbindet sich der physische Körper mit dem Energiekörper und umgekehrt, und ist es möglich, dass diese Schnittstelle als solche anfällig sein kann für ein Ungleichgewicht?“ Obwohl wir die Schnittstelle noch immer nicht ganz verstehen, wissen wir, dass sie tatsächlich zusammenbrechen kann.

Jeder Teil des physischen Körpers kann vom Energiekörper oder Geist abgekoppelt sein. Wenn sich Ihr Geist vollständig von Ihrem physischen Körper trennt, nennen wir das natürlich Tod, und man wird Ihre Beerdigung planen. Aber es ist möglich, dass der Geist und der physische Körper manchmal zu einem großen Teil voneinander abgekoppelt sind, und Sie werden immer noch am Leben sein. Es kann jedoch sein, dass Sie sich in einem solchen Fall nicht sehr wohlfühlen, denn der physische Körper braucht unbedingt die Intelligenz des Geistes, um effizient zu funktionieren.

Kurz nachdem ich einen Weg gefunden hatte, diese Art von Abkopplung zu korrigieren, kam eine Frau in meine Praxis, die Schmerzen von der Schädelbasis bis hinunter zum unteren

Rücken hatte, die sie bei 9,5 auf einer Skala von 0 bis 10 einstufte. Als ich sie testete, war ihr gesamter physischer Körper, ihr Kopf und ihr Hals, ihr Brustkorb und ihr Bauch völlig vom Energiekörper in ihr abgekoppelt. Indem ich einfach den Energiekörper wieder mit dem physischen Körper verband, sank ihr Schmerzniveau unmittelbar von 9,5 auf etwa 2.

Als Ergebnis einer Abkopplung zwischen Energiekörper und physischem Körper kommt es häufig zu Fehlausrichtungen von Knochen, zu einer verringerten Immunfunktion, einer Fehlfunktion von Organen und Drüsen, und ich glaube, dass dies auch ein Faktor sein kann, der bei Krebserkrankungen eine Rolle spielt. Ich glaube auch, dass einer der Gründe, warum wir Krebs bekommen, in der Tat eine Abkopplung zwischen dem Geist und dem physischen Körper sein kann. Stellen Sie es sich so vor: Der Geist ist die Intelligenz in Ihnen, und der physische Körper ist eigentlich nur die Hardware, das wandelnde, sprechende Computersystem, wenn Sie so wollen. Wenn es zu einer Abkopplung kommt, sodass der physische Körper und der Geist nicht mehr vollständig miteinander kommunizieren, dann kann dies eine Situation schaffen, in der Krebs entstehen könnte.

ABKOPPLUNG AUSTESTEN

Um dieses Problem zu testen, könnten Sie also etwa so fragen: „Kommuniziert Ihr Energiekörper vollständig mit Ihrem physischen Körper?" Wenn die Antwort nein lautet, könnten Sie differenzierter fragen: „Kommuniziert Ihr Energiekörper vollständig mit Ihrem Kopf? Mit Ihrem Hals? Kommuniziert Ihr Energiekörper vollständig mit Ihrem Brustkorb? Kommuniziert Ihr Energiekörper vollständig mit Ihrem Bauch? Oder mit dem rechten Arm? Mit dem linken Arm? Mit dem linken Bein? Mit dem rechten Bein?"

Dies scheinen die Bereiche zu sein, die Körper und Energiekörper für die Kommunikation nutzen. Sie sind sinnvollerweise in diese Bereiche unterteilt: Kopf, Hals, Brustkorb, Bauch, rechter Arm, linker Arm, linkes Bein und rechtes Bein.

KÖRPER UND ENERGIEKÖRPER WIEDER VERBINDEN

Ich erinnere mich, dass ich einmal eine Patientin hatte, die mit Schmerzen in ihrem rechten Fuß zu mir kam. Ich testete, um zu sehen, was los war, und fand einen fehlausgerichteten Knochen in ihrem Fuß. Aber sie hatte auch eine Abkopplung zwischen Körper und Energiekörper, und es war in dem Fall das gesamte Bein betroffen. Ich stellte die Verbindung wieder her, indem ich einfach dreimal über den Rücken und das Lenkergefäß strich, und sofort konnte sie gehen, ohne zu hinken. Als sie hereinkam, hatte sie ein ausgeprägtes Hinken gehabt, und es dauerte nur ein paar Sekunden, um diese Verbindung wieder herzustellen. Plötzlich war sie in der Lage, aufzustehen und ohne jegliches Hinken zu gehen. Nachdem sie ein paar Schritte gegangen war, wirbelte sie herum und rief: „Wie haben Sie das gemacht? Was haben Sie getan?" Alles, was ich getan hatte, war, dreimal mit einem Magnet über ihren Rücken zu streichen mit der Intention, diese Abkopplung zu beheben. Das Ergebnis war eine sofortige Wiederverbindung ihres Energiekörpers mit ihrem physischen Bein, was auch zu einer sofortigen Selbstkorrektur der Fehlausrichtung in ihrem Fuß geführt hatte!

Sie sehen, wenn physischer Körper und Energiekörper voneinander abgekoppelt sind, können Fehlausrichtungen fortbestehen und unkorrigiert bleiben. Wenn das Gehirn wirklich wollte, könnte es dann nicht die Knochen, die nicht richtig ausgerichtet sind, wieder miteinander verbinden oder neu ausrichten? Warum tut es das nicht? Ich glaube, dass einer der Hauptgründe, warum es das nicht tut, in diesem Phänomen der Abkopplung liegt.

KOMMUNIKATION AUSTESTEN

Um zu prüfen, ob es auch in der anderen Richtung Kommunikationsprobleme gibt, können Sie diese Fragen einfach umgekehrt stellen. Kommuniziert Ihr Körper vollständig mit Ihrem Geist? Mit anderen Worten, es handelt sich um eine Kommunikation in beide Richtungen. Ihr Geist muss mit Ihrem physischen Körper kommunizieren, und Ihr physischer Körper muss mit Ihrem Geist kommunizieren.

PHYSISCHEN KÖRPER UND ENERGIEKÖRPER WIEDER VERBINDEN

Wie wir bei der morgendlichen Übelkeit in der Schwangerschaft gesehen haben, kann es sein, dass es erforderlich ist, diese Art von Kommunikationsstörung in zwei Richtungen zu korrigieren. Mit anderen Worten: Wenn Sie ein Ungleichgewicht in der Kommunikation zwischen Energiekörper und physischem Körper feststellen, wenn also der Energiekörper vom physischen Körper abgekoppelt ist, dann korrigieren Sie dies, indem Sie dreimal mit einem Magnet oder Ihrer Hand über das Lenkergefäß nach unten streichen. Wenn es der physische Körper ist, der vom Energiekörper abgekoppelt ist, wird dies korrigiert, indem man über das Lenkergefäß nach oben streicht.

Stellen Sie sich den Energiekörper oder Geist einfach als eine höhere Schwingung vor. Um also den Energiekörper mit dem Körper zu verbinden, geht man von einer höheren Schwingung (dem Geist) zu einer niedrigeren Schwingung (dem physischen Körper), und so streicht man von oben nach unten über das Lenkergefäß. Und umgekehrt, wenn ein Teil des Körpers nicht mit dem Energiekörper kommuniziert, dann streicht man vom physischen Körper unten zum Energiekörper nach oben.

Wenn Sie also die Frage stellen: „Kommuniziert Ihr Körper vollständig mit Ihrem Energiekörper?" und die Antwort nein lautet, könnten Sie fragen: „Kommuniziert Ihr Kopf vollständig mit dem Energiekörper? Kommuniziert Ihr Energiekörper vollständig mit Ihrem Kopf? Kommuniziert Ihr Brustkorb vollständig mit Ihrem Energiekörper?" und so weiter. Sie könnten natürlich auch nach dem linken und rechten Arm und dem linken und rechten Bein fragen.

AUFFINDEN SPEZIFISCHER ABKOPPLUNGEN

Manchmal gibt es in einer Körperregion einen kleineren Gewebebereich, der abgekoppelt ist. Zum Beispiel kann ein bestimmter Muskel, ein Organ, eine Drüse, ein Knochen oder ein anderes Gewebe abgekoppelt sein. Wenn sich beim Testen eine Abkopplung zeigt, aber keine bestimmte Region das Problem zu sein scheint, können Sie fragen: „Ist dies eine Abkopplung von etwas im Kopf (oder im Hals oder im Bauch oder im Brustkorb)?" usw. Dies führt dann zu dem spezifischen Gewebe, das abgekoppelt ist.

Wenn Sie zum Beispiel mit jemandem arbeiten, der ein Problem mit dem unteren Rücken hat, könnten Sie fragen: „Gibt es eine Abkopplung zwischen Energiekörper und Bauch?" Oder: „Zwischen Energiekörper und dem unteren Rücken?" Oder: „Gibt es eine Abkopplung zwischen diesem Bereich des Körpers und dem Energiekörper?" Und wenn die Antwort ja lautet, dann streichen Sie einfach entweder nach oben oder nach unten, je nachdem, ob Sie versuchen, diesen Teil des Körpers wieder mit dem Energiekörper oder den Energiekörper wieder mit diesem Teil des Körpers zu verbinden.

VOLLSTÄNDIGE ZWEI-WEGE-KOMMUNIKATION

Meistens werden Sie solche Abkopplungen finden, wenn Sie die Body Code-Übersicht verwenden.

Denken Sie daran, dass es sich um eine vollständige Zwei-Wege-Kommunikation handelt. Was ist damit gemeint? Ein Walkie-Talkie zum Beispiel ist kein vollständiges Zwei-Wege-Kommunikationsgerät, weil nur eine Person zu einer Zeit sprechen kann. Ein Telefon hingegen ist ein vollständiges Zwei-Wege-Kommunikationsgerät, d. h., zwei Personen können gleichzeitig miteinander sprechen. Dies sollte in beide Richtungen überprüft werden. Man testet, ob die Kommunikation zwischen Energiekörper und Körper funktioniert, und wenn sie gestört oder unausgeglichen ist, streicht man dreimal über das Lenkergefäß abwärts, um dies zu korrigieren. Anschließend überprüft man auch die Kommunikation zwischen Körper und Energiekörper. Liegt dort eine Beeinträchtigung vor, streicht man zur Korrektur dreimal über das Lenkergefäß nach oben. Falls Sie dies an sich selbst durchführen und die Abwärts-Richtung angezeigt ist, streichen Sie einfach von der Stirn über den Kopf zum Nacken nach unten, genau wie beim Lösen einer eingeschlossenen Emotion, und wenn die entgegengesetzte Richtung angezeigt ist, beginnen Sie einfach im Nacken und streichen über den Kopf zur Stirn nach oben.

ENERGIEKÖRPER AUSSERHALB DES PHYSISCHEN KÖRPERS

ERLÄUTERUNG

Als Nächstes werden wir darüber sprechen, dass der Geist den Körper manchmal tatsächlich bis zu einem gewissen Grad verlassen kann. Natürlich bedeutet der Tod die vollständige Trennung von Körper und Geist, aber was ist mit einer teilweisen Trennung von Körper und Energiekörper?

Der Unterschied zu einer Körper-Energiekörper-Abkopplung besteht darin, dass der Energiekörper oder Geist in diesem Fall tatsächlich zum Teil aus dem Körper austritt, zu einem gewissen Grad verschoben ist oder „neben sich steht".

Der Energiekörper kann durch ein physisches Trauma wie einen Sturz, einen Autounfall oder eine andere Art von Verletzung oder durch intensiven emotionalen Stress wie Kampf oder Folter und andere Extreme dieser Art teilweise aus dem physischen Körper herauskatapultiert werden.

PARTIELLE KÖRPER-ENERGIEKÖRPER-TRENNUNG

Wenn sich ein Teil des Energiekörpers außerhalb des physischen Körpers befindet, ist das Ergebnis ähnlich wie bei einer Körper-Energiekörper-Abkopplung. Der Unterschied liegt darin, wo sich der Energiekörper befindet. Bei einer einfachen Abkopplung befindet sich der Energiekörper dort, wo er sein sollte, aber er kommuniziert aus irgendeinem Grund nicht mit dem physischen Körper. Wenn der Energiekörper oder Geist jedoch tatsächlich bis zu einem gewissen Grad aus dem physischen Körper verdrängt wurde oder verschoben ist, treten natürlich in diesem Fall auch Kommunikationsschwierigkeiten auf.

PARTIELLE KÖRPER-ENERGIEKÖRPER-TRENNUNG AUSTESTEN

Sie können einfach fragen: „Befindet sich Ihr Energiekörper zu 100 Prozent in Ihrem physischen Körper?" Wenn nicht, fragen Sie, wie viel von Ihrem Energiekörper sich im physischen Körper befindet, und bestimmen Sie einen Prozentsatz. Um dies zu korrigieren, streichen Sie einfach abwärts über das Lenkergefäß, während Sie sagen: „Ich bringe Ihren Energiekörper jetzt zu 100 Prozent zurück in Ihren physischen Körper, dahin, wo er hingehört." Dann testen Sie es erneut.

ABSCHNITT 4

FEHLAUSRICHTUNGEN

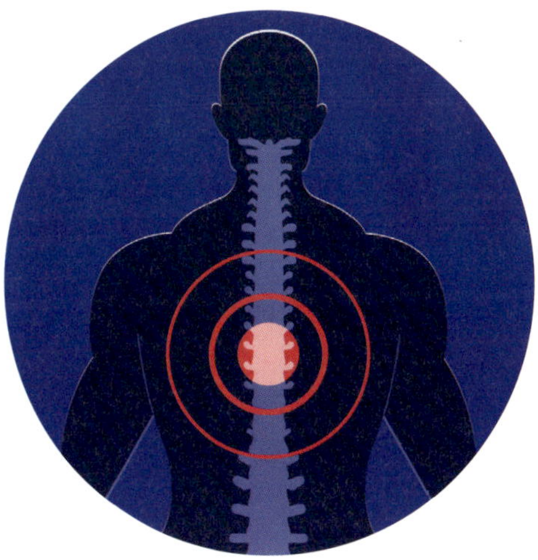

Die körperlichen Beschwerden und Fehlausrichtungen, die wir in der Wirbelsäule unseres Körpers erleben, stehen oft in direktem Zusammenhang mit der spirituellen energetischen Fähigkeit, frei im Fluss zu sein.

DASHAMA KONAH GORDON

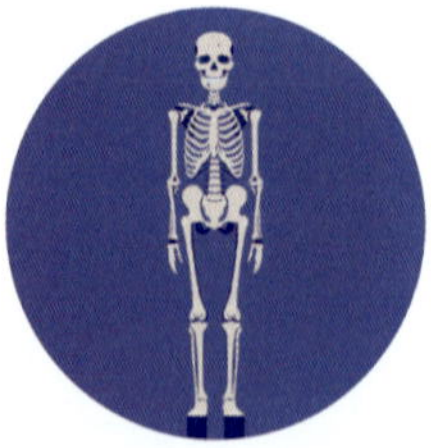

FEHLAUSRICHTUNGEN
IM SKELETT
(→ SEITE 295)

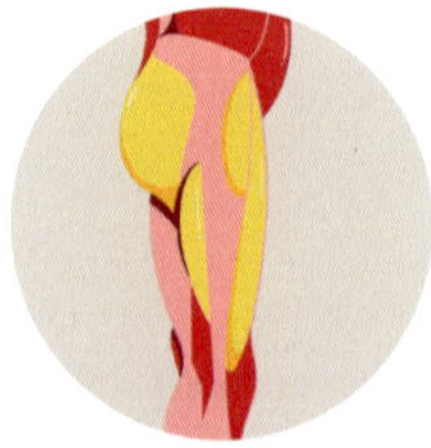

FEHLAUSRICHTUNGEN
DER WEICHTEILE
(→ SEITE 304)

Das nächste Kapitel soll Ihnen helfen, Fehlausrichtungen von Knochen und anderen Geweben zu verstehen, sie zu erkennen und zu korrigieren.

16

FEHLAUSRICHTUNGEN IM SKELETT

Ich empfinde es als meine Pflicht, nicht nur verschobene Knochen geradezurücken, sondern auch andere darin zu unterrichten, damit Körper und Geist sich an Gesundheit, Wohlbefinden und einem voll entfalteten irdischen Leben erfreuen können.

DANIEL DAVID PALMER

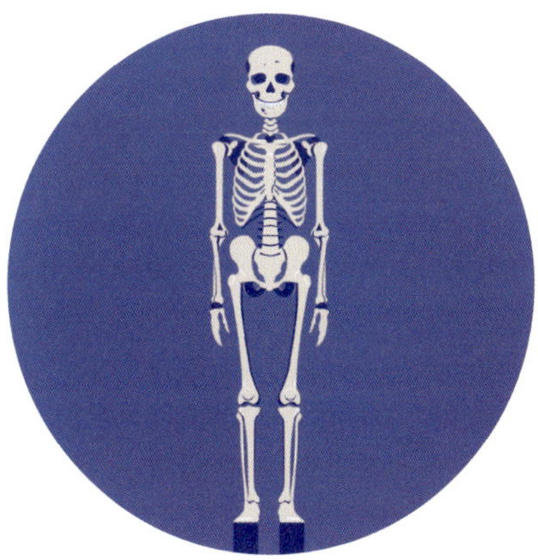

Strukturelle Fehlausrichtungen sind eine der Hauptursachen für ein Ungleichgewicht im Körper, denn die Struktur beeinflusst die Funktion. Sie wissen wahrscheinlich, dass Chiropraktiker auf die Ausrichtung von Knochen spezialisiert sind, aber wussten Sie, dass jeder Teil des physischen und energetischen Körpers falsch ausgerichtet sein kann? Ich habe Fehlausrichtungen bei Knochen, Muskeln, Sehnen, Bändern, Nerven, Organen, Zähnen und sogar bei Augäpfeln, Chakren und Meridianen festgestellt, um nur einige zu nennen.

Es würde den Rahmen dieses Buches sprengen, alle Gewebe aufzuzählen, die fehlausgerichtet sein können, aber sie sind in der *Body Code-System-App* enthalten. Besuchen Sie discoverhealing.com/app[11] für weitere Informationen.

Der Zweck dieses Kapitels ist es nicht, Ihnen beizubringen, wie man Chiropraktiker wird, und es kann auch keine gute chiropraktische Behandlung ersetzen, sondern es will Ihnen zeigen, wie Sie Ihrem Körper helfen können, eine korrekte Ausrichtung und ein Gleichgewicht zu erreichen und zu erhalten.

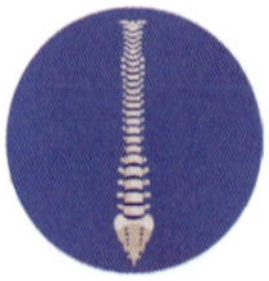

WIRBELSÄULE
(→ SEITE 299)

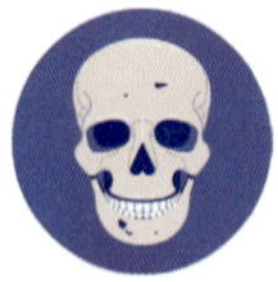

SCHÄDELKNOCHEN
(→ SEITE 300)

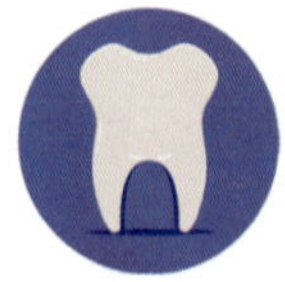

ZÄHNE
(→ SEITE 301)

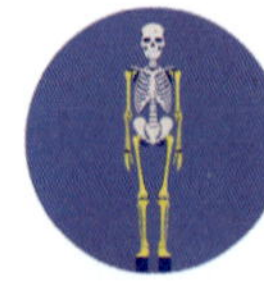

APPENDIKULÄRES SKELETT
(→ SEITE 303)

Ich habe seit 1988 viele Jahre lang als Chiropraktiker praktiziert und gesehen, wie wichtig und lebensverändernd die chiropraktische Behandlung sein kann. Wenn Sie den Body Code anwenden, werden Sie feststellen, dass Ihre chiropraktischen Behandlungen viel nachhaltiger werden, da der Body Code Ihnen hilft, die Ursachen für Fehlausrichtungen zu finden und zu beseitigen.

STRUKTUR BEEINFLUSST FUNKTION

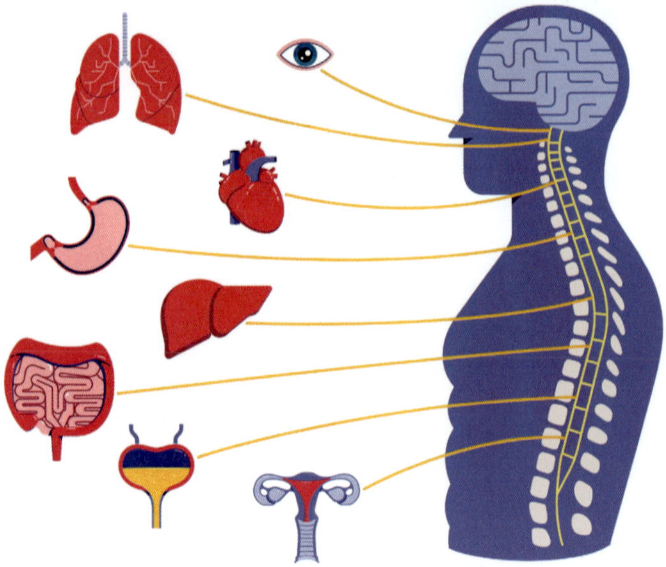

Sehen Sie sich dieses Bild von Wirbelsäule, Gehirn und Organen an.

Die Linien stellen die Nerven dar, die die Kommunikation zwischen dem Gehirn und den im Bild gezeigten Organen gewährleisten. Nachrichten, die im Gehirn entstehen, wandern durch das Rückenmark und schließlich entlang der Nerven zu ihrem Ziel. Das Rückenmark wird von den Wirbeln der Wirbelsäule umschlossen und geschützt.

FEHLAUSRICHTUNG IN DER WIRBELSÄULE

Durch die korrekte Ausrichtung der Wirbel können die Nervenimpulse ungehindert fließen, aber eine Fehlausrichtung dieser Knochen, eine sogenannte Subluxation, kann die Beeinträchtigung der Übertragung von Nervenimpulsen nach sich ziehen. Dies führt zu einer verminderten Kommunikation zwischen dem Gehirn und den Organen und Geweben des Körpers. Wenn Organe und Gewebe nicht gut mit dem Gehirn kommunizieren können, kann dies Funktionseinschränkungen und Schmerzen bewirken und schließlich zu Krankheiten führen.

Es ist wichtig zu erkennen, wie wesentlich eine gute Kommunikation zwischen dem Gehirn und allen Teilen des Körpers ist. Wenn Sie zum Beispiel eine Fehlausrichtung im oberen Rückenbereich haben, kann dies zu Störungen der Nervenkommunikation führen, die vom Gehirn zur Lunge verläuft. Welche Symptome könnten sich bei einer solchen Störung entwickeln? Wenn Ihre Lunge nicht mehr richtig funktionieren kann, sind Sie möglicherweise anfälliger für Infektionen der Atemwege und andere Lungenprobleme. Der folgende Bericht zeigt, wie wichtig eine gute Kommunikation zwischen dem Gehirn und der Lunge ist.

ASTHMA IM ALTER VON DREI JAHREN

Eines Tages brachte eine Frau ihren dreijährigen Sohn in meine Praxis. Sie erklärte, dass seine Geburt kompliziert gewesen sei. Es war eine Zangengeburt gewesen, was häufig zu einer Fehlausrichtung der oberen Halswirbel führen kann. Im ersten Lebensjahr hatte er ständig Mittelohrentzündungen gehabt und ein Antibiotikum nach dem anderen ohne Erfolg bekommen .

Um seinen ersten Geburtstag herum begann er zu keuchen und größere Schwierigkeiten beim Atmen zu haben, und es wurde Asthma diagnostiziert. In den nächsten zwei Jahren wurden ihm verschiedene Medikamente verschrieben, ein Asthmamittel nach dem anderen, und als sie ihn zu mir brachte, benutzte er zwei Inhalatoren und nahm zwei orale Medikamente ein. Er war ein sehr kranker kleiner Junge.

Ich fand heraus, dass er eine Fehlausrichtung des dritten Brustwirbels im oberen Rückenbereich hatte, die zu Interferenzen in der Kommunikation zwischen seinem Gehirn und seinen Lungen führte. Ich musste ihn nur dreimal korrigieren, bevor die Asthmasymptome vollständig verschwanden. Ich kann mich nicht erinnern, dass ich jemals einen Asthmapatienten hatte, dem ich nicht helfen konnte, indem ich eine derartige Fehlausrichtung korrigierte, und ich kenne viele andere Chiropraktiker, die die gleiche Erfahrung gemacht haben.

Wenn Fehlausrichtungen und Störungen der Nervenkommunikation zu Asthma beitragen können, was ist dann mit all den anderen Organen, Drüsen und Geweben im Körper?

Es kann gar nicht genug betont werden, wie wichtig eine gute Kommunikation zwischen dem Gehirn und den Organen des Körpers ist. Aber die meisten Menschen machen sich darüber wenig oder gar keine Gedanken. Wenn man die Ursache für eine Fehlausrichtung findet und korrigiert, geschehen manchmal wundersame Dinge, wie zum Beispiel Susannes folgender Bericht zeigt.

Ich kann wieder atmen

Eine Dame in ihren Sechzigern litt seit vielen Jahren an einer chronisch obstruktiven Lungenerkrankung (COPD) und bewertete ihre Atembeschwerden mit sieben von zehn Punkten. Wir fanden eine Fehlausrichtung des T3-Wirbels und ein damit assoziiertes Ungleichgewicht, eine geerbte eingeschlossene Emotion, die wir lösten. Danach konnten wir den fehlausgerichteten T3-Wirbel energetisch neu ausrichten. Ich bat sie, aufzustehen, ein wenig umherzugehen und mir zu berichten, ob sie jetzt besser atmen könne. Nach wenigen Minuten war sie in der Lage, beim Gehen frei und tief einzuatmen, was ihr viele Jahre lang überhaupt nicht möglich gewesen war! Sie hatte das Gefühl, als ob sich etwas in ihrer Brust geöffnet hätte, als ob ihr eine Last von Ziegelsteinen abgenommen worden sei. Sie bewertete ihre Atembeschwerden augenblicklich mit Null! Sie war so glücklich wie sie nur sein konnte! Was für ein Wunder! Danke, Dr. Nelson, dass Sie diese erstaunliche Methode entwickelt haben!

Dr. Susanne H., Bayern, Deutschland

Wenn eingeschlossene Emotionen und andere Ungleichgewichte wie physische Trauma-Energien nicht aufgedeckt und beseitigt werden, kann es sein, dass Sie häufiger chiropraktische Behandlungen benötigen, weil die zugrunde liegenden Ursachen nicht angegangen wurden. In folgendem Bericht schildert Antonio von seinen Erfahrungen mit dem Body Code, seine Wirbelsäule in der richtigen Ausrichtung zu halten.

Behebung der Ursachen

Mir wurde gesagt, dass ich mein ganzes Leben lang eine Skoliose haben würde. Durch das Lösen der eingeschlossenen Emotionen wurden alle Fehlausrichtungen und Subluxationen in meiner Wirbelsäule an verschiedenen Stellen wieder in Ordnung gebracht, und es gibt keine Subluxationen mehr. Ich erkannte, dass die eingeschlossenen Emotionen

Entzündungen in den Nerven verursacht und die mit den Wirbeln verbundenen Nerven schlechte Signale an die verschiedenen Organe des Körpers gesendet hatten. Durch die Beseitigung aller eingeschlossenen Emotionen ist meine Wirbelsäule nun zum ersten Mal in meinem Leben vollständig ausgerichtet, ohne Verspannungen oder Subluxationen.

Antonio S., Texas, USA

Alle Komponenten, aus denen der Körper zusammengesetzt ist, bestehen aus reiner Energie, seien es Muskeln, Sehnen, Bänder, Nerven, Organe, Weichteile oder Knochen und können daher energetisch korrigiert werden, auch aus der Ferne. Nach meiner Erfahrung kommen einige Fehlausrichtungen häufiger vor als andere, angefangen bei den Knochen des Körpers.

WIRBELSÄULE

ERLÄUTERUNG

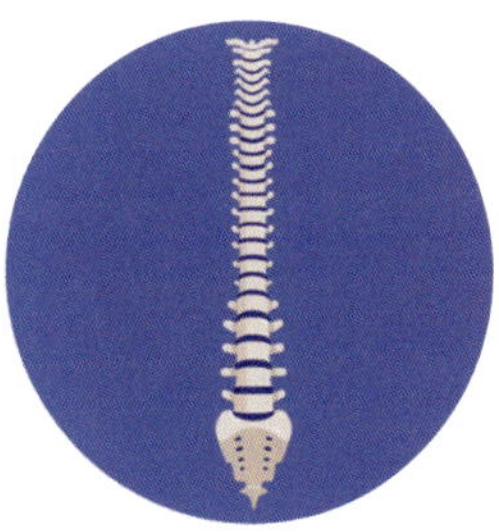

Alle Fehlausrichtungen, die irgendwo in der Wirbelsäule auftreten, sind potenziell gefährlich, weil sie durch die Einklemmung von Nerven zu Störungen führen können. Wie wir bereits zeigen konnten, führt die Beeinträchtigung der Nerven durch fehlausgerichtete Wirbel zu einer verminderten oder gestörten Kommunikation zwischen dem Gehirn und den Organen, Drüsen und anderen Geweben des Körpers.

Eine Fehlausrichtung des ersten und obersten Halswirbels ist die gefährlichste Fehlausrichtung von allen. Der Grund dafür liegt darin, dass es zu Störungen im Rückenmark selbst kommen kann, und zwar an einem Punkt, an dem die gesamte Kommunikation zwischen dem Gehirn und dem Rest des Körpers über das Rückenmark verläuft. C1 oder der Atlaswirbel, wie er gemeinhin genannt wird, ist einzigartig positioniert und unterscheidet sich auch anatomisch von allen anderen Wirbeln. Das besondere Merkmal am Atlaswirbel sind winzige haarähnliche Bänder, die von der Innenseite des Rings dieses Knochens bis zum Rückenmark selbst reichen. Dies ist ein Grund dafür, dass eine Fehlausrichtung dieses Knochens so viele verschiedene Arten von Problemen verursachen kann, weil sie zu einer direkten Beeinträchtigung des Rückenmarks führen können.

Denken Sie daran, dass bei einer Fehlausrichtung eines Knochens oder Gewebes meist eine oder mehrere Ursachen zugrunde liegen, und das sind in der Regel eingeschlossene Emotionen. Die Beseitigung der zugrunde liegenden Ursachen führt meist zu einer sofortigen Korrektur der Fehlausrichtung. Falls nicht, streichen Sie einfach ein paar Mal mit einem Magnet oder Ihrer Hand über das Lenkergefäß mit der Absicht, die Fehlausrichtung zu korrigieren, und fragen Sie dann, ob Sie Ihr Ziel erreicht haben.

SCHÄDELKNOCHEN

ERLÄUTERUNG

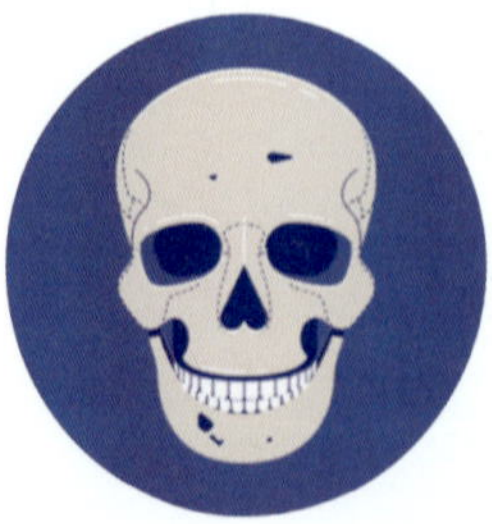

Ich hatte ein faszinierendes Erlebnis, als ich damals von den ganzheitlichen Therapeuten behandelt wurde, die mich von meiner Nierenerkrankung geheilt hatten.

Eines Tages lag ich auf ihrer Behandlungsliege, als einer von ihnen begann, mit einer Hand mit Handschuh meinen Gaumen zu untersuchen. Sie sagten, dass ich eine Fehlausrichtung eines Knochens in meinem Schädel hätte.

Sie begannen, sanften Druck auf meinen Gaumen auszuüben, als sich plötzlich etwas bewegte. Ich verspürte keinerlei Schmerzen, aber ich merkte plötzlich, dass mein Gaumen eine Kuppelform einnahm, die vorher nicht da gewesen war. Es fühlte sich an, als hätte ich plötzlich doppelt so viel Platz in meinem Mund.

Ich speicherte diese Erfahrung in einer hinteren Schublade bei mir ab, vergaß sie aber nie. Viele Jahre später, als ich Chiropraktik studierte, war das erste Buch, das ich mir in der Bibliothek auslieh, ein Buch über die Schädelknochen, ein Buch über Craniopathie.

Nachdem ich bereits einige Jahre in der Praxis tätig gewesen war, besuchte ich Fortbildungen bei einem renommierten Craniopathen namens Dr. David Denton. Ich lernte, dass sich die Schädelknochen beim Ein- und Ausatmen ganz minimal bewegen. Sehr bedeutsam war die Erkenntnis, dass es möglich ist, die Schädelknochen zu beeinflussen, neu auszurichten und zu „entriegeln“, um ihre normale Bewegung und Funktion wiederherzustellen.

Manchmal können Schädelknochen fehlausgerichtet oder in ihrer Fähigkeit blockiert sein, sich entlang der Schädelnähte oder *Suturen*, wie sie genannt werden, auszudehnen oder zusammenzuziehen.

Irgendwie finde ich es seltsam, dass der Schädel zu einem Symbol für Tod und Zerstörung geworden ist. Für mich ist der Schädel eine wunderbare und hochdifferenzierte Schöpfung. Er ist eigentlich ein unglaublich komplexes dreidimensionales Puzzle von höchster Qualität, und doch ist er viel formbarer, als die meisten Menschen denken.

NEUANORDNUNG IM GESICHT

Eines Tages arbeiteten wir an einer hübschen jungen Frau mit einem ungewöhnlichen Problem. Ihr Gesicht erinnerte ein wenig an ein Gemälde von Picasso. Ihre Augen waren nicht symmetrisch, da ihr linkes Auge etwa zwei Zentimeter weiter unten im Gesicht lag als das rechte. Das gab ihr ein auffälliges Aussehen, und mir war klar, dass dies keine normale und gesunde Situation war. Sie erzählte uns, dass sich ihre Sehkraft auf dem linken Auge in den letzten Jahren immer mehr verschlechtert hatte und dass ihre Augenärzte ihr gesagt hatten, dass sie innerhalb von zwei Jahren mit dem völligen Verlust des Sehvermögens auf diesem Auge rechnen müsse.

Meine Frau Jean arbeitete oft als meine Assistentin mit mir zusammen, wenn ich craniale Arbeiten zu erledigen hatte. Diese junge Frau war also in meiner Praxis, und ich begann mit dem Muskeltest, um verschiedene Knochen ihres Schädels zu überprüfen. Wir fanden eine Fehlausrichtung in beiden Schläfenbeinen, den Knochen, die die Gehörgänge beherbergen. Sie waren verdreht, und das verursachte eine Störung im gesamten Schädel, die die normale Funktion fast aller anderen Knochen beeinträchtigte.

Nach den Verfahren von David Denton übte meine Frau mit einer behandschuhten Hand an einem bestimmten Punkt im Mund der Patientin sanften Druck aus, um ihre Schläfenbeine zu „entriegeln", und ich übte von außen sanften Druck auf die Schläfenknochen selbst aus, während sie tief atmete.

Auf diese Weise konnten wir über mehrere Behandlungen hinweg ihre Schläfenbeine neu ausrichten. Das Ergebnis war verblüffend. Ihr linkes Auge befand sich nun fast in einer Linie mit dem anderen Auge. Den meisten Ärzten und Biologen würde dies unmöglich erscheinen, denn die Schädelknochen scheinen starr zu sein. Wenn man sich einen getrockneten Schädel eines einst lebenden Menschen anschaut, scheint es, als ob keine Bewegung stattfinden könnte.

Das Ergebnis für diese junge Frau war, dass die Verschlechterung der Sehkraft auf ihrem linken Auge plötzlich aufhörte, die Sehkraft sich wieder zu verbessern begann, und die Veränderung ihres Aussehens war für jeden, der sie kannte, sofort offensichtlich.

ZÄHNE

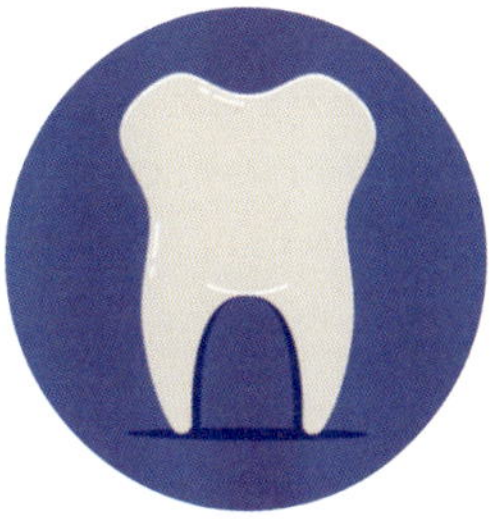

ERLÄUTERUNG

Jeder Knochen im Körper kann fehlausgerichtet sein, insbesondere nach einem Unfall oder einem physischen Trauma. Dies war der Fall bei meinem Sohn Joseph, als er fünf Jahre alt war.

ALLES, WAS ICH MIR ZU WEIHNACHTEN WÜNSCHE ...

Als Joseph fünf Jahre alt war, spielte er mit seinem älteren Bruder. Beim Spielen stießen seine oberen Frontzähne heftig mit dem Kopf seines Bruders zusammen. Sein rechter Schneidezahn war sichtlich nach hinten gebogen. Ich bewegte ihn vorsichtig in eine normalere Position, aber ich fragte mich, wie es weitergehen würde.

Wie Sie sich vielleicht denken können, wurde der Zahn grau. Ich rief unseren Hauszahnarzt an und erklärte ihm, was passiert war. Er versicherte mir, dass der Zahn tot sei und man nichts mehr tun könne, aber da es sich um einen Milchzahn handelte, sei das nicht weiter schlimm.

Ein paar Wochen vergingen, und ich hatte immer wieder das nagende Gefühl, dass etwas getan werden könne, um Josephs Zahn zu helfen. Ich beschloss, eine genauere Untersuchung vorzunehmen. Durch stellvertretenden Muskeltest fand ich heraus, dass der Zahn immer noch nicht vollständig korrekt ausgerichtet war, wenn auch nicht mit bloßem Auge sichtbar. Ich stellte fest, dass der Zahn um einen winzigen Betrag in eine Richtung gedreht worden war. Mit einem Fingernagel nahm ich eine kleine Korrektur vor, indem ich den Zahn in die entgegengesetzte Richtung schob. Die nächste Fehlausrichtung, die sich beim Testen zeigte, war, dass der Zahn etwas zu weit in den Oberkiefer geschoben war. Ich fasste den Zahn an und zog ihn leicht nach unten. Als Nächstes entdeckte ich, dass der Zahn immer noch leicht nach hinten geknickt war, und ein kleiner Schnipp mit dem Fingernagel in die entgegengesetzte Richtung schien auch diese Fehlausrichtung zu korrigieren. Es gab noch zwei weitere winzige Fehlausrichtungen, die ich finden und korrigieren konnte. Dies war am Abend geschehen.

Am nächsten Morgen war ich verblüfft, als ich sah, dass Josephs einst grauer Zahn wieder seine normale Farbe angenommen hatte. Offenbar war er doch nicht tot, aber er war nicht durchblutet gewesen. Wenn man an die winzigen Kapillaren denkt, durch die das Blut in unsere Zähne fließt, kann man sich leicht vorstellen, wie ein schief stehender Zahn diesen Blutfluss abdrücken kann.

Wenn ich heute mit der gleichen Situation konfrontiert wäre, würde ich einfach mit einem Magnet oder meinen Fingerspitzen dreimal über das Lenkergefäß streichen – über das Lenkergefäß des Klienten oder über mein eigenes, wenn ich als Stellvertreter oder Ersatzperson fungiere –, um die Fehlausrichtung zu korrigieren. In einem komplexen Fall wie diesem müsste ich das vielleicht mehrmals tun, um jede einzelne Komponente der Fehlausrichtung zu korrigieren, aber es würde genauso gut funktionieren wie die physischen Anpassungen, die ich in dieser Geschichte vorgenommen habe.

APPENDIKULÄRES SKELETT

ERLÄUTERUNG

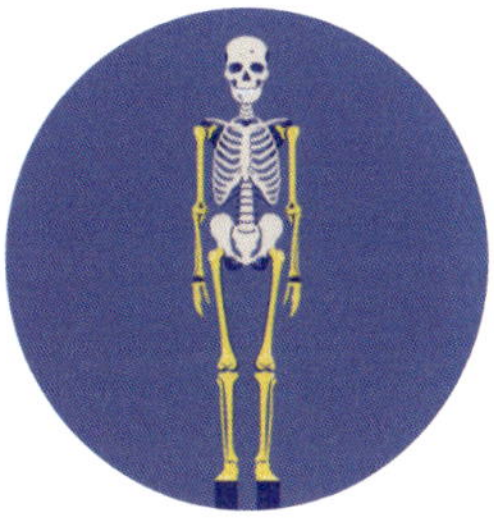

Das appendikuläre Skelett umfasst 126 Knochen, die das Becken, die Beine und die Füße bilden sowie den Schultergürtel und die Knochen der Arme, Handgelenke und Hände, die alle in der *Body Code-System-App* enthalten sind. Falls Sie sie noch nicht heruntergeladen haben, besuchen Sie discoverhealing.com/app[12] für weitere Informationen.

Doreen fand heraus, dass sie in der Lage war, ein Schulterblatt aus der Ferne energetisch neu auszurichten, wie sie im Folgenden beschreibt.

Der Schafscherer

Eines Abends um 20 Uhr erhielt ich einen Notruf von einem Schafscherer, der am nächsten Tag vierhundert Schafe zu scheren hatte. Er war nicht in der Lage, seinen rechten Arm zu heben, der extrem schmerzhaft war. So würde er nicht arbeiten können. Es war Regen vorhergesagt, sodass die Zeit drängte, die Schafe zu scheren. Wenn die Schafe nass sind, können die Schafscherer sie nicht scheren, bis sie wieder trocken sind.

Ich testete ihn umgehend mit dem Body Code und stellte fest, dass er eingeschlossene Emotionen zu lösen hatte, und außerdem lag eine Fehlausrichtung seines Schulterblatts vor, die ich sofort energetisch korrigierte. Ich rief ihn etwa acht Minuten später zurück, und er war völlig erstaunt, dass er seinen Arm ohne Schmerzen heben konnte. Natürlich konnte er die Schafe scheren.

Er buchte für die folgende Woche einen Termin für eine vollständige Body Code-Sitzung und schickte seine Arbeitskollegen ebenfalls zu mir. Viele von ihnen hatten Rücken- und Nackenprobleme und andere Gesundheitsprobleme, die durch den Body Code beseitigt werden konnten.

Doreen M., Waikato, Neuseeland

Eine Anleitung, wie man eine Fehlausrichtung eines Gewebes energetisch korrigieren kann, finden Sie am Ende des nächsten Kapitels. Mit dem Body Code kann alles von überall auf der Welt korrigiert werden. Ist das nicht erstaunlich?

17

FEHLAUSRICHTUNGEN DER WEICHTEILE

Haben Sie mehr Vertrauen in einen Löffel Medizin als in die Kraft, die die lebendige Welt belebt?

B. J. PALMER

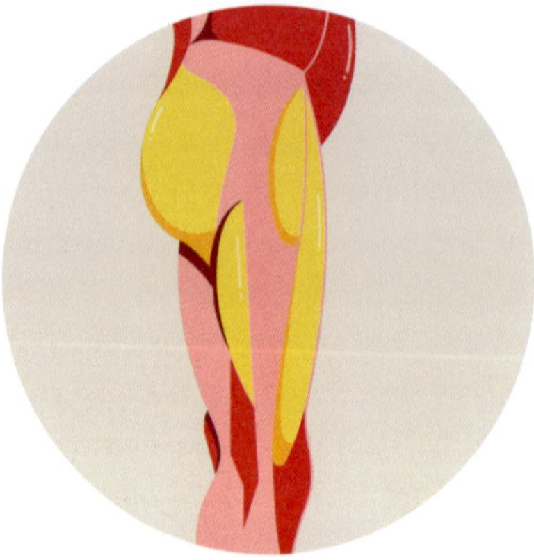

FEHLAUSRICHTUNGEN DER WEICHTEILE

Jedes Gewebe kann aufgrund von emotionalem oder körperlichem Stress oder eingeschlossenen Emotionen eine Fehlausrichtung entwickeln. Wenngleich die *Body Code-System-App* alle möglicherweise vorhandenen Fehlausrichtungen enthält, werde ich in diesem Kapitel zwei der am häufigsten vorkommenden Weichteile hervorheben, die für Fehlausrichtungen anfällig sind: die Fasziengewebe des Körpers und die Nieren. Sie können einige der anderen Gewebe des Körpers mithilfe von Kapitel 12 *Organe* (→ Seite 227), Kapitel 13 *Drüsen* (→ Seite 246) und Kapitel 14 *Systeme* (→ Seite 263) durchtesten.

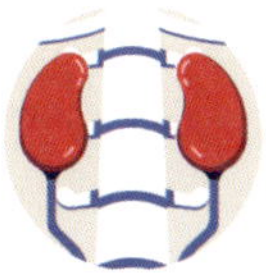

NIEREN (→ SEITE 305)

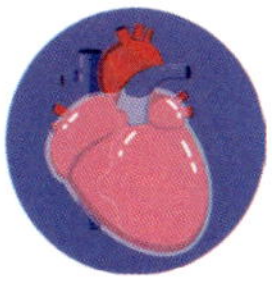

FASZIENDISTORSION (→ SEITE 306)

NIEREN

ERLÄUTERUNG

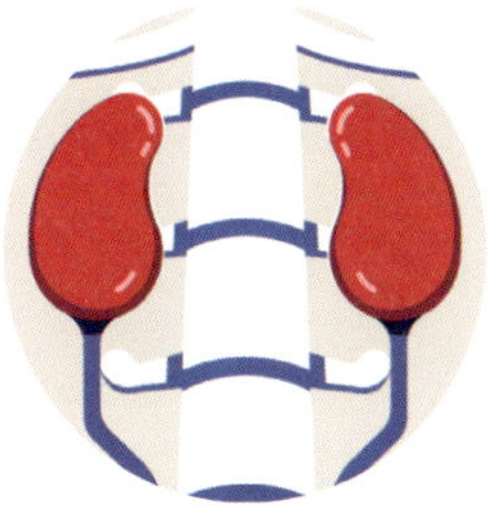

Während meiner langjährigen Tätigkeit in der Praxis habe ich festgestellt, dass die Nieren die am häufigsten fehlausgerichteten Organe sind. Viele Dinge können dazu führen, dass eine Niere in Fehlausrichtung gerät, z. B. plötzliches Trauma, lang anhaltender Stress und Dehydrierung. Koffeinhaltige Getränke, Energydrinks, schwarzer Tee und andere Giftstoffe landen letztlich in den Nieren, wenn sie aus dem Blut gefiltert werden, sie können die Nieren stark belasten und aus dem Gleichgewicht bringen, wodurch sie oft auch leicht in eine Fehlausrichtung geraten.

Wenn eine Niere aus dem Gleichgewicht gerät, „sinkt" sie meist leicht aus ihrer normalen Position etwas nach unten. Das am häufigsten fehlausgerichtete Organ im Körper ist die linke Niere, denn auch hier gilt, dass die linksseitigen paarigen Organe als Erstes aus dem Gleichgewicht geraten, während die rechtsseitigen Organe als Reserve gehalten werden. Wenn Sie sich die Informationen zu den Nieren auf → Seite 239 ansehen, werden Sie feststellen, dass die Nieren energetisch mit den Muskeln im unteren Rücken verbunden sind. Dies ist der Grund, warum Menschen häufig Schmerzen im unteren Rückenbereich haben, wenn eine Niere falsch ausgerichtet oder unausgeglichen ist. Ich habe beobachtet, dass es sich dabei häufig um Personen handelt, die regelmäßig Koffein konsumieren oder Probleme damit haben, ausreichend Wasser zu trinken.

Wenn eine oder beide Nieren aus dem Gleichgewicht geraten, kommt es im unteren Rückenbereich sehr schnell zu Schmerzen, und die Bandscheiben in der Lendenwirbelsäule sind einem großen Risiko ausgesetzt, beschädigt zu werden oder sich vorzuwölben. Die Bandscheiben sind wie Stoßdämpfer zwischen den Wirbeln, die das Gewicht des Körpers auf die Wirbelsäule übertragen.

In all den Jahren, in denen ich in meiner Praxis tätig war, habe ich viele Patienten mit Bandscheibenproblemen im unteren Rückenbereich behandelt und musste nur zwei von ihnen zu einem chirurgischen Eingriff überweisen, weil das Geheimnis des unteren

Rückens eigentlich die Nieren sind. Ich habe noch nie ein Bandscheibenproblem im unteren Rückenbereich gesehen, bei dem nicht ein Ungleichgewicht der Nieren als Hauptursache dahintersteckte.

NIEREN-MENSCH

Ich erinnere mich, dass am Ende eines Tages, als ich gerade mit meinen Patienten fertig war, ein Mann von der Straße hereinkam. Er ging vornübergebeugt und auch schief zur Seite geneigt, was eine häufige Position ist, die Menschen einnehmen, wenn sie einen eingeklemmten Nerv im unteren Rücken haben. Sie neigen sich von der *Nerveneinklemmung* weg, um den Druck von dem Nerv zu nehmen, der gequetscht wird. Er fragte mich, ob ich ihm helfen könne. Ich antwortete: „Ich weiß es nicht. Wie lange sind Sie schon in dieser Position?" Er sagte: „Zwei Jahre!"

Ich brachte ihn nach hinten in mein Behandlungszimmer und stellte fest, dass seine beiden Nieren tatsächlich leicht aus ihrer normalen Position herausgerutscht waren. Ich richtete seine Nieren manuell wieder in ihre normale Position aus und bat ihn dann aufzustehen. Als er aufstand, war seine Haltung plötzlich perfekt aufrecht. Er rief: „Ich bin aufrecht! Ich bin aufrecht! Wie haben Sie das gemacht?"

Seien Sie sich darüber im Klaren, wenn Sie eine Fehlausrichtung in einer oder beiden Nieren finden, dann können Sie diese energetisch korrigieren, sogar aus der Ferne. Finden und beseitigen Sie zunächst jedes damit assoziierte Ungleichgewicht, dann streichen Sie ein paar Mal mit einem Magnet oder Ihrer Hand über das Lenkergefäß mit der Absicht, die betroffene Niere oder beide Nieren neu auszurichten, und voilà. So einfach ist das.

FASZIENDISTORSION

ERLÄUTERUNG

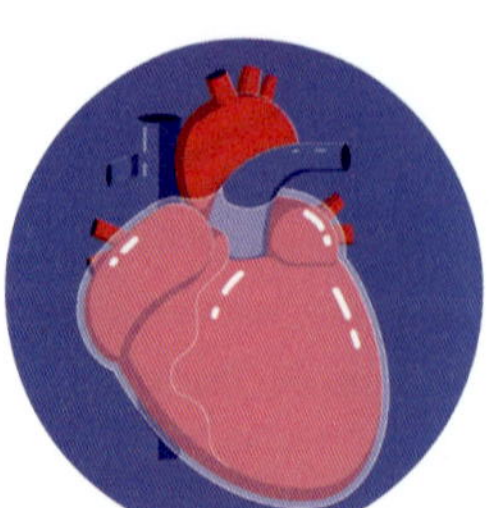

Faszien sind eine dünne Bindegewebsschicht, die wie eine Klarsichtfolie um die verschiedenen Gewebe und Knochen des Körpers liegt und sie voneinander trennt. Faszien bilden einen Schutzmantel für alle Knochen, Organe, Arterien, Venen und Gewebe des Körpers. Das Fasziengewebe, das die Lungen umhüllt, heißt zum Beispiel Rippenfell. Wenn es sich entzündet, spricht man von einer Rippenfellentzündung. Die fasziale Umhüllung des Gehirns wird Hirnhaut oder Dura Mater genannt. Daher kommt auch das Wort *epidural*. Die Faszien, die das Herz umgeben, nennt man Herzbeutel oder Perikard und so weiter.

Der große Osteopath Robert Fulford machte enorme Fortschritte mit der Entdeckung, dass die Faszien verzerrt sein oder eine abnorme Spannung aufweisen können. Starke Emotionen, physische Traumata und andere Verletzungen, die der Körper erleiden kann, können das Fasziengewebe verzerren und verdrehen. Die Faszien halten dann diese Energien in sich fest und verursachen ein Ungleichgewicht im Körper. Wenn das Fasziennetz im Körper verzerrt ist, wird dann die Struktur des Körpers aus dem Gleichgewicht gebracht? Ja, natürlich. Wenn die Faszien um die Organe im Körper herum verzerrt sind, werden dann die chemischen Prozesse und Reaktionen, die in diesen Organen stattfinden, richtig und effizient funktionieren? Das glaube ich nicht.

Man hat festgestellt, dass Faszien einen piezoelektrischen Leiteffekt haben, von dem man annimmt, dass er eine weitere Kommunikationsmethode des Körpers darstellt. Bei seinen Forschungen fand Fulford heraus, dass er mit einem mechanischen Gerät, dem sogenannten Perkussor (im Wesentlichen ein Hochleistungsvibrator), das Fasziengewebe in Bewegung versetzen und dazu bringen konnte, sich tatsächlich zu entspannen und zu entflechten. Die Ergebnisse, die Fulford und andere mit dem Perkussor zur Lockerung des Fasziengewebes erzielten, gleichen geradezu einem Wunder. Seit Langem bestehende körperliche Probleme haben sich durch die Perkussion sofort aufgelöst.

Nachdem ich mit Fulfords Techniken auf verschiedene Weise experimentiert hatte, kam mir der Gedanke, dass es vielleicht noch eine weitere Möglichkeit geben könnte, Fasziendistorsionen zu behandeln. Zu jedem Zeitpunkt gibt es im Körper ein gewisses Maß an vorhandener Fasziendistorsion. Das Unterbewusstsein, ein erstaunlicher Computer, ist sich dieser Verzerrung voll bewusst und kann sie bis ins kleinste Detail nachverfolgen. Durch Intention und das Aufspüren und Korrigieren jedes damit assoziierten Ungleichgewichtes können Sie den Faszien helfen, in einen ausgeglichenen Zustand zurückzukehren, was wunderbare Auswirkungen auf Gesundheit und Wohlbefinden haben kann.

BESTIMMUNG DES PROZENTSATZES DER GEHIRNKOMMUNIKATION

Wenn Sie versuchen, die Funktion eines bestimmten Organs oder einer Drüse zu verbessern, können Sie fragen: „Wie viel Prozent der Botschaften, die das Gehirn an dieses Organ sendet, kommen im Durchschnitt intakt an?“ So habe ich zum Beispiel bei Menschen, die unter Asthma litten, routinemäßig gefragt: „Wie viel Prozent der Botschaften Ihres Gehirns kommen im Durchschnitt tatsächlich intakt in Ihrer Lunge an?“ Dann führte ich einen Muskeltest durch, um Antwort auf Fragen zu erhalten wie: „Kommen 50 Prozent dieser Botschaften an?“ Nein. „Kommen 40 Prozent dieser Botschaften durch?“ usw. Auf diese Weise ist es möglich, eine genaue Prozentzahl zu ermitteln. Bestimmen Sie diesen Prozentsatz, bevor und nachdem eine strukturelle Korrektur an einem fehlausgerichteten Wirbel energetisch vorgenommen wurde, und ich denke, Sie werden über die Veränderungen, die Sie sehen werden, erstaunt sein.

ÜBUNG
FINDEN UND KORRIGIEREN EINER FEHLAUSRICHTUNG

SCHRITT 1

Fragen Sie: „Habe ich [oder Haben Sie] eine Fehlausrichtung, die jetzt korrigiert werden kann?"

- Wenn ja, fahren Sie mit Schritt 2 fort.
- Wenn nein, haben Sie vielleicht gar keine Fehlausrichtung, oder Sie haben eine, die jetzt nicht korrigiert werden kann, sodass Sie es vielleicht später noch einmal versuchen möchten.

SCHRITT 2

(Dekodierung) Fragen Sie: „Ist es erforderlich, mehr über diese Fehlausrichtung zu wissen?"

- Wenn nein, gehen Sie zu Schritt 3 (Assoziation) über.
- Wenn Sie noch nicht herausgefunden haben, welches Gewebe fehlausgerichtet ist, stellen Sie mittels Ausschlussverfahren fest, ob es sich um die Fehlausrichtung eines Knochens, eines Organs, der Faszien oder eines anderen Gewebes handelt.
- Falls noch nicht geschehen, können Sie die Body Code-App unter discoverhealing.com/app[13] herunterladen, um eine vollständige Liste und eine kostenlose Testphase für die App zu erhalten.

SCHRITT 3

(Assoziation) Fragen Sie: „Gibt es ein damit assoziiertes Ungleichgewicht, das zu dekodieren ist?" (Denken Sie daran, dass die meisten Fehlausrichtungen durch die verzerrende Wirkung eingeschlossener Emotionen verursacht werden.)

- Wenn nein, gehen Sie zu Schritt 4 (Intention).
- Wenn ja, kehren Sie zur Body Code-Übersicht auf → Seite 143 zurück und dekodieren und bearbeiten Sie jedes damit assoziierte Ungleichgewicht, dann kehren Sie hierher zurück und wiederholen Schritt 3.

SCHRITT 4

(Intention) Streichen Sie dreimal mit einem Magnet oder Ihrer Hand über eine beliebige Länge des Lenkergefäßes, während Sie die Absicht haben, die Fehlausrichtung zu korrigieren.

SCHRITT 5

Fragen Sie: „Haben wir diese Fehlausrichtung korrigiert?"

- Wenn ja, können Sie erneut mit Schritt 1 beginnen und den Vorgang wiederholen, um eine weitere Fehlausrichtung zu finden.
- Wenn nein, fokussieren Sie sich neu darauf, bitten Sie im Gebet um Hilfe, erlauben Sie Ihrem Herzen, Liebe und Dankbarkeit dafür zu empfinden, dass dies helfen wird, und streichen Sie erneut dreimal mit Ihrer Intention darüber.

TIPPS ZUR KORREKTUR VON FEHLAUSRICHTUNGEN

Gewöhnen Sie sich an die Vorstellung, dass alle Teile des Körpers aus reiner Energie bestehen und energetisch beeinflusst oder korrigiert werden können.

Sie werden feststellen, wenn ein Ungleichgewicht mit einer Fehlausrichtung assoziiert ist, führt die Korrektur dieses Ungleichgewichts fast immer auch zu einer sofortigen Korrektur der Fehlausrichtung.

WIEDERKEHRENDE FEHLAUSRICHTUNG

Wenn eine Fehlausrichtung immer wieder auftritt, ist der häufigste Grund dafür eine eingeschlossene Emotion, eine physische Trauma-Energie oder eine andere Art von Ungleichgewicht. Seien Sie offen für alle Möglichkeiten.

Strukturelle Fehlausrichtungen sind häufige Probleme. Ich empfehle Ihnen, einen Chiropraktiker in Ihrer Nähe aufzusuchen und seinen Empfehlungen zu folgen, um Ihre Wirbelsäule in einer guten Ausrichtung zu halten. Aber wenn der Tag kommt, an dem Sie Ihr Haus nicht verlassen können, um einen Chiropraktiker aufzusuchen, und Sie auf sich allein gestellt sind, denken Sie daran, dass Korrekturen wie diese auch einfach durch die Energie Ihrer Intention vorgenommen werden können.

ABSCHNITT 5

GIFTSTOFFE (TOXINE)

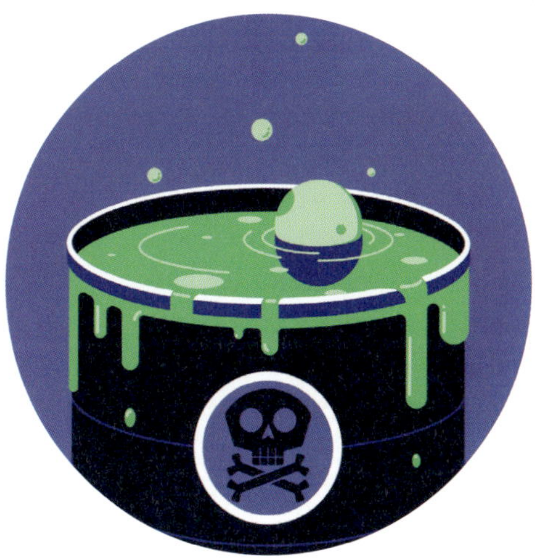

Wenn Sie sich nicht um Ihren Körper kümmern, die großartigste Maschine, die Sie je erhalten haben, wo werden Sie dann leben?

KARYN CALABRESE

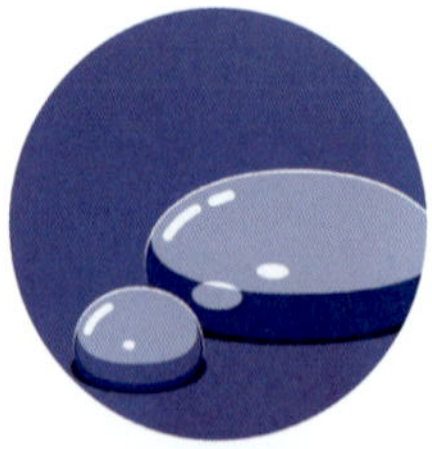

SCHWERMETALLE
(→ SEITE 316)

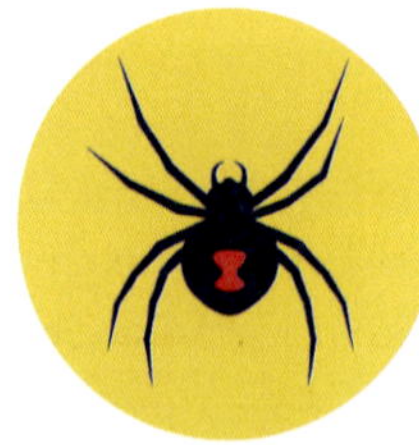

BIOLOGISCHE GIFTE
(→ SEITE 325)

NAHRUNGSMITTELGIFTE
(→ SEITE 334)

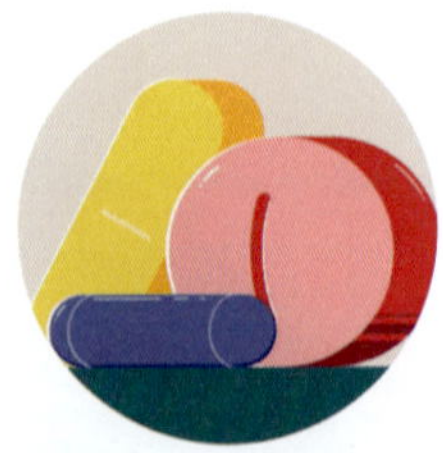

DROGEN-GIFTSTOFFE
(→ SEITE 343)

Es gibt ein wahres Universum an Giftstoffen, mit denen wir auf dem Planeten Erde konfrontiert sind. Durch die Luft, die wir atmen, durch die Nahrung, die wir essen, und sogar durch die Elektronik, die wir benutzen, sind wir täglich Giftstoffen ausgesetzt.

Dieses Kapitel soll Ihnen helfen, Toxizität zu verstehen, sie zu erkennen und sie zu beseitigen. Es gibt viele verschiedene Arten von Giftstoffen, die unseren Körper beeinträchtigen. Zu den in diesem Abschnitt besprochenen Arten von Giftstoffbelastungen gehören Schwermetalle wie Quecksilber, biologische Gifte, die z. B. von Insektenstichen herrühren, Nahrungsmittelgifte wie Süßstoffe und Konservierungsmittel sowie Drogen-Giftstoffe, einschließlich verschreibungspflichtiger Medikamente und Freizeitdrogen.

18

UMGANG MIT GIFTSTOFFEN

Alle Dinge sind Gift, und nichts ist ohne Gift.
Allein die Dosis macht ein Ding zum Nicht-Gift.
PARACELSUS

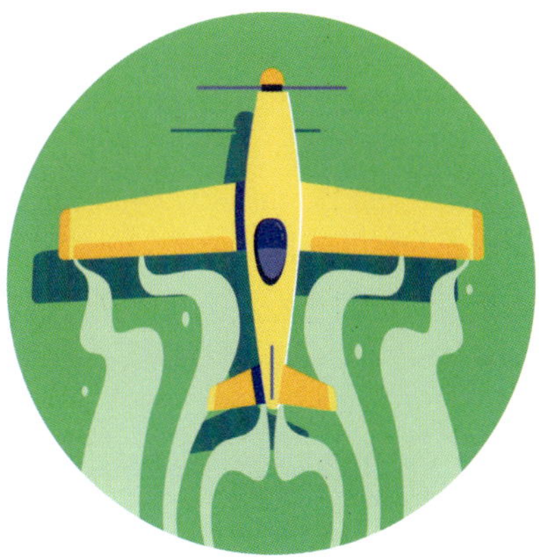

Unter Giftstoffbelastung oder Toxizität versteht man die Anhäufung von Toxinen oder giftigen Stoffen im Körper. Im Großen und Ganzen ist die Giftstoffbelastung ein relativ neues Phänomen. Die meisten Toxine wurden seit Beginn der industriellen Revolution in unsere Umwelt und anschließend in unseren Körper eingebracht. Dieses Problem nimmt in dem Maße zu, wie sich die Gesundheit des Planeten Erde verschlechtert. Giftstoffbelastung ist heute ein weltweites Problem, und leider gibt es keinen Ort auf der Erde, der frei von toxischen Schadstoffen ist.

Ein großer Teil der Giftstoffe, denen wir ausgesetzt sind, stammt aus der Nahrung, die wir zu uns nehmen. Eine Durchschnittsperson in den USA nimmt pro Jahr etwa sieben Kilogramm Chemikalien in Form von Nahrungsmittelzusatzstoffen auf: Feuchthaltemittel, Konservierungsstoffe, Lebensmittelfarben usw. Je mehr verarbeitete Lebensmittel wir essen, desto mehr dieser giftigen Lebensmittelzusatzstoffe lagern sich in unserem Gewebe ab. Diese Toxine sind schädlich für den Körper und beeinträchtigen die normale Funktion des Immunsystems.

Das Immunsystem ist für die Ausscheidung von Giftstoffen zuständig, ein Prozess, der als Entgiftung bezeichnet wird. Nicht nur die Giftstoffe selbst können den Entgiftungsprozess stören, sondern auch viele andere Arten von Ungleichgewicht können ihn beeinträchtigen. Diese Ungleichgewichte aufzuspüren und zu beseitigen, kann den Entgiftungsprozess erheblich unterstützen, wie beispielsweise Melissa erfahren hat, als sie den Body Code zur Entgiftung eines Haustieres anwandte, nachdem es eine Überdosis an Medikamenten gefressen hatte.

Kater mit Überdosis

Meine Schwester rief mich letzten Monat verzweifelt an. Ihr geliebter Kater Champ hatte eine ganze Flasche mit den Medikamenten ihrer anderen Katze umgestoßen. Die Tabletten waren über den ganzen Boden verstreut worden und schmeckten wohl gut, denn Champ fraß sie alle! Der Tierarzt riet ihr, sich darauf vorzubereiten, dass er sterben würde. Ich arbeitete eine Stunde lang fieberhaft stellvertretend an ihm von meinem viele Meilen entfernten Zuhause aus. Ich habe den Kater an diesem Tag jede Stunde energetisch entgiftet und danach mehrmals täglich. Dem Kater geht es jetzt gut, ohne Anzeichen von Problemen. Das ist ein Wunder! Meine Schwester hatte in letzter Zeit viel traumatischen Stress in ihrem Leben, und der Tod ihres Katers hätte ihr vielleicht den Rest gegeben. Ich bin so dankbar für dieses Werkzeug, das wir haben!

Melissa M., Utah, USA

Es ist wichtig, daran zu denken, dass eingeschlossene Emotionen und anderes energetisches Ungleichgewicht im Körper die Entgiftung erschweren können. Wenn zum Beispiel Emotionen oder Traumata in der Leber – einem wichtigen Entgiftungsorgan – festsitzen, wird jede chemische Reaktion, die jetzt gerade in der Leber stattfindet, bis zu einem gewissen Grad gestört. Die Leberfunktion wird dann keineswegs bei 100 Prozent liegen, und es wird schwieriger sein, schädliche Giftstoffe loszuwerden. Ähnlich verhält es sich mit Ungleichgewichten, die sich im Dünndarm festsetzen, in dem ein großer Teil des Immunsystems angesiedelt ist, auch das wird die Entgiftung beeinträchtigen.

GIFTSTOFFE ALS ENERGIE

Alle Giftstoffe bestehen aus nichts anderem als reiner Energie, also können Sie sie mit dem Body Code auch als solche bearbeiten. Stellen Sie sich die Giftstoffe als Energiewolken im Körper vor, genau wie eingeschlossene Emotionen oder andere Energien. Wenn Sie ein Toxin finden, können Sie die Art des Toxins und alle anderen notwendigen Informationen identifizieren, einschließlich aller Ungleichgewichte, die damit assoziiert sein können, sowie die Lokalisation des Giftstoffs im Körper, falls gewünscht.

In manchen Fällen reicht es aus, die Giftstoffe energetisch auszuleiten, und der Körper ist dann in der Lage, die verbleibende Entgiftung selbst und ohne weitere Hilfe zu bewältigen. Dies ist in der Regel dann der Fall, wenn die Giftstoffbelastung relativ gering ist und die Organe des Körpers gut funktionieren. In anderen Fällen kann der Körper jedoch zusätzliche Hilfe benötigen, und ein Entgiftungsmittel oder eine Reinigungskur kann erforderlich sein.

ÜBUNG
EINEN GIFTSTOFF IDENTIFIZIEREN

SCHRITT 1

Fragen Sie: „Habe ich [oder Haben Sie] einen Giftstoff, der jetzt gefunden und eliminiert werden kann?"

- Wenn ja, fahren Sie mit Schritt 2 fort.
- Wenn nein, können Sie es später noch einmal versuchen.

SCHRITT 2

Falls noch nicht geschehen, bestimmen Sie die Art des Giftstoffes. Fragen Sie: „Befindet sich der Giftstoff auf der linken Seite dieser Übersicht?" (Unter Bezugnahme auf die Übersicht der Toxine am Anfang dieses Abschnitts.)

- Wenn ja, befindet er sich auf der linken Seite.
- Wenn nein, befindet er sich auf der rechten Seite.

SCHRITT 3

Beginnen Sie oben auf der identifizierten Seite und fragen Sie: „Ist dies ein ____ -Giftstoff?" Nehmen wir zum Beispiel an, er befindet sich auf der rechten Seite. Dann würden Sie fragen: „Ist es ein biologisches Gift?" Wenn nein, fahren Sie auf dieser Seite fort und fragen Sie: „Ist es ein Drogen-Giftstoff?", worauf Sie eine Ja-Antwort erhalten sollten.

Wenn Sie die Art des Giftstoffs ermittelt haben, lesen Sie das entsprechende Kapitel, um mehr darüber zu erfahren, und folgen Sie den Übungsanweisungen, um ihn zu beseitigen.

19

SCHWERMETALLE

Im Auge zu behalten, was man isst, sollte auch beinhalten, dass man weiß, was man isst.

MOKOKOMA MOKHONOANA

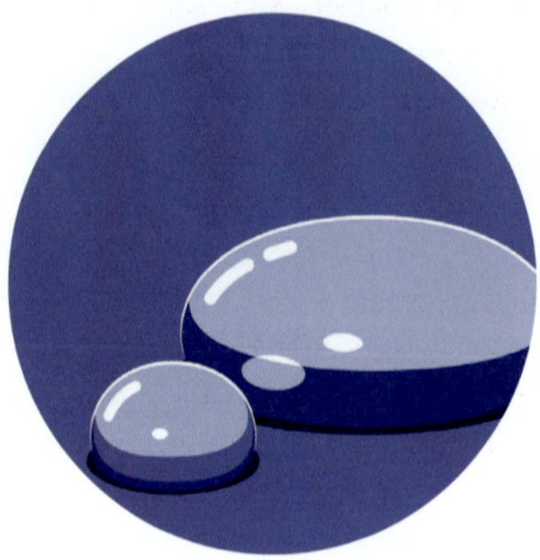

Schwermetalle können durch kontaminierte Lebensmittel, Impfstoffe, verschmutzte Luft, Wasser, Kosmetika und vieles mehr in den Körper gelangen. Obwohl einige Metalle in Spuren lebensnotwendig sind, haben die meisten Schwermetalle keinen Nutzen für den menschlichen Körper. Wenn sich Schwermetalle ansammeln, können sie das Gewebe extrem schädigen und Stoffwechselprozesse stören.

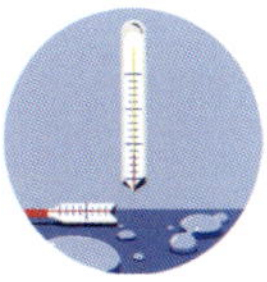

QUECKSILBER
(→ SEITE 317)

BLEI
(→ SEITE 319)

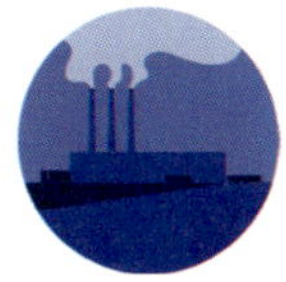

CADMIUM
(→ SEITE 321)

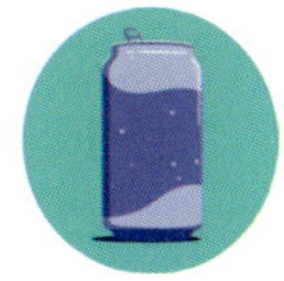

ALUMINIUM
(→ SEITE 321)

QUECKSILBER

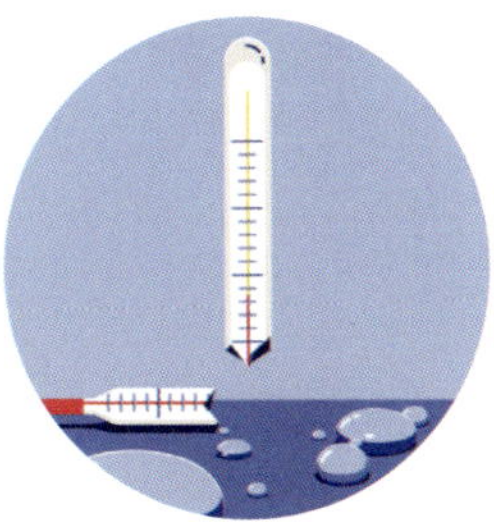

ERLÄUTERUNG

Eines der giftigsten und am häufigsten vorkommenden Schwermetalle ist Quecksilber. Man sagt, dass nur radioaktives Plutonium noch giftiger sei als Quecksilber. Quecksilber ist in vielen Dingen zu finden, aber die wichtigsten Quellen sind Luftverschmutzung, Impfstoffe und Zahnfüllungen.

Kohlekraftwerke geben giftigen Rauch in die Atmosphäre ab, deren Inhalt vom Meerwasser aufgenommen und von Fischen gefressen wird. Größere Meeresfische können enorme Quecksilbermengen enthalten, weil sie kleinere, quecksilberhaltige Fische fressen und sich das Quecksilber in ihrem Körper anreichert. Je größer der Fisch, desto höher ist in der Regel auch der Quecksilbergehalt.

Im folgenden Bericht entdeckte Sandra, dass sie die giftige Energie beseitigen konnte, die von kontaminierten Schalentieren stammte.

Es ist alles Energie

In meinem ersten Jahr, in dem ich den Body Code anwendete, bestellten mein Mann und ich eines Abends thailändisches Essen zum Mitnehmen. Ich hatte ein Wokgericht mit Nudeln, Garnelen und Gemüse bestellt. Während ich das Gericht aß, hatte ich ein ungutes Gefühl, dass die Garnelen vielleicht nicht die besten waren. Da ich jedoch noch nie Probleme mit Schalentieren oder Garnelen gehabt hatte und das Restaurant qualitativ hochwertige Speisen serviert, ignorierte ich diesen seltsamen Gedanken.

Kurz nach dem Essen beschloss ich, mir etwas anderes anzuziehen, und als ich mir das Oberteil über den Kopf zog, sah ich, dass ich auf dem ganzen Bauch und auf der Brust einen roten punktförmigen Ausschlag hatte. Ich spürte keine Reizung, aber er war sehr auffällig. Ich zeigte es meinem Mann, und dann kam mir die Idee nachzusehen, was der Body Code dazu sagt.

Ich testete mich und fand nur ein einziges Ungleichgewicht als Ursache – Giftstoffe, spezifisch Schwermetalle. Ich verwendete den Body Code, um das Toxin energetisch auszuleiten. Neugierig, ob es funktionieren und wie lange es dauern würde, überprüfte ich meinen Oberkörper nach etwa zehn bis fünfzehn Minuten erneut, und die Rötung war größtenteils verschwunden, nur ein leichter Hauch davon war noch vorhanden. Ich zeigte meinem Mann die Veränderung und erzählte ihm, dass ich mit dem Body Code einfach die Energie von giftigen Schwermetallen gelöst hatte, und er war erstaunt. Er sagte, das sei der beste Beweis für die Wirksamkeit des Body Codes, den er bisher gesehen habe.

Sandra D., Ontario, Kanada

Viele Jahre lang enthielten Impfstoffe Quecksilber, und es ist auch heute noch in einigen Impfstoffen enthalten. Nach Angaben der FDA (US-amerikanische Lebensmittel- und Arzneimittelbehörde) ist Thiomersal, das zu etwa 50 Prozent Gewichtsanteil aus Quecksilber besteht, seit den 1930er-Jahren eines der am häufigsten verwendeten Konservierungsmittel in Impfstoffen.

Die größte Quelle von Quecksilberbelastung sind Amalgamfüllungen. Ich habe mehrere Fälle erlebt, in denen bei Menschen eine schwere Krankheit diagnostiziert wurde, die sich danach durch die Entfernung der Amalgamfüllungen drastisch erholt haben. Amalgamfüllungen sollten immer von einem Zahnarzt mit der richtigen Ausrüstung und Fachkenntnis entfernt werden, denn wenn ein Zahnarzt alte Quecksilberfüllungen aufbohrt, werden Wolken von Quecksilberdampf freigesetzt, die wieder in den Körper eingeatmet werden können.

Wenn Sie die Entfernung von Amalgamfüllungen in Erwägung ziehen, sollten Sie sehr vorsichtig sein. Recherchieren Sie, und suchen Sie sich einen erfahrenen Zahnarzt, der während des Eingriffs alle verfügbaren Vorsichtsmaßnahmen trifft. Erkundigen Sie sich, ob er über die richtige Ausrüstung für das Verfahren verfügt, einschließlich eines Kofferdams, eines Nasenatmungssystems und eines Luftreinigers. Der Kofferdam ist eine Gummibarriere, die Sie vor dem Verschlucken von Quecksilberteilchen schützt. Das Nasenatmungssystem verhindert, dass Sie giftige Quecksilberdämpfe einatmen. Ich habe aus erster Hand erfahren, welche Gefahren es birgt, wenn eine Amalgamfüllung nicht ordnungsgemäß entfernt wird.

MEINE QUECKSILBERGESCHICHTE

Vor vielen Jahren, als ich noch nicht wusste, wie gefährlich Quecksilber ist, ging ich zu einem Zahnarzt und fragte ihn, ob ich eine Amalgamfüllung entfernen lassen könnte. Er meinte, die Füllung stelle kein großes Problem dar, aber ich wollte sie trotzdem ersetzen lassen. Also bohrte er nur diese eine Quecksilberfüllung heraus und ersetzte sie durch eine weiße Kunststofffüllung. Nach dem Eingriff fühlte ich mich gut, fuhr nach Hause, ging durch die Haustür, stieg die Treppe hinauf, um in mein Schlafzimmer zu gehen, doch als ich oben ankam, brach ich aufgrund plötzlicher Erschöpfung zusammen.

Am nächsten Tag erschien eine schwarze Wucherung an meinem rechten Zeigefinger, die sehr schnell wuchs. Es handelte sich um ein bösartiges Geschwür, das schließlich operativ entfernt werden musste. Es war ein seltsames Erlebnis, und späteres Testen ergab, dass dies direkt auf meine Quecksilberdampfbelastung zurückzuführen war.

Quecksilber kann im Körper verbleiben und die Bildung von Eiweißmolekülen stören. Dies beeinträchtigt die Produktion von Enzymen und anderen Proteinen im Körper, die für eine normale Gesundheit erforderlich sind. Es gibt keine sichere Quecksilberkonzentration.

BLEI

ERLÄUTERUNG

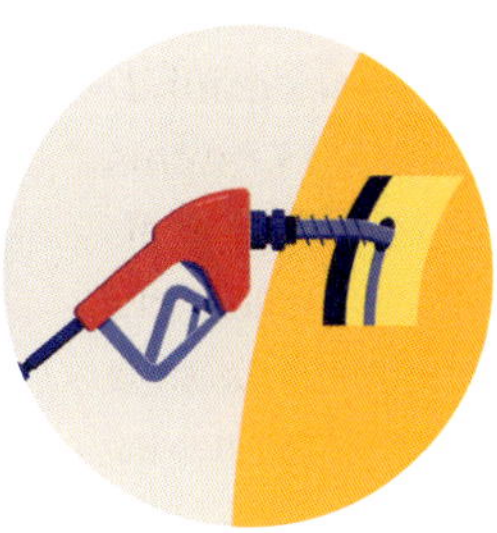

Wenn Sie in den 1970er-Jahren oder früher geboren wurden, erinnern Sie sich vielleicht noch daran, dass an jeder Zapfsäule einer Tankstelle ein Schild mit der Aufschrift „Nur zur Verwendung als Kraftstoff – enthält Blei“ angebracht war.

Verbleites Benzin war von den 1920er- bis in die 1980er-Jahre üblich. Blei galt als wichtige Beimischung zum Benzin, da es den Motor reibungsloser laufen ließ. In einigen Ländern wird verbleites Benzin heute noch verwendet, in begrenztem Umfang außerdem auch von Fahrzeughaltern historischer Fahrzeuge, und in der allgemeinen Luftfahrt wird bleiarmer Treibstoff verwendet. Während der Zeit, als verbleites Benzin in großem Umfang verwendet wurde, gelangten Millionen von Tonnen Blei in Form von Abgasen in die Atmosphäre. Infolgedessen haben viele Menschen in den Industrieländern heute einen hohen Bleigehalt in ihrem Körper.

Blei ist auch seit Tausenden von Jahren ein Bestandteil von Farben, obwohl die Herstellung und Verwendung von Farben auf Bleibasis eine bekannte Gefahr darstellt. Tatsächlich erkrankten Farbenhersteller und Maler häufig an Lähmungen und Störungen des Nervensystems. Obwohl die Verwendung von Bleifarben in den USA 1978 verboten wurde, werden sie in weiten Teilen der Welt immer noch hergestellt und verkauft. Auch wenn vielerorts keine bleihaltigen Farben mehr verwendet werden, stellen alte Farbreste,

Staub aus Gebäuden und Spielzeug eine Gefahr dar. Kinder sind am stärksten gefährdet, da alte Farbreste einen süßen Geschmack haben und Kinder sich oft auf dem Boden aufhalten, wo sich der Staub befindet.

Zwischen 1900 und 1950 wurden in den meisten großen Städten Amerikas – und auch in Deutschland – Bleiwasserrohre installiert. In einigen Städten waren sie wegen ihrer Haltbarkeit sogar vorgeschrieben. Und da Bleirohre fünfundsiebzig bis hundert Jahre halten können, lebt das Erbe der Bleirohre bis heute fort. Leider kann man Blei weder sehen noch riechen oder schmecken, sodass selbst Wasser, das klar ist, Blei enthalten kann. In folgendem Bericht fand eine zertifizierte Body Code-Anwenderin heraus, dass die Schulterschmerzen ihrer Klientin auf eine Ansammlung von Blei aus ihrem Trinkwasser zurückzuführen waren.

Schulterschmerzen durch Bleibelastung

Eine Klientin kam erneut zu mir, um weitere Hilfe bei den Schulterschmerzen zu erhalten, die wir zuvor schon mit dem Emotion Code bearbeitet hatten. Ich verwendete die Body Code-App, um die Sitzung reibungslos zu gestalten. Es war faszinierend, den Body Code mit einzubeziehen, weil es zeigte, wie integral die beiden Systeme zusammenarbeiten. Ich fand nicht nur emotionale Ungleichgewichte, die ihre Schulter irritierten, sondern auch körperliche. Wir fanden heraus, dass sie durch Blei aus bleihaltigen Wasserleitungen unter einer toxischen Schwermetallbelastung litt. Ich konnte den Zeitpunkt ermitteln, seitdem sich dies auf ihren Körper auswirkte, und siehe da, es stimmte mit dem Zeitpunkt überein, als sie und ihre Familie in ein anderes Haus gezogen waren!

Die Zusammenhänge, die wir erkannten, waren markant, und wir haben beide viel aus dieser Erfahrung gelernt. Später hatte ich erneut Kontakt mit ihr, und sie sagte, dass ihre Schulter seither deutlich beweglicher geworden sei. Sie war sehr dankbar für die Zeit bei mir und meine Bemühungen, ihr zu helfen, und mir hat es zweifellos gezeigt, dass ich den Body Code zu einem Teil der Heilungsarbeit machen möchte, die ich anwende, nicht nur bei mir selbst und meinen Lieben, sondern auch, damit ich es als zertifizierte Body Code-Anwenderin meinen Klienten offiziell anbieten kann, um einen wirklichen positiven Unterschied zu machen.

Ariel D., Idaho, USA

Eine hohe Bleibelastung kann ernst und lebensbedrohlich sein. Für die Zellen in unserem Körper erscheint Blei dem Mineral Kalcium sehr ähnlich, das für eine gesunde Entwicklung und Funktion, starke Knochen und Zähne sowie ein gesundes Herz-Kreislauf-System unerlässlich ist. Folglich kann Blei, das aufgenommen oder verschluckt wurde, durch unseren Körper wandern und Probleme in unseren Knochen, Zähnen, im Blut, in der Leber, in den Nieren und im Gehirn verursachen, wodurch die normale biologische Funktion gestört wird.

CADMIUM

ERLÄUTERUNG

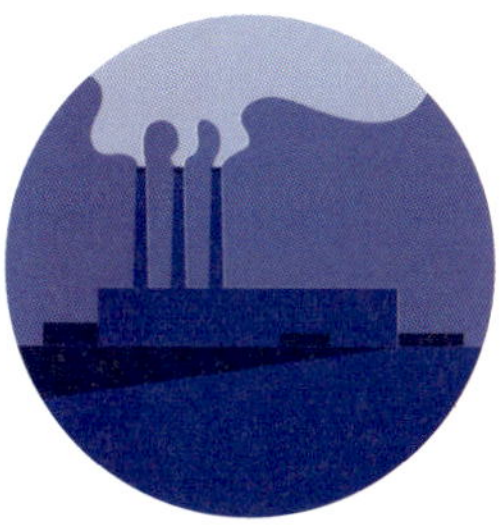

Cadmium wird seit Langem in der Industrie verwendet und kommt im Bergbau und in der Verhüttung, in Phosphatdüngern, Batterien sowie in kontaminierten Lebensmitteln und Getränken vor.

Tabakrauch ist eine große Quelle für Cadmiumexposition, und es wurde festgestellt, dass Raucher vier- bis fünfmal höhere Cadmiumkonzentrationen im Blut haben als Nichtraucher. Cadmium ist ein bekanntes Karzinogen, das auch in Künstlerfarben verwendet wird. Cadmium wird vom Körper nur schlecht ausgeschieden und reichert sich in den Nieren, der Leber und in den Hoden an. Selbst kleine Mengen an Cadmium können Nieren, Leber und Herz schädigen, die Knochen schwächen und in schweren Fällen zum Tod führen.

Die Vitamine A, C, E und Selen können viele toxische Wirkungen von Cadmium verhindern oder verringern.

ALUMINIUM

ERLÄUTERUNG

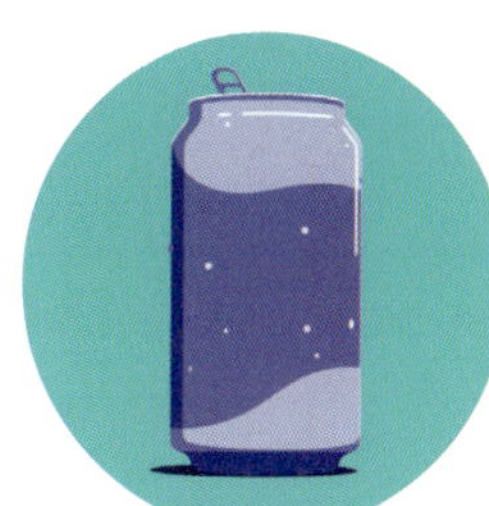

Aluminium ist das am häufigsten vorkommende Metall in der Erdkruste. Aluminiumbelastung tritt auf, wenn eine Person hohe Mengen an Aluminium in den Körper aufnimmt oder einatmet, dies ist häufig bei Personen der Fall, die in einer durch Industrieabfälle kontaminierten Umgebung leben.

Es kann auch über die Nahrung und das Wasser, das wir trinken, in den Körper gelangen. Aluminium wird zur Reinigung unseres Trinkwassers verwendet und kann ein Zusatzstoff in verarbeiteten Nahrungsmitteln sein.

Abgepacktes Speisesalz enthält oft Natrium-Silicium-Aluminat, das ebenfalls Aluminium enthält und auch in vielen Backmischungen und Backpulvern als Trennmittel verwendet wird. Wenn Sie anfangen, die Etiketten zu lesen, werden Sie erstaunt sein, wie viele Quellen von Aluminium in scheinbar harmlosen Alltagsprodukten zu finden sind.

Aluminium ist auch in vielen anderen Produkten enthalten, z. B. in Deodorants, Antazida, Kosmetika sowie Backformen. Eine längere Verwendung von Aluminiumkochgeschirr wird nicht empfohlen.

Übermäßiger Aluminiumkonsum kann zu Hirnschäden, Alzheimer, Morbus Crohn und Anämie führen, um nur einige Beispiele zu nennen. Wenn Sie Ihr Gehirn jung erhalten möchten, versuchen Sie, so viele Aluminiumquellen wie möglich zu vermeiden.

ES IST IMMER NOCH EINFACH ENERGIE

Wenn man bedenkt, dass alles im Universum letztlich aus Energie besteht, kann man sogar Schwermetalle als Energie betrachten. Bitte beachten Sie, dass die Wirksamkeit der Arbeit mit Schwermetallen als Energie von Ihrem eigenen Glauben und dem Ihres Gegenübers abhängt. Denken Sie daran, dass subatomare Teilchen ihr Verhalten je nach der Erwartung des Beobachters ändern. Schwermetalle bestehen aus subatomaren Teilchen. Ihre Absicht, verschränkt und kombiniert mit der Absicht desjenigen, mit dem Sie arbeiten, kann ein kraftvoller Weg sein, den Körper von Schwermetallen zu entgiften.

ÜBUNG
EIN SCHWERMETALLTOXIN FINDEN UND ELIMINIEREN

SCHRITT 1

Fragen Sie: „Habe ich [oder Haben Sie] einen Schwermetall-Giftstoff, den wir jetzt finden und eliminieren können?"

- Wenn ja, fahren Sie mit Schritt 2 fort.
- Wenn nein, haben Sie vielleicht gar keine Schwermetallbelastung, oder Sie können es später erneut versuchen.

SCHRITT 2

(Dekodierung) Fragen Sie: „Ist es erforderlich, mehr über dieses Toxin zu wissen?"

- Wenn nein, gehen Sie zu Schritt 3 (Assoziation) über.
- Wenn ja, testen Sie, um festzustellen, welche der folgenden Details zu identifizieren sind. Manchmal reicht es aus, zu identifizieren, um welches Schwermetall es

sich handelt. Einige häufige Schwermetalle, die Sie austesten können, sind in der Übersicht am Anfang dieses Kapitels aufgeführt.

- Wenn Sie das Schwermetall in der obigen Übersicht nicht finden, können Sie diese ausführlichere Liste hier verwenden:

– Titan	– Mangan	– Nickel	– Molybdän	– Gold
– Vanadium	– Eisen	– Kupfer	– Silber	– Arsen
– Chrom	– Cobalt	– Zink	– Zinn	

- Sobald Sie ein bestimmtes Schwermetall identifiziert haben, kehren Sie zu Schritt 2 (Dekodierung) zurück und fragen Sie, ob noch mehr darüber zu wissen erforderlich ist. Wenn Sie nicht mehr über das Schwermetall wissen müssen, gehen Sie zu Schritt 3 (Assoziation), andernfalls können Sie die folgenden Fragen stellen:
  - Fragen Sie: „Ist es erforderlich, die Quelle der Exposition zu kennen?"
  - Fragen Sie: „Ist es sinnvoll, das Alter des Auftretens zu ermitteln?"

SCHRITT 3

(Assoziation) Fragen Sie: „Gibt es ein damit assoziiertes Ungleichgewicht, das zu dekodieren ist?"

- Wenn nein, fahren Sie mit Schritt 4 (Intention) fort.
- Wenn ja, kehren Sie zur Body Code-Übersicht zurück, dekodieren und bearbeiten jedes damit assoziierte Ungleichgewicht, kehren dann hierher zurück und wiederholen die Frage aus Schritt 3 (Assoziation).

SCHRITT 4

(Intention) Streichen Sie dreimal mit einem Magnet oder Ihrer Hand über eine beliebige Länge des Lenkergefäßes mit der Absicht, die Energie dieses Giftstoffes aus dem Körper zu lösen und gleichzeitig den Körper anzuweisen, den Giftstoff über seine normalen Ausscheidungskanäle zu entfernen.

SCHRITT 5

Fragen Sie: „Haben wir dieses Schwermetall gelöst?"

- Wenn ja, können Sie mit Schritt 1 beginnen und den Vorgang wiederholen, um eine weitere Schwermetallbelastung zu finden.
- Wenn nein, fokussieren Sie sich neu darauf, bitten Sie im Gebet um Hilfe, erlauben Sie Ihrem Herzen, Liebe und Dankbarkeit dafür zu empfinden, dass dies helfen wird, und streichen Sie erneut dreimal mit Ihrer Intention darüber.

TIPPS FÜR DEN UMGANG MIT GIFTSTOFFEN

Es ist wichtig, darauf hinzuweisen, dass für den Abschluss des Entgiftungsprozesses körperliche Unterstützung erforderlich sein kann. Ich empfehle, einen Arzt aufzusuchen, um weitere Informationen über die Entgiftung von Schwermetallen aus dem Körper zu erhalten. Vermeiden Sie diesen Giftstoff in Zukunft nach Möglichkeit mit gesundem Menschenverstand und Augenmaß.

20

BIOLOGISCHE GIFTE

Es gibt Momente, in denen der menschliche Körper Dinge überwinden kann, die man nie erwarten würde.

ANDRES INIESTA

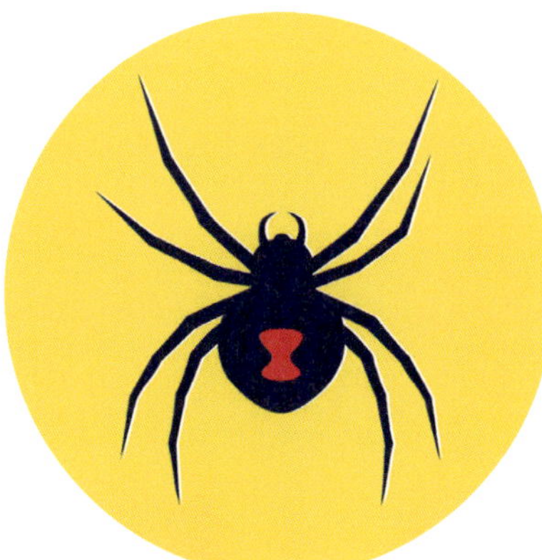

Biologische Gifte sind Substanzen, die Organe, Gewebe, Zellen und DNA verletzen, schädigen oder sogar zum Absterben bringen können und von Einzellern wie Bakterien und Pilzen sowie von Pflanzen, Tieren und Insekten produziert werden.

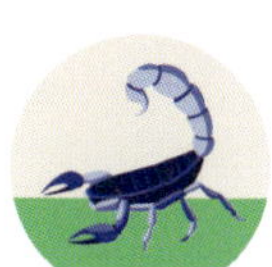

TIERISCHES GIFT
(→ SEITE 326)

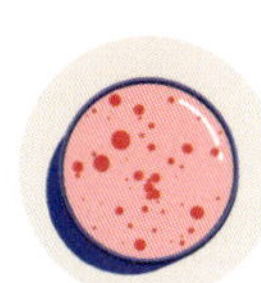

MIKROBIELLE GIFTE
(→ SEITE 330)

TIERISCHES GIFT

ERLÄUTERUNG

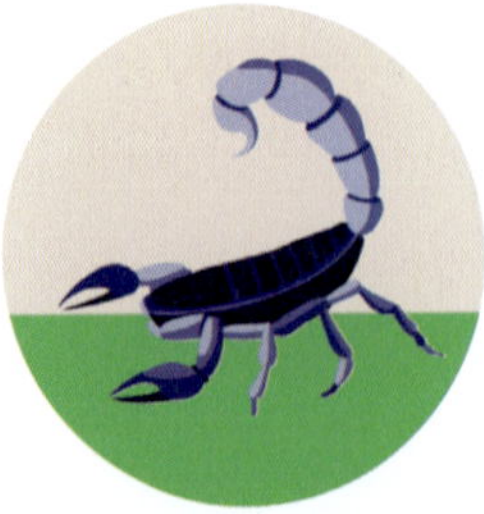

Ein tierisches Gift ist ein toxisches Sekret, das sich von anderen Giftstoffen dadurch unterscheidet, dass tierische Gifte durch einen Biss oder Stich in den Körper injiziert werden, während viele andere Giftstoffe verschluckt oder absorbiert werden.

Tierische Gifte bestehen in der Regel aus verschiedenen Proteinmolekülen, die für ihre biologischen Wirkungen verantwortlich sind. So wurde beispielsweise vor Kurzem entdeckt, dass das Gift der Königskobra 113 verschiedene Proteine enthält.

KRANK DURCH EINEN SPINNENBISS

Nachdem ich 1988 mein Chiropraktik-Studium abgeschlossen hatte, zogen wir nach Montana, wo ich in Kalispell bei Stan Flagg, einem ganzheitlichen Chiropraktiker, arbeitete. Stan Flagg war ein begnadeter Heiler, und ich fühlte mich gesegnet, dass ich bei ihm lernen durfte. Ich verbrachte meine Arbeitstage damit, ihm in der Praxis zu folgen, Notizen zu machen und zu versuchen, alles zu verstehen, was er tat, um seinen Patienten zu helfen.

Eines Freitagnachmittags kam eine Frau mit mehreren ihrer Familienmitglieder in die Praxis. Sie saß in einem Rollstuhl und war offensichtlich sehr krank. Sie erzählte uns, dass es ihr seit etwa drei Wochen schlecht gehe und sie seither im Rollstuhl sitze, weil sie keine Kraft habe, zu gehen oder sich zu bewegen.

Sie war in der Notaufnahme gewesen und hatte auch einen anderen Arzt wegen ihres Problems aufgesucht, aber niemand schien zu wissen, was mit ihr los war. Es war ein wenig rätselhaft, aber ihr Zustand schien mir ernst zu sein. Sie sah aus, als ob sie im Sterben läge. Ihr Gesicht war sehr blass, ihre Haut feuchtkalt, ihre Augen eingefallen, und sie erzählte uns, dass sie nur dann keine Schmerzen hätte, wenn sie in einer Badewanne mit sehr heißem Wasser liege. Das einzige Problem dabei war, dass ihr mehrere Familienmitglieder aus der Wanne helfen mussten, weil sie absolut nicht in der Lage war, selbst herauszusteigen.

Ich machte mir Notizen, als Flagg sie untersuchte und dann mit dem Muskeltest versuchte, herauszufinden, was mit ihr los war. Da sie viel zu schwach war, um direkt getestet zu werden, bat er mich, als Ersatzperson zu fungieren. Ich legte eine Hand auf ihre Schulter und hielt meinen anderen Arm gerade nach vorne ausgestreckt, parallel zum Boden. Die Reaktionen ihres Körpers auf seine Fragen führten dazu, dass mein Arm für die Nein-Antworten schwach und für die Ja-Antworten stark testete. Es dauerte nicht lange, bis Flagg eine Antwort herausgefunden hatte. Er fragte sie: „Sind Sie in letzter Zeit von einer Spinne gebissen worden? Können Sie sich erinnern?“ Sie musste einen Moment darüber nachdenken, sagte dann aber plötzlich: „Ja, ich wurde vor etwa fünf Wochen von einer Spinne gebissen. Eine Zeit lang hatte ich da eine Schwellung, aber dann ging es wieder weg.“

Nach den Antworten, die ihr Unterbewusstsein durch meinen Arm auf die Fragen von Stan Flagg gegeben hatte, war das Spinnengift die Ursache des Problems. Er löste das Gift mit den energetischen Methoden, die er damals verwendete, und am Ende dieser Sitzung zeigte ihr Unterbewusstsein an, dass es für uns nichts mehr zu tun gäbe. Ihre Angehörigen schoben sie aus der Praxis hinaus, und ich fragte mich, was wohl aus ihr werden würde.

Sie war an diesem Freitagnachmittag vor langer Zeit unsere letzte Patientin gewesen. Am folgenden Montagmorgen kam ich zur üblichen Zeit in die Praxis und sah eine Frau bereits im Wartezimmer sitzen. Ich begann ein Gespräch mit ihr und war plötzlich wie vom Donner gerührt. Das war dieselbe Frau, die ein paar Tage zuvor im Rollstuhl gesessen hatte, die Frau, die mit einem Bein im Grab zu stehen schien. Nun brauchte sie keinen Rollstuhl mehr, und sie sah wunderbar aus. Sie hatte sich vollständig erholt und war so dankbar, dass bei unserem Gespräch nicht nur ihre Tränen flossen, sondern auch meine.

Bleiben Sie immer offen für andere Ungleichgewichte, die sich während der Body Code-Anwendung zeigen können, um korrigiert zu werden, wie Annelle in folgendem Bericht feststellte.

Schielen nach einem Bienenstich

Vor Kurzem arbeitete ich mit einem zweiundzwanzig Monate alten Mädchen, das in der Nähe seines Auges von einer Biene gestochen worden war. Kurz darauf drehte sich ihr Auge nach innen, und sie fing zu schielen an. Ihre Mutter sagte, dass sie bei einem Augenarzt in Behandlung sei, aber sie bat mich auch, den Body Code anzuwenden und erzählte, dass es auf beiden Seiten der Familie Augenprobleme gegeben habe.

Ich begann also, dieses süße kleine Mädchen von Ungleichgewichten zu befreien und fand ein von ihrem Vater geerbtes Miasma, das fünf Generationen zurückging, und ein anderes von ihrer Mutter geerbtes Miasma, das sieben Generationen zurückging. Beide waren irgendwie mit den Augen verbunden. Innerhalb einer Woche teilte mir ihre Mutter mit, dass sich die Position der Augen verbessert habe.

Annelle D., Virginia, USA

Menschen sind sich nicht immer dessen bewusst, dass sie gebissen oder gestochen wurden. Manchmal ist der Biss oder Stich schmerzlos und kann vom Opfer unbemerkt bleiben, sodass es schwierig ist, Symptome damit in Verbindung zu bringen, die erst später auftreten, manchmal Wochen oder Monate später.

ÜBUNG
FINDEN UND LÖSEN EINES TIERISCHEN GIFTES

SCHRITT 1

Fragen Sie: „Habe ich [oder Haben Sie] ein tierisches Gift, das wir jetzt finden und beseitigen können?"

- Wenn ja, fahren Sie mit Schritt 2 fort.
- Wenn nein, haben Sie vielleicht kein tierisches Gift oder eines, das jetzt nicht bearbeitet werden kann, sodass Sie es später noch einmal versuchen könnten.

SCHRITT 2

(Dekodierung) Fragen Sie: „Ist es erforderlich, mehr über dieses Gift zu wissen?"

- Wenn nein, gehen Sie zu Schritt 3 (Assoziation) über.
- Wenn ja, führen Sie einen Muskeltest durch, um festzustellen, welche der folgenden Details zu ermitteln sind. Manchmal reicht es aus, die Quelle des Giftes zu identifizieren. Einige häufige Giftquellen sind in dieser Tabelle aufgeführt:

Reptilien und Amphibien	Spinnentiere	Insekten
Schlangen	Spinnen	Bienen
Frösche	Zecken	Wespen
	Skorpione	Ameisen

- Sobald Sie eine bestimmte Giftquelle identifiziert haben, kehren Sie zum Anfang von Schritt 2 (Dekodierung) zurück und fragen, ob noch mehr zu dekodieren ist. Wenn Sie nicht mehr über das Gift wissen müssen, gehen Sie zu Schritt 3 (Assoziation), ansonsten können Sie die folgenden Fragen stellen. Kehren Sie zu Schritt 2 (Dekodierung) zurück, sobald die Antwort auf eine dieser Fragen feststeht.
- Fragen Sie: „Ist es sinnvoll, das Alter des Auftretens zu ermitteln?"
- Fragen Sie: „Ist es erforderlich, die Lokalisation dieser Energie im Körper zu kennen?" Wenn ja, kann es hilfreich sein, die Lokalisation im Körper mithilfe des Ausschlussverfahrens auszutesten. Teilen Sie zum Beispiel den Körper in zwei Hälften und

fragen Sie, ob die Energie in der unteren oder der oberen Körperhälfte sitzt. Teilen Sie den Körper von links nach rechts und fragen Sie, ob die Energie in der linken oder in der rechten Körperhälfte sitzt. Fahren Sie auf diese Weise mit dem Aufteilen und Fragen fort, bis Sie die Lokalisation im Körper ermittelt haben, an der sich das Gift befindet, und kehren Sie zum Anfang von Schritt 2 (Dekodierung) zurück.

SCHRITT 3

(Assoziation) Fragen Sie: „Gibt es ein damit assoziiertes Ungleichgewicht, das zu dekodieren ist?"

- Wenn nein, fahren Sie mit Schritt 4 (Intention) fort.
- Wenn ja, kehren Sie zur Body Code-Übersicht zurück, dekodieren und bearbeiten Sie jedes damit assoziierte Ungleichgewicht, dann kehren Sie hierher zurück und wiederholen die Frage aus Schritt 3 (Assoziation).

SCHRITT 4

(Intention) Streichen Sie dreimal mit einem Magnet oder Ihrer Hand über eine beliebige Länge des Lenkergefäßes mit der Absicht, die Energie dieses Giftes aus dem Körper zu lösen, während Sie gleichzeitig den Körper anweisen, das Gift durch seine normalen Ausscheidungskanäle zu entfernen.

SCHRITT 5

Fragen Sie: „Haben wir dieses Gift gelöst?"

- Wenn ja, können Sie erneut bei Schritt 1 beginnen und den Vorgang wiederholen, um ein weiteres Gift zu finden.
- Wenn nein, fokussieren Sie sich neu, bitten Sie im Gebet um Hilfe, erlauben Sie Ihrem Herzen, Liebe und Dankbarkeit dafür zu empfinden, dass dies helfen wird, und streichen Sie erneut dreimal mit Ihrer Intention darüber.

HILFREICHE TIPPS FÜR DEN UMGANG MIT TIERISCHEN GIFTEN

Giftstoffe können sowohl in physischer als auch in unsichtbarer, energetischer Form vorliegen. Energetische Giftstoffe sind Schwingungsfrequenzen, die einfach nicht verarbeitet werden konnten, wahrscheinlich weil der Energiekörper im Ungleichgewicht war. Die Energie eines tierischen Giftes, die im Körper vorhanden ist, kann von jedem Zeitpunkt Ihres Lebens stammen.

Auch hier kann physische Unterstützung notwendig sein, um den Entgiftungsprozess abzuschließen, je nach der Schwere der Vergiftung. Im Zweifelsfall sollten Sie einen Arzt,

Heilpraktiker oder einen anderen Gesundheitsdienstleister aufsuchen für weitere Informationen über die Ausleitung von tierischem Gift aus dem Körper.

MIKROBIELLE GIFTE

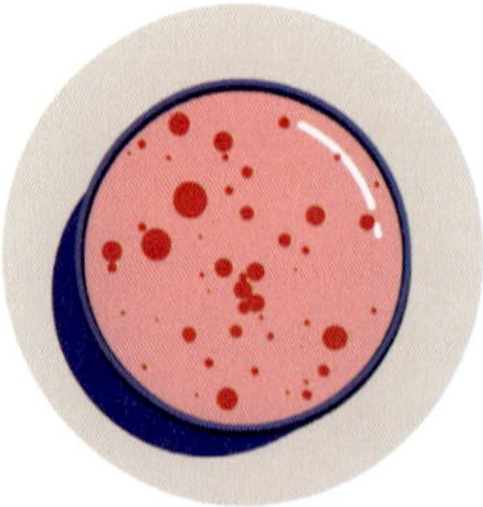

ERLÄUTERUNG

Einige Krankheitserreger erzeugen Giftstoffe als Nebenprodukte ihres eigenen Stoffwechsels und ihrer Existenz im Körper. So produzieren Parasiten beispielsweise Harnsäure, die häufig Gelenk- und Muskelbeschwerden verursacht.

Auch wenn Krankheitserreger absterben, setzen sie zusätzliche Toxine frei, die Zerfalls- und Krankheitssymptome verursachen können. Mikrobielle Toxine fördern Infektionen und Krankheiten, indem sie das Gewebe des Wirts direkt schädigen und das Immunsystem beeinträchtigen.

LEBENSMITTELVERGIFTUNG

Ein weiteres unvergessliches Erlebnis, das ich während meiner Arbeit mit Stan Flagg hatte, war eine Lebensmittelvergiftung – meine eigene. Eines Tages, kurz nach dem Mittagessen, begann ich mich krank zu fühlen. Ich hatte schon ein paar Mal in meinem Leben eine Lebensmittelvergiftung gehabt, und das kam mir bekannt vor. Ich hatte Fieber, mir war leicht schwindlig, und ein unheilvolles Gefühl der Übelkeit und des Unwohlseins im Bauch nahm rapide zu. Ich war in Schwierigkeiten, und ich wusste es. Ich sagte Flagg, dass ich nach Hause gehen und mir den Rest des Tages und vielleicht auch die nächsten ein oder zwei Tage frei nehmen müsse.

Ich kannte den Grund für diese plötzliche Übelkeit. Zum Mittagessen hatte ich dummerweise ein Fischsandwich gegessen, das in meinem Auto gelegen hatte. Als ich es aß, dachte ich, ich käme damit durch. Ich wusste, dass es etwas zu lange im Auto gelegen hatte, aber es schmeckte gut, und ich dachte, es würde schon gut gehen. Aber nun bereute ich meine Entscheidung.

Stan Flagg sah mich an und fragte mich, was los sei. Nachdem ich ihm erklärt hatte, was ich zu Mittag gegessen hatte und wie ich mich fühlte und dass es mir von Minute zu Minute schlechter ging, hellte sich seine Miene auf, und er sagte: „Gut, lass uns das behandeln!“

Während er mich behandelte, spürte ich plötzlich, wie Energie von meinen Füßen durch meinen Körper aufstieg. In diesem Moment war die Übelkeit verschwunden. Die

Veränderung war so dramatisch, dass ich tatsächlich lachte und zu ihm sagte: „Okay! Gehen wir wieder an die Arbeit!“

Jahre später wurde mir klar, was für ein großartiges Beispiel dies für mich war, wie selbst mikrobielle Toxine, die durch eine Lebensmittelvergiftung entstehen, als Energie bearbeitet und sofort gelöst werden können.

ÜBUNG
EIN MIKROBIELLES GIFT FINDEN UND ELIMINIEREN

SCHRITT 1

Fragen Sie: „Gibt es ein mikrobielles Gift, das wir jetzt finden und beseitigen können?“

- Wenn ja, fahren Sie mit Schritt 2 fort.
- Wenn nein, haben Sie vielleicht kein mikrobielles Toxin, oder Sie haben eines, das jetzt nicht entfernt werden kann, sodass Sie es später erneut versuchen könnten.

SCHRITT 2

Fragen Sie: „Ist es erforderlich, mehr über dieses Gift zu wissen?“

- Wenn nein, gehen Sie zu Schritt 3 (Assoziation) über.
- Wenn ja, führen Sie einen Muskeltest durch, um festzustellen, welche der folgenden Details zu ermitteln sind. Manchmal reicht es aus, den Ursprung des Giftes zu ermitteln. Einige häufige Quellen seien hier aufgeführt:

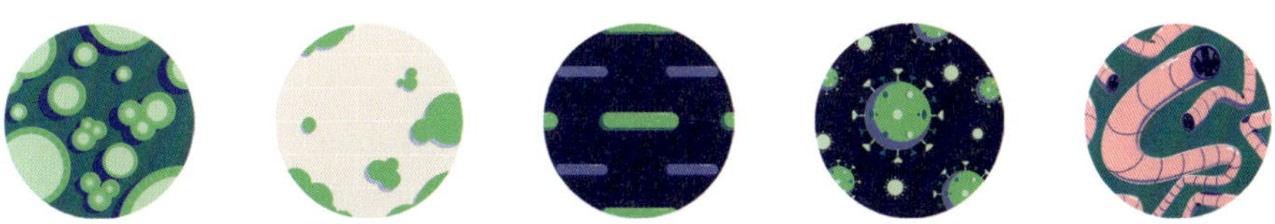

PILZE SCHIMMELPILZE BAKTERIEN VIREN PARASITEN

Sobald Sie eine bestimmte Quelle des mikrobiellen Giftes identifiziert haben, kehren Sie zum Anfang von Schritt 2 (Dekodierung) zurück und fragen Sie, ob noch mehr zu dekodieren ist. Wenn Sie nicht mehr über das Toxin wissen müssen, gehen Sie zu Schritt 3 (Assoziation), andernfalls können Sie die folgenden Fragen stellen:

- Fragen Sie: „Ist es erforderlich, das Alter des Auftretens zu ermitteln?“
- Fragen Sie: „Ist es erforderlich, die Lokalisation dieser Energie im Körper zu kennen?“

Wenn ja, kann es hilfreich sein, die Lokalisation mittels Ausschlussverfahren zu bestimmen. Teilen Sie zum Beispiel den Körper in zwei Hälften und fragen Sie, ob sich das Gift in der unteren oder in der oberen Körperhälfte befindet. Unterteilen Sie den Körper von links nach rechts und fragen Sie, ob sich das Gift in der linken oder der rechten Körperhälfte befindet. Fahren Sie auf diese Weise fort, bis Sie die Stelle im Körper gefunden haben, an der sich das Gift befindet, und kehren Sie dann zum Anfang von Schritt 2 (Dekodierung) zurück.

SCHRITT 3

(Assoziation) Fragen Sie: „Gibt es ein damit assoziiertes Ungleichgewicht, das zu dekodieren ist?"

- Wenn nein, fahren Sie mit Schritt 4 (Intention) fort.
- Wenn ja, kehren Sie zur Body Code-Übersicht zurück, dekodieren und beheben Sie jedes damit assoziierte Ungleichgewicht, kehren Sie dann hierher zurück und wiederholen Sie die Frage aus Schritt 3.

SCHRITT 4

(Intention) Streichen Sie dreimal mit einem Magnet oder Ihrer Hand über eine beliebige Länge des Lenkergefäßes mit der Absicht, die Energie dieses Giftes aus dem Körper zu lösen, während Sie gleichzeitig den Körper anweisen, das Gift durch seine normalen Ausscheidungskanäle zu beseitigen.

SCHRITT 5

Fragen Sie: „Haben wir dieses mikrobielle Toxin gelöst?"

- Wenn ja, können Sie erneut mit Schritt 1 beginnen und den Prozess wiederholen, um ein weiteres mikrobielles Toxin zu finden.
- Wenn nein, fokussieren Sie sich neu, bitten Sie im Gebet um Hilfe, erlauben Sie Ihrem Herzen, Liebe und Dankbarkeit dafür zu empfinden, dass dies helfen wird, und streichen Sie erneut dreimal mit Ihrer Intention darüber.

TIPPS FÜR DEN UMGANG MIT MIKROBIELLEN TOXINEN

Mikrobielle Gifte können alle möglichen Symptome hervorrufen, darunter Müdigkeit, Entzündungen, hormonelles Ungleichgewicht und Stimmungsschwankungen, um nur einige zu nennen. Sie können über das Verdauungssystem, die Lunge und die Haut aufgenommen werden. Wir können diese Giftstoffbelastung im Körper reduzieren, indem wir lernen, sie so weit wie möglich zu vermeiden. Sie können Ihr Immunsystem stärken, um mikrobiellen Giftstoffen besser gewachsen zu sein, indem Sie Stress reduzieren, auf gute Hygiene achten und den Body Code anwenden, um Krankheitserreger zu finden und zu eliminieren, bevor sie sich im Körper festsetzen können.

21

NAHRUNGSMITTELGIFTSTOFFE

Man sollte meinen, dass Nahrungsmittel uns nähren, aber die Amerikaner essen sie im vollen Bewusstsein, dass ihnen kleine Mengen Gift zugesetzt wurden, um ihr Aussehen zu verbessern und ihre Fäulnis zu verzögern.

JOHN CAGE

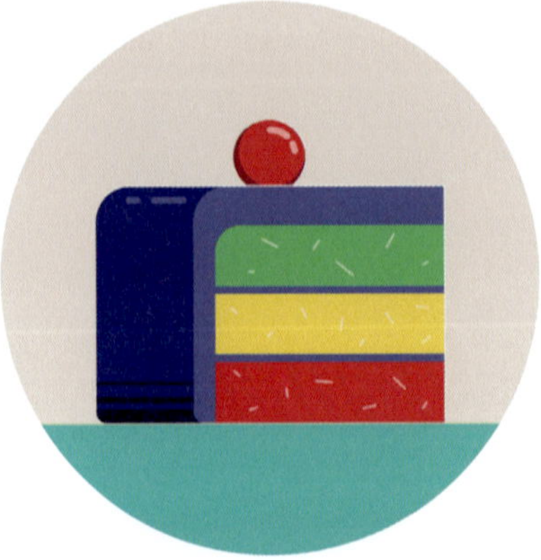

Ein Großteil der Nahrungsmittel, die in den Industrieländern verzehrt werden, wurde auf unterschiedlichste Weise verändert. In gewisser Weise ist das eine gute Sache. Ohne den Zusatz von künstlichen Aromen und Farbstoffen wären viele Dinge, die Menschen essen, unappetitlich und würden in verschiedenen Grautönen erscheinen. Leider sind viele Nahrungsmittel selbst industrialisiert und mit allen möglichen Nahrungsmittelgiftstoffen versetzt worden, darunter Geschmacksverstärker wie MNG (Mononatriumglutamat), künstliche Süßstoffe, Konservierungsmittel, Feuchthaltemittel, Pestizide, Herbizide und vieles mehr.

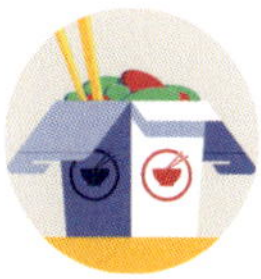

GESCHMACKS-VERSTÄRKER (→ SEITE 335)

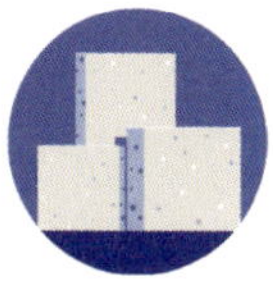

SÜSSUNGSMITTEL (→ SEITE 336)

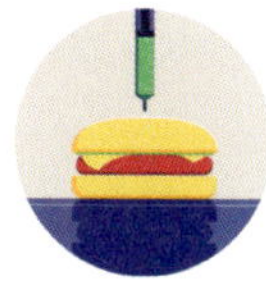

KONSERVIE-RUNGSSTOFFE (→ SEITE 338)

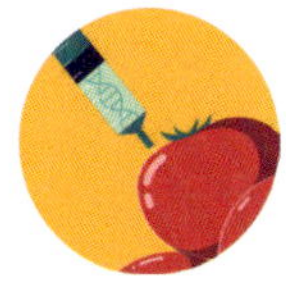

GENTECHNISCH VERÄNDERTE NAHRUNGSMITTEL (→ SEITE 339)

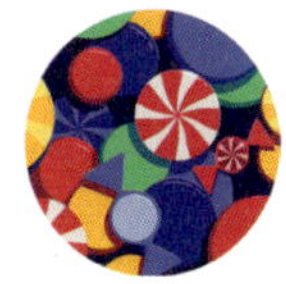

LEBENSMITTEL-FARBE (→ SEITE 340)

GESCHMACKSVERSTÄRKER

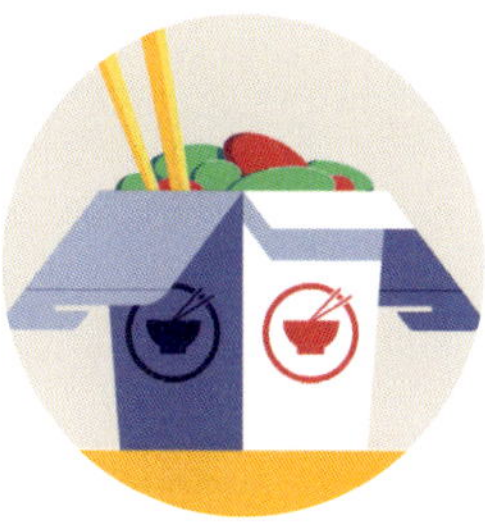

ERLÄUTERUNG

Geschmacksverstärker verbessern den Geschmack von Lebensmitteln und sind eine wichtige Quelle von Giftstoffbelastung für den Menschen.

GLUTAMAT

Mononatriumglutamat (MNG) war der erste Geschmacksverstärker, der kommerziell entwickelt wurde und in einer Vielzahl von Nahrungsmitteln enthalten ist, getarnt unter einer ganzen Reihe verschiedener Namen. Die gebräuchlichsten Codewörter, auf die man achten sollte, sind *Glutamat, hydrolysiert, autolytisiert* und *modifiziert*. Dies sind alles Namen für Glutamat-Verbindungen, die allesamt toxisch sind und bei Menschen, die empfindlich auf Glutamat reagieren, die gleichen körperlichen Reaktionen hervorrufen können.

Vielleicht haben Sie schon einmal vom „Chinarestaurant-Syndrom" gehört, das Symptome wie Kopfschmerzen, Muskelverspannungen, Müdigkeit und Übelkeit nach einer mit Glutamat versetzten Mahlzeit umfasst. Die meisten Menschen wissen nicht einmal, dass sie empfindlich auf Glutamat reagieren. Der Grund für diese Symptome liegt darin, dass Glutamat ein Exzitotoxin ist, was bedeutet, dass es die Nerven bis zur Erschöpfung erregen kann. Glutamat macht tendenziell süchtig, beeinflusst die Stimmung und führt zu Gewichtszunahme. Wissenschaftler, die Fettleibigkeit im Labor untersuchen, erzeugen fettleibige Ratten, indem sie ihnen Glutamat verabreichen. Diese Tiere werden „MNG-behandelte Nagetiere" genannt. Es ist empfehlenswert, Glutamat so weit wie möglich zu vermeiden.

SÜSSUNGSMITTEL

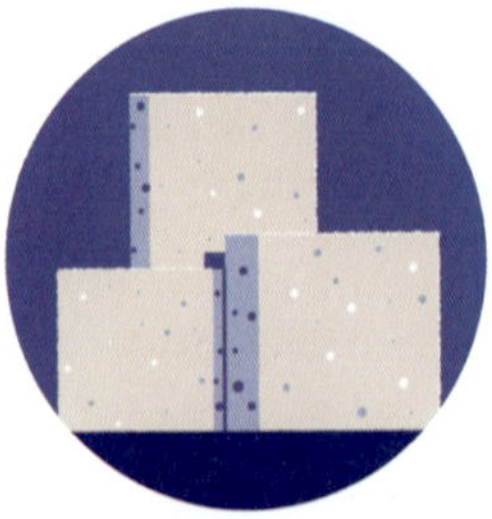

ERLÄUTERUNG

Das Thema Süßungsmittel kann vor allem deshalb verwirrend sein, weil die Terminologie oft unterschiedlich ist. Einige Hersteller bezeichnen ihre Süßungsmittel als „natürlich", obwohl sie völlig synthetisch sind. Die beiden am häufigsten in Nahrungsmitteln und Getränken verwendeten Süßungsmittel sind Aspartam und Zucker.

KÜNSTLICHE SÜSSSTOFFE

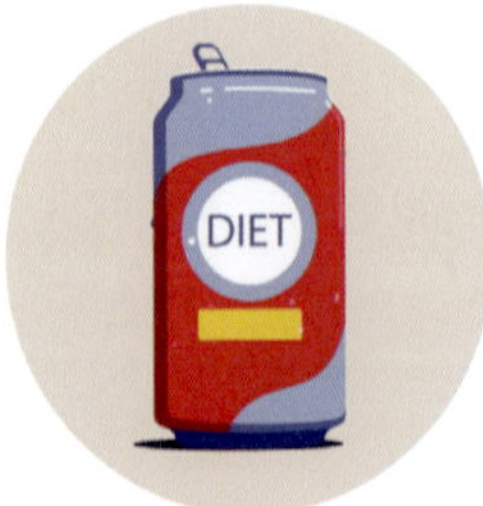

Künstliche Süßstoffe sind synthetische Zuckerersatzstoffe. Es gibt viele verschiedene Namen für künstliche Süßstoffe, darunter Acesulfam-K, Aspartam, Maltitol, Saccharin, Sucralose und Sorbit, um nur einige zu nennen. Eine ganze Reihe von ihnen sind zwar eher natürlich wie Stevia und Erythrit, aber auch sie haben ihre Nebenwirkungen. Von allen künstlichen Süßstoffen ist Aspartam der gefährlichste.

ASPARTAM

Aspartam ist eine hochgiftige Substanz, die in Kaugummi sowie in Diätnahrungsmitteln und -getränken enthalten ist. Es wird als Zuckerersatzstoff unter den Marken Equal und NutraSweet vermarktet. Aspartam ist ein Exzitotoxin und kann bei Aufnahme in den Körper Kopf- und Magenschmerzen sowie eine lange Liste anderer Probleme verursachen, einschließlich psychischer Störungen und kognitiver Dysfunktionen. Es eignet sich gut als Pestizid zum Abtöten von Ameisen, was sicher ein Zeichen dafür ist, dass wir es meiden sollten. Aspartam ist heute in über neuntausend verschiedenen Produkten enthalten, und die Zahl steigt weiter an. Es ist billiger als Zucker und zweihundertmal süßer als Zucker. Allerdings zerfällt Aspartam im Körper in Formaldehyd und Methanol, zwei in der Tat sehr giftige Verbindungen.

Lauren war achtunddreißig Jahre alt, als sie zur Behandlung in meine Praxis kam. Sie hatte den schwersten Fall von chronischem Erschöpfungssyndrom, den ich je gesehen hatte. Sie war zu erschöpft, um selbst in meine Praxis zu fahren. Stattdessen wurde sie von ihrem Vater gefahren, und meine Mitarbeiter geleiteten sie umgehend durch unser Wartezimmer hindurch in einen Nebenraum mit einer Liege, auf die sie sich legen konnte.

Sie brachte eine Computertomografie von ihrem Kopf mit, die dunkle Flecken auf der Oberfläche ihres Gehirns zeigte. Ich begann, mit ihr zu arbeiten, und schon bald führte uns ihr Unterbewusstsein durch den Body Code zu einer sehr wichtigen Erkenntnis.

Der Grund für die dunklen Flecken in ihrem Gehirn hing irgendwie mit Formaldehyd zusammen. Sie litt an einer Formaldehydvergiftung. Ich fragte sie: „Können Sie sich an einen Zeitpunkt in Ihrem Leben erinnern, an dem Sie Formaldehyd ausgesetzt waren?" Sie dachte kurz darüber nach und antwortete: „Nein, eigentlich nicht." Sie sagte, sie habe noch nie Leichen seziert, die normalerweise mit Formaldehyd konserviert sind. Wir schlossen auch ein paar andere mögliche Quellen aus. Da ich gehört hatte, dass Styroporbecher Spuren von Formaldehyd abgeben können, fragte ich sie, ob sie diese Becher in ihrem Leben sehr häufig benutzt habe. Sie antwortete: „Ja, ich war viele Jahre lang im Verkauf tätig und viel unterwegs. Ich habe sicher aus vielen Styroporbechern getrunken. Glauben Sie, dass das die Quelle dieser Formaldehydbelastung ist?" Ich hielt es nicht wirklich für sehr wahrscheinlich.

Als Nächstes fragte ich sie: „Verwenden Sie irgendwelche künstlichen Süßstoffe?" Sie antwortete: „Ich war damals süchtig nach NutraSweet. Ich habe viel Kaffee getrunken und in jeder Tasse etwa einen Esslöffel davon verwendet, manchmal sogar mehr. Ich liebe den süßen Geschmack davon." Weiteres Testen ergab, dass dies die Quelle ihrer Formaldehydvergiftung war. NutraSweet ist ein Handelsname für Aspartam, und Forschungsstudien haben bestätigt, dass Aspartam beim Abbau zu Formaldehyd zerfällt.

Lauren stellte den Aspartamkonsum sofort ein, und es war der Beginn einer langen und langsamen Genesung für sie.

ZUCKER

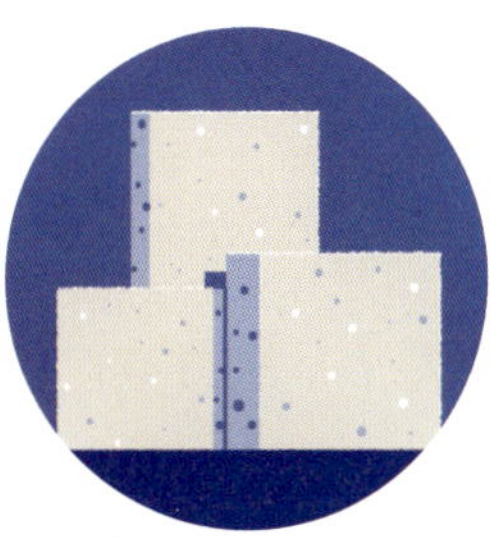

Zucker macht in hohem Maße süchtig und ist damit der am häufigsten verwendete Nahrungsmittelzusatzstoff überhaupt und der am häufigsten konsumierte Giftstoff. In seiner natürlichen und unraffinierten Form, die in Obst, Getreide und Milchprodukten enthalten ist, kann Zucker recht gut verstoffwechselt werden.

Das Problem ist, dass raffinierter Zucker heutzutage überall und in fast allen verarbeiteten Nahrungsmitteln enthalten ist. Die meisten Menschen nehmen viel zu viel Zucker zu sich, sodass der Körper ihn nicht verarbeiten kann, was zu Gewichtszunahme, Stimmungsschwankungen und einer Überlastung der Bauchspeicheldrüse führen kann, was wiederum schließlich zu Diabetes führen kann.

Überschüssiger Zucker schwächt auch das Bindegewebe (man denke an Dehnungsstreifen), beschleunigt den Alterungsprozess und trägt zur Bildung schädlicher freier Radikale bei. Der übermäßige Konsum von verarbeitetem Zucker trägt wesentlich zur Entstehung vieler chronischer Krankheiten bei. Wenn Sie eine eingehende Analyse des

Zuckers und seiner Auswirkungen auf den Körper suchen, könnten Ihnen *Sugar Shock!* von Connie Bennett und *Zucker Blues* von William Dufty die Augen öffnen, wie schädlich Zucker wirklich ist. Einer unserer zertifizierten Body Code-Anwender erzählt die Geschichte eines Klienten, die zeigt, wie süchtig Zucker machen kann.

Ende der Zuckersucht

Früher hatte ich eine ernsthafte Sucht nach Süßem. Viele Jahre lang bestand mein Frühstück aus einer Tafel Schokolade oder einem Stück Käsekuchen. An guten Tagen, wenn ich mich gesund ernähren wollte, machte ich mir Toast mit viel Nutella. Ich gab fünfzehn Löffel Zucker in meinen Tee. Ich schämte mich so sehr für diese Sucht, dass ich meinen Tee in der Cafeteria kaufte, dann in mein Büro ging und Zucker aus der Tüte hinzugab, die ich dort immer versteckte.

Als ich mit Kal, meinem Body Code-Anwender, daran arbeitete, meine Herzmauer zu lösen, hatte ich auf einmal kein Verlangen mehr nach Zucker. Ich genieße jetzt ein gesundes Frühstück (Obst, Käse, Ei usw.). Ich verstehe einfach nicht, wie ich fünfzehn Löffel Zucker in einer Tasse Tee trinken konnte! Wenn ich das jetzt täte, müsste ich mich übergeben. Jetzt gebe ich statt Zucker einen Löffel Honig in meinen Tee, und er schmeckt fantastisch! Und nicht nur das: Wenn ich mehr als ein kleines Stück Schokolade esse, muss ich mich übergeben. Mein Körper braucht sie also wirklich nicht mehr. Ich hätte nie gedacht, dass ich eines Tages von meiner Schokoladen-/Zucker-/Süßigkeitensucht geheilt sein würde. Ich bin so dankbar für meinen zertifizierten Anwender Kal, der mir mit dem Emotion Code geholfen hat, mich zu heilen. Und ich danke Ihnen, Dr. Nelson, für Ihre Entdeckung.

Eingereicht von Khalid Y., New York, USA

KONSERVIERUNGSSTOFFE

ERLÄUTERUNG

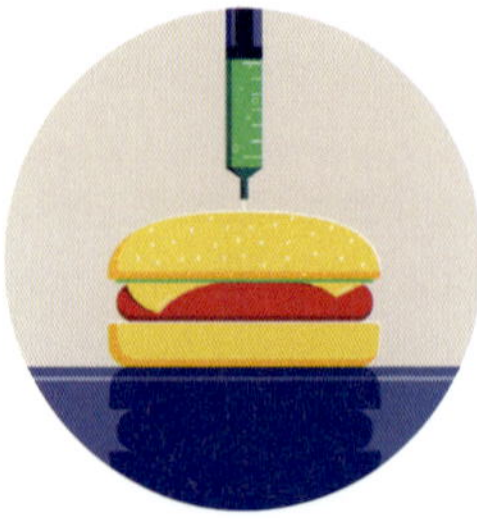

Konservierungsstoffe werden verwendet, um die Haltbarkeit von Nahrungsmitteln zu verlängern und ihren Verderb zu unterbinden. Sie sind giftig, können normale Stoffwechselprozesse stören und sogar zur Bildung abnormaler Zellen führen.

Ein Beispiel für einen Nahrungsmittelkonservierungsstoff ist Natriumbenzoat, das in verarbeiteten Nahrungsmitteln und Getränken verwendet wird, um die Haltbarkeitsdauer zu verlängern. Obwohl es von der US-amerikanischen Nahrungsmittel- und Arzneimittelbehörde (Food and Drug Administration) als *generell* sicher eingestuft wurde, kann Natriumbenzoat in Gegenwart von Vitamin C Benzol bilden, eine krebserregende Chemikalie, die insbesondere mit Leukämie und anderen Blutkrebsarten in Verbindung gebracht wird.

GVO-NAHRUNGSMITTEL

ERLÄUTERUNG

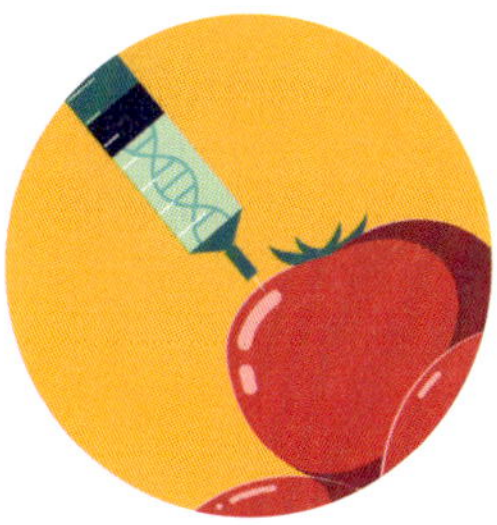

GVO steht für „genetisch veränderte Organismen". Wie Sie wahrscheinlich wissen, kombinieren moderne Wissenschaftler die DNA von Lebensmitteln wie Tomaten, Mais, Weizen usw. mit allerlei Arten anderer DNA, einschließlich DNA von Insekten, giftigen Pflanzen usw. Einer der besten Dokumentarfilme über dieses Thema heißt *Genetic Roulette*. Weitere Informationen finden Sie unter Genetic-RouletteMovie.com[14]

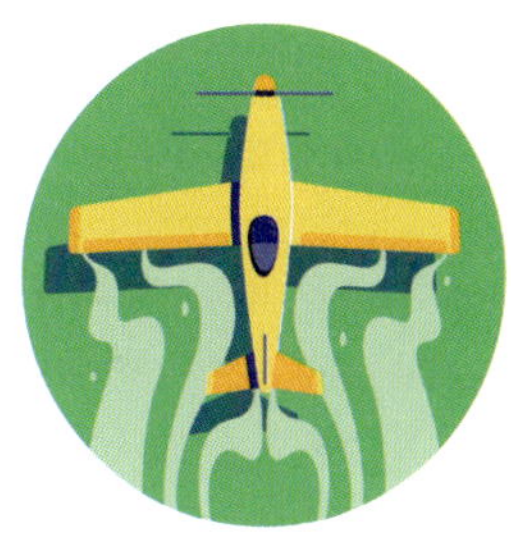

Etwa 90 Prozent der Sojabohnen und 70 Prozent des Mais, die in den USA angebaut werden, sind unter der Bezeichnung *Roundup Ready* gentechnisch verändert, wovon in den USA jährlich 1,8 Millionen Tonnen verbraucht werden.[15]

Einige Studien deuten darauf hin, dass sowohl Roundup als auch gentechnisch veränderte Roundup-Ready-Pflanzen giftig sind und zu Geburtsfehlern und anderen schwerwiegenden Problemen führen können, einschließlich Energieverlust, Autoimmunerkrankungen und mehr.

Pestizide sind Chemikalien, die auf Obst und Gemüse gesprüht werden, um zu verhindern, dass Insekten die Produkte beschädigen, bevor sie verkauft werden. Diese Chemikalien sind sehr schädlich für den Körper. Allein in der industriellen Landwirtschaft in den USA werden jedes Jahr über 425 Millionen Kilogramm Pestizide eingesetzt.

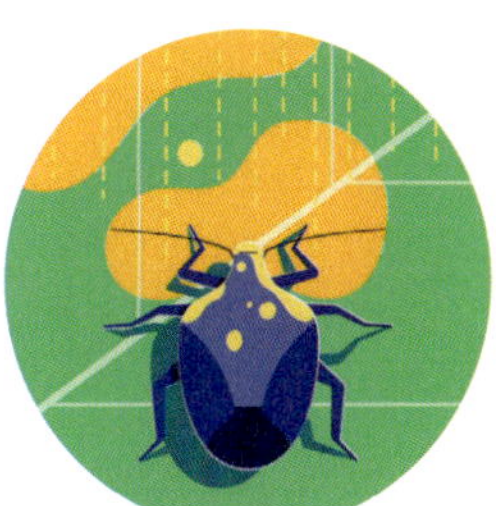

LEBENSMITTELFARBE

ERLÄUTERUNG

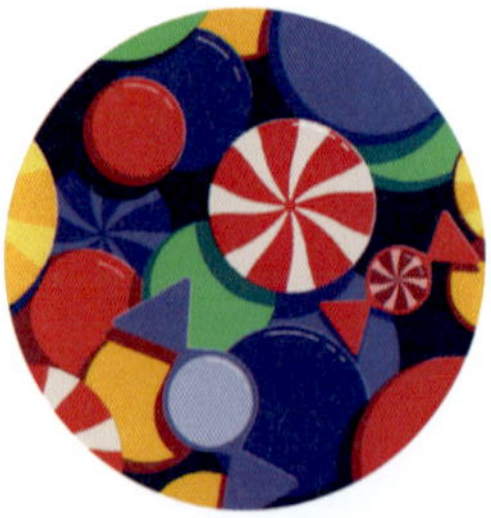

Viele gängige Lebensmittel wie Orangen und Lachs werden gefärbt, damit sie „schmackhafter" aussehen. Dies geschieht, weil die natürlichen Farbunterschiede der Lebensmittel manchmal unappetitlich sein können. Lebensmittelfarbstoffe sind im Allgemeinen giftig und werden seit Langem mit der Zunahme von Verhaltensstörungen wie Aufmerksamkeitsdefizitsyndrom (ADS), Aufmerksamkeitsdefizit-Hyperaktivitätsstörung (ADHS) und Autismus in Verbindung gebracht. Sie können auch typische toxinbedingte Symptome wie Kopfschmerzen, Magenschmerzen, Reizbarkeit und mehr verursachen.

ADHS UND OBSTSNACKS

Ich betreute eine Klientin, deren Sohn schwere Verhaltensstörungen hatte, darunter eine Aufmerksamkeitsdefizit-Hyperaktivitätsstörung (ADHS) und Symptome von Autismus. Sie fragte mich, ob ich ihren Sohn testen könne, um zu sehen, ob wir irgendwelche Ursachen für seine Symptome finden könnten. Mithilfe des Body Codes wurde ich von seinem Unterbewusstsein zu Giftstoffbelastung durch Lebensmittelfarben geführt. Ich fragte sie, ob sie ihm irgendwelche Snacks gebe, die Lebensmittelfarben enthalten. Sie sagte mir, dass sie den Zucker wirklich auf ein Minimum beschränke, weil er unruhig werde, wenn er zu viel davon bekomme. Aber sie erzählte mir, dass sie ihm häufig Snacks aus Obst gab, die sie für gesund hielt. Ich bat sie, nach Hause zu gehen und auf der Verpackung nachzulesen, ob Lebensmittelfarben enthalten seien. Und tatsächlich, in dieser kleinen Packung Fruchtsnacks waren mehrere künstliche Farbstoffe enthalten. Sie war erstaunt und begann, alles andere, was sie ihm zu essen gab, zu überprüfen. Sie stellte fest, dass das meiste davon Lebensmittelfarben enthielt.

Nach ein paar Monaten fragte ich sie, wie es ihrem Sohn ginge. Sie sagte, dass er sich nach ein paar Wochen, in denen er nur sehr wenig gefärbte Snacks zu sich nahm, auf das Lesen eines Buches konzentrieren und lange genug stillhalten konnte, um eine kurze Fernsehsendung zu sehen. Nach etwa einem Monat hatte er keine Wutanfälle mehr und zeigte wirklich keine Anzeichen von Autismus oder ADHS mehr. Es ist erstaunlich, wie Lebensmittelfarbe das Gehirn beeinflussen kann!

ÜBUNG
FINDEN UND ELIMINIEREN EINES NAHRUNGSMITTELGIFTES

SCHRITT 1

Fragen Sie: „Habe ich [oder Haben Sie] ein Nahrungsmittelgift, das wir jetzt finden und beseitigen können?"

- Wenn ja, fahren Sie mit Schritt 2 fort.
- Wenn nein, haben Sie vielleicht gar kein Nahrungsmittelgift, oder Sie haben eines, das jetzt nicht beseitigt werden kann, sodass Sie es später noch einmal versuchen könnten.

SCHRITT 2

(Dekodierung) Fragen Sie: „Ist es erforderlich, mehr über diesen Giftstoff zu wissen?"

- Wenn nein, gehen Sie zu Schritt 3 (Assoziation) über.
- Wenn ja, testen Sie, um festzustellen, welche der folgenden Details zu ermitteln sind. Manchmal reicht es aus, die Quelle des Giftstoffes zu identifizieren. Einige häufige Quellen sind in der Übersicht am Anfang dieses Kapitels aufgeführt.
- Sobald Sie eine bestimmte Quelle des Giftstoffes identifiziert haben, kehren Sie zu Schritt 2 (Dekodierung) zurück, und fragen Sie, ob es erforderlich ist, noch mehr darüber zu wissen. Wenn Sie nicht mehr über das Toxin wissen müssen, gehen Sie zu Schritt 3 (Assoziation), andernfalls können Sie die folgenden Fragen stellen:
  - Fragen Sie: „Ist es sinnvoll, das Alter des Auftretens zu ermitteln?"
  - Fragen Sie: „Sollten wir die Lokalisation dieser Energie im Körper kennen?"

  Wenn ja, kann es hilfreich sein, die Lokalisation mittels Ausschlussverfahren zu bestimmen. Teilen Sie zum Beispiel den Körper in zwei Hälften und fragen Sie, ob der Giftstoff in der unteren oder der oberen Körperhälfte sitzt. Unterteilen Sie den Körper von links nach rechts und fragen Sie, ob sich das Toxin in der linken oder in der rechten Körperhälfte befindet. Fahren Sie auf diese Weise mit dem Aufteilen und Fragen fort, bis Sie die Stelle im Körper gefunden haben, an der sich der Giftstoff befindet, und kehren Sie dann zu Schritt 2 (Dekodierung) zurück.

SCHRITT 3

(Assoziation) Fragen Sie: „Gibt es ein damit assoziiertes Ungleichgewicht, das zu dekodieren ist?"

- Wenn nein, fahren Sie mit Schritt 4 (Intention) fort.

- Wenn ja, kehren Sie zur Body Code-Übersicht zurück und dekodieren und bearbeiten jedes damit assoziierte Ungleichgewicht, dann kehren Sie hierher zurück und wiederholen die Frage aus Schritt 3 (Assoziation).

SCHRITT 4

(Intention) Streichen Sie dreimal mit einem Magnet oder Ihrer Hand über einen beliebigen Abschnitt des Lenkergefäßes mit der Absicht, die Energie dieses Giftstoffes aus dem Körper zu lösen und gleichzeitig den Körper anzuweisen, den Giftstoff über seine normalen Ausscheidungskanäle zu entfernen.

SCHRITT 5

Fragen Sie: „Haben wir dieses Nahrungsmittelgift gelöst?"

- Wenn ja, können Sie erneut bei Schritt 1 beginnen und den Vorgang wiederholen, um ein weiteres Nahrungsmittelgift zu finden.
- Wenn nein, fokussieren Sie sich neu darauf, bitten Sie im Gebet um Hilfe, erlauben Sie Ihrem Herzen, Liebe und Dankbarkeit dafür zu empfinden, dass dies helfen wird, und streichen Sie erneut dreimal mit Ihrer Intention darüber.

TIPPS FÜR DEN UMGANG MIT NAHRUNGSMITTELGIFTSTOFFEN

Manchmal sind mit den Giftstoff-Energien auch Ungleichgewichte verbunden, wie z. B. eingeschlossene Emotionen, die gelöst werden müssen.

Versuchen Sie, wenn möglich, Bio-Lebensmittel zu essen, und tun Sie Ihr Bestes, um Ihren Zuckerkonsum niedrig zu halten, indem Sie künstliche Süßstoffe wie Sucralose und Aspartam usw. vermeiden. Nutzen Sie Ihr Urteilsvermögen und Ihren gesunden Menschenverstand, um in Zukunft Nahrungsmittelgifte nach Möglichkeit zu vermeiden.

22

DROGEN-GIFTSTOFFE

Der menschliche Körper ist ein selbstregulierender Organismus. Das heißt, er ist darauf programmiert, sich selbst zu heilen. Pillen maskieren und unterdrücken nur die Symptome. Die Heilung liegt in Ihnen selbst.

THE MINDS JOURNAL

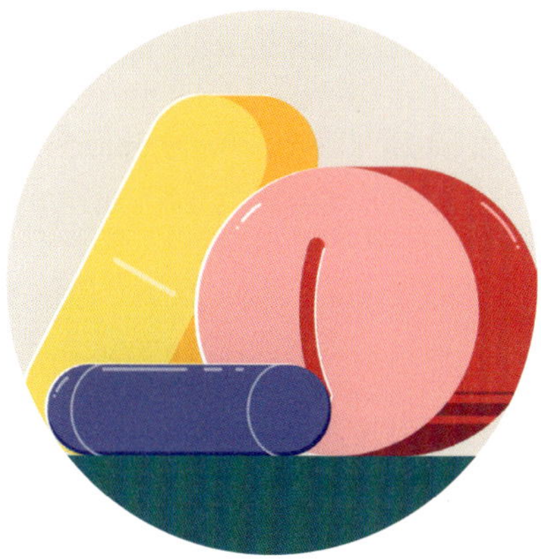

Medikamente werden eingesetzt, um Symptome zu unterdrücken oder eine bestimmte Wirkung zu erzielen, aber oft treten unbeabsichtigte oder unerwünschte Nebenwirkungen auf. Nebenwirkungen sind das Ergebnis von Toxizität im Körper. Sie reichen von Hautreizungen über Kopfschmerzen bis hin zu Übelkeit und können sogar zum Tod führen.

Leber und Nieren sind besonders anfällig für medizinische Giftstoffe, da sie für die Entgiftung zuständig sind. Einige Medikamente sind so giftig, dass die Patienten jede Woche oder manchmal sogar täglich zum Arzt gehen müssen, damit dieser Leber und Nieren überprüfen kann, um festzustellen, ob sie beginnen zu versagen.

Millionen vorwiegend älterer Menschen nehmen gefährliche Medikamentenkombinationen ein, die nicht getestet wurden, und dennoch werden sie täglich verschrieben, ohne dass man über die möglichen Komplikationen Bescheid weiß. Ein Kollege von mir hatte einen Patienten, der ein bestimmtes Medikament einnahm, das so stark war, dass eine der Nebenwirkungen ein Syndrom war, das „Fellzunge" genannt wird. Das Medikament führte dazu, dass auf der Zunge dieser Person Fell oder Haare wuchsen.

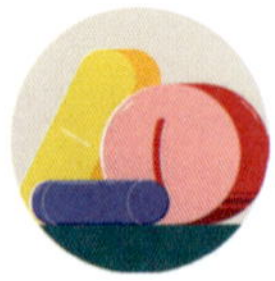

MEDIKAMENTEN-GIFTSTOFFE
(→ SEITE 344)

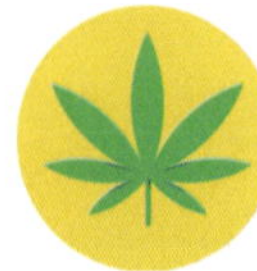

FREIZEITDROGEN-GIFTSTOFFE
(→ SEITE 348)

GIFTSTOFFBELASTUNG DURCH MEDIKAMENTE

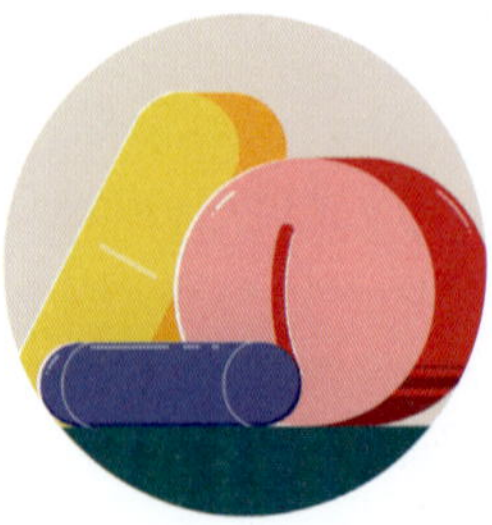

ERLÄUTERUNG

Medikamente können in manchen Fällen notwendig und sinnvoll sein. Sprechen Sie immer mit Ihrem Arzt, wenn Sie Fragen oder Bedenken haben oder bevor Sie ein Medikament ändern oder absetzen. Es ist nicht ratsam zu versuchen, per Muskeltest festzustellen, ob eine Person ein Medikament absetzen oder die Medikamentendosis anpassen sollte, es sei denn, Sie sind der verschreibende Arzt.

Wenn Sie jedoch einen Muskeltest durchführen, um herauszufinden, welches Medikament bei Ihnen eine bestimmte Nebenwirkung hervorruft, und wenn Sie etwas Derartiges feststellen, können Sie Ihren Arzt darauf ansprechen, damit er Ihnen helfen kann, das Problem zu beheben. In folgendem Bericht litt eine examinierte Krankenschwester unter neurologischen Symptomen aufgrund der vielen Medikamente, die sie einnahm.

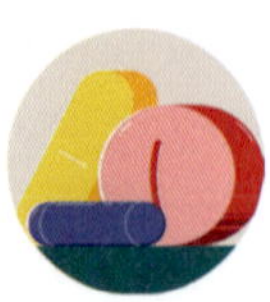

VERSCHREIBUNGSPFLICHTIGE MEDIKAMENTE

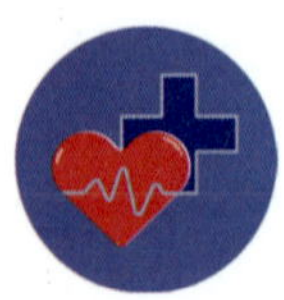

REZEPTFREIE MEDIKAMENTE

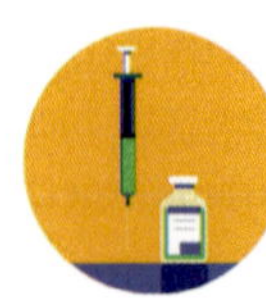

IMPFUNG

Der Weg einer Krankenschwester mit psychischen Erkrankungen

Ich habe die letzten acht Jahre meines Lebens damit verbracht, nach Antworten auf meine Probleme mit der psychischen Gesundheit zu suchen. Bei mir wurden bipolare Störung, Agoraphobie, ADS heftigster Ausprägung, Depression und Panikstörung diagnostiziert. Ich bekam unter anderem Celexa verschrieben, das ein Serotonin-Syndrom verursachte, und Lexapro, das einen Krankenhausaufenthalt zur Folge hatte. Mir wurden Latuda, Seroquel, Trazodon, Lamictal, Clonazepam, Prozac, Lithium, Hydroxyzin, Abilify, Adderall und schließlich Geodon verschrieben, das bei mir erhebliche neurologische Symptome hervorrief. Später verbrachte ich fünf Tage in einer psychiatrischen Klinik.

Ich konnte mein Haus nicht mehr allein verlassen, nicht mehr gut genug denken, um mein Auto zu betanken, und musste Google Maps benutzen, um meinen Weg nach Hause zu finden. Schließlich hörte ich von EMDR und den Amen-Kliniken. Durch umfangreiche Recherchen wurde mir klar, dass ich tatsächlich unter einem extremen emotionalen Trauma litt. Als ich meine Hausärzte, Psychiater und Neuropsychologen fragte, ob die Angstzustände und Depressionen etwas mit dem Tod dreier Familienmitglieder zu tun haben könnten, sagten alle: „Sie haben eine bipolare Erkrankung. Sie werden lernen müssen, mit den Symptomen umzugehen."

In der Amen-Klinik ergab ein Gehirn-CT (SPECT), dass ich an einer schweren posttraumatischen Belastungsstörung (PTBS) litt. Später erfuhr ich, dass dies auf den Selbstmord meines Vaters, den Tod meiner Schwester bei einem Autounfall und den Tod meines Bruders bei einem weiteren Autounfall zurückzuführen war. Als ich anfing, diese Ereignisse zu verarbeiten, kamen meine Kindheitserinnerungen zurück, und ich erkannte, dass ich als Kind unter schwerem sexuellen Missbrauch gelitten hatte, ebenso wie unter körperlichem und emotionalem Missbrauch durch meinen psychisch kranken Vater. Nachdem ich die Amen-Klinik verlassen hatte, begann ich, das emotionale Trauma mit einem Therapeuten zu verarbeiten, der die Brainspotting-Methode anwandte. Aber mein Körper konnte die emotionale Entlastung nicht verarbeiten, da mein Blutdruck dann auf 210/110 hochschnellte und ich krampfanfallartige Zustände bekam. Ich habe auch Akupunktur gegen PTBS ausprobiert, und es hat ein wenig geholfen. Nach einer Gehirnkartierung habe ich zwanzig Sitzungen Neurofeedback gemacht, und das hat nur minimal geholfen. Mein Körper war durch den ganzen Stress und die Medikamente aus dem Gleichgewicht geraten, also habe ich begonnen, ihn mithilfe eines lokalen Therapeuten, der Bioenergiescans durchführt, wieder ins Gleichgewicht zu bringen.

Ich dachte, ich hätte alle meine Möglichkeiten zur Heilung ausgeschöpft. Aber dann erfuhr ich vom Emotion Code. Ich kaufte das Buch und ging zu einem örtlichen, zertifizierten Anwender. Es brauchte viele Sitzungen, um alle meine Lebenstraumata aufzuarbeiten, aber jetzt habe ich keine Ängste und keine Depression mehr. Wir hatten in siebzehn Monaten etwa neunzig Sitzungen, die den Emotion Code, den Body Code und den Belief-Code umfassten. Das hat mein Leben verändert. Ich kann ehrlich sagen, dass ich zum ersten Mal in meinem Leben wirklich glücklich bin. Meine Genesung wurde durch neue schwierige Situationen in meiner Familie auf die Probe gestellt, und ich bin froh, sagen zu können, dass ich in der Lage war, vernünftig zu reagieren, ohne mir übermäßig Sorgen zu machen, in Panik oder Katastrophendenken zu verfallen.

Ich bin sehr dankbar für diese natürliche Heilmethode, die Menschen, die leiden, so viel Hoffnung gibt. Derzeit arbeite ich mit etwa fünfzig Menschen zusammen, um ihnen kostenlos zu helfen, während ich meine Zertifizierung im Body Code abschließe und ein Coaching-Business aufbaue. Die Auswirkungen, die ich bei all den Menschen sehe, die so großzügig bereit waren, mit mir zu arbeiten, sind erstaunlich! Ich habe nie aufgegeben oder die Hoffnung verloren. Ich habe eine Aufgabe und eine Geschichte zu erzählen. Alle meine Ärzte hatten mir gesagt, dass ich nie wieder gesund werden und funktionieren würde. Ich bin noch nicht zu 100 Prozent gesund, aber wahrscheinlich zu 97 Prozent. In meiner Gegend sind die ACE-Werte (Adverse Childhood Experience – negative Kindheitserfahrungen) sehr schlecht, es gibt viele ernstzunehmende Statistiken zur psychischen Gesundheit, und es herrscht viel Armut. Mein Ziel ist es, so viele Samen wie möglich für Wachstum, Positivität, Gnade und Liebe zu säen und zu beobachten, wie sich das Body Code-System auf eine Person und ein Herz nach dem anderen auswirkt. Vielen Dank für diese Gelegenheit!

Karla D., Oklahoma, USA

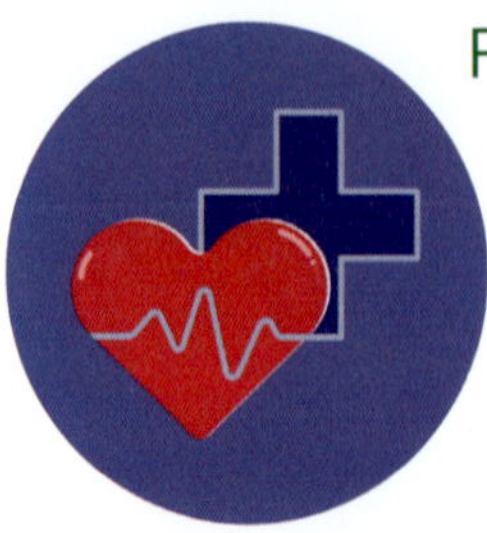

REZEPTFREIE MEDIKAMENTE

Freiverkäufliche Arzneimittel sind Medikamente, die ohne Rezept gekauft werden können. Alle Medikamente, auch die rezeptfreien, sind bis zu einem gewissen Grad giftig für den Körper und müssen von ihm sowohl physisch als auch energetisch verarbeitet werden.

DIE SACHE MIT CAMPHO-PHENIQUE

Julie kam in meine Praxis, um sich behandeln zu lassen, und erzählte mir, dass ihr Problem ein chronischer Husten sei, der seit etwa zwei Jahren bestehe. Sie gab an, dass sie die ganze Nacht und auch tagsüber husten müsse.

Mit ernstem Blick sagte sie: „Dr. Nelson, ich habe Angst, dass mir die Scheidung droht, wenn ich diesen Husten nicht loswerde. Mein Mann schläft jetzt jede Nacht so weit weg von mir wie möglich in einem anderen Schlafzimmer. Ich war deswegen schon bei mehreren Ärzten, aber sie konnten nichts Ernstes feststellen. Ich habe Medikamente dagegen und auch rezeptfreie Mittel eingenommen, aber nichts hat wirklich geholfen. Ich weiß nicht, was ich tun soll. Sie sind meine letzte Hoffnung. Ich wünsche mir so sehr, dass Sie mir helfen können."

Mich tröstete das Wissen, dass ihr Unterbewusstsein wusste, warum sie diesen chronischen Husten hatte. Ein Husten wie dieser ist ein Symptom, und Symptome werden durch Ungleichgewicht verursacht, und der Body Code hilft, Ungleichgewicht zu finden.

Als ich ihr Unterbewusstsein mittels Muskeltest nach dem Grund für ihren Husten befragte, zeigte sich als allererstes eine chemische Giftstoffbelastung. Mithilfe einer Liste gängiger chemischer Haushaltsprodukte wurde ich zu Campho-Phenique geführt, einer häufig verwendeten schmerzlindernden antiseptischen Flüssigkeit.

Ich fragte sie: „Julie, benutzen Sie Campho-Phenique?“ Sie erschrak und sagte: „Ja! Ich benutze es jeden Tag! Ich habe eine ältere Freundin, bei der ich jeden Abend vorbeischaue. Sie ist sehr alt, in den Neunzigern, und jeden Abend, wenn ich sie besuche, liebt sie es, wenn ich ihre Füße mit Campho-Phenique einreibe!“

Campho-Phenique enthält Phenol, das Augen und Nase, Schleimhäute und das Nervensystem reizen kann. Meine Patientin Julie und ich haben damit einen Volltreffer gelandet. Julie musste nur aufhören, Campho-Phenique zu verwenden, und ihr Hustenproblem war gelöst.

Dies ist nur ein weiteres großartiges Beispiel dafür, wie der Body Code uns in die Lage versetzen kann, die Ursache von Problemen zu finden, die wir sonst vielleicht übersehen würden, wenn Medikamente zur Unterdrückung von Symptomen eingenommen werden.

IMPFUNG

ERLÄUTERUNG

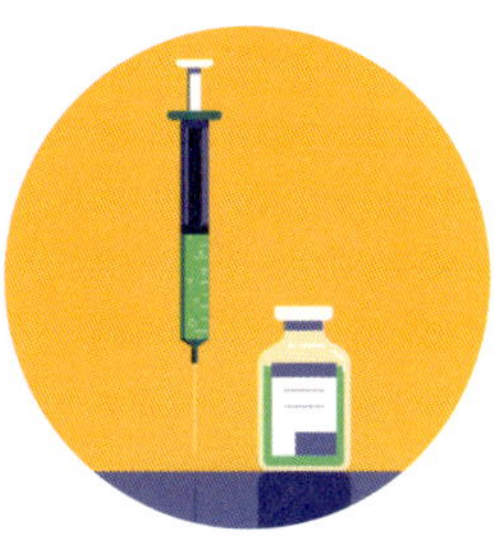

Die Debatte über Impfstoffe ist seit Jahren im Gange. Eltern sehen sich mit der beunruhigenden Frage konfrontiert, ob sie ihre Kinder impfen lassen sollen oder nicht. Es gibt so viele Daten aus vielen Quellen, Pro- und Kontra-Argumente, dass es schwer ist, die wesentlichen bewiesenen Fakten zu finden.

Ich empfehle, das National Vaccine Information Center (NVIC.org, oder vergleichbare Institutionen in Deutschland, der Schweiz und Österreich) als Quelle für unvoreingenommene Informationen zu nutzen. Ich möchte Sie ermutigen, Ihre eigenen Gesundheitsentscheidungen auf der Grundlage Ihres eigenen Urteilsvermögens und Ihrer eigenen Recherchen und in Zusammenarbeit mit Ihrem Arzt zu treffen. Es gibt bekannte Nebenwirkungen von Impfstoffen, wie Ingrid im Folgenden berichtet.

Reaktion auf Gürtelrose-Impfung

Ich bin dreiundsiebzig Jahre alt und habe mich gegen Gürtelrose impfen lassen, um mich vor dem Virus zu schützen. Ich hatte eine schreckliche Reaktion, die mit allen Gürtelrose-Symptomen einherging: Ausschlag, starke Schmerzen und Müdigkeit. Es war wirklich heftig. Meine Nichte ist zertifizierte Body Code-Anwenderin, und sie begann sofort, wegen dieser Symptome mit mir zu arbeiten. Mit jeder Body Code-Sitzung gingen die Symptome zurück, und nach etwa elf Sitzungen war die Gürtelrose völlig verschwunden und kam nie wieder. Ich weiß nicht, was ich ohne ihre Hilfe getan hätte. Wir haben an vielen Dingen gearbeitet, z. B. an der Trauer und dem Kummer über den Tod meines Mannes und an meinem Herzleiden. Ich habe neun Stents. Ich fühle mich so gesegnet, eine Nichte zu haben, die diese erstaunliche Sache namens Body Code macht.

Ingrid G., Ontario, Kanada

GIFTSTOFFBELASTUNG DURCH FREIZEITDROGEN

ERLÄUTERUNG

Freizeitdrogen sind heutzutage eine Geißel der Welt und zerstören unzählige Leben. Einige sind extrem giftig und schädigen den Körper schnell und manchmal dauerhaft. Ich glaube, dass Drogen (mit Ausnahme von Koffein und Tabak) den Körper auch für das Eindringen von Geistwesen öffnen können. Marianne Williamson hat es gut ausgedrückt, als sie sagte:

Der Versuch, Symptome auf der physischen Ebene zu unterdrücken oder zu beseitigen, kann sehr wichtig sein, aber bei Heilung geht es um mehr als das. Bei der Behandlung von Krankheiten ist der Umgang mit psychologischen, emotionalen und spirituellen Problemen, die damit einhergehen, ebenso wichtig.

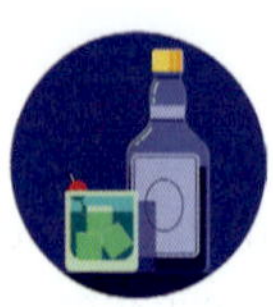

SEDATIVUM

STIMULANS

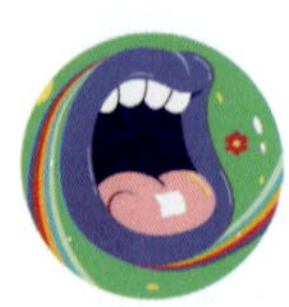

HALLUZINOGEN

Viele Menschen greifen zu Drogen, um Symptome zu unterdrücken, obwohl der Body Code einen besseren Weg bietet. Im Folgenden werden einige gängige Freizeitdrogen beschrieben und was sie im Körper anrichten können.

KOFFEIN

Koffein gehört zu den häufigsten Giftstoffen, die Menschen zu sich nehmen. Ich stufe es als Freizeitdroge ein, weil es süchtig macht, giftig ist und so viele Menschen sich wegen seiner drogenähnlichen Wirkung auf den Körper darauf verlassen.

Da Koffein ein Ungleichgewicht in den Nieren verursacht, neigt es auch dazu, Kreuzschmerzen hervorzurufen. In der Tat glaube ich, dass es heute der größte einzelne Faktor bei Kreuzschmerzen ist. Koffein ist jedoch noch gefährlicher als nur das. Es kann fibrozystische Brusterkrankungen verursachen sowie gutartige Prostatahypertrophie, bei der sich die Prostata vergrößert und das Wasserlassen erschwert ist.

Koffein kann den Blutdruck über Stunden hinweg erhöhen, die Intensität der Herzkontraktionen stimulieren und die Auswirkungen von Stress auf den Körper verstärken. Faye erzählt, wie Koffein sich bei ihrer Mutter ausgewirkt hat.

Zu viel Koffein

Meine Mutter wachte eines Morgens mit Herzrasen auf und fühlte sich sehr unwohl, was später als schnelles Vorhofflimmern diagnostiziert wurde. Während wir auf dem Weg zum Arzt waren, machte ich einige Testungen, um zu sehen, ob wir der Sache auf den Grund gehen könnten. Der Body Code zeigte „Schlaf" als Bedürfnis an, einen Bedarf an Magnesium und die Empfehlung, Kaffee zu vermeiden. Wir mussten ins Krankenhaus, um es unter Kontrolle zu bringen, wo uns gesagt wurde, dass die drei wichtigsten Auslöser für Vorhofflimmern Erschöpfung, Mangel an Magnesium und zu viel Koffein sind!!!

Faye C., Hertfordshire, Großbritannien

ALKOHOL

In Maßen genossen, wird Alkohol recht gut abgebaut im Körper. Zu viel Alkohol kann die Leber überlasten, die dann Überstunden einlegen muss, um ihn zu verarbeiten. Alkoholismus führt mit der Zeit zu einer kranken Leber, einer sogenannten Zirrhose, die schließlich zu Leberversagen und Tod führen kann. Im Folgenden erzählt Eva, wie der Body Code ihr helfen konnte, eine schmerzhafte Vergangenheit in Verbindung mit Alkoholmissbrauch zu überwinden und ein besseres und glücklicheres Leben zu finden.

Über das Kindheitstrauma hinauswachsen

Ich wurde 1972 in Simbabwe (damals Rhodesien) als Tochter alkoholkranker Eltern geboren, die noch tiefer in den Alkoholismus versanken, nachdem meine dreizehnjährige Schwester Selbstmord begangen hatte, als ich noch ein Baby war. Meine Mutter ließ ihre Wut an mir aus. Nachts stürmte sie betrunken in mein Zimmer, während ich schlief, und verprügelte mich. Man nannte mich dumm, zu nichts zu gebrauchen und alles mögliche andere. Mein Vater war zu schwach und hatte zu viel Angst vor meiner Mutter, um mich zu beschützen.

Als ich endlich von zu Hause weggehen konnte, wandte ich mich dem Alkohol, den Drogen und dem Sex zu und suchte die Liebe bei den schrecklichsten Männern. Ich war übergewichtig und ein totales Chaos. Schließlich war ich am Tiefpunkt angelangt und dachte an Selbstmord und daran, meine vierjährige Tochter mitzunehmen. Zum Glück wurde ich zu Jane geführt, einer zertifizierten Anwenderin der Arbeit von Dr. Nelson. Wir haben alles Mögliche gelöst, von Konzeptionsenergien, Geistwesen, Flüchen, negativen Glaubenssätzen, Fülleblockaden und Beziehungsblockaden. Ich warf meine Antidepressiva weg, und das Licht begann in mein Leben zu treten!

Mein Leben ist jetzt glücklich, reichhaltig, freudig, und ich bin im Grunde ein neues Ich. Ich möchte gar nicht daran denken, wo ich jetzt wäre, wenn ich diese erstaunliche Heilmethode nicht entdeckt hätte. Nach der Teilnahme am Emotion Code-Seminar in London ist es jetzt meine Mission, anderen zu helfen, so wie mir geholfen wurde. Es war mir eine Ehre, Dr. Bradley Nelson und seine reizende Frau Jean kennenzulernen, und ich bin so dankbar, dass ich ihm persönlich dafür danken konnte, dass er mein Leben durch Gottes Gnade gerettet hat. Danke, danke, danke!

Eva T., Hertfordshire, Großbritannien

TABAK

Tabak gehört zusammen mit Alkohol und Koffein zu den drei am meisten verbreiteten Giftstoffen überhaupt. Tabak ist an und für sich schon eine Freizeitdroge, aber verarbeitete Zigaretten enthalten auch Tausende weiterer verschiedener giftiger Chemikalien. Eine dieser Chemikalien ist ein Insektizid namens Blausäure, dasselbe Gift, das im Nationalsozialismus in den Gaskammern verwendet wurde. Wenn Sie süchtig nach Zigaretten sind, kann die Body Code-Anwendung helfen, wie Kay in folgendem Bericht schildert.

Zigarettensucht überwunden

Nach einer Sitzung mit einem zertifizierten Anwender haben wir eine eingeschlossene Emotion gefunden und gelöst, die mich dazu gebracht hatte, an der Sucht nach Zigaretten festzuhalten. Seitdem habe ich mit dem Rauchen aufgehört!

Kay H., Kalifornien, USA

MARIHUANA

Marihuana gilt weithin als relativ harmlos, aber Studien zeigen, dass Jugendliche, die mindestens einmal Marihuana geraucht haben, ein mehr als doppelt so hohes Risiko haben, an Schizophrenie zu erkranken, im Vergleich zu Jugendlichen, die nie geraucht haben. Darüber hinaus ist die Wahrscheinlichkeit, an Schizophrenie zu erkranken, bei denjenigen, die es fünfzig Mal oder öfter geraucht haben, sechsfach erhöht. Abgesehen von den weithin bekannten Problemen wie Motivationsverlust und Paranoia ist das Rauchen von Marihuana also möglicherweise nicht so sicher, wie viele glauben. Ich vermute, dass Marihuanakonsum auch zu Gelenkproblemen und schließlich zu Arthritis führen kann, aber ich habe keine Studien gefunden, die dies über meine eigenen Beobachtungen in der Praxis hinaus belegen.

AMPHETAMINE

Amphetamine sind chemisch hergestellte Psychostimulanzien, die das Nervensystem beschleunigen und zu Euphorie, erhöhter Konzentration, Hyperaktivität und anderen, eher agitierten Symptomen führen. Die Beschleunigung der natürlichen Rhythmen des Körpers ist schädlich für die Nebennieren, die Nieren und die Leber.

Zu den Amphetaminen gehören Arzneimittel wie Adderall, aber auch Methamphetamin, eine illegale Straßendroge, die gemeinhin als Meth oder Speed bezeichnet wird. Amphetamine sind in jeder Form toxisch, und wenn sie dem Körper zugeführt werden, versucht die Leber, die Chemikalien in hoffentlich weniger giftige Bestandteile aufzuspalten. Die schädlichen körperlichen Auswirkungen des Amphetaminkonsums umfassen Gewichtsverlust, Schlaflosigkeit, erhöhten Blutdruck, Taubheit, Herzrasen, erhöhtes Herzinfarktrisiko und vieles mehr.

Zu den psychologischen Auswirkungen des Amphetaminkonsums gehören Angstzustände, ein falsches Gefühl von Selbstvertrauen, Stärke oder Wohlbefinden (all dies gefährdet die Sicherheit des Konsumenten) und mögliche Psychosen.

KOKAIN

Kokain ist eine Droge, die das zentrale Nervensystem stimuliert und sowohl schädlich ist als auch unglaublich süchtig macht. Wie jede andere Droge verursacht Kokain gesundheitliche Probleme, die sich bei längerem oder übermäßigem Konsum verschlimmern, was zu Herz- und Blutdruckproblemen, paranoiden Wahnvorstellungen, Krampfanfällen und Schlaganfällen führen kann.

ECSTASY

Ecstasy, auch bekannt als MDMA, ist eine gefährliche psychoaktive Amphetamin-Straßendroge, die zudem sehr toxisch ist. Sie verursacht ein Ungleichgewicht der Serotonin-Transporter im Gehirn, was leider dazu führt, dass man sich während des Konsums großartig fühlt. Aber die Nebenwirkungen können schwer zu verkraften sein. Am unteren Ende des Spektrums führt Ecstasy zu einer Verstärkung von Depressionen und Angstzuständen, auch nachdem der Konsument aufgehört hat, die Droge zu nehmen. Das liegt daran, dass der Serotoninspiegel im Gehirn erschöpft ist und nicht automatisch wieder auf ein normales Niveau ansteigt. Am anderen Ende des Spektrums steht die Katastrophe.

Ich hatte eine Patientin aus Kalifornien, die Ecstasy zweimal ausprobiert hatte. Beim ersten Mal hat sie nicht viel gemerkt, aber beim zweiten Mal hat es ihre Gesundheit völlig zerstört. Als sie zu mir kam, war sie dreiundzwanzig Jahre alt und litt unter einer so starken Müdigkeit und einer so ausgeprägten Fibromyalgie, dass sie nicht mehr arbeiten konnte. Sie konnte nur noch in den Laden gehen und Lebensmittel einkaufen, um jede Woche zu überleben, sonst nichts mehr.

HEROIN

Heroin ist eine extrem süchtig machende und sehr schädliche Droge, die aus Schlafmohn hergestellt wird. Die psychische Abhängigkeit ist der Grund, warum Heroin aufgrund der Euphorie, die bei der Einnahme der Droge auftritt, so süchtig macht. Wie andere Drogen ist auch Heroin toxisch und zerstört den Körper. Es verursacht Atemprobleme, die oft zum Tod des Konsumenten führen, sowie verminderte Leberfunktion und Herzprobleme.

KETAMIN

Ketamin oder Special K ist eine Droge, die in der Medizin in der Anästhesie verwendet wird. Aber es ist auch eine Straßendroge. Sie verursacht Einschränkungen der Sinneswahrnehmung, Halluzinationen und Probleme mit Atmung und Kreislauf. Sie macht süchtig und ist toxisch.

LSD

LSD oder Lysergsäurediethylamid ist eine psychedelische Droge, die für medizinische und psychiatrische Zwecke entwickelt wurde, heute aber häufiger als Straßendroge verwendet wird. Sie löst Halluzinationen, Paranoia und Euphorie aus. LSD als Substanz gilt als ungiftig, testet jedoch mittels Muskeltest als Gift im Körper.

NACHTSCHATTENGEWÄCHSE

Die bekannteste giftige Nachtschattenpflanze ist die psychoaktive Tollkirsche oder Belladonna. Auch Tabak gehört zu den Nachtschattengewächsen, ebenso einige essbare Pflanzen wie Kartoffeln, Tomaten, Auberginen und Paprika. Nachtschattengewächse sind dafür bekannt, dass sie aufgrund der von ihnen produzierten Alkaloide Entzündungen und Schmerzen verursachen können. Zu den häufigsten gehören das Nikotin im Tabak, die halluzinogenen und tödlichen Tropanalkaloide in der Tollkirsche und die nur leicht reizenden Alkaloide in Tomaten, Kartoffeln und anderen Nachtschattengewächsen. Ich rate empfindlichen Personen oft, Nachtschattengewächse ganz zu vermeiden, auch wenn die meisten Menschen essbare Nachtschattengewächse sehr gut vertragen.

ÜBUNG
FINDEN UND ANGEHEN EINES GIFTSTOFFS

SCHRITT 1

Fragen Sie: „Habe ich [oder Haben Sie] ein Drogentoxin, das jetzt beseitigt werden kann?"

- Wenn ja, fahren Sie mit Schritt 2 fort.
- Wenn nein, haben Sie vielleicht gar kein Drogentoxin oder eines, das jetzt nicht beseitigt werden kann, sodass Sie es vielleicht später noch einmal versuchen könnten.

SCHRITT 2

(Dekodierung) Fragen Sie: „Ist es erforderlich, mehr über dieses Toxin zu wissen?"

- Wenn nein, gehen Sie zu Schritt 3 (Assoziation) über.
- Wenn ja, führen Sie einen Muskeltest durch, um festzustellen, welche der folgenden Details zu ermitteln sind. Manchmal reicht es aus, die Art des Giftstoffes zu bestimmen. Einige gängige Drogenarten sind nachfolgend aufgeführt:

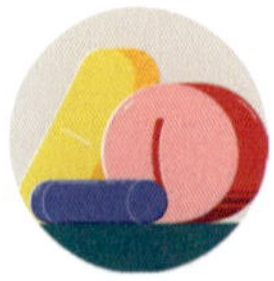

VERSCHREIBUNGSPFLICHTIGE MEDIKAMENTE

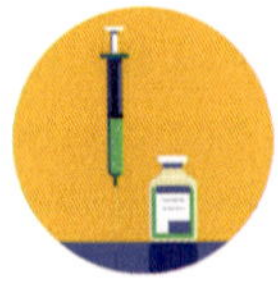

IMPFUNG

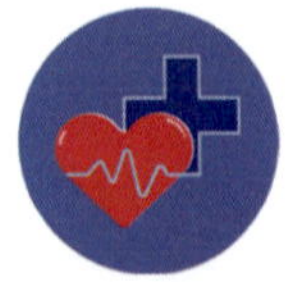

REZEPTFREIE MEDIKAMENTE

STIMULANS

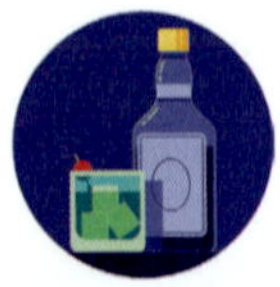

SEDATIVUM

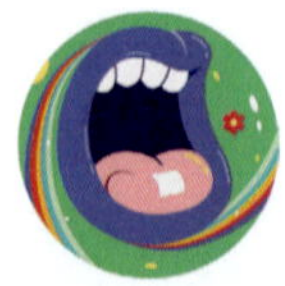

HALLUZINOGEN

- Sobald Sie eine bestimmte Art von Drogentoxin identifiziert haben, kehren Sie zu Schritt 2 (Dekodierung) zurück und fragen, ob es erforderlich ist, noch mehr zu wissen. Wenn Sie nicht mehr über das Toxin wissen müssen, gehen Sie zu Schritt 3 (Assoziation), andernfalls können Sie die folgenden Fragen stellen:
  – Fragen Sie: „Ist es erforderlich, das Alter des Auftretens zu ermitteln?"
  – Fragen Sie: „Ist es erforderlich, die Lokalisation dieser Energie im Körper zu kennen?"
  Wenn ja, kann es hilfreich sein, ein Ausschlussverfahren anzuwenden, um die Lokalisation zu finden. Teilen Sie zum Beispiel den Körper in zwei Hälften und fragen Sie, ob das Gift in der unteren oder der oberen Körperhälfte sitzt. Unterteilen Sie den Körper von links nach rechts und fragen Sie, ob sich das Toxin in der linken oder der rechten Körperhälfte befindet. Fahren Sie auf diese Weise mit dem Aufteilen und Fragen fort, bis Sie die Stelle im Körper gefunden haben, an der sich das Gift befindet, und kehren Sie dann zu Schritt 2 (Dekodierung) zurück.

SCHRITT 3

(Assoziation) Fragen Sie: „Gibt es ein damit assoziiertes Ungleichgewicht, das zu dekodieren ist?"

- Wenn nein, fahren Sie mit Schritt 4 (Intention) fort.
- Wenn ja, kehren Sie zur Body Code-Übersicht zurück, dekodieren und bearbeiten jedes damit assoziierte Ungleichgewicht, dann kehren Sie hierher zurück und wiederholen die Frage aus Schritt 3 (Assoziation).

SCHRITT 4

(Intention) Streichen Sie dreimal mit einem Magnet oder Ihrer Hand über einen beliebigen Abschnitt des Lenkergefäßes in der Absicht, die Energie dieses Giftstoffes aus dem Körper zu lösen und gleichzeitig den Körper anzuweisen, das Gift durch seine normalen Ausscheidungskanäle zu entfernen.

SCHRITT 5

Fragen Sie: „Haben wir diesen Drogengiftstoff gelöst?"

- Wenn ja, können Sie erneut mit Schritt 1 beginnen und den Vorgang wiederholen, um ein weiteres Drogengift zu finden.
- Wenn nein, fokussieren Sie sich neu darauf, bitten Sie im Gebet um Hilfe, erlauben Sie Ihrem Herzen, Liebe und Dankbarkeit dafür zu empfinden, dass dies helfen wird, und streichen Sie erneut dreimal mit Ihrer Intention darüber.

TIPPS FÜR DEN UMGANG MIT DROGENGIFTSTOFFEN

Millionen von Menschen konsumieren gefährliche Kombinationen von Medikamenten, frei verkäuflichen Arzneimitteln und Freizeitdrogen, die Leber und Nieren überlasten und schwächen. Bei wiederholter Einnahme sammeln sich die Giftstoffe oft im Körper an und verursachen eine Vielzahl von Problemen. Um den Entgiftungsprozess abzuschließen, kann körperliche Unterstützung erforderlich sein. Es wird empfohlen, einen Arzt aufzusuchen, um weitere Informationen über die Entgiftung dieser Substanz aus dem Körper zu erhalten. Nutzen Sie Ihr Urteilsvermögen und Ihren gesunden Menschenverstand, um Drogengiftstoffe in Zukunft nach Möglichkeit zu vermeiden.

ABSCHNITT 6

ERNÄHRUNG UND LEBENSSTIL

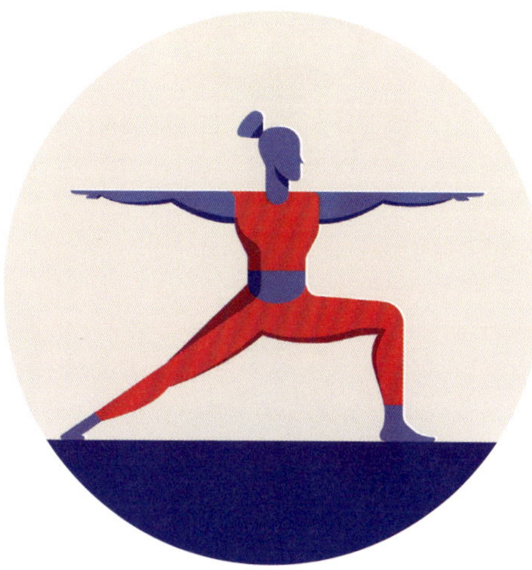

Die natürliche Heilkraft in jedem von uns ist die größte Kraft, um gesund zu werden. Unsere Nahrung sollte unsere Medizin sein. Unsere Medizin sollte unsere Nahrung sein.

HIPPOKRATES

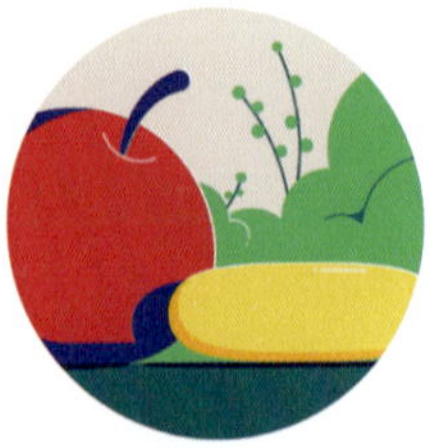

ERNÄHRUNG
(→ SEITE 359)

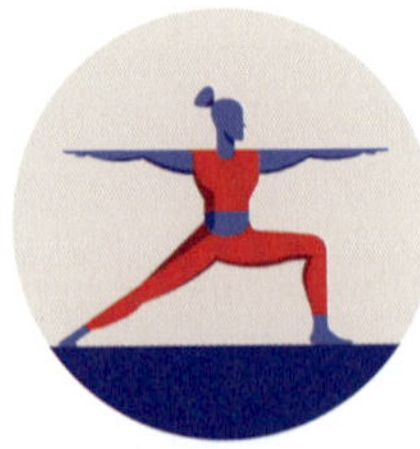

LEBENSSTIL
(→ SEITE 367)

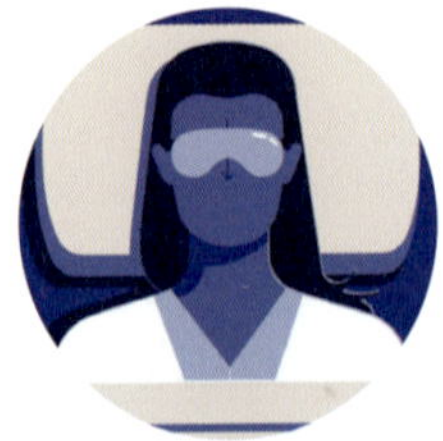

SCHLAF
(→ SEITE 368)

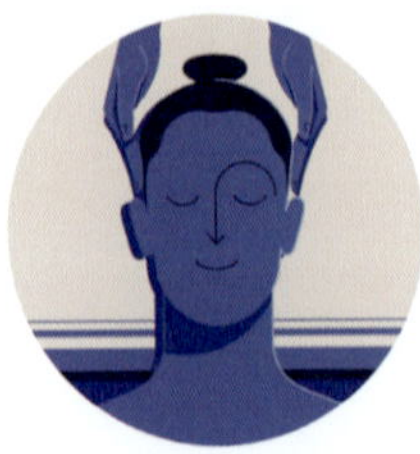

ÄUSSERE BEDÜRFNISSE
(→ SEITE 370)

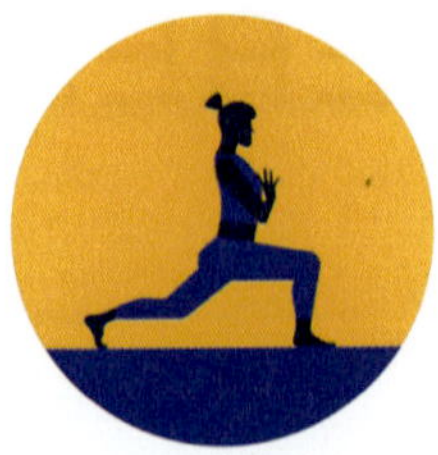

MENTALE/EMOTIONALE FITNESS
(→ SEITE 370)

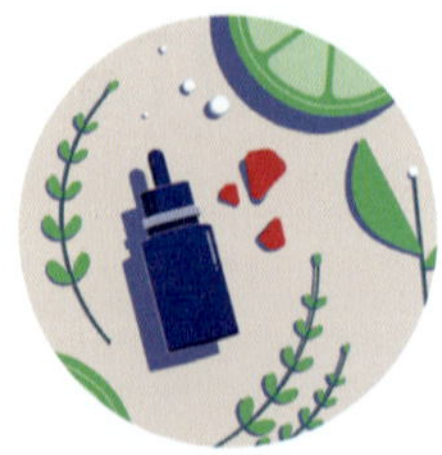

ZUSÄTZLICHE THERAPIE
(→ SEITE 372)

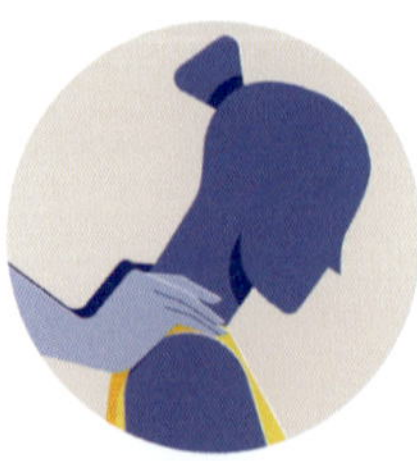

KÖRPERLICHE BEDÜRFNISSE
(→ SEITE 373)

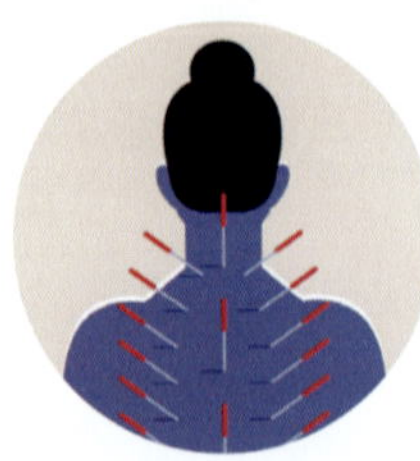

ENERGIEMEDIZIN
(→ SEITE 374)

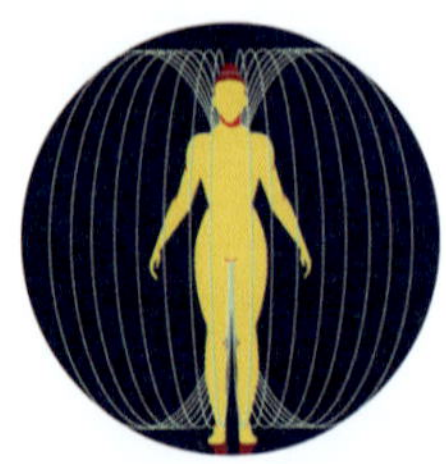

MAGNETFELD
(→ SEITE 375)

FARBUNGLEICHGEWICHT
(→ SEITE 379)

Unausgewogene Ernährung und ein ungesunder Lebensstil können leicht unentdeckte Ursachen für Leiden sein. Worum könnte es sich handeln? Wie können wir etwas in der Art erkennen? Wie können wir es korrigieren?

In diesem Abschnitt geht es um Ernährung, Schlaf, äußere Bedürfnisse, Ungleichgewicht im Magnetfeld, Farbmangel und mehr.

23

ERNÄHRUNG

Der menschliche Körper ist ein Fluss aus Intelligenz, Energie und Information, der sich in jeder Sekunde seiner Existenz ständig erneuert.

DEEPAK CHOPRA

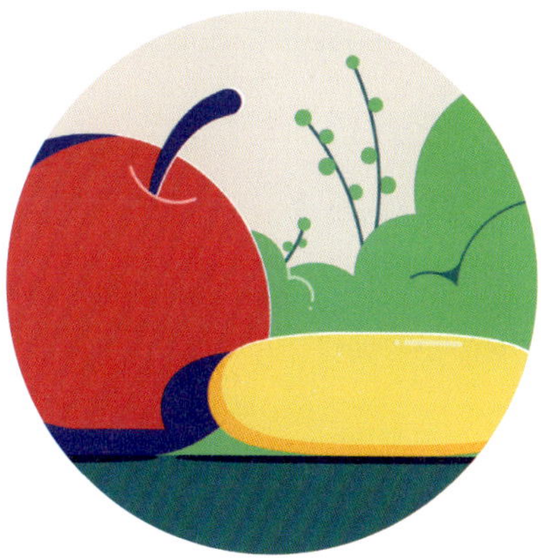

Der Verzehr von nährstoffreichen Lebensmitteln ist für unsere Gesundheit von entscheidender Bedeutung und wird im Laufe der Zeit immer wichtiger. Zwar ist es oft besser, konventionell angebautes Obst und Gemüse zu essen als gar keines, aber nicht immer ist dies der Fall. Zum Beispiel wird kommerziell angebautes Obst und Gemüse oft so stark mit giftigen Pestiziden und Herbiziden besprüht, dass es besser sein kann, es im Regal zu lassen. Leider sind Pestizide und Herbizide nicht die einzigen Dinge, auf die man achten sollte.

Viele Obst-, Gemüse- und Getreidesorten sind außerdem gentechnisch veränderte Organismen (GVO), d. h., ihre DNA wurde verändert, um bestimmte Wirkungen zu erzielen. Diese Organismen werden vom Körper in der Regel als giftig angesehen, auch wenn sie genauso aussehen wie ihre biologischen Gegenstücke.

Tatsächlich können gentechnisch veränderte Lebensmittel sogar appetitlicher und frischer aussehen und ohne die Druckstellen sein, die man manchmal bei anderen Produkten sieht. Aber lassen Sie sich nicht täuschen. Das liegt daran, dass ihre DNA gezielt verändert wurde, damit die Produkte den oft langen, rauen Weg vom Anbau zum Geschäft besser überstehen.

Wenn Ihr Obst und Gemüse zwei Wochen nach dem Kauf immer noch frisch aussieht, sollten Sie sich fragen, wie gesund es wirklich für Sie ist. Viele Sorten sind gentechnisch so verändert, dass sie unter unnatürlichen Bedingungen wachsen, z. B. in einem kälteren oder wärmeren Klima. So haben Wissenschaftler beispielsweise die DNA von Tomaten mit der DNA des Flunderfisches kombiniert. Dadurch konnten sie Tomaten in einem unnatürlich kalten Klima züchten, in dem normale Tomaten nicht gedeihen können. Diese Tomaten sehen vielleicht normal aus, aber Ihr Körper weiß es besser.

Die Vermeidung von Giftstoffen ist ein guter Grund für den Verzehr von Bio-Lebensmitteln, aber es ist sicher nicht der einzige Grund. Ökologisch angebautes Obst und Gemüse ist nachweislich um ein Vielfaches nährstoffreicher als kommerziell angebautes. Eine Studie, die vor einigen Jahren von der *Rutgers University* durchgeführt wurde, ergab erstaunliche Unterschiede im Mineralstoffgehalt von biologisch und konventionell angebautem Gemüse.

Vereinfacht ausgedrückt, enthielten biologisch angebaute Bohnen die siebenfache Menge an Bor und die zweiundzwanzigfache Menge an Eisen, und biologisch angebaute Tomaten enthielten die zweitausendfache Menge an Eisen als ihre konventionell angebauten Gegenstücke.

Alle Mineralstoffgehalte waren in biologisch angebautem Gemüse erheblich höher als in konventionell angebautem Gemüse.

Der Verzehr von Bio-Lebensmitteln ist bei Weitem der beste Weg, um den Körper zu ernähren und ihm alle Nährstoffe zuzuführen, die er braucht. Was Ihr Körper braucht, unterscheidet sich wahrscheinlich ein wenig von dem, was mein Körper braucht, was natürlich von einer Vielzahl von Faktoren abhängt. Aber letzten Endes sind Bio-Lebensmittel für uns alle am besten.

Wenn Sie die Möglichkeit haben, empfehle ich Ihnen dringend, Ihr eigenes Gemüse und Obst anzubauen. Wenn Sie schon einmal Ihr eigenes Gemüse angebaut haben, wissen Sie, wie viel besser es schmeckt. Sollten Sie keinen eigenen Garten haben, empfehle ich Ihnen die Lektüre einschlägiger Gartenratgeber (zum Beispiel *Square Foot Gardening* von Mel Bartholomew, oder: *Garten und Balkon. Selber machen statt kaufen. 111 Projekte und Ideen für den naturnahen Biogarten*). Darin erfahren Sie, wie Sie einen Garten anlegen können, auch wenn Sie in einer Wohnung leben und nicht viel Platz haben.

ERNÄHRUNGSVORSTELLUNGEN ÄNDERN SICH

Wenn es eine Sache gibt, die sicher ist, dann ist es jene, dass sich die Vorstellungen über Ernährung ständig ändern. Vielleicht sind Sie alt genug, um sich an die große Eierangst in den 1990er-Jahren zu erinnern. Wissenschaftler vertraten die Ansicht, dass Eier aufgrund ihres Cholesteringehalts Herzkrankheiten verursachen, und empfahlen, nicht mehr als ein Ei pro Woche zu essen. Natürlich stellte sich einige Jahre später heraus, dass diese Annahme falsch war und dass Eier nicht gefährlich sind.

Bleiben Sie offen, wenn Sie hören, welche Lebensmittel Sie essen sollten und welche nicht, denn Sie wissen nie, welche Informationen veraltet oder falsch sind. Denken Sie daran, dass das, was wirklich am besten für den Körper ist, für jeden anders sein kann. Nutzen Sie also den Muskeltest, um festzustellen, was Sie brauchen und was Sie vermeiden sollten.

WAS IST DAS RICHTIGE FÜR IHREN KÖRPER?

Die perfekte Ernährung gibt es zwar, aber es wird nie einen Plan geben, der für alle passt. Es ist die Ernährung, die speziell auf Sie zugeschnitten ist, die Ihr Unterbewusstsein bereits kennt. Ihr Körper weiß genau, was er will und was nicht, was Sie nährt und was Probleme verursacht, wenn Sie es essen. Alles, was Sie tun müssen, ist fragen. Sie können so spezifisch werden, wie Sie möchten, und sogar komplette und umfangreiche Ernährungspläne erstellen.

Denken Sie daran, wenn Sie Probleme mit einem bestimmten Lebensmittel haben, kann es dafür einen Grund geben (vor allem, wenn das Lebensmittel nicht von Natur aus giftig ist), nutzen Sie also den Body Code und lösen Sie, was Sie finden. Denken Sie daran, dass sich Ihre Ernährungsbedürfnisse im Laufe der Zeit wahrscheinlich ändern werden, je nachdem, was in Ihrem Körper und in Ihrem Leben vor sich geht. Bleiben Sie also in ständigem Kontakt mit Ihrem Körper und geben Sie ihm immer wieder die richtige Nahrung. Eine großartige Quelle, die Ihnen zeigt, wie Sie die Weisheit Ihres Körpers nutzen können, um das zu essen, was Ihr Unterbewusstsein wirklich will, ist das Buch *The Food Codes* von Lana Nelson, einer zertifizierten Body Code-Anwenderin (oder: *Natürliche Nährstoffversorgung: Was der Köper wirklich braucht* von Alexandra Stross).

Als ich lernte, das Unterbewusstsein zu fragen, was eine Person braucht, stellte ich oft fest, dass es die eine oder andere Art von Nährstoffmangel gab, der behoben werden musste, damit die Person genesen konnte. Vitamine und Mineralstoffe werden für die unzähligen chemischen Reaktionen benötigt, die in jedem Augenblick in Ihrem Körper ablaufen. Wenn Sie einen Vitamin- oder Mineralstoffmangel haben, ist es im Grunde genommen unmöglich, dass Sie strahlende Gesundheit erreichen.

Eines der bekanntesten Beispiele dafür ist Skorbut. Skorbut ist eine Krankheit, die zu Nasenbluten, Zahnverlust, Blutarmut, Erschöpfung und schließlich zum Tod führt, wenn ein schwerer Vitamin-C-Mangel besteht. Die britische Marine fand heraus, dass Skorbut einfach durch den Verzehr von frischem Obst und Gemüse besiegt werden konnte. Sie begannen, Fässer mit Limetten zu lagern und auf Schiffsreisen mitzunehmen, was Skorbut verhinderte und den britischen Seeleuten den Spitznamen „Limeys" einbrachte.

Auch wenn ein so schwerer Mangel wie Skorbut in der heutigen Zeit selten vorkommt, ist es für die meisten Menschen nicht ungewöhnlich, zu einem bestimmten Zeitpunkt einen Mangel an einigen Mineralstoffen oder Vitaminen zu haben. Dieser Mangel führt nicht zu Vitaminmangelkrankheiten wie sie im Lehrbuch beschrieben sind, sondern eher zu einer Vielzahl weniger schwerwiegender Krankheiten und zu Energiemangel.

Glücklicherweise weiß der menschliche Körper genau, was er braucht. Ihr Unterbewusstsein kennt nicht nur die Geschichte jeder einzelnen Zelle und Ihrer gesamten Existenz, sogar schon vor der Empfängnis, sondern es weiß auch, ob Sie mehr von einem bestimmten Vitamin, Mineral, ätherischen Öl, Heilkraut usw. brauchen.

DAS UNTERBEWUSSTSEIN WEISS ES

Erinnern Sie sich häufig daran, dass die Heilkraft
in Ihrem eigenen Unterbewusstsein liegt.

JOSEPH MURPHY

Ginger war eine sportliche achtundzwanzigjährige Frau, die fünf Tage lang wegen starker Bauchschmerzen im Krankenhaus gelegen hatte. Ihre Ärzte hatten nicht herausfinden können, was mit ihr los war, und nachdem sie fünf Tage lang alle diagnostischen Untersuchungen ausgeschöpft hatten, entließen sie sie aus dem Krankenhaus, nachdem sie ihr gesagt hatten, dass sie nichts tun könnten, um ihr zu helfen.

An einem Montagmorgen, einen Tag nach ihrer Entlassung aus dem Krankenhaus, kam sie zu mir in die Praxis. Ihre Schmerzen waren keineswegs besser geworden, und sie war sehr verzweifelt, weil etwas mit ihr nicht stimmte, und gleichzeitig sehr verwirrt, weil die Ärzte im Krankenhaus keine Ursache für ihre Schmerzen hatten finden können.

Mithilfe des Body Codes und Muskeltests befragte ich ihr Unterbewusstsein nach den Gründen für ihre Schmerzen. Ich fand einige eingeschlossene Emotionen und löste sie, ebenso wie einige andere Ungleichgewichte. Irgendwann während dieser Sitzung führte mich der Muskeltest zum Abschnitt Nährstoffe im Body Code zu einem ganz bestimmten Nährstoff namens Chrom. Ich empfahl ihr, sich ein Chrom-Präparat zu besorgen, und dachte nicht weiter darüber nach.

Obwohl sie immer noch starke Schmerzen hatte, sagte ich, sie könne nach Hause gehen und am nächsten Tag wiederkommen.

Am nächsten Morgen war sie eine meiner ersten Patientinnen, und es ging ihr nicht besser. Ihre Schmerzen waren sogar deutlich heftiger als am Tag zuvor. Ich erinnere mich, dass ich dachte, dass im Krankenhaus wohl etwas Ernstes übersehen worden sei.

Da ich nicht wusste, was ich sonst tun sollte, begann ich erneut, den Body Code anzuwenden und zu testen, um zu sehen, was ihr Unterbewusstsein zu sagen hatte. Ich wurde wieder zum Abschnitt Nährstoffe im Body Code geführt, und – Sie haben es vielleicht erraten – Chrom tauchte auf. Plötzlich erinnerte ich mich daran, dass Chrom bereits am Vortag angezeigt worden war, was ich eigentlich für einen Zufallsbefund gehalten hatte.

Ich sagte: „Sie benötigen Chrom. Ich weiß nicht, warum, aber Sie scheinen es wirklich zu brauchen. Ich bitte Sie, jetzt meine Praxis zu verlassen, die Straße hinunter zum Bioladen zu fahren und eine Chrom-Nahrungsergänzung zu kaufen. Bitten Sie dort um ein Glas Wasser und nehmen Sie gleich im Laden etwas davon ein, dann kommen Sie zurück in meine Praxis."

Zwanzig Minuten später stand Ginger wieder in meinem Wartezimmer und rief freudestrahlend: „Ich bin geheilt! Ich bin geheilt! In dem Moment, als ich das Chrom eingenommen habe, waren die Schmerzen augenblicklich verschwunden!"

Sie fragte mich aufgeregt: „Wie hat das funktioniert? Warum sind die Schmerzen durch die Einnahme von Chrom verschwunden?" Ich antwortete: „Ehrlich gesagt, ich habe keine Ahnung. Ich weiß nur, dass Ihr Körper Chrom benötigte. Die Schmerzen waren ein Signal gewesen, dass der Körper einen Mangel an Chrom hatte. Glücklicherweise war Ihr Körper in der Lage, mir seinen Bedarf mitzuteilen, und ich konnte es Ihnen mitteilen, und warum auch immer, es hat funktioniert!"

Diese Geschichte ist eine wunderbare Illustration dafür, wie kraftvoll es sein kann, wenn das Unterbewusstsein einen klaren Weg hat, um uns zu zeigen, was gebraucht wird.

NÄHRSTOFFMANGEL

ERLÄUTERUNG

Die meisten westlichen Ernährungsformen weisen einen Mangel an Vitaminen und Mineralien auf. Durch Massenproduktion sind die Böden so ausgelaugt, dass Gemüse und

Obst, das auf ihnen wächst, nicht mehr so nährstoffreich ist, wie es früher einmal war. Hinzu kommt, dass die meisten Menschen ohnehin nicht genug Obst und Gemüse essen, sodass es nicht verwunderlich ist, dass viele Menschen unter Nährstoffmangel leiden. Die Organe und Gewebe des Körpers benötigen eine bestimmte Menge an Vitaminen und Mineralien, um richtig zu funktionieren. Wenn sie nicht über die erforderlichen Nährstoffe verfügen, kommt es zu Ungleichgewicht und schließlich zu einem Zusammenbruch.

NÄHRSTOFFTABELLE

	A	B
1	Antioxidantien Bor Kalcium Kohlenhydrate Carnitin	Methionin Molybdän Omega-3 Omega-6 Sauerstoff
2	Carotinoide Chlorid Cholesterin Cholin Chrom	Phenylalanin Phosphor Kalium Probiotika/Prebiotika Protein
3	Coenzym Q10 Kobalt Kupfer Enzyme Fette, einfach ungesättigt	Selen Natrium Schwefel Threonin Tryptophan
4	Fette, mehrfach ungesättigt Fette, gesättigt Ballaststoffe Flavonoide Histidin	Valin Vitamin A Vitamin B1 (Thiamin) Vitamin B2 (Riboflavin) Vitamin B3 (Niacin)
5	Jod Eisen Isoleucin Lecithin Leucin	Vitamin B5 (Pantothensäure) Vitamin B6 (Pyridoxin) Vitamin B7 (Biotin) Vitamin B9 (Folsäure) Vitamin B12 (Cobalamin)
6	Lutein/Zeaxanthin Lycopen Lysin Magnesium Mangan	Vitamin C Vitamin D Vitamin E Vitamin K Zink

ÜBUNG
EINEN NÄHRSTOFFMANGEL IDENTIFIZIEREN

Um herauszufinden, ob bei Ihnen ein Nährstoffmangel vorliegt, fragen Sie: „Gibt es einen Nährstoffmangel, der behoben werden kann?“ Wenn ja, suchen Sie den Nährstoff in der Nährstofftabelle gegenüber (Seite 364). Wenn nein, liegt möglicherweise kein Mangel vor, und Sie können diese Übung auslassen.

SCHRITT 1

(Dekodierung) Fragen Sie: „Befindet sich der Nährstoff in Spalte A?“

- Wenn nein, steht er in Spalte B.

SCHRITT 2

Fragen Sie: „Befindet er sich in einer ungeraden Reihe?“

- Wenn nein, steht er in einer geraden Reihe (2, 4 oder 6).

SCHRITT 3

Bei ungerader Reihe fragen Sie: „Steht er in Reihe 1?“ (Nennen Sie die ungeraden Reihen der Reihe nach.)

- Bei gerader Reihe fragen Sie: „Steht er in Reihe 2?“ (Nennen Sie die geraden Reihen der Reihe nach.)

SCHRITT 4

Fragen Sie: „Ist es ____?“

- Nennen Sie jeden Nährstoff einzeln und testen Sie die Antwort.
- Sobald der Nährstoff identifiziert ist, setzen Sie den Dekodierungsprozess fort, indem Sie die folgenden Fragen stellen.
  - Fragen Sie: „Nehme ich genug von diesem Nährstoff zu mir?“ Wenn nein, suchen Sie im Internet oder in anderen verfügbaren Quellen nach Informationen über die empfohlene Tagesdosis. Fahren Sie dann mit der nächsten Frage fort.
  - Fragen Sie: „Nehme ich diesen Nährstoff in der richtigen Qualität auf?“ Wenn nein, versuchen Sie, eine andere oder hochwertigere Quelle für diesen Nährstoff zu finden.

SCHRITT 5

(Assoziation) Aufnahme/Verwertung: Fragen Sie: „Gibt es ein damit assoziiertes Ungleichgewicht, das zu dekodieren ist, um Ihrem Körper zu helfen, diesen Nährstoff besser aufzunehmen oder zu verwerten?"

- Wenn ja, kehren Sie zur Body Code-Übersicht zurück, dekodieren und korrigieren Sie jedes damit assoziierte Ungleichgewicht, kehren Sie dann hierher zurück und wiederholen Sie die Frage aus Schritt 5 (Assoziation).

SCHRITT 6

(Intention) Nehmen Sie den benötigten Nährstoff mit Vorsicht und gesundem Menschenverstand über Lebensmittel oder Nahrungsergänzungsmittel in Ihre Ernährung auf.

TIPPS FÜR ERNÄHRUNGSBEZOGENES TESTEN

Sie können auch versuchen, Lebensmittel, Nahrungsergänzungsmittel, Proteine oder andere Nährstoff-Kategorien zu testen, um festzustellen, was Ihnen in Ihrer täglichen Ernährung fehlt. Wie bei jeder Ernährungsumstellung sollten Sie immer mit gesundem Menschenverstand und mit Maß vorgehen. Wenden Sie sich bei Bedenken oder Fragen an Ihren Arzt oder einen Ernährungsberater.

Weitere Informationen über die einzelnen Nährstoffe und ihre empfohlene Tagesdosis (RDA, *Recommended Daily Allowance*) finden Sie im Internet.

24

LEBENSSTIL

Wenn Sie Gleichgewicht in sich selbst wiederherstellen,
tragen Sie in hohem Maße zur Heilung der Welt bei.

DEEPAK CHOPRA

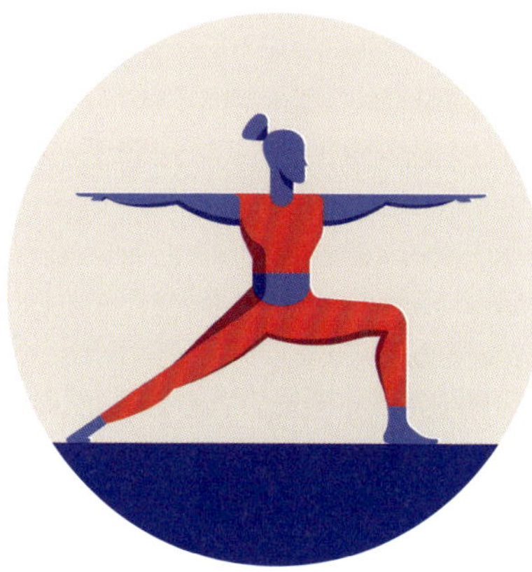

Wie lange Sie leben und wie gesund Sie sind, hängt in hohem Maße von Ihrem Lebensstil ab. In diesem Kapitel geht es darum, einige Kategorien des Lebensstils zu erörtern und wie Sie testen können, ob Sie in dieser Kategorie etwas tun können, um Ihren Lebensstil zu verbessern.

SCHLAF

ERLÄUTERUNG

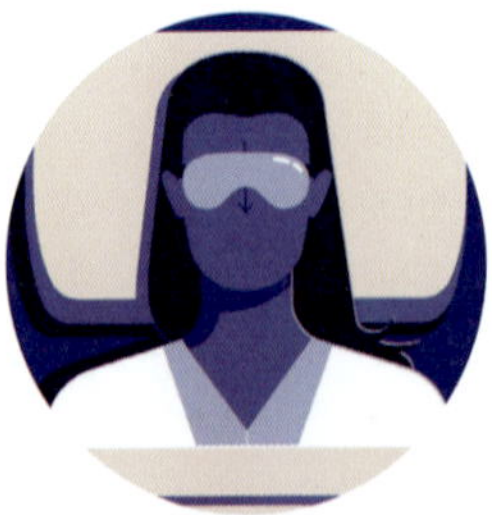

Schlaf ist ein erholsamer Zustand, der Heilung, Wachstum und die allgemeine Wiederherstellung des Gleichgewichts von Körper, Geist und Seele beschleunigt. Viele Menschen haben ein Schlafdefizit. Sie verbringen zwar häufig genug Zeit im Bett, bekommen aber trotzdem nicht ausreichend erholsamen Schlaf.

Der Schlaf besteht aus verschiedenen wiederkehrenden Phasen und wird von der inneren zirkadianen Uhr beeinflusst, die sich an den normalen Tag-/Nachtzyklen orientiert. Mit dem Aufkommen von künstlichem Licht haben sich die Schlafmuster in den meisten modernen Ländern verändert. Es ist erwiesen, dass der menschliche Körper den Nachtschlaf bevorzugt. Arbeit und Wachsein während der normalen Schlafenszeit sind für die Gesundheit äußerst schädlich.

Im ersten Jahr meiner Praxistätigkeit hatte ich viele Patienten, die in einer örtlichen Fabrik arbeiteten. Der Unterschied zwischen den Patienten, die in der Tagschicht und jenen, die in der Nachtschicht arbeiteten, war bemerkenswert. Die Patienten, die in der Nachtschicht arbeiteten, hatten es sehr viel schwerer, ihre Gesundheit wiederzuerlangen. In einigen Fällen war die Unterbrechung ihres Schlafrhythmus sogar der größte Einzelfaktor für ihre Unfähigkeit, gesund zu werden. Für die Genesung dieser Patienten war es oft entscheidend, dass sie wieder zu einer normalen Tagschicht zurückkehren konnten.

Abgesehen davon, dass jemand arbeitet, wenn er eigentlich schlafen sollte, kann es viele verschiedene Gründe geben, warum der Schlaf gestört sein kann. Einer der häufigsten Bereiche, in denen ein Ungleichgewicht bestehen kann, hat mit dem vegetativen Nervensystem zu tun, dem „automatischen" Teil des Nervensystems, der alle Prozesse des Körpers steuert und der aufgrund eingeschlossener Emotionen oder anderer Traumata im *Kampf- oder Flucht-Modus* stecken bleiben kann. In folgender Geschichte stellt Stefanie fest, dass ihre Müdigkeit auf eingeschlossene Emotionen zurückzuführen war.

Schwierigkeiten beim Aufwachen

In meiner ersten Sitzung mit einer zertifizierten Emotion Code-Anwenderin bat ich sie, sich auf mein Problem zu fokussieren, dass ich Schwierigkeiten hatte, morgens aufzuwachen. Dieses Problem hatte mich mehrere Jahre lang aufgrund verschiedener chronischer Krankheiten und emotionaler Traumata geplagt, aber nachdem die meisten dieser Probleme beseitigt waren, konnte ich morgens immer noch kaum aus dem Bett kommen, was es mir auch schwer machte, mich um meine Kinder zu kümmern und sie rechtzeitig zur Schule zu bringen. Die Anwenderin fand vierundzwanzig eingeschlossene Emotionen, die zu diesem Problem beitrugen ... und die aus den Jahren stammten, in denen ich unter chronischer Krankheit und Müdigkeit gelitten hatte. Am nächsten Morgen wachte ich auf und fühlte mich wie ein neuer Mensch! Seit fast sechs Wochen bin ich nun in der Lage, morgens aufzustehen, ohne auf die Schlummertaste zu drücken oder beim Aufwachen ein Gefühl des Grauens oder der Erschöpfung zu verspüren. Ich kann deutlich unterscheiden zwischen dem Gefühl, müde zu sein und mehr Schlaf zu brauchen, und dem Gefühl, dass ich den Tag nicht angehen will. Das hat meine Produktivität und mein Selbstvertrauen total verändert. Jetzt wache ich jeden Tag mit einem Gefühl der Freude und Zielstrebigkeit auf, ohne dass mich irgendetwas zurückhält, und ich freue mich sogar wieder auf den Tag!

Stefanie W., Nebraska, USA

ÜBUNG
EIN SCHLAF-UNGLEICHGEWICHT FINDEN UND LÖSEN

SCHRITT 1

Fragen Sie: „Bekomme ich [oder Bekommen Sie] genügend erholsamen Schlaf?“

- Wenn ja, großartig!
- Wenn nein, gehen Sie weiter zu Schritt 2 (Assoziation).

SCHRITT 2

(Assoziation) Fragen Sie: „Gibt es irgendetwas, das mich [oder Sie] daran hindert, genügend erholsamen Schlaf zu bekommen?“

- Wenn nein, gehen Sie zu Schritt 3 (Intention) über.
- Wenn ja, gehen Sie zur Body Code-Übersicht zurück, dekodieren und korrigieren Sie jedes damit assoziierte Ungleichgewicht, kehren Sie dann hierher zurück und wiederholen die Frage aus Schritt 2 (Assoziation).

SCHRITT 3

(Intention) Streichen Sie dreimal mit einem Magnet oder Ihrer Hand über eine beliebige Länge des Lenkergefäßes, wobei Sie die Absicht haben, den Schlafrhythmus des Körpers zurückzusetzen.

TIPPS ZUM AUFSPÜREN VON UNGLEICHGEWICHT IM SCHLAF

Es gibt viele verschiedene Gründe, warum der Schlaf gestört sein kann. Ein gründlicher Dekodierungsprozess unter Verwendung der Body Code-Übersicht wird empfohlen, um Schlafprobleme vollständig zu beseitigen.

ÄUSSERE BEDÜRFNISSE

ERLÄUTERUNG

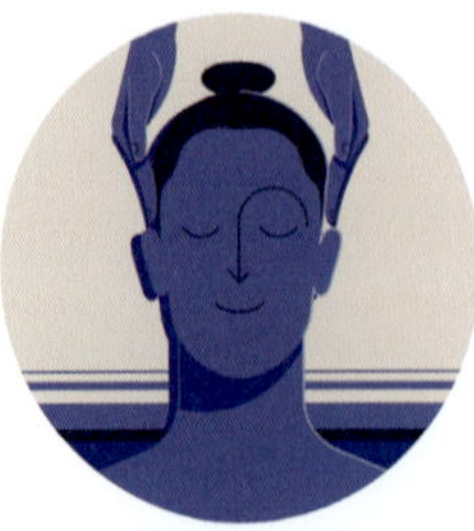

Wenn es dem Körper oder dem Lebensstil in einem wichtigen Bereich an etwas fehlt, kann das Unterbewusstsein Ihnen dieses Bedürfnis durch die Verwendung des Body Code mitteilen.

Äußere Bedürfnisse beziehen sich auf alles, was helfen kann, Gleichgewicht und endgültige Heilung zu erreichen, abgesehen von den Ungleichgewichten und Bedürfnissen, die an anderer Stelle im Body Code-System aufgeführt sind. Diese äußeren Bedürfnisse können alles sein, von psychologischer Betreuung über Massage bis hin zu Homöopathie. Sie werden in vier Kategorien eingeteilt: mentale und emotionale Fitness, zusätzliche Therapie, körperliche Bedürfnisse und Energiemedizin.

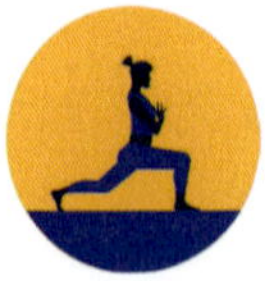

MENTALE UND EMOTIONALE FITNESS

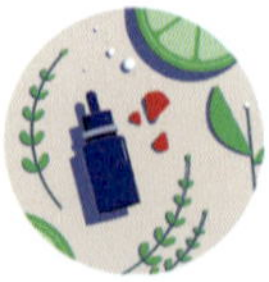

ZUSÄTZLICHE THERAPIE

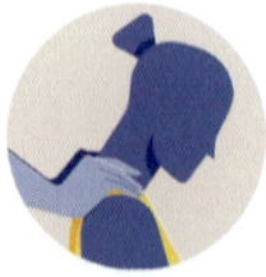

KÖRPERLICHE BEDÜRFNISSE

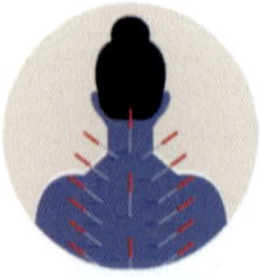

ENERGIEMEDIZIN

MENTALE UND EMOTIONALE FITNESS

ERLÄUTERUNG

Die mentale und emotionale Fitness umfasst Aktivitäten, die die Kreativität sowie das Gleichgewicht von Denken und Fühlen fördern und dazu beitragen können, die Entstehung neuer eingeschlossener Emotionen zu vermeiden.

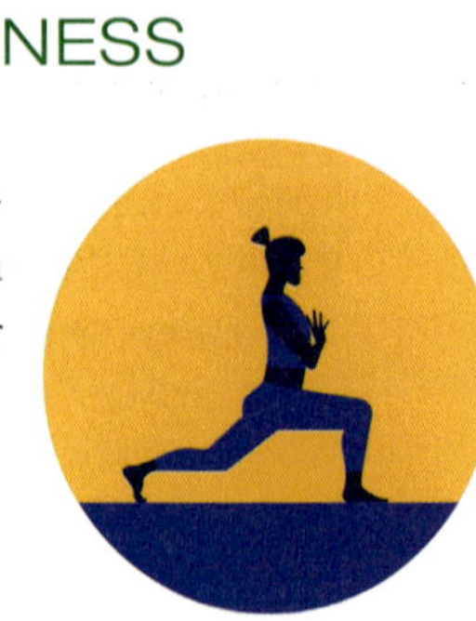

ÜBUNG
IDENTIFIZIEREN EINES BEDÜRFNISSES NACH MENTALER ODER EMOTIONALER FITNESS

SCHRITT 1

(Dekodierung) Fragen Sie: „Würde ich [oder Würden Sie] von ____ profitieren?" (Füllen Sie die Lücke mithilfe von Intuition, Kreativität oder der folgenden Liste aus.) Seien Sie kreativ, bitten Sie Freunde um Vorschläge und recherchieren Sie im Internet, um zu entscheiden, wie Sie vorgehen möchten. Einige Ideen für diese Kategorie sind im Folgenden aufgeführt:

MENTALE UND EMOTIONALE FITNESS

- Anderen einen Dienst erweisen oder Wohltätigkeit
- Lesen, Anschauen oder Anhören von aufbauendem Material
- Zeit damit verbringen, die Natur und/oder Tiere zu genießen und zu schätzen
- Zeit mit geliebten Menschen verbringen
- Lachtherapie
- Beratung oder Therapie bei einer zugelassenen Fachkraft
- Meditation
- Tagebuch schreiben
- Musik hören und genießen, live oder anderweitig
- Wandern
- Kontakte knüpfen
- Körperliche Bewegung (Tanzen, Gymnastik etc.)
- Künstlerische Tätigkeiten, z.B. Malen, Töpfern
- Kreatives Schreiben
- Alles andere, was Ihnen hilft, sich positiv, erbaut und genährt zu fühlen

SCHRITT 2

(Assoziation) Fragen Sie: „Gibt es ein damit assoziiertes Ungleichgewicht, das zu dekodieren ist?"

- Wenn nein, gehen Sie zu Schritt 3 (Intention) über.
- Wenn ja, gehen Sie zur Body Code-Übersicht zurück, dekodieren und korrigieren Sie jedes damit assoziierte Ungleichgewicht, kehren Sie dann hierher zurück und wiederholen die Frage aus Schritt 2 (Assoziation).

SCHRITT 3

(Intention) Probieren Sie einige oder alle Aktivitäten aus, die positiv getestet haben, und sehen Sie, was sich richtig und nährend anfühlt.

TIPPS FÜR MENTALE UND EMOTIONALE FITNESS

Wenn eine der oben genannten Aktivitäten angezeigt wird, ist es immer wichtig, dieser Weisheit und Kommunikation des Unterbewusstseins die Bedeutung beizumessen, die sie verdient, da dies einen vollständigeren und effizienteren Genesungsprozess unterstützen kann.

ZUSÄTZLICHE THERAPIE

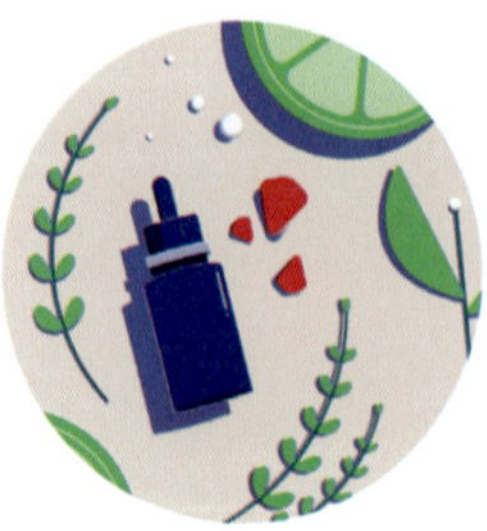

ERLÄUTERUNG

Manchmal zeigt das Unterbewusstsein an, dass zusätzliche Unterstützung von außen oder eine zusätzliche Therapie nötig ist, um die Effektivität von Heilung und Genesung zu maximieren. Zu dieser Kategorie gehören gängige Therapien wie Homöopathie und Blütenessenzen.

ÜBUNG
ERKENNEN DES BEDARFS EINER ZUSÄTZLICHEN THERAPIE

SCHRITT 1

(Dekodierung) Testen Sie das bestimmte Mittel aus, das vom Unterbewusstsein gewünscht wird. (Ein Mittel kann auf der Grundlage von vorhandenen Symptomen ausgewählt werden, es wird jedoch empfohlen, sich an einen Experten dafür zu wenden oder zu recherchieren und einen Muskeltest durchführen, um herauszufinden, welches Mittel aus Ihrer örtlichen Apotheke oder online für Sie in Frage kommt.

- Fragen Sie: „Würde ich [oder Würden Sie] von einem homöopathischen Mittel profitieren?"
- Fragen Sie: „Würde ich [oder Würden Sie] von einer Bachblütenmischung profitieren?"

SCHRITT 2

(Assoziation) Fragen Sie: „Gibt es ein damit assoziiertes Ungleichgewicht, das zu dekodieren ist?"

- Wenn nein, gehen Sie zu Schritt 3 (Intention) über.
- Wenn ja, gehen Sie zur Body Code-Übersicht zurück, dekodieren und korrigieren Sie jedes damit assoziierte Ungleichgewicht, kehren Sie dann hierher zurück und wiederholen Sie die Frage aus Schritt 2 (Assoziation).

SCHRITT 3

(Intention) Verwenden Sie alle Mittel wie vom Hersteller empfohlen, und fragen Sie Ihren Arzt oder homöopathischen Therapeuten um Rat. Denken Sie daran, gesunden Menschenverstand und Mäßigung walten zu lassen.

KÖRPERLICHE BEDÜRFNISSE

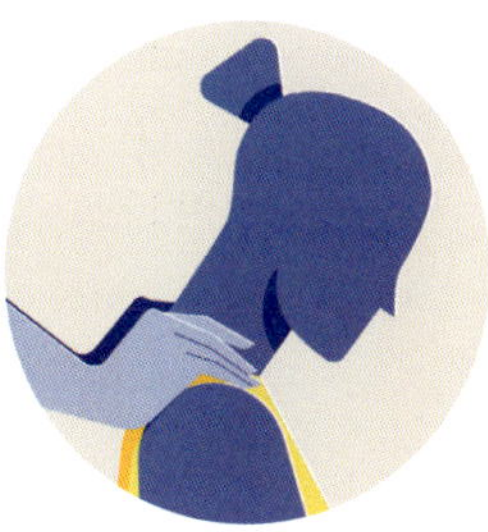

ERLÄUTERUNG

Der Abschnitt *Körperliche Bedürfnisse* im Body Code umfasst wichtige Dinge wie Körperarbeit, Entgiftung und Bewegung.

ÜBUNG
EIN KÖRPERLICHES BEDÜRFNIS IDENTIFIZIEREN

SCHRITT 1

(Dekodierung) Fragen Sie: „Würde ich [oder Würden Sie] von ____ profitieren?" (Füllen Sie die Lücke mithilfe von Intuition, Kreativität oder der folgenden Liste aus.) Seien Sie kreativ, bitten Sie Freunde um Vorschläge und recherchieren Sie im Internet, um zu entscheiden, wie Sie vorgehen möchten. Einige Ideen für diese Kategorie sind:

- Walking
- Chiropraktische Behandlung
- Yoga
- Akupressur
- Schwimmen
- Krafttraining
- Craniosacral-Therapie
- Sport
- Wandern
- Massage
- Tanz
- Reflexzonenmassage

SCHRITT 2

(Assoziation) Fragen Sie: „Gibt es ein damit assoziiertes Ungleichgewicht, das zu dekodieren ist?"

- Wenn nein, gehen Sie zu Schritt 3 (Intention) über.
- Wenn ja, kehren Sie zur Body Code-Übersicht zurück, dekodieren und korrigieren Sie jedes damit assoziierte Ungleichgewicht, kehren Sie dann hierher zurück und wiederholen Sie die Frage aus Schritt 2.

SCHRITT 3

(Intention) Je nachdem, wie Ihre Antwort ausfiel, probieren Sie einige oder alle Aktivitäten aus, die positiv getestet haben, und sehen Sie, was sich richtig anfühlt.

TIPPS FÜR KÖRPERLICHE BEDÜRFNISSE

Im Internet finden Sie eine Fülle von Informationen über jede dieser Methoden oder Aktivitäten. Sie können auch mehr in Erfahrung bringen, indem Sie einen Anbieter der Methode, die Sie interessiert, besuchen.

ENERGIEMEDIZIN

ERLÄUTERUNG

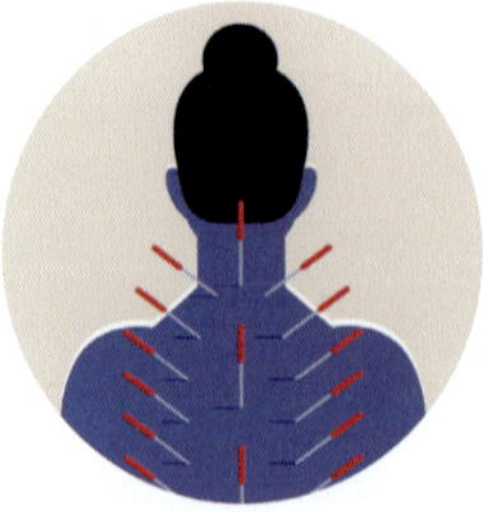

Die Energiemedizin umfasst neben dem Emotion Code und dem Body Code weitere Arten energetischer Techniken und Praktiken, die auf der ganzen Welt verbreitet sind. Die hier genannten Elemente in dieser Kategorie stellen keine erschöpfende Liste dar, und Sie können Ihre eigenen Teile zu diesem Puzzle der vollständigen Gesundheit hinzufügen.

Wenn Sie eine Technik oder Methode kennen, die hier nicht aufgeführt ist, fügen Sie sie als Teil Ihres Werkzeugkastens hinzu. Das Unterbewusstsein weiß genau, was Körper und Geist brauchen – man muss es nur fragen!

ÜBUNG
IDENTIFIZIEREN EINES BEDARFS AN ENERGIEMEDIZIN

SCHRITT 1

(Dekodierung) Fragen Sie: „Würde ich [oder Würden Sie] von ____ profitieren?" (Füllen Sie die Lücke mithilfe der oben genannten Kategorien aus.) Hier ist eine Liste weiterer energetischer Methoden, die für vollständige Heilung und Genesung nützlich und wichtig sein können:

- Traditionelle Chinesische Medizin
- Ayurveda
- Reiki
- Akupunktur

SCHRITT 2

(Assoziation) Fragen Sie: „Gibt es ein damit assoziiertes Ungleichgewicht, das zu dekodieren ist?"

- Wenn nein, gehen Sie zu Schritt 3 (Intention) über.
- Wenn ja, kehren Sie zur Body Code-Übersicht zurück, dekodieren und bearbeiten Sie jedes damit assoziierte Ungleichgewicht, kehren Sie dann hierher zurück und wiederholen Sie die Frage aus Schritt 2 (Assoziation).

SCHRITT 3

(Intention) Es wird empfohlen, den Body Code weiterhin in Verbindung mit dem von Ihrem Energiemedizin-Anwender empfohlenen Protokoll zu verwenden.

MAGNETFELD

ERLÄUTERUNG

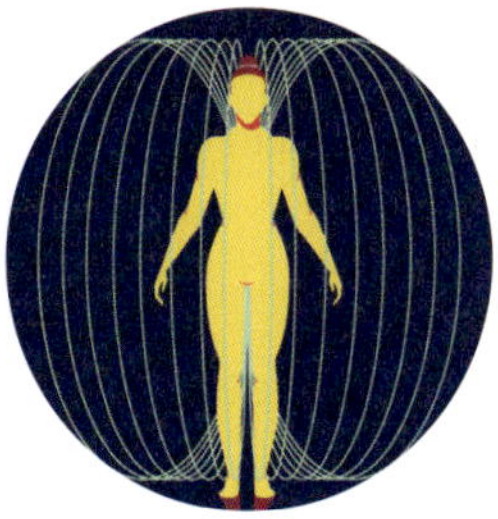

Es ist möglich, einen Mangel an magnetischer Energie zu haben, der oft durch einen Mangel einer Verbindung mit dem Magnetfeld der Erde verursacht wird. Es ist auch möglich, eine Verzerrung des körpereigenen Magnetfeldes zu haben, die in der Regel aus einem damit assoziierten Ungleichgewicht resultiert, wie z. B. einer eingeschlossenen Emotion, einer Trauma-Energie, einem Miasma usw.

Ein Ungleichgewicht oder Mangel im Magnetfeld kann in der Regel leichte bis akute Beschwerden verursachen wie Müdigkeit, Schlaflosigkeit usw. und kann auch oft zu anderen chronischen Problemen beitragen. Im folgenden Bericht stellte

Weston fest, dass die Schmerzen im Ellbogen seines Freundes auf ein Ungleichgewicht des Magnetfeldes zurückzuführen waren.

Schmerzen im Ellbogen verschwunden

Ein Freund von mir hatte starke Schmerzen im Ellbogen. Er war auf dem Weg in eine andere Stadt und wünschte sich unbedingt, dass diese Ellbogenschmerzen verschwinden. In Echtzeit entdeckten wir am Telefon ein Ungleichgewicht des Magnetfeldes, das durch eingeschlossene Emotionen verursacht wurde. Als die Emotionen gelöst waren, verschwanden augenblicklich auch die Schmerzen in seinem Ellbogen. Ein großes „Ausgezeichnet" war von ihm zu hören. Die Schmerzen im Ellbogen verschwanden nach der Korrektur und sind nie wieder aufgetreten.

Weston M., Arizona, USA

Meine erste Erfahrung mit der Heilkraft von Magneten machte ich vor vielen Jahren, als ich in der Praxis tätig war. Ich hatte gerade einen Magnet von Nikken gekauft, einem japanischen Unternehmen, das Magnetprodukte aller Art herstellt. Der spezielle Magnet, den ich gekauft hatte, hieß *MagBoy* und bestand aus einem blauen Plastikgehäuse, das zwei silberne Magnetkugeln enthielt, die man über die schmerzenden Stellen rollen konnte.

Direkt vor mir auf der Behandlungsliege lag eine Patientin, die wegen ihrer Fibromyalgie zu mir zur Behandlung gekommen war, eine stark beeinträchtigende Krankheit, die vor allem durch weit verbreitete Muskelschmerzen unbekannter Ursache gekennzeichnet ist.

Ich behandelte sie seit etwa einem Monat, und wir begannen gerade erst, Fortschritte in Bezug auf ihre ständigen, nicht enden wollenden Schmerzen zu erzielen. In ihrem speziellen Fall waren die Schmerzen hauptsächlich im Oberkörper lokalisiert. Besonders betroffen waren ihre Schultern, sodass sie ihre Arme nur noch sehr eingeschränkt bewegen konnte und es ihr unmöglich war, die Arme über die Horizontale hinaus anzuheben.

Als ich sie dort liegen sah, kam mir der Gedanke: „Das ist die perfekte Gelegenheit, diesen Magnet zu testen." Ich wählte ihren linken Arm für mein Experiment und verwickelte sie fünf Minuten lang in ein Gespräch, während ich den Magnet auf ihrem Arm hin und her rollte.

Ich hatte nicht erwartet, dass es tatsächlich funktionieren würde, aber ich war neugierig, da ich von meinem Bruder Greg, der ebenfalls Chiropraktiker ist, einige Geschichten über diese Magnete gehört hatte. Die fünf Minuten waren bald vorbei. Ich bat sie, sich auf die Kante der Behandlungsliege zu setzen, und sagte: „Okay, ich möchte jetzt den

Bewegungsumfang Ihrer Arme überprüfen. Versuchen Sie zuerst, Ihren rechten Arm für mich zu heben."

Sie hob ihren rechten Arm, bis er fast parallel zum Boden war, und ich konnte sehen, dass sie starke Schmerzen hatte, also sagte ich, sie könne aufhören. Das war genauso, wie wir es bei ihrem letzten Besuch gesehen hatten, ohne jede Veränderung.

Nun sagte ich: „Okay, bitte heben Sie jetzt Ihren linken Arm." Sie hob ihren linken Arm sanft über den Punkt hinaus, an dem er sich parallel zum Boden befand, und fuhr fort, ihn über ihren Kopf zu heben, offensichtlich ohne irgendwelche Beschwerden.

Das kam völlig unerwartet. Sie rief aus: „Was ist das für ein Ding?! Ich habe überhaupt keine Schmerzen an der Stelle, wo Sie mich damit behandelt haben!" Völlig erstaunt über dieses Ergebnis testete ich ihren Arm weiter, und zu unserer Verwunderung schien ihr linker Arm schlagartig und vollständig in Ordnung zu sein. Alle Bewegungsabläufe in ihrem linken Arm waren jetzt normal! Wir sahen uns einen Moment lang an, ich schaute das magnetische Werkzeug in meiner Hand an und antwortete: „Ich bin mir nicht ganz sicher. Es ist ein Magnet, den ich von meinem Bruder bekommen habe." Sie fragte: „Kann ich ihn bei Ihnen kaufen? Wie viel kostet er?" Ich antwortete: „Ich weiß es nicht genau, aber wir werden es herausfinden."

Innerhalb weniger Minuten bezahlte sie den *MagBoy* (jetzt *MagDuo* genannt) und nahm ihn mit. Ich habe sie fast sechs Monate lang nicht wieder gesehen. Als sie dann wiederkam, sagte ich: „Wo sind Sie gewesen? Ich habe Sie schon eine ganze Weile nicht mehr gesehen. Was machen Ihre Fibromyalgie-Symptome?" Sie sagte: „Mir geht es gut! Immer wenn meine Fibromyalgie einen Schub zeigt, reibe ich einfach die Magnete auf die Stelle, und die Fibromyalgie scheint zu verschwinden!"

Wie sich herausstellte, war dies nur das erste von vielen erstaunlichen Dingen, die ich in den nächsten Jahren mit Nikken-Produkten in meiner Praxis erlebte. Es war einfach, diese Produkte zu testen, denn es kamen ständig neue Patienten mit Schmerzen zu mir.

Eine Patientin zum Beispiel hatte ein langwieriges Schulterproblem, das sofort verschwand, als sie die magnetischen Einlagen von Nikken in ihre Schuhe legte. Bei vier verschiedenen Patienten, die unter akuten Asthmaanfällen litten, konnte ich eine sofortige Linderung feststellen, indem ich ihnen einfach einen großen Magnet auf den Brustkorb legte. Ich sah, wie sich Allergien plötzlich dramatisch verbesserten, indem ich einen Magnet auf die Körperoberfläche legte. Ich habe erlebt, wie schreckliche Blutergüsse buchstäblich über Nacht verschwanden. Ich habe gesehen, wie gebrochene Knochen in der Hälfte der Zeit heilten. Ich habe miterlebt, wie sich Bandscheibenvorfälle, die für eine Operation infrage gekommen waren, zum Erstaunen der Radiologen verringerten und verschwanden. Ich habe all diese Dinge gesehen und noch mehr.

Ein Magnetfeldmangel ist wie jeder andere Mangel. Wenn man nicht genug Magnetismus bekommt, muss man diesen Bedarf irgendwie ergänzen. Interessanterweise ist das Magnetfeld der Erde heute etwa zehn Prozent schwächer als zu der Zeit, als der deutsche Mathematiker Carl Friedrich Gauß 1845 begann, es zu beobachten. Aufgrund unserer Lebensweise und wegen des Verlusts des Kontakts mit der Erde sowie unserer ständigen Exposition gegenüber negativen elektromagnetischen Feldern ist das Magnetfeldmangelsyndrom (MFDS) ein häufig auftretendes Problem geworden.

Eine randomisierte Doppelblindstudie an der *Tufts University* in Boston mit Fibromyalgie-Patienten, die magnetische Matratzenauflagen verwendeten, kam zu dem Schluss, dass „das Schlafen auf einer magnetischen Matratzenauflage mit einer magnetischen Oberflächenfeldstärke von 1100, plus oder minus 50 Gauß, die 200 bis 600 Gauß an die Hautoberfläche abgibt, eine statistisch signifikante und klinisch relevante Schmerzlinderung und Schlafverbesserung bei Personen mit Fibromyalgie bewirkt. Während des 16-wöchigen Versuchszeitraums wurden keine unerwünschten Reaktionen festgestellt." Und das alles nur durch das Schlafen auf einer magnetischen Matratzenauflage.

Eine weitere Studie mit magnetischen Matratzenauflagen wurde über einen Zeitraum von einem Jahr in drei von Japans führenden Krankenhäusern durchgeführt, an der 431 Patienten teilnahmen. Das Ergebnis war, dass das Schlafen auf magnetischen Matratzenauflagen eine Linderung von Nacken-, Schulter- und Rückenschmerzen, Schmerzen der unteren Gliedmaßen, Schlaflosigkeit und Müdigkeit bewirkte, wobei sich die Beschwerden im Durchschnitt um 83 Prozent verbesserten. Es gab auch keine schädlichen Nebenwirkungen, da diese Patienten einfach das bekamen, was ihr Körper brauchte, um wieder ins Gleichgewicht zu kommen.

Natürlich sind Kühlschrankmagnete weithin verfügbar. Sie eignen sich hervorragend zum Lösen eingeschlossener Emotionen und zur Korrektur energetischer Ungleichgewichte aller Art, aber Nikken-Magnete scheinen am besten für die Behandlung von MFDS und für viele andere Probleme zu funktionieren, wie ich in meiner eigenen Praxistätigkeit gesehen habe. Die Magnete sind von höchster Qualität, halten sehr lange und haben eine professionelle Stärke, sodass sich die Investition lohnt.

Beachten Sie bitte, dass es am besten ist, schwangere Frauen oder Personen mit einem medizinischen Gerät oder elektronischen Implantat, wie z. B. einem Herzschrittmacher, keinen starken Magneten auszusetzen.

ÜBUNG
IDENTIFIZIEREN EINES MAGNETFELDMANGELS

SCHRITT 1

(Dekodierung) Fragen Sie: „Habe ich [oder Haben Sie] einen Magnetfeldmangel?"

- Wenn nein, prima!
- Wenn ja, weiter zu Schritt 2 (Assoziation).

SCHRITT 2

(Assoziation) Fragen Sie: „Gibt es ein damit assoziiertes Ungleichgewicht, das zu dekodieren ist?"

- Wenn nein, fahren Sie mit Schritt 3 (Intention) fort.
- Wenn ja, kehren Sie zur Body Code-Übersicht zurück, dekodieren und korrigieren Sie jedes damit assoziierte Ungleichgewicht, kehren Sie dann hierher zurück und wiederholen Sie die Frage aus Schritt 2.

SCHRITT 3

(Intention) Sie können Ihr Magnetfeld durch folgende Maßnahmen ergänzen:

- Erdung, indem Sie sich barfuß im Freien aufhalten oder Erdungsprodukte verwenden (im Internet erhältlich).
- Therapeutische Magnetprodukte, wie z. B. magnetische Einlagen (im Internet erhältlich).

FARBUNGLEICHGEWICHT

Farbe ist einfach Energie, sichtbar gemachte Energie. Farben stimulieren oder hemmen die Funktion verschiedener Teile unseres Körpers. Eine Behandlung mit der richtigen Farbe kann das Gleichgewicht und die normale Funktion wiederherstellen.

LAURIE BUCHANAN, PHD

ERLÄUTERUNG

Gelegentlich kann es vorkommen, dass jemand einen Mangel an einer bestimmten Farbe hat. Denken Sie daran, dass Farben nur Frequenzen sind, die das gesamte Energiefeld und damit den Körper beeinflussen können. In manchen Situationen kann die

Schwingung einer Farbe das perfekte Mittel sein, um das Gleichgewicht wiederherzustellen.

Ein Farbmangel kann auf verschiedene Weise korrigiert werden. Meistens ist es am besten, wenn man beginnt, Kleidung in dieser Farbe zu tragen, aber auch das Betrachten von Dingen, die diese Farbe haben, kann helfen. In manchen Fällen ist eine Farblichttherapie die beste Methode.

Es ist auch möglich, einen „Farbüberschuß" zu entwickeln, und zwar in der Regel dann, wenn wir ständig zu viel einer bestimmten Farbe ausgesetzt sind und dies nicht durch andere Farben ausgeglichen wird oder wenn das Problem durch ein damit assoziiertes Ungleichgewicht verursacht wird.

ÜBUNG
IDENTIFIZIEREN EINES FARBMANGELS

Im Folgenden finden Sie eine Liste der Grundfarben mit einigen Variationen in Klammern, um die Auswahl, falls gewünscht, noch weiter einzugrenzen:

- Rosa/pink (zartrosa, magenta)
- Blau (hellblau, türkis, royalblau, dunkelblau/marineblau)
- Rot (lachsrot, rubinrot, weinrot)
- Indigo (jeansblau, nachtblau)
- Orange (rotorange, gelborange, braun)
- Violett (flieder, fuchsia, lila)
- Gelb (zitronengelb, sonnengelb)
- Weiß
- Grün (hellgrün, mint, dunkelgrün, smaragdgrün, olivgrün)
- Schwarz (grau)

SCHRITT 1

(Dekodierung) Fragen Sie: „Habe ich [oder Haben Sie] einen Farbmangel?"

- Wenn ja, verwenden Sie die Liste, um die spezifische Farbe zu bestimmen.
- Sobald Sie die Farbe identifiziert haben, finden Sie heraus, warum der Mangel besteht.
- Fragen Sie: „Habe ich diesen Farbmangel einfach nur aufgrund eines Mangels an Exposition?"
- Wenn ja, fahren Sie mit Schritt 3 (Intention) fort.
- Wenn nein, deutet dies auf ein damit assoziiertes Ungleichgewicht hin. Weiter zu Schritt 2 (Assoziation)

SCHRITT 2

(Assoziation) Kehren Sie zur Body Code-Übersicht zurück und fragen Sie: „Welches assoziierte Ungleichgewicht kann jetzt dekodiert und gelöst werden, damit diese Farbe in Ordnung für mich ist?"

- Dekodieren und lösen Sie jedes damit assoziierte Ungleichgewicht und gehen Sie dann zu Schritt 3 (Intention).

SCHRITT 3

(Intention) Der/die Betroffene sollte auf jede gewünschte Weise mehr Kontakt mit dieser Farbe bekommen. Dies kann durch das Tragen von Kleidung dieser Farbfamilie, das Betrachten von Bildern in dieser Farbe, das Tragen einer Sonnenbrille in diesem Farbton, das Auffinden dieser Farbe in der Natur usw. geschehen.

TIPP FÜR EINEN GESUNDEN LEBENSSTIL

Auch wenn Sie Ungleichgewichte in den genannten Kategorien finden und korrigieren, können Sie darüber hinaus noch andere Dinge tun, um Ihre Gesundheit zu verbessern. Wussten Sie, dass das Gefühl der Dankbarkeit Ihre Gesundheit verbessern kann? Wenn Sie sich dafür entscheiden, für alles, was in Ihrem Leben geschieht, dankbar zu sein, werden Sie feststellen, dass sich Ihre Schwingung erhöht. Ist es möglich, auch für die schwierigen Dinge in Ihrem Leben dankbar zu sein? Es ist möglich (auch wenn es eine Herausforderung sein kann), und es ist das Geheimnis für ein glückliches Leben.

TEIL VI

DIE WELT VERÄNDERN

Man muss es nicht perfekt tun, man muss es nur in Gang bringen. Babys laufen nicht beim ersten Versuch, aber irgendwann bekommen sie es richtig hin.

JACK CANFIELD

25

DINGE BEACHTEN

Die Kraft eines Heilers beruht nicht auf einer besonderen Fähigkeit, sondern darauf, dass er den Mut und das Bewusstsein hat, die universelle Heilkraft, die jeder Mensch von Natur aus besitzt, zu verkörpern und zum Ausdruck zu bringen.

ERIC MICHA'EL LEVENTHAL

Ist es möglich, dass Sie Ungleichgewichte haben, die Ihnen unbekannt sind und die noch keine Symptome verursacht haben? Ungleichgewichte aufzuspüren und zu korrigieren, bevor sie tatsächlich Symptome und Krankheit verursachen, ist echte Präventivmedizin.

Denken Sie einen Moment darüber nach. Haben Sie irgendein psychisches, emotionales oder körperliches Symptom? Haben Sie in diesem Moment Schmerzen? Haben Sie Kopfschmerzen oder Nackenschmerzen? Macht Ihnen Ihr Rücken zu schaffen oder haben Sie Knieschmerzen? Hatten Sie in letzter Zeit mit Depressionen oder Angstzuständen zu kämpfen? Wenn Sie kein einziges Symptom oder Problem in Ihrem Leben ausmachen können, ist das auch in Ordnung. Sie können trotzdem Ungleichgewichte finden und lösen, von denen Sie nicht einmal wussten, dass sie vorhanden waren.

VERARBEITUNG

Im Allgemeinen stellen wir fest, dass wir in einer einzelnen Sitzung ein bis zwölf Ungleichgewichte ansprechen und korrigieren können, bevor der Körper einer Person Zeit hat, um die geleistete Arbeit zu verarbeiten. Wenn Ihr Muskeltest keine weiteren Antworten mehr liefert, ist es wahrscheinlich, dass Sie mit dieser spezifischen Sitzung fertig sind. Der Körper muss seine Heilungsarbeit leisten und sich an den neuen Stand der Dinge anpassen, bevor weitere Korrekturen vorgenommen werden können. Wenn eine Sitzung vorbei ist, beginnt die Verarbeitung.

Die Verarbeitung ist die Heilungsphase nach einer emotionalen oder energetischen Entlastung. Im Allgemeinen dauert die Verarbeitung ein bis zwei Tage, sie kann aber auch länger dauern, wenn die gelösten Energien von einer besonders intensiven emotionalen Episode herrühren. Während dieser Zeit kann es zu Symptomen kommen, wie z. B. emotionales Auf und Ab, Weinen, Schlaflosigkeit, erhöhtes Schlafbedürfnis, lebhafte Träume und in seltenen Fällen Übelkeit oder Kopfschmerzen.

Meistens spüren Menschen nach einer Body Code-Sitzung eine sofortige Verbesserung. Aber manchmal neigen Menschen dazu, vorübergehend emotional etwas empfindlicher als sonst zu sein. Wenn Sie eines dieser Symptome bei sich feststellen, versuchen Sie, die Absicht aufrechtzuhalten, es mit Anmut und Leichtigkeit zu verarbeiten.

Es ist wichtig anzumerken, dass Menschen immer diese Verarbeitungsphase durchlaufen, wenn Emotionen und andere Energien gelöst wurden, aber nur in etwa 20 Prozent der Fälle werden sie solche vorübergehenden negativen Symptome erleben.

Ich empfehle, wenn Sie mit jemandem arbeiten, lassen Sie die Person wissen, dass sie einige dieser Verarbeitungssymptome erleben könnte. Teilen Sie ihr mit, dass dies alles Teil des Heilungsprozesses ist. Wenn Sie sie nicht auf diese Möglichkeit hinweisen und sie irgendwelche Verarbeitungssymptome erlebt, könnte die andere Person denken, dass Ihre Arbeit es verschlimmert hätte. Wenn Sie sie jedoch über die Möglichkeit solcher Symptome aufgeklärt haben und sie etwas in der Art erlebt, wird sie beruhigt sein.

Oft hilft es auch, wenn Sie die Intention halten, dass Ihre Testperson einen sanften und einfachen Ablauf der Verarbeitung erlebt.

Die Verarbeitungszeit ist oft der Grund dafür, dass die Ergebnisse nicht sofort sichtbar sind. Kati, eine Chiropraktikerin, war überrascht, als sie feststellte, dass ihre Zuckersucht tatsächlich verschwand, allerdings erst einige Tage nach ihrer Body Code-Sitzung.

Zuckersucht

Meine Zuckersucht ist jetzt verschwunden! Ich habe vorher ständig Zucker gegessen und ihn heimlich genascht, wann immer ich konnte. Da glutenfreie Backwaren und Leckereien nicht so leicht erhältlich sind, suchte ich täglich gezielt danach.

Auf dem Heimweg von der Arbeit kaufte ich mir Schokoriegel, um sie zu essen, bevor ich nach Hause kam. Jedes Mal, wenn ich in den Supermarkt ging, kaufte ich Kekse und Brownies und aß sie, bevor ich nach Hause kam. Schuldbewusst versteckte ich schokoladige Leckereien vor meinem Mann, damit er sie nicht stibitzte. Eiscreme, Kekse, Muffins, Schokoriegel, Schokolade, Obstsnacks – alles, was ich täglich aß.

Ich wandte den Body Code bei mir selbst an und aß am nächsten Tag auf der Arbeit zwei Fruchtsnacks, drei Schokoladenstücke und trank einen Pfefferminz-Milchshake. Ich dachte, vielleicht hat es nicht funktioniert oder es gäbe noch mehr Ungleichgewichte zu beseitigen. Etwa fünf Tage später wurde mir klar, dass es manchmal länger dauert, bis die Probleme verschwinden, weil eine gewisse Verarbeitungszeit benötigt wird.

Da merkte ich, dass ich seither kein Verlangen, kein Jucken, kein Zucken und kein Verlangen nach Zucker mehr gehabt hatte! Es ist jetzt anderthalb Wochen her, und ich habe immer noch kein Verlangen nach Zucker. Ich denke überhaupt nicht mehr daran.

Dr. Kati O., Washington DC, USA

ENTSCHEIDUNG

Die Entscheidung ist die Grundlage für jeden Fortschritt. Wenn Ihr Klient zögert oder skeptisch ist, werden Sie wahrscheinlich keine großartigen Ergebnisse erzielen. Eine Person, die ihr Bestes geben will und sich dafür entscheidet, alles zu tun, was nötig ist, wird viel eher Ergebnisse erzielen. Entscheidung und Handlungsfähigkeit sind bei dieser Arbeit von größter Bedeutung. Sie können sich bewusst dafür entscheiden, etwas zu tun, aber Sie brauchen auch die Fähigkeit und die Kraft, Ihre Entscheidung in die Tat umzusetzen.

Bei den meisten von uns wurde ein Teil unserer Kraft zu handeln von unserem Unterbewusstsein und dem darin enthaltenen Ballast übernommen. Es ist wichtig, bewusst und unterbewusst wirklich zu wollen, dass es einem gut geht, dass man gesund und erfolgreich ist. Sie können zum Beispiel bewusst die überflüssigen fünfundzwanzig Kilo abnehmen wollen, die Sie mit sich herumtragen, aber wenn Ihr Unterbewusstsein will, dass Sie das Gewicht beibehalten aufgrund der eingeschlossenen Emotionen und Überzeugungen, die es abgespeichert hat, wird keine noch so gute Diät dauerhafte Ergebnisse erzielen. Wenn Sie Ihre unterbewussten Wünsche mit Ihrem bewussten Engagement in Einklang bringen, können Sie unaufhaltsam werden beim Erreichen Ihrer Ziele.

Hier ist der Bericht einer Frau, die eingeschlossene Emotionen löste, um ihr Unterbewusstsein und ihre bewussten Bestrebungen besser in Einklang zu bringen und abzunehmen.

Sie fühlt sich fantastisch!

Zusammen mit meiner Mutter habe ich daran gearbeitet, meine eigenen persönlichen Probleme mithilfe des Emotion Codes anzugehen. Ein deutlicher Unterschied in meinem Leben ist meine Fähigkeit, eine Diät einzuhalten. Ich habe mein ganzes Leben lang mit meinem Gewicht und emotionalem Essen gekämpft. Ich begann eine Diät und dachte dann ständig an die Nahrungsmittel, die ich nicht essen durfte. Das Muster war, dass es immer wieder die Oberhand über mich gewann und ich meine Diät abbrach.

Ich hatte schon viele Diäten gemacht, aber nie länger als zwölf Wochen. Nachdem ich einige emotionale Hindernisse abgebaut habe, halte ich nun meine Diät jetzt seit sechzehn Wochen erfolgreich durch, ohne nachlässig zu werden. Ich habe fast fünfunddreißig Kilo abgenommen und fühle mich fantastisch! Ich habe noch einen langen Weg vor mir, aber ich habe nun das Gefühl, dass ich dieses lebenslange Gesundheitsziel erreichen kann. Endlich!

Clarissa C., Utah, USA

SPIELEN SIE NICHT ARZT

Der Body Code wurde entwickelt, um Ungleichgewichte jeglicher Art aufzuspüren. Ein Muskeltest kann zum Beispiel darauf hinweisen, dass Ihre Testperson eine Infektion hat. Sie könnten dann etwa sagen: „Ihr Körper deutet darauf hin, dass Sie eine Infektion haben könnten." Sie können die Anweisungen befolgen, um dieses Ungleichgewicht energetisch zu beseitigen, wobei Sie darauf hinweisen, dass manche Ungleichgewichte ärztliche Hilfe erfordern.

Lassen Sie die Person wissen, ob dies der Fall ist, und lassen Sie sie selbst entscheiden, ob sie einen Arzt aufsuchen möchte. Machen Sie deutlich, dass Sie keine Diagnose stellen. Stattdessen teilen Sie der Person mit, was ihr Unterbewusstsein andeutet. Wenn Sie der Meinung sind, dass jemand einen Arzt aufsuchen sollte, sagen Sie es ihm. Seien Sie nicht der Grund dafür, dass jemand die Behandlung für etwas hinauszögert. Ärzte sind aus einem bestimmten Grund da, aber manchmal findet man Ungleichgewichte, die die Ärzte verwirren, wie Bonnie im Folgenden berichtet.

Der mysteriöse Husten

Ich wurde gebeten, herauszufinden, was eine Dame mit Husten plagte, weil ihre Ärzte den Grund für ihren Husten und ihre Müdigkeit nicht finden konnten. Sie gaben ihr nur Asthmamedikamente und Antibiotika. Als sie für eine Body Code-Sitzung zu mir kam, sagte ihr Körper, dass sie eine Pilzinfektion in der Lunge habe. Ihr Arzt bestätigte dies und gab ihr die richtigen Medikamente, und jetzt ist sie wieder gesund.

Bonnie L., Kalifornien, USA

MEDIZINISCHE NOTFÄLLE

Suchen Sie in Notfällen immer ärztliche Hilfe auf. Wenn Sie das Gefühl haben, dass die Schwere eines Symptoms eine sofortige medizinische Versorgung erfordert, teilen Sie dies der Person mit, an der Sie arbeiten. Die Inanspruchnahme medizinischer Hilfe und die Body Code-Anwendung können sich gegenseitig unterstützen und sogar lebensrettend sein, wie Colleen in nachfolgendem Bericht feststellte.

Starke Schmerzen verschwunden

Meine Schwiegertochter hatte starke Schmerzen – sie rollte und kroch auf dem Fußboden herum und hatte das Gefühl, sich übergeben zu müssen. Sie konnte sich weder hinsetzen noch aufstehen. Meine Tochter sprach mit einem Arzt, der meinte, es sei möglicherweise eine Blinddarmentzündung. Während sie sich darauf vorbereitete, in die Notaufnahme zu gehen, fing ich an, den Body Code anzuwenden, um uns zu helfen, Antworten zu finden.

Ich testete und fand heraus, dass es nicht der Blinddarm, sondern die Milz war. Da so viel um mich herum geschah, musste ich mir selbst sagen, dass ich den Ergebnissen, die ich erhielt, einfach vertrauen sollte. Ich testete weiter und löste zwei eingeschlossene Emotionen aus der Milz, dann fand ich eine physische Abkopplung von 72 Prozent, dann Prionen.[16] *Das brachte die Abkopplung auf 22 Prozent herunter. Als Nächstes fand ich ein Erinnerungsfeld (traurige Erinnerungen an einen Sohn bei der Marine), eine eingeschlossene Emotion von geringer Selbstachtung und dann eine Energie von „Kein Wille zu leben". Ich löste alle diese Energien, und plötzlich war der Schmerz komplett weg!*

Colleen B., Utah, USA

KREBS

Der Body Code dient nicht dazu, Krankheiten zu diagnostizieren. Er dient vielmehr dazu, die Ungleichgewichte zu finden, die den natürlichen Heilungsfähigkeiten des Körpers im Wege stehen. Selbst wenn Sie von einer wohlmeinenden Person darum gebeten werden, sollten Sie den Muskeltest nicht zur Diagnose von Krebs oder irgendeiner anderen Krankheit einsetzen. Lassen Sie mich Ihnen eine Geschichte erzählen, die verdeutlicht, warum.

Ich hatte eine Patientin, die zu mir kam und bei der Krebs diagnostiziert worden war. Bei einer Darmspiegelung hatte der Arzt in ihrem Dickdarm ein Krebsgeschwür entdeckt, das etwa die Größe eines Golfballs hatte. Ihr Arzt hatte Fotos von diesem Geschwür gemacht, und sie brachte diese mit, als sie zu mir kam. Es waren Farbfotos von dieser hässlichen, blutigen Masse in ihrem Dickdarm, die biopsiert worden war und sich eindeutig als bösartig erwiesen hatte. Ich beschloss, ihrem Körper einige Fragen in Bezug auf die Krebserkrankung zu stellen, um herauszufinden, welche Ungleichgewichte dazu beigetragen haben mochten.

Mein erster Gedanke war, ihren Körper zu fragen, ob sie Krebs habe. Wir wussten bereits, dass sie Krebs hatte, aber ich wollte einfach sehen, wie ihr Körper beim Muskeltest antwortete. Damals schien es mir eine gute Herangehensweise zu sein, die Sitzung so zu beginnen, damit wir alle Ungleichgewichte finden konnten, die zur Krebsentstehung beigetragen hatten.

Nachdem ich einen Muskeltest durchgeführt hatte, um sicherzugehen, dass sie testbar war, fragte ich: „Haben Sie Krebs in Ihrem Dickdarm?“ Als ich auf ihren Arm drückte, war sie nicht in der Lage, meinem Druck nach unten standzuhalten, was ein Nein bedeutete. Ich war überrascht und nahm die Bilder der Krebsgeschwulst, hielt sie ihr vor die Nase und blätterte die Seiten durch, weil ich dachte, das würde helfen. Ich legte die Mappe hin, ließ sie ihren Arm ausstrecken und fragte erneut: „Haben Sie Krebs im Dickdarm?“ und machte wieder einen Muskeltest. Die klare Antwort war nein.

Ich ließ sie den Satz – „Ich habe Krebs“ – sagen. Wir erhielten dieselbe Antwort: Nein. Ich versuchte, die Frage anders zu formulieren, aber ihr Körper antwortete immer mit Nein. Ich brauchte zwei Wochen Arbeit, bis ihr Körper zugab, dass sie tatsächlich Krebs hatte. Was sagt uns das? Manchmal will der Betroffene nicht erkennen oder zugeben, dass er Krebs hat. Manchmal ist der Körper vom Krebs abgekoppelt, aus welchem Grund auch immer. Sie sehen also, dass es am besten ist, sich von diesem Thema fernzuhalten, es sei denn natürlich, Sie sind Arzt, und Ihr Fachgebiet ist das Stellen von Krebsdiagnosen.

Wenn Ihre Freundin zu Ihnen kommt und sagt: „Könntest Du testen, um zu sehen, ob ich Krebs habe?“, was sollten Sie dann tun? Nehmen wir an, die Person hat tatsächlich Krebs, und es handelt sich um einen Fall, wie bei meiner Patientin, bei dem der Körper den Krebs nicht erkennt. Was passiert, wenn die Person, die Sie testen, wirklich Krebs hat, Sie eine Nein-Antwort erhalten und sagen: „Nein, Du hast keinen Krebs"? Was passiert dann, wenn die Person ein paar Monate später stirbt? Bei der Beerdigung wird die Familie trauern und über Sie sprechen und sagen: „Mama würde noch leben, wenn die Nachbarin ihr nicht gesagt hätte, dass sie keinen Krebs habe." Sie könnten in rechtliche Schwierigkeiten geraten, ganz zu schweigen von den Schuldgefühlen, die Sie wegen eines solchen Fehlers haben würden. Das ist keine Situation, in der Sie sich wiederfinden möchten.

Die Body Code-Anwendung ermöglicht es uns, Ungleichgewichte zu finden und zu beseitigen, die die Heilung behindern können, aber Sie sollten niemals behaupten oder versprechen, dass durch die Body Code-Anwendung irgendwelche Krankheiten oder Leiden diagnostiziert oder „geheilt" werden könnten.

Während meiner Praxistätigkeit habe ich es mir zur Gewohnheit gemacht, mich nicht in die Schritte einzumischen, die die Menschen in Bezug auf ihre Genesung bereits unternahmen. Wenn Menschen sich einer Chemotherapie oder Bestrahlung unterzogen, war es mein Grundsatz, nicht hineinzureden. Ich arbeitete einfach daran, ihren Körper ins Gleichgewicht zu bringen und alles zu lösen, was ihrer Genesung im Wege stehen könnte.

Alles, was man tun kann, um dem Körper zu helfen, besser zu funktionieren, ist eine gute Sache, wenn man mit einem Krankheitsprozess kämpft. Aber Sie sollten niemals etwas garantieren. Sie können und werden wahrscheinlich erstaunliche Ergebnisse mit Ihren Sitzungen erzielen, seien Sie jedoch vorsichtig mit dem, was Sie sagen und welche Erwartungen Sie wecken.

Sie könnten zu Ihrer Testperson sagen: „Mal sehen, was wir tun können", oder: „Sehen wir, was passiert", oder: „Was haben Sie bemerkt?" Auf diese Weise machen Sie keine Versprechungen. Gleichzeitig sollten Sie selbst dennoch immer ein Wunder erwarten. Darum geht es ja gerade bei Vertrauen, Glauben, Liebe und Dankbarkeit, wie Cate in der folgenden Geschichte zeigt.

Diagnose tumorfrei

Ich habe den Body Code und den Emotion Code angewendet als Werkzeug für den Zugang zu Gottes Gnade, um meinen Brustkrebs auf natürliche Weise loszuwerden. Glaube, Gnade, richtige Ernährung, und zwei Jahre später erhielt ich von meinem Arzt, der auch Kinesiologie und Homöopathie anwendet, die Diagnose „tumorfrei". Ich hatte es geschafft!!!

Cate C., Utah, USA

Viel besser als der Umgang mit Krankheiten ist es, Ungleichgewichte zu finden und zu beseitigen, bevor sie Leiden verursachen. „Mögest Du nie erfahren, was Du verhindert hast“, ist ein beliebtes Sprichwort in der Präventivmedizin. Mit ein wenig Ausbildung und dem Body Code-System können Sie in der Privatsphäre Ihres eigenen Zuhauses Vorbeugung praktizieren, an Ihren eigenen Lieben, Freunden und Familie. Mögen Sie nie erfahren, was Sie letztendlich verhindert haben!

BLOCKADEN

Wir alle haben uns schon einmal festgefahren gefühlt, wenn es darum ging, anderen zu helfen, Heilung zu finden. Manchmal können ein paar Hinweise den Unterschied ausmachen. Und manchmal liegt der Grund dafür, dass wir nicht in der Lage sind, einer Person zu helfen, Fortschritte zu erzielen, darin, dass wir das Body Code-System nicht so anwenden, wie es eigentlich gedacht ist. Beachten Sie diese Grundsätze:

SICH AUF DIE RICHTIGE QUELLE EINSTIMMEN

Positive und negative Energien wirbeln ständig um uns herum. Der Body Code ist fest verwurzelt im Zugang zu positiven Energien, durch Gebet und durch unsere eigene Entscheidung, Liebe und Dankbarkeit zu kultivieren. Wenn wir versuchen, eine Sitzung in einem Raum von Ego, Gereiztheit, Ungeduld, Unglauben, Verurteilung oder Stolz durchzuführen, werden unsere Sitzungen vielleicht nicht die Ergebnisse bringen, die wir uns wünschen, und wenn wir Ergebnisse bekommen, ist deren Quelle vielleicht fragwürdig.

OFFENHEIT BEWAHREN

Wenn wir in unserem Denken starr werden oder von unserem eigenen Wissen überzeugt sind, kann die Wahrheit nicht durch uns fließen. Wir wissen aus Erfahrung, dass alles alles verursachen kann, wenn wir mit dem Body Code-System arbeiten. Wir müssen neugierig und offen für alle Möglichkeiten bleiben, sonst projizieren wir unsere eigenen Erfahrungen in die nächsten Sitzungen und verhindern damit, dass die Wahrheit ans Licht kommt und wahre Transformation stattfindet.

DIE RICHTIGEN FRAGEN STELLEN

Fragen sind für diese Arbeit unerlässlich. Wenn wir lernen, die richtigen Fragen zu stellen, können wir zu den wirklichen Problemen vordringen. Wenn Sie den Body Code hervorragend beherrschen wollen, üben Sie und seien Sie offen für die Führung, die Sie von oben erhalten können. Ihre Höhere Macht weiß, was Sie wissen, und wird Ihnen helfen, darauf aufzubauen.

DENKEN SIE DARAN, DASS ALLES ALLES VERURSACHEN KANN

Mit anderen Worten: Da jeder Mensch einzigartig ist und jedes Problem oder jede Situation ebenfalls einzigartig ist, wissen Sie nie im Voraus, was Sie finden werden.

Es ist wichtig, in sich selbst eine hohe Schwingung aufrechtzuerhalten, während Sie den Body Code anwenden. Sie haben keine Macht über das, was der Körper der Testperson tut, also finden und entfernen Sie in liebevoller und dankbarer Haltung einfach alle Blockaden, die Sie finden können. Ihr Beitrag besteht lediglich darin, das zu tun, was Ihnen angezeigt wird, und dann loszulassen. Was danach geschieht, bleibt dem Körper der Testperson überlassen.

HEILUNG KANN ZEIT BENÖTIGEN

Manchmal geht es mit der Heilung nicht so schnell. Viele Dinge brauchen Zeit, um sich aufzulösen, genauso wie sie Zeit brauchten, um sich zu etablieren und zu verankern. Ich habe Beispiele für Themen angeführt, die lange Zeit brauchten, um sich zu lösen, und in anderen Fällen wurden die Themen in den ersten paar Sitzungen gelöst. Manchmal müssen wir erst Schichten abtragen, bevor die tiefste Wahrheit zum Vorschein kommt.

In den letzten zehn Jahren meiner Praxistätigkeit hatte ich viele Patienten, die an chronischen und angeblich unheilbaren Krankheiten litten. Die überwiegende Mehrheit von ihnen konnte mithilfe der Prinzipien des Body Code wieder gesund werden. Einige wurden sehr schnell gesund. Bei einigen dauerte es Wochen, bei anderen Monate, und bei einigen wenigen sogar viele Monate.

Wenn Sie Ihr Unterbewusstsein nach den wahren Ursachen von Krankheiten fragen, kommen Sie dem Kern der Sache auf die Spur, aber es kann Zeit benötigen. Das Unterbewusstsein wird Ihnen offenbaren, was als Nächstes auf Ihrer Liste steht, wenn Sie den Körper durch Muskeltest befragen. Es ist wie das Schälen einer Zwiebel, Schicht für Schicht.

Das Lösen von Ungleichgewichten mithilfe des Body Code ist vielleicht nicht das Einzige, was benötigt wird. Ein Teil der Heilungsreise einer Person kann Änderungen des Lebensstils, einen Arztbesuch, ein Gespräch mit einem Therapeuten, die Einnahme von Nahrungsergänzungsmitteln, Physiotherapie, Verhaltensänderungen und sogar die Änderung von Überzeugungen erfordern. Diese Dinge sind Ihrem Unterbewusstsein bekannt und können Ihnen durch den Body Code angezeigt werden.

Wir alle hätten gerne eine magische Kugel, die uns von unseren Beschwerden befreit, aber ein entscheidender Teil unserer Verantwortung für unsere eigene Heilung besteht darin, das zu tun, von dem wir wissen, dass es in unserem besten Interesse und für unser höchstes Wohl ist. Der Body Code kann Sie auf diese Dinge hinweisen. Beispiele dafür sind eine saubere, nährstoffreiche Ernährung, Sport und ein freundlicher Umgang mit sich selbst und anderen. Eine einfache Praxis der Dankbarkeit und Vergebung spielt eine erstaunlich wichtige Rolle für die körperliche und seelische Gesundheit. Der Körper wird nicht kooperieren, wenn wir weiterhin Dinge tun, die seinen Fortschritt behindern, wie z. B. der Aufenthalt in einer toxischen Umgebung. Der Body Code macht ungesunde Verhaltensweisen nicht gesund für Sie. Manche Menschen erwarten Heilung, ohne ihren eigenen Teil dafür beizutragen. Das wird selten funktionieren.

Der Body Code funktioniert sehr gut, um Ungleichgewichte aufzuspüren, aber manchmal gibt es noch andere Aufgaben zu erledigen. In folgender Geschichte gab Samanthas Unterbewusstsein ihr eine klare Botschaft, dass Aspartam nicht gut für sie war, aber es dauerte Monate, bis sie ihre Sucht überwunden hatte.

KOLLABIERTE LUNGE

Meine Frau Jean und ich besuchten eines Tages eine Nachbarin. Als wir mit Samantha sprachen, erzählte sie uns, dass sie gerade aus dem Krankenhaus entlassen worden war. Wir fragten sie, was los war, und sie sagte: „Plötzlich konnte ich nicht mehr richtig atmen und hatte starke Schmerzen in der linken Seite. Ich ging mit meiner Tochter in die Notaufnahme, und als der Arzt mich untersuchte, stellte er fest, dass meine linke Lunge spontan kollabiert war. Er fragte mich, ob ich gestürzt sei oder irgendetwas Traumatisches passiert sei, und ich sagte ihm, dass dies nicht der Fall gewesen war. Es war einfach aus heiterem Himmel gekommen. So etwas ist mir noch nie passiert, und es war ziemlich beängstigend."

Wir erzählten ihr vom Body Code und fragten sie, ob Sie möchte, dass wir sehen, ob wir etwas finden könnten, das ihr helfen könnte. Sie war sehr offen dafür, und nachdem wir ein kurzes Gebet gesprochen und um Hilfe von oben gebeten hatten, öffneten wir die Body Code-System-App auf meinem iPad und begannen, Fragen zu stellen.

Meine erste Frage lautete: „Gibt es eine Ursache, warum Sie dieses Lungenproblem hatten?" Der Muskeltest war stark und deutete auf ein Ja hin. Mit Blick auf die Body Code-Übersicht fragte ich: „Befindet sich dieses Ungleichgewicht auf der linken Seite dieser Übersicht?" Ja. „Liegt es im Bereich Energie?" Nein. „Liegt es in einem Energiekreislauf oder System?" Nein.

An diesem Punkt blieb nur noch „Giftstoff" übrig. Ich berührte das Symbol auf meinem iPad, und die Seite mit den Giftstoffen erschien mit acht neuen Symbolen, die verschiedene Kategorien möglicher Toxine aufzeigten.

Ich testete die Unterkategorien und fragte: „Ist es ein Schwermetall?“ Nein. „Ist es ein biologisches Gift?“ Nein. „Ist es ein Nahrungsmittelgift?“ Ja.

Ich fragte weiter die verschiedenen Möglichkeiten ab, eine nach der anderen: „Ist es ein Geschmacksverstärker?“ Nein. „Ist es ein Verarbeitungsmittel?“ Nein. „Ist es ein Süßungsmittel?“ Ja.

Ich wusste, dass die beiden häufigsten Süßungsmittel in Nahrungsmitteln Aspartam und Zucker sind, also fragte ich: „Ist es ein künstlicher Süßstoff?“ Ja.

Mir fiel auf, dass Mutter und Tochter an dieser Stelle ziemlich intensiv Blicke wechselten, und ich merkte, dass die Tochter etwas sagen wollte, also hielt ich inne.

Sie sagte: „Ich versuche schon seit Langem, meine Mutter von ihren Diätgetränken abzubringen. Ich habe ihr immer wieder gesagt, wie schlecht sie sind, und sie weiß es, aber sie will damit nicht aufhören. Sie trinkt sie ständig, den ganzen Tag lang!“

Samantha fragte: „Glauben Sie, dass die Diätgetränke etwas mit meiner kollabierten Lunge zu tun haben?“

„Graben wir ein wenig tiefer. Es gibt verschiedene Arten von künstlichen Süßstoffen, und keiner von ihnen ist gut für Sie, auch wenn ich noch nie gehört habe, dass diese spezielle Situation durch die Verwendung eines künstlichen Süßstoffs verursacht wurde. Andererseits: Alles kann alles verursachen.“

Ich holte die Liste der Süßstoffe hervor und sagte: „Mal sehen, was Ihr Unterbewusstsein zu den Süßstoffen auf dieser Liste sagt, okay?“

Ich fragte: „Stellt Saccharin ein Problem für Sie dar?“ Nein.

„Ist Aspartam das Problem?“ Ja.

„Ist Aspartam die Ursache, warum Ihre Lunge spontan kollabiert ist?“ Ja.

Als ich weiter nachfragte, stellte ich fest, dass wir keine weiteren Einzelheiten über diesen Giftstoff wissen mussten und dass es nichts weiter gab, was zu dekodieren war.

Also strich ich dreimal mit meiner Hand über die Mitte ihres Rückens mit der Absicht, die Energie des Aspartams aus ihrem Körper zu lösen.

Ihre Lunge heilte, und obwohl sie nicht in der Lage war, ihre Diätgetränke sofort abzusetzen, reduzierte sie sie doch erheblich, und innerhalb weniger Monate war sie in der Lage, ganz von ihnen loszukommen.

Bis zum heutigen Tag hatte sie nie wieder Probleme mit ihrer Lunge. Ich denke, die Moral von der Geschichte ist, dass das Unterbewusstsein normalerweise versucht, uns wissen zu lassen, dass etwas nicht in Ordnung ist oder dass wir etwas tun, das sich negativ auf unseren Körper auswirkt. Wenn Sie etwas essen und plötzlich einen stechenden Schmerz verspüren, kann das eine Botschaft sein. Wenn wir auf unseren Körper hören, anstatt ihn zu ignorieren, können wir oft dramatische Krankenhausaufenthalte vermeiden.

Es gibt immer eine Wahl, wenn es um Veränderungen geht. Wenn man sich für eine Veränderung entscheidet, ist Geduld wichtig, denn wir sind Menschen und haben Schwächen. Manchmal braucht man Zeit und Mühe, um seine Gesundheit vollständig wiederherzustellen oder sein Ziel zu erreichen.

WENN NICHTS HILFT

Haben Sie das Gefühl, dass Sie alle bekannten Wege ausprobiert haben und immer noch leiden? Das kann herzzerreißend und frustrierend sein und zu Momenten führen, in denen man aufgeben möchte. Ein Faktor, den man berücksichtigen sollte, liegt darin, dass der Körper des Menschen nicht perfekt ist. Die Schwächen, die wir haben, haben oft einen Sinn, und wir können aus der Erfahrung etwas lernen. Wenn man offen und bereit ist, sie zu sehen, kann darin ein Silberstreif am Horizont oder ein Segen liegen.

Ich habe meinen Patienten immer gesagt: „Wenn Sie aus diesem Problem gelernt haben, was Sie lernen müssen, und wenn Gott will, gibt es keinen Grund, warum Sie nicht gesund werden können." Einer der Zwecke des Lebens besteht darin zu lernen. Wenn dies eine Möglichkeit ist, dass Sie oder Ihr Klient eine bestimmte Lektion noch nicht gelernt haben, denken Sie über diese Frage nach: „Ist dieses Problem dazu da, mir etwas beizubringen?"

Es ist auch wichtig zu wissen, dass Sie bis zu 90 Prozent Ihrer eigenen Ungleichgewichte selbst beheben oder lösen können. Aber 100 Prozent werden Sie höchstwahrscheinlich nie allein erreichen. Jemand anderer wird möglicherweise benötigt, um Ihnen zu helfen. Es gibt Dinge, die Sie allein vielleicht nicht finden können. Außerdem ist die regelmäßige Zusammenarbeit mit einem anderen Anwender quasi eine ständige Weiterbildung, da Sie voneinander lernen können.

26

ARBEIT MIT ALLEN ALTERSGRUPPEN

Für mich bedeutet „spirituell“ Liebe in Aktion.
Wenn Sie also für die Liebe arbeiten, dann sind Sie ein spiritueller Mensch.

PATCH ADAMS

Wenn Sie sich dazu hingezogen fühlen, anderen, die leiden, zu helfen, sind Sie wahrscheinlich ein Heiler! Es gibt viele verschiedene Möglichkeiten, andere zu unterstützen und Ihre Gaben in die Welt zu bringen.

Einige der wichtigsten Talente und Fähigkeiten, die wir entwickeln können, sind die, die es uns ermöglichen, anderen zu helfen. Wir wollen helfen, ermutigen, etwas bewirken und Leiden lindern. Wir alle kennen die Frustration, sich hilflos zu fühlen, wenn ein geliebter Mensch seelisch oder körperlich leidet. Wenn Sie lernen, das Body Code-System anzuwenden, werden Sie in der Lage sein, im Leben anderer etwas zu verändern. Sie werden auch entdecken, dass Sie, wenn Sie anderen dienen, selbst Heilung erfahren werden. Wenn Sie die Energie der Liebe und des Lichts zu anderen Menschen bringen, werden Sie sich selbst verändern. Das ist das Gesetz der Gegenseitigkeit. Ein Freund von mir hat es so formuliert: „Wirf Dein Brot aufs Wasser, und es wird getoastet und gebuttert zurückkommen.“

So gut sich das auch anhört – anderen zu helfen, ein glücklicheres, gesünderes Leben zu führen und mehr Frieden für sich selbst zu finden –, erfordert es doch einige Anstrengungen Ihrerseits. Erstens braucht es den Mut, daran zu glauben, dass man wirklich etwas bewirken kann. Zweitens ist es nötig, Dankbarkeit und Freude in Bezug auf die noch nicht eingetretene Heilung aufzubringen, vor allem, wenn man selbst mit demjenigen mitleidet, dem man helfen möchte.

Die vielleicht größte Herausforderung bei dieser Arbeit liegt darin, dies mit Glauben zu tun. Anstatt derartiges Mitleid mit den Leidenden zu haben und sich so tief in sie hineinzuversetzen, dass man sich selbst dabei schrecklich fühlt, sollte man die Freude der Hoffnung und der Möglichkeiten verbreiten. Wenn Sie die Gefühle und die Energie der lebendigen Gesundheit und der vollkommenen Ausrichtung für andere hochhalten und sie als ganz und vollständig betrachten, helfen Sie dem anderen, sich mithilfe dieser Energie zu transformieren, die er selbst vielleicht noch nicht hat.

Denken Sie daran, dass alle Dinge möglich sind und dass Sie lediglich der Kanal für eine Kraft sind, die viel größer ist als Sie – eine Macht, die Ihren Lieben auch Frieden und Gesundheit wünscht. Beginnen Sie Ihre Arbeit in einem Raum des Vertrauens, der Liebe und der Dankbarkeit.

Sie müssen darin nicht „gut" sein. Viele große Pläne werden nie verwirklicht, weil jemand nicht bereit war, damit zu beginnen. Jeder, der dieses Werk der Liebe tut, hat nur mit einem gewissen Maß an Glauben und einem bescheidenen ersten Schritt begonnen. Wenn Sie das alles rein aus eigener Kraft, mit Ihren eigenen Gaben und Fähigkeiten tun würden, dann müssten Sie selbstkritisch und besorgt sein. Aber das tun Sie nicht. Stattdessen sollten Sie wissen, dass Sie nicht allein sind.

Diese Methode basiert darauf, dass Sie zuerst Ihre Höhere Macht um Hilfe bitten und dann im Glauben handeln, dass es funktionieren wird. Sie haben allen Grund zu glauben, dass es funktionieren wird, und können dankbar sein, dass Sie das Glück haben, das Vehikel zu sein, durch das Heilung stattfindet.

Mit etwas Übung werden Ihre Fähigkeiten zunehmen, und Sie werden zu einem großen Geschenk für alle, denen Sie dienen.

Eine Frau aus Großbritannien wollte anderen mit dem Body Code helfen, aber Selbstzweifel hatten sie in der Vergangenheit davon abgehalten, andere lohnenswerte Unternehmungen zu starten, und sie war sich sicher, dass ihre Depression sie davon abhalten würde, dies zu tun. Sie tat ihre eigene Arbeit, indem sie ihre Herzmauer löste, und sagte danach, sie fühle sich wie neugeboren. „Ich fühle mich jeden Tag besser und bin dem Leben gegenüber positiver eingestellt. Ich glaube nicht nur, sondern ich weiß, dass ich als zertifizierte Emotion Code-Anwenderin sehr erfolgreich sein werde."

Später erzählte sie von folgenden Beispielen über den Unterschied, den sie täglich bewirkt, indem sie anderen hilft, ein glückliches, erfülltes Leben zu führen.

Einen Unterschied bewirken in Großbritannien

Ich habe so viele Erfolgsgeschichten erlebt, dass es mich erstaunt. Meine Schwiegermutter hatte Arthritis im Mittelfinger, sie konnte ihn kaum noch beugen. Sie beschrieb ihn als eine Art Kralle. Nach einer Sitzung mit mir konnte sie ihre Faust vollständig schließen. Sie war sehr erstaunt.

Ich ging zum Friseur, und meine Friseurin hatte Schmerzen im Steißbein. Sie erklärte mir, dass es seit der Geburt ihres Sohnes vor eineinhalb Jahren schmerzte. Während sie mir die Haare färbte, gab ich ihr eine Sitzung, und ihre Schmerzen verschwanden vollständig. Sie war so begeistert, dass sie mir 50 Prozent Nachlass auf meine Rechnung gab.

Ich führte eine Online-Sitzung stellvertretend für eine reizende Dame durch, die in einem Knie keinen Knorpel mehr hatte. Es war so schlimm geworden, dass sie schon Schmerzen hatte, wenn sie die Treppe hinunterging, und im Fitnessstudio hatte sie wirklich zu kämpfen. Sie war früher Marathon gelaufen und wollte unbedingt wieder laufen können. Dreißig Minuten nach unserer Sitzung lief sie die Treppe hinauf und hinunter!

Sol C., Kent, Großbritannien

Ganz gleich, wo auf der Welt sich die Menschen befinden, Sie können ihnen von Ihrem Zuhause aus helfen, indem Sie den Body Code anwenden. Sie können auch mit jemandem arbeiten, der sich physisch in Ihrer Nähe befindet. Ich glaube nicht, dass es noch zugänglicher oder noch einfacher sein könnte, einem anderen Menschen Heilung zu bringen.

Das Wichtigste, was wir für den Erfolg eines anderen tun können, liegt darin, die Hindernisse zu beseitigen, die seinen Fortschritt beeinträchtigen. Wir treffen keine Entscheidungen für andere. Andere müssen immer noch tun, was sie tun müssen, und wir beseitigen einfach, was wir können, was ihnen im Weg steht.

Nicht jedes Bedürfnis hat mit einer bestimmten Krankheit oder Schwierigkeit zu tun. Manchmal fühlen wir uns einfach festgefahren oder es fehlt uns an Freude. Marianne erzählte von ihrer ersten Erfahrung mit dem Body Code, die ihr half, eine echte Verbindung zu ihrer Familie zu finden.

Aus der Sackgasse herauskommen

In meiner ersten Body Code-Sitzung lösten wir einige geerbte eingeschlossene Emotionen, aber die größte Veränderung kam dadurch zustande, dass wir meine Sendebotschaft „Ich stecke fest" beseitigten und stattdessen „Liebe" hineingaben. Wir lösten auch eine Ideen-Allergie gegen die Vorstellung, „abgelehnt zu werden", die mit meiner rechten Niere verbunden war.

Nach meiner Sitzung rief ich meine Mutter an. Zum ersten Mal spürte ich keine Mauer oder Blockade ihr gegenüber. Ich fühle mehr Offenheit und Liebe für meinen Mann. Nach meiner Sitzung konnte ich nicht aufhören zu lächeln. Jetzt bin ich offener gegenüber Menschen, die ich nicht kenne. Aber die größte Veränderung ist vielleicht meine Haltung gegenüber der Höheren Macht. Ich wusste, dass sie da ist, aber ich konnte sie nicht spüren. Jetzt kann ich sie spüren. Es gibt so viel Liebe auf dieser Erde.

Marianne S., South Dakota, USA

Einer der größten Schätze des Lebens ist es, die Freude der Liebe zu anderen und zum Göttlichen zu spüren. Oft sind Ungleichgewichte alles, was im Weg steht.

Der Body Code kann uns in jeder Phase unseres Lebens helfen, sogar im Mutterleib, einer ganz besonderen Zeit. Wenn wir die Liebe und die Absicht haben, anderen zu helfen, sind wir manchmal erfreut und überrascht, was wir tun können, um eine Entwicklung zu beeinflussen, wie die nächste Geschichte zeigt.

Vorbereitungen für die Geburt

Meine Freundin sollte bald ihr Baby zur Welt bringen, aber sie hatte ein Problem. Das Baby lag in Steißlage (mit dem Gesicht nach oben) und musste sich umdrehen, damit die Wehen beginnen konnten. Sie hatte versucht, das Baby zum Drehen zu bringen, aber es klappte nicht, und sie hatte bereits einige schmerzhafte Wehen, was darauf hindeutete, dass die Wehen einsetzten. Ich fragte sie, ob ich versuchen solle, das Baby mit einer Body Code-Sitzung zum Drehen zu bringen.

Mit ihrer Erlaubnis arbeitete ich an diesem Abend stellvertretend an ihr und dem Baby. Ich entdeckte, dass das Baby Angst hatte, sich den Wehen zu stellen, also entfernte ich einige eingeschlossene Energien und sagte dem Baby energetisch, dass es jetzt sicher sei, sich zu drehen. Am nächsten Tag schrieb mir meine Freundin, dass sich ihr Baby gerade nach einem Nickerchen gedreht hatte. Acht Tage später hatte sie eine großartige Entbindung von einem sehr gesunden Baby. Was für ein unglaublicher Segen und was für ein Weg, den Body Code zu nutzen!

Kristi D., Alaska, USA

Sie können diese besondere Person im Leben anderer sein, die ihnen Heilung und Erleichterung auf eine Weise bringt, die sie allein nicht finden könnten. Die Befreiung von Energien, die uns aus dem Gleichgewicht bringen, hat schon vielen Menschen geholfen, ihre Ziele zu erreichen, zu voller Gesundheit zurückzukehren, endlich abzunehmen, Liebe zu finden und ein Leben in Fülle zu führen. Diese Arbeit kann Ihnen und Ihren Lieben ein neues Gefühl der Klarheit, eine neue innere Ruhe und tiefgreifende Heilung bringen, wo nichts anderes dies zuvor erreichen konnte.

WIE MAN ANDEREN DEN BODY CODE ERKLÄRT

Wenn Sie sich nicht sicher sind, was Sie anderen sagen können, wenn Sie den Body Code erklären möchten, könnte die folgende Beschreibung helfen:

„Ich lerne gerade eine schnelle und einfache Methode, um Menschen zu helfen, besser zu funktionieren und sich besser zu fühlen. Sie hilft dem Körper, in einen Zustand zurückzukehren, in dem er sich selbst heilen kann. Der Body Code funktioniert sowohl bei körperlichen als auch bei emotionalen Problemen. Hätten Sie ein paar Minuten Zeit, um ihn gemeinsam auszuprobieren?“

Oft reicht diese einfache Einführung und Einladung aus, damit eine Person bereit ist, es auszuprobieren. Für jemanden, der mehr Informationen möchte, könnten Sie etwa mit dieser Art fortfahren:

„Ihr Körper kann sich selbst heilen. Er weiß genau, was mit Ihnen los ist und was Sie wirklich brauchen, um optimal zu funktionieren. Der Body Code ist die Art und Weise, wie wir diese Bedürfnisse dekodieren oder entschlüsseln. Wir können ihn nutzen, um die zugrunde liegenden Ursachen Ihrer Probleme zu erkennen und sie mit unserer gemeinsamen Intention zu beseitigen oder herauszufinden, was Sie noch benötigen. Diese Technik ist nicht als Ersatz für eine medizinische Behandlung gedacht. Aber indem wir die zugrunde liegenden Ungleichgewichte korrigieren, helfen wir dem Körper, seine Selbstheilungskräfte besser zu nutzen. Und viele schätzen es, dass diese Methode es nicht erforderlich macht, dass Sie persönliche Details über vergangene Traumata oder Ereignisse erzählen.“

Wenn jemand vor oder nach einer Sitzung mehr erfahren möchte, können Sie ihm vorschlagen, das Buch *Der Emotion Code* oder *Der Body Code* oder beide zu lesen. Sie sind leicht zu lesen und enthalten faszinierende wahre Berichte und Erklärungen zu den Methoden. Das hilft den Menschen, ihre Bedenken auszuräumen, und gibt ihnen einen mentalen Rahmen, um zu verstehen, wie das Ganze funktioniert und um es sogar selbst auszuprobieren.

Wenn Sie mit jemandem sprechen, der mit *Energiearbeit* nicht vertraut ist, könnten Sie eine grundlegende Erklärung dieser Art geben:

„Quantenphysiker sagen uns nun schon seit über einem Jahrhundert, dass der menschliche Körper eigentlich ein sehr komplexes Energiefeld ist. Nicht nur die aktuelle Wissenschaft, sondern auch die wichtigsten Heilmethoden der Antike drehen sich alle um die Wiederherstellung von Gleichgewicht in diesem Energiefeld. Der Body Code ist ein System, das es uns ermöglicht, die Kraft der Quantenphysik zu nutzen, um Gleichgewicht im Energiefeld des Körpers herzustellen."

KEINE VERSPRECHUNGEN ABGEBEN

Wenn Sie mit anderen über den Body Code sprechen, insbesondere während einer Sitzung, sollten Sie Ihre Worte sorgfältig wählen. Sie möchten nicht missverstanden werden, als würden Sie Heilkunde ohne Lizenz praktizieren. Behaupten Sie nicht, dass Sie oder das Body Code-System irgendetwas heilen oder Schmerzen lindern können. Stellen Sie auf keinen Fall Diagnosen, es sei denn, Sie haben die entsprechende Ausbildung und Lizenz dafür. Versuchen Sie stattdessen, etwas zu sagen wie: „Der Body Code könnte Ihnen helfen, sich besser zu fühlen und Ihre Beschwerden zu mildern." Geben Sie keine Garantien. Versuchen Sie es stattdessen gemeinsam nach dem Motto: „Probieren wir es aus."

WO ANFANGEN

Wenn Sie bereit sind, mit der Arbeit an einer Person zu beginnen, sollten Sie aufgeschlossen, geduldig und positiv gestimmt sein. Bitten Sie um Einverständnis und fragen Sie nach den Themen oder Zielen der Person für die Sitzung.

Denken Sie daran, einen Moment der Stille einzulegen, um Hilfe von oben zu erbitten. Bewahren Sie Liebe in Ihrem Herzen für die Person, an der Sie arbeiten, und halten Sie an der Absicht der Dankbarkeit fest, dass dies für die Person funktionieren wird.

Sie können mit Einverständnis an jedem arbeiten, von älteren Menschen bis hin zu Erwachsenen und Kindern. In den folgenden Abschnitten werden Sie von wahren Begebenheiten lesen, wie Menschen den Body Code angewendet haben, um anderen Menschen aller Altersgruppen zu helfen.

FÜRSORGE FÜR DIE VORFAHREN

Ungleichgewichte haben ihren Ursprung nicht immer in uns selbst. Manchmal erben wir Ungleichgewichte, insbesondere eingeschlossene Emotionen, von unseren Eltern oder Großeltern oder von irgendeinem Vorfahren. Die Wissenschaft der Epigenetik beweist, dass Traumata von einer Generation an die nächste weitergegeben werden können, sie kann aber nicht vollständig erklären, wie dies geschieht.

Das bekannte „Mäuse- und Kirschblütenexperiment" demonstriert die Verbindung zwischen Vorfahren und geerbtem Trauma. Eine Gruppe von Mäusen erhielt jedes Mal einen leichten Elektroschock, wenn ein Kirschblütenduft in ihren Käfig gepumpt wurde. Mit der Zeit entwickelten sie eine Angstreaktion auf denselben Duft, auch wenn kein Schock verabreicht wurde. Weibliche Mäuse, die weder mit dem Duft noch mit den Elektroschocks in Berührung gekommen waren und die keine Angst vor dem Duft hatten, wurden künstlich mit den Spermien dieser traumatisierten Mäuse befruchtet. Die Mäusebabys, die von diesen Müttern geboren wurden, hatten eine instinktive Angst vor dem Kirschblütenduft, obwohl diese Mäusebabys ihre Väter nie kennengelernt hatten.

Manchmal sind die Wurzeln unserer Probleme geerbt. Wenn dies entdeckt wird, bietet sich uns eine besondere Chance.

In dieser Geschichte erklärt Izabela, wie das Erkennen und Lösen ihrer geerbten emotionalen Blockaden ihr Leben verändert hat.

Großvaters Blockaden

Ich habe lange Zeit festgesteckt. Oder vielleicht ist der bessere Ausdruck: mich zurückgehalten gefühlt. Ich hatte einige mutige Entscheidungen in meinem beruflichen und persönlichen Leben zu treffen. Während einer Body Code-Sitzung fanden wir eine Herzmauer aus drei negativen Emotionen, die ich von meinem Großvater geerbt hatte. Er starb vor meiner Geburt, sodass ich ihn nie kennengelernt hatte. Aber bei dieser Arbeit hatte ich das Gefühl, endlich mit ihm verbunden zu sein – nicht mit seinem Körper, sondern mit seinem Geist. Es war das erste Mal, dass ich ihn auf eine so nahe und persönliche Weise spürte. Die Beseitigung dieser schwierigen Energien war wie das Öffnen der Tür zu meinem eigenen Mut und meinen eigenen Entscheidungen. Schließlich erstellte ich ganz allein meine geschäftliche Webseite. Und ich habe meine Beziehungen zu meinen Kindern und meinem Mann verbessert.

Izabela C., Warschau, Polen

Im Buch *Der Emotion Code* beschreibe ich ausführlich, wie man geerbte eingeschlossene Emotionen lösen kann. Die häufigste Art von Ungleichgewicht, die geerbt oder von einem Vorfahren weitergegeben werden kann, sind eingeschlossene Emotionen, aber es ist auch möglich, dass andere Energien geerbt werden können. In folgendem Bericht fand Vickie die Antwort auf ihre Frage auf eine unerwartete Weise.

Sprachlos

Ich hatte wie verrückt daran gearbeitet, den hohen Blutdruck meines Vaters zu entschlüsseln. Wir haben ihn mit dem Body Code von vielen Dingen befreit, und er hat natürliche Heilmittel verwendet, aber es war immer noch nicht genug. Also betete ich, und die Antwort kam zu mir im Schlaf. Ich sollte ihn diesbezüglich auf eine geerbte eingeschlossene Emotion testen, die eine Ursache für seinen Bluthochdruck darstellte, und diese entfernen. Es hat funktioniert! Ich freue mich, sagen zu können, dass er jetzt keinen Bluthochdruck mehr hat, und sein Arzt ist sprachlos. Ich liebe es, wie das alles funktioniert und zusammenpasst. Vielen Dank für Ihr wunderbares Geschenk.

Vickie B., Missouri, USA

Solche Ungleichgewichte können wir nicht nur bei uns selbst beseitigen, sondern durch diese Arbeit auch bei unseren Vorfahren und sogar bei unseren Kindern, wenn auch sie die gleiche störende Energie geerbt haben.

Wir sind mit unseren Vorfahren verbunden. Manchmal werden deren Ungleichgewichte und Traumata an uns weitergegeben. Wenn diese Arten von Blockaden entdeckt werden, haben wir eine beispiellose und heilige Gelegenheit, verstorbenen Familienmitgliedern zu helfen, weiterzukommen. Ihre eingeschlossenen Emotionen werden oft mit uns geteilt und beeinflussen sowohl uns als auch sie. In der nächsten Geschichte bedankten sich die Vorfahren für die Arbeit, die für sie getan wurde, etwas, das sie selbst nicht hatten tun können.

Eingeschlossene Emotion von allen Verwandten gelöst

Eine Klientin von mir hatte mit Wutproblemen und schweren Allergien zu kämpfen. Neben anderen Ungleichgewichten lösten wir eine geerbte eingeschlossene Emotion von „Verlorenheit". Damit begann die interessante Geschichte. Es stellte sich heraus, dass diese geerbte Energie aus der Zeit stammte, als die Menschen mit Sklavenschiffen aus Afrika herübergebracht wurden. Ihr männlicher Vorfahre hatte die Emotion „Verlorenheit" eingeschlossen, weil er aus seiner Familie gerissen und in die Neue Welt gebracht worden war.

Ich befreite meine Klientin davon und alle ihre Verwandten, die diese Emotion ebenfalls geerbt hatten. Es war beeindruckend! Mein Büro war überfüllt von diesen Wesen. Meine Klientin spürte das Gleiche in ihrem Haus, das etwa dreißig Minuten von mir entfernt war. Es war so kraftvoll. Sie war den Tränen nahe! Später erzählte sie mir, dass sie von diesem Zeitpunkt an zahlreiche „Geschenke" in ihrem Leben erhalten hatte, die sie nicht erwartet hatte. Sie sagte, sie wisse, dass diese Geschenke von all diesen Menschen stammten, die sich bei ihr dafür bedankten, dass sie diese eingeschlossene Emotion der „Verlorenheit" gelöst hatte. Ich werde mich immer an die Kraft und Heilung dieses Erlebnisses erinnern! Ich bin so dankbar, dass ich ein Teil dieser Wiederherstellung für so viele wunderbare Menschen war, die in eine so dunkle Zeit unserer Zivilisation verwickelt gewesen waren.

Deborah P. M., Florida, USA

Ich glaube, dass unsere Vorfahren von dieser Arbeit wissen und dass sie vielleicht darauf warten, dass wir diese Arbeit für sie verrichten. Wenn im Laufe der Jahre bei jemandem, an dem ich arbeite, eine geerbte Emotion auftauchte, fragte ich manchmal, ob die Vorfahren in direkter Linie auch im Raum waren und darauf warteten, dass diese Emotion von ihnen gelöst wird. Die Antwort lautete immer ja! Sobald die eingeschlossene Emotion gelöst war, fragte ich, ob die Vorfahren noch im Raum seien, und ich bekam in der Regel eine Nein-Antwort, es sei denn, es gab noch mehr, was wir finden und von ihnen lösen wollten. Sie kamen, um ihre Altlasten loszuwerden, und verließen den Raum, als dies erreicht war. Auch andere stellten fest, dass dies der Fall war, wie Patti im Folgenden berichtet.

Ahnen, die Hilfe suchen

Durch die Arbeit an meinen eigenen Beschwerden mit dem Body Code sammelte ich wichtige Erfahrungen in der Arbeit mit Ahnenthemen. Wenn ich eine geerbte eingeschlossene Emotion fand, spürte ich oft ein Kribbeln im ganzen Körper und ein intensives Gefühl der Dankbarkeit, oft bis hin zu Tränen. Ich war überzeugt, dass meine verstorbene Großmutter oder derjenige, mit dem ich arbeitete, anwesend und dankbar für diese Hilfe war. Was als Beschwerden und Ärger darüber begann, dass ich Zeit mit mir selbst „verschwenden" musste, wurde zu einem großen Segen für meine Vorfahren und für mich sowie zu einer bedeutungsvollen Verbindung mit ihnen.

Zum Beispiel begann mein linker Daumen zu schmerzen. Ich dachte darüber nach, dass ich selbst vielleicht einmal Arthritis bekommen könnte, denn meine Großmutter hatte furchtbar unter rheumatoider Arthritis gelitten, die die Gelenke entstellte und die Knochen verformte. Die Hände meiner Großmutter waren knorrig gewesen und hatten fast krallenartig ausgesehen. Die meiste Zeit ihres Lebens war sehr schwer gewesen. Als ich anfing, an meinem Daumen zu arbeiten, kamen immer wieder geerbte Emotionen hoch, die gelöst werden wollten, und ich hatte bemerkenswerte Erlebnisse, bei denen ich die Gegenwart meiner verstorbenen Großeltern spürte.

Es dauerte nicht lange, bis ich merkte, dass meine Vorfahren auf Hilfe warteten. Es muss sich wohl herumgesprochen haben, dass ich die Fähigkeiten hatte, uns allen zu helfen, loszulassen und weiterzukommen. Jede Schwierigkeit in meinem eigenen Körper war eine Gelegenheit, nicht nur Ungleichgewichte in mir selbst zu beseitigen, sondern auch meinen Ahnen zu helfen.

Jetzt sehe ich meine Beschwerden oder Schmerzen nicht mehr als beunruhigend an. Stattdessen lächle ich einfach und weiß, dass ich etwas zu tun habe und dass ich hoffentlich auch den Vorfahren helfen kann. Ich würde diese Arbeit für meine Familie nie leisten, wenn ich mich immer gut fühlen würde. Ich wüsste nicht, wo ich anfangen sollte. Jetzt sehe ich einen Zweck und eine Bedeutung in meinen Schmerzen, die ich mir nie zuvor vorstellen konnte, und einen Weg, Dinge zu lösen, nicht nur von mir selbst, sondern auch von meinen Ahnen.

Patti R., Utah, USA

Jedes Mal, wenn wir geerbte Ungleichgewichte aufspüren und lösen, dienen wir unseren Ahnen, selbst wenn wir keine Verbindung zu ihnen spüren, während wir diese Arbeit ausführen. Stellen Sie sich vor, welche Erleichterung sie erfahren, wenn Sie die geerbten eingeschlossenen Energien loswerden, die Ihnen im Weg stehen. Ihre Vorfahren waren echte Menschen, die ein echtes Leben führten und manchmal echte Kämpfe hatten. In der folgenden Geschichte war ein junges verliebtes Paar vor langer Zeit daran gehindert worden zu heiraten.

Gebrochenes Herz eines Vorfahren

Die meiste Zeit meines Lebens kämpfte ich mit anhaltender Traurigkeit. Ich konnte es mir nicht leisten, professionelle Hilfe in Anspruch zu nehmen. Also begann ich, Dr. Nelsons Videos anzusehen, sein Buch zu lesen und an mir selbst zu arbeiten. Ich wusste nicht, was ich tat, aber je mehr ich versuchte und übte, desto mehr konnte ich mir tatsächlich selbst helfen.

Eines Tages entdeckte ich eine geerbte eingeschlossene Emotion von meinem Vater. Er hatte sie von seinem Vater geerbt und so weiter, über zwanzig Generationen hinweg zurückreichend in der väterlichen Linie. Ich entdeckte, dass dieser Mann sich in eine Frau verliebt hatte, sie aber aufgrund seines sozialen Status nicht hatte heiraten können. Ich löste die Emotion und ging zu Bett.

Als ich am nächsten Tag meiner Schwester June davon erzählte, sagte sie: „Unglaublich! Gestern habe ich eine geerbte eingeschlossene Emotion gefunden, eine Eifersucht, von einem Mann zwanzig Generationen zurückliegend, und zwar auf der Seite des Vaters. Er und eine Frau hatten sich ineinander verliebt und konnten nicht heiraten, weil ihre Eltern wollten, dass sie einen Mann mit einem höheren sozialen Status heiratete!" Wir waren völlig erstaunt! Als June die eingeschlossene Emotion der Eifersucht gelöst hatte, schluchzte sie eine Minute lang, bis es sich gelegt hatte, und saß dann staunend da. Wenn es irgendeinen Zweifel daran gab, dass diese Arbeit inspiriert ist, so war er an diesem Tag verflogen.

Ich bin jetzt zum ersten Mal seit vielen Jahren frei von dieser Traurigkeit, und es ist mir gelungen, mich von einer Herzmauer voller emotionaler Lasten zu befreien, die mich glauben ließen, ich sei nicht klug oder stark genug, um erfolgreich zu sein und meine Familie zu unterstützen. Jetzt habe ich keine Angst mehr, es zu versuchen.

Michelle M., Alberta, Kanada

STÄRKUNG FÜR ÄLTERE MENSCHEN

Zu sehen, wie unsere Eltern altern und sich verändern, ist nichts für schwache Nerven. Wir lieben sie sehr und wollen alles für sie tun, vor allem, wenn sie krank sind oder Schmerzen haben. Was wir oft nicht verstehen, ist, dass ältere Menschen sich bewusst oder unbewusst darum bemühen, ihr Erbe zu verstehen. Sie setzen gedanklich zusammen, was ihr Leben bedeutet hat und welche Erinnerungen nach ihrem Tod weiterleben werden.

Dies kann ein zutiefst schmerzhafter Prozess sein, wenn sie das Gefühl haben, dass ihr eigenes Leben nicht viel wert war oder nicht das war, was es hätte sein können, oder wenn sie die Fehler, die sie gemacht haben und die sich negativ auf ihre Kinder ausgewirkt haben, sehr deutlich spüren. Unsere Verbundenheit mit den älteren Menschen, unsere Liebe, ist in ihren letzten Lebensjahren essenziell. Sie brauchen unser Mitgefühl, unsere Aufmerksamkeit, und sie müssen sich von uns geehrt und geliebt fühlen. Aber es gibt viele Gründe, warum dies manchmal schwierig sein kann. Eine einfache Möglichkeit, Beziehungen zu vertiefen und Dinge zu finden, die man miteinander teilen kann, ist die gemeinsame Arbeit mit dem Body Code.

Wir können ihnen helfen, viele Blockaden zu lösen, die ihrem Glück und ihrer Zufriedenheit im Alter im Wege stehen. Natürlich können körperliche Probleme häufiger vorkommen. Derjenige zu sein, der ihnen hilft, Erleichterung zu finden, ist oft verbindend und beglückend. Hoffnung ist der größte Motivator für Fortschritt, und Sie können diese Hoffnung vermitteln. Im Folgenden finden Sie einige reale Erfahrungsberichte darüber, wie wir unseren älteren Angehörigen Hoffnung und Freude bringen können.

Die meisten von uns haben jemanden mit einer Form von Demenz kennen oder lieben gelernt. Im folgenden Bericht erzählt eine Ärztin, was mit dem Body Code möglich sein könnte.

Ist Alzheimer reversibel?

Als ich anfing, mit einer älteren Klientin zu arbeiten, konnte sie mir keine einzige Frage beantworten. Sie musste rund um die Uhr beaufsichtigt werden und war nicht in der Lage, einfache Dinge zu tun, wie beispielsweise sich ein Glas Wasser zu holen. Sie war paranoid und hatte Wahnvorstellungen. Sie hatte Schwierigkeiten, Freundschaften zu schließen und war sehr isoliert.

Nach dreieinhalb Monaten der gemeinsamen Arbeit mit dem Body Code kann sie sich jetzt auf Gespräche einlassen und sich selbst Wasser holen. Man sagte mir, sie kümmere sich auch auf andere Weise um sich selbst, z.B. bringe sie regelmäßig den Müll hinaus und recycle sogar! Früher war sie nicht in der Lage gewesen, ohne Aufsicht einzukaufen, aber jetzt kann sie mit einem Mitbewohner einkaufen gehen. Sie findet leicht Freunde und nimmt an allen Aktivitäten ihrer Seniorengemeinschaft teil. Ihre Wahnvorstellungen und Paranoia haben um etwa 75 Prozent abgenommen. Ich erwarte und hoffe, dass sie weiter abnehmen werden, wenn wir unsere Arbeit fortsetzen.

Im Rahmen meiner Doktorarbeit in Neurowissenschaften und Epidemiologie hatte ich mich mit der Alzheimer-Erkrankung befasst. Damals glaubten wir, das Beste, was wir tun könnten, bestünde darin, das Fortschreiten der Krankheit aufzuhalten. Jetzt beginne ich zu vermuten, dass sie reversibel sein könnte!

Dr. Tina H., PhD, Washington, USA

Glauben Sie also nicht alles, was gesagt wird. Wir verstehen nicht alles, was es über Energie oder Regeneration zu wissen gibt, aber es scheint, dass Heilung oft doch möglich ist, auch wenn andere es nicht für möglich halten.

Manchmal sind es unsere eigenen Eltern, denen wir helfen können. Der nächste Bericht zeigt, wie Beth ihrem Vater in großem Umfang helfen konnte.

Ein schwerer Schlaganfall

Ich möchte Dr. Bradley Nelson ein großes Dankeschön aussprechen und diese Geschichte erzählen. Mein Vater hat sich nach einem schweren Schlaganfall von „kurz vor dem Sterben" oder „überleben wie ein Kohlkopf" hin zu „zurück zur Normalität" entwickelt! Ich habe zusammen mit vielen anderen Kollegen, die den Body Code und den Emotion Code anwenden, daran gearbeitet, meinen Vater zu retten. Ich sagte im Gebet, wenn er nicht als Mann zurückkehren würde, dann würden wir ihn gehen lassen. Das war das Schwerste für mich. Doch jetzt geht und spricht er und wollte sogar mit dem Zug zu einer Beerdigung der Familie fahren.

Ich bin erstaunt! So etwas passiert immer wieder... Ich bin immer wieder überrascht. Ich bin unendlich dankbar und so gesegnet, dass ich Sie kennengelernt und bei Ihnen die Zertifizierung gemacht habe. Diese bemerkenswerte, lebensrettende und lebensverändernde energetische Methode funktioniert! Mein Vater erholt sich nicht nur schnell, sondern glaubt jetzt auch an meine Arbeit und der Rest meiner Familie ebenso. Ich danke Ihnen, Dr. Nelson, und allen, die Sie unterstützen, und all den anderen zertifizierten Anwendern. Ich glaube wirklich an Wunder!

Beth F., Hertfordshire, Großbritannien

Ganz gleich, ob es sich bei den älteren Menschen um unsere Eltern oder Großeltern oder um die eines anderen handelt, sie werden von Ihrer Hilfe profitieren.

KINDERN HELFEN

Welch größeres Geschenk kann man Eltern oder Betreuungspersonen machen als die Fähigkeit, einem Kind bei seinen emotionalen und körperlichen Problemen zu helfen. Ob vor Ort persönlich oder aus der Ferne, es ist extrem ermutigend und stimmt demütig, die Fähigkeiten und Werkzeuge zu haben, einem Kind mit größeren gesundheitlichen Problemen oder etwas so Einfachem wie ungesundem Verhalten zu helfen. Die Dinge können oft schnell und einfach gelöst werden, wie wir in dieser nächsten Geschichte sehen.

Trennungsangst

Mein sechsjähriger Sohn hatte seine erste Emotion Code-Sitzung, und ich bat den Anwender, sich auf die Trennungsangst und die ungesunde „Bedürftigkeit" zu konzentrieren, die er in Bezug auf seinen Vater an den Tag legte. Wann immer beide zusammen zu Hause waren, bettelte mein Sohn ständig um seine Aufmerksamkeit und wurde sehr wütend, wenn sein Vater auch nur einen anderen Raum im Haus ohne ihn betrat. Dieses Verhalten war an den Wochenenden noch schlimmer, sodass wir angenehm überrascht waren, dass er am Tag nach der Sitzung, einem Samstag, mehrere Stunden lang selbstständig spielte, ohne von seinem Vater unterhalten werden zu müssen. Außerdem hatte er einen enormen Kreativitätsschub und schuf das ganze Wochenende über die schönsten und fantasievollsten Kunstwerke! Er war fröhlich, großzügig zu seiner Schwester und liebevoll zu seinem Vater, ohne etwas im Gegenzug dafür zu erwarten. Das war wirklich ein Wunder für unsere Familie!

Stefanie W., Nebraska, USA

Eltern zu sein kann eine große Verantwortung darstellen, vor allem, wenn Ihr Kind nicht glücklich ist. Viele Kinder ziehen sich irgendwann einmal zurück, sind verschlossen und unkommunikativ – und das hat immer einen Grund. Aber es ist wirklich schwer zu helfen, wenn das Kind nichts erzählt oder gar keinen Kontakt aufnehmen will. Das kann dazu führen, dass wir uns hilflos, frustriert oder sogar wütend fühlen. Es ist wichtig zu erkennen, dass es ganz natürlich ist, sich so zu fühlen, und unsere Gefühle unter Kontrolle zu halten, damit wir unseren Kindern helfen können, sich sicher zu fühlen.

Neben Hausaufgaben, Noten und Gruppenzwang haben Kinder häufig mit einigen weiteren großen Stressfaktoren zu kämpfen. Sorgen über Mobbing, Beziehungen, die Zukunft und das allgemeine Selbstwertgefühl können zusätzliche Stressfaktoren sein.

Neurologische Störungen treten heutzutage bei Kindern häufiger auf als je zuvor. Autismus, Asperger-Syndrom, ADHS, ADS, Panikstörungen und vieles Weitere können Familien an ihre Grenzen bringen. Ich habe gesehen, wie der Body Code solche Probleme bei vielen Kindern verbessert hat.

Ein sensorischer Verarbeitungserfolg

Meine Tochter war zwei Jahre alt, als bei ihr eine sensorische Verarbeitungsstörung diagnostiziert wurde. Selbst nach zwei Jahren Therapie hatte sie immer noch das Problem, dass sie nicht schlafen konnte und mitten in der Nacht schreckliche Ausbrüche hatte. In der zweiten Body Code-Sitzung waren die Emotionen, negativen Verbindungen und andere Dinge, die wir bei ihr lösen konnten, erstaunlich. Danach konnte ich die Veränderung im Gesicht meiner Tochter sehen, die neue Lebensfreude, die sie hatte, und die freudige Energie, die sie bei allem, was sie tat, ausstrahlte. In der Nacht nach der Sitzung schlief sie innerhalb von zwei Minuten im Bett ein und schlief die ganze Nacht friedlich durch! Ich weiß, dass wir noch weitere Arbeit vor uns haben, aber das ist der größte Segen für meine Tochter und unsere Familie.

Stefanie W., Nebraska, USA

In manchen Fällen glauben wir, ein Kind hätte Probleme des Autismus-Spektrums, vor allem, wenn es im Alter von zwei oder drei Jahren noch nicht spricht. In Wirklichkeit könnte es sich um etwas so Einfaches wie eingeschlossene Emotionen handeln, wie Deborah im nächsten Bericht feststellte.

Wut und Sprachprobleme sind verschwunden

Ich habe mit einem zweieinhalbjährigen Jungen gearbeitet, der nicht sprechen konnte und ein ernsthaftes Problem mit Aggressionen hatte. Seine Eltern waren sehr besorgt. Sie hatten geplant, ihn zu einem Sprachtherapeuten zu bringen, wenn er drei Jahre alt sein würde. Ich führte drei Sitzungen mit ihm durch und identifizierte und löste alle eingeschlossenen Emotionen und assoziierte Ungleichgewichte, die der Grund dafür waren, dass er nicht sprach. Am Morgen nach der dritten Sitzung begann das Kind nicht nur zu sprechen, sondern auch zu singen, während sein Vater es zur Kindertagesstätte fuhr! Das Singen und Sprechen hielt zum Erstaunen aller weiter an. Außerdem lief er nach wenigen Tagen zu seiner Mutter und schlang seine kleinen Arme um ihre Beine, um ihr zu sagen: „Ich liebe dich!" So etwas hatte er noch nie in seinem Leben getan. Seine Wut war verflogen! Diese Familie wurde durch diese Entwicklung so gesegnet.

Deborah P. M., Florida, USA

Meine Frau und ich haben vor vielen Jahren erfahren, dass wir sehr leicht an unseren eigenen Kindern arbeiten konnten, wenn sie schliefen. Wir erlebten tiefgreifende Veränderungen, und in dieser Geschichte berichtet auch Lynn davon.

Arbeit mit einem schlafenden Kind

Die Mutter eines fünfjährigen Jungen bat mich, eine Fernsitzung für ihren Sohn durchzuführen. Er hatte Verhaltensprobleme mit Wutausbrüchen, schlug andere Kinder und hörte nicht zu. Ich führte die Sitzung durch, während der Kleine schlief, und verwendete dazu das Testen mittels Stellvertreter. Am nächsten Morgen schickte ich die Ergebnisse per E-Mail an seine Mutter. Sie erzählte mir, dass er gegen 23.00 Uhr, also genau zu dem Zeitpunkt, als die Sitzung zu Ende war, aus seinem Bett aufgestanden und zu ihr ins Bett gekrochen war. Einen Monat später rief sie mich an, um mir zu sagen, dass sein Verhalten sich unmittelbar nach der Sitzung deutlich verändert hatte. Er war bereit zuzuhören, war viel sanfter zu seinen Geschwistern und anderen Kindern und war viel positiver gestimmt. Was für eine wunderbare Art, kleinen Kindern zu helfen, während sie friedlich und ohne Angst oder Trauma ihrerseits schlafen.

Lynn G., Britisch-Kolumbien, Kanada

Jeden Tag haben Kinder Beulen, blaue Flecken und kleine Stürze. Ein Pflaster kann bei einem weinenden Kind Wunder wirken. Aber was ist, wenn man mehr tun will, ja sogar mehr tun muss? Ein Hilfsmittel, das überall und jederzeit eingesetzt werden kann, ist von unschätzbarem Wert. Der folgende Bericht zeigt, wie normales Spielen zu einem scheinbar unbedeutenden Schlag führen kann, der aber reale Folgen haben kann.

Ein Junge und sein Hund

Der Sohn meiner Klientin war beim Spielen mit dem großen Hund der Familie zusammengeprallt. Der Junge hatte eine große Beule an der Stirn. Die Klientin bat mich um Hilfe, und so führte ich eine Body Code-Sitzung auf Entfernung durch. Es gab eine Reihe von Ungleichgewichten, wie ein physisches Trauma, eine eingeschlossene Emotion des Schocks, eine übernommene eingeschlossene Emotion der Angst von der Mutter, eine Fehlausrichtung des Stirnbeins und einige andere Dinge. Am nächsten Morgen war die Beule völlig verschwunden, und ihrem Sohn ging es gut. Nach einer Woche schrieb sie mir, dass es ihrem Hund nicht gut ging. Er wollte nicht fressen und nicht spielen. Sie bat mich erneut um Hilfe, und ich führte eine Body Code-Sitzung für den Hund durch. Diese Sitzung war sehr interessant. Es gab ein physisches Trauma von dem Unfall, eine von der Mutter übernommene eingeschlossene Emotion der Angst, eine mit dem Jungen geteilte eingeschlossene Emotion des Schocks, eine eingeschlossene Emotion von Schuldgefühl im Zusammenhang mit dem Zusammenprall und eine Fehlausrichtung des Unterkiefers durch den Unfall. Nachdem all diese Ungleichgewichte beseitigt waren, ging es dem Hund gut, und er fraß und spielte wieder mit den Kindern.

Heidi R., Wien, Österreich

Es ist nicht überraschend, Traumata bei Tieren zu sehen, wie Heidi es in ihrer Sitzung mit dem Hund ihrer Klientin erlebte. Auch Tiere können vom Body Code profitieren, wie Sie im nächsten Kapitel erfahren werden.

27

ARBEIT MIT TIEREN

Tiere wissen eindeutig mehr als wir denken, und sie denken viel mehr als wir wissen.

IRENE M. PEPPERBERG

Tiere geben uns Liebe, Spiel und Trost, mehr als wir in natura zurückgeben können. Ihre emotionale Intelligenz und ihre komplexe Biologie machen sie aber auch anfällig für eingeschlossene Emotionen und dysfunktionale Energien, genau wie wir es sind. Ebenso wie Menschen können auch Tiere eingeschlossene Emotionen und energetische Ungleichgewichte haben, die ihre Gesundheit und ihr Wohlbefinden beeinträchtigen. Diese Probleme können dazu führen, dass Tiere aufgrund ihrer emotionalen oder körperlichen Beschwerden negatives Verhalten an den Tag legen. Energetische Probleme bei Haustieren rühren oft von vergangenen traumatischen Erlebnissen her, die Restenergien in ihrem Körper hinterlassen haben, aber auch Giftstoffe können vorkommen, wie Sharon in folgender Geschichte berichtet.

Gift kostet einen Hund fast das Leben

Gestern Abend rief meine Tochter weinend an. Ihr Hund konnte kaum noch gehen, er taumelte eher im Kreis, der Kopf hing herunter, die Zunge berührte fast den Boden, er hechelte, sabberte und war desorientiert – und das schon seit fast einer Stunde. Sie lebt weit draußen in der Wüste in Arizona und hat keine Möglichkeit, schnell zu einem Tierarzt zu gelangen und kein Geld. Sie rief mich an und fragte: „Kannst Du etwas tun?"

Ich ließ sie den Hund streicheln, agierte als Stellvertreterin und testete schwach, als sie das linke Bein berührte sowie alle Verbindungen zum Brustkorb. Ich fing an zu gähnen, bis mein Kiefer fast zersprang und gähnte während der gesamten Sitzung weiter. Mittels Body Code führte mich das Unterbewusstsein des Hundes zu „Giftstoffen", dann testete ich Pestizide und Herbizide, wobei der Test auf Ameisengift stark ausfiel, aber dazu gab es keine zugrunde liegenden Ursachen.

Ich fragte: „Kann ich diese Energie lösen?" Ja, also löste ich sie mit Magnetstrichen. In der Tat, es dauerte keine zwanzig Sekunden, bis Vicky laut rief: „Mama, Mama! Sie ist hinübergelaufen und trinkt! Mama, sie ist nicht getaumelt!"

Das Gift testete als gelöst, sodass ich zu „Herbiziden" überging. Ihre Freundin unterbrach sie: „Würde es reichen, dass sie in diese Kröte gebissen hat?"

Ich fragte den Körper. Die Kröte war Herbiziden ausgesetzt gewesen. Auch hier gab es keine tieferen Ursachen, also machte ich drei Striche mit dem Magnet. Der Bereich des Brustkorbs testete nun stark, aber ich beschloss, nachzusehen, ob es einen Grund dafür gab, dass diese Hündin sich ständig in gefährliche oder unsichere Situationen begab (sie frisst und kaut und steckt ihre Nase in alles und hört nicht auf „Raus!" oder „Nein!").

Ich wurde zu „Herzenergie der Suche" geführt, was bedeutete, dass ich auch eine Herzmauer zu lösen hatte. Es tauchten „Panik", „Schock" und „Minderwertigkeit" auf.

An diesem Punkt erzählte meine Tochter, dass ihr Nachbar einen Hof voller Wolfshunde hatte und dass dies der Kleinste eines Wurfes war, der angegriffen und ausgesetzt worden war. Nachdem sie gesehen hatte, wie der Nachbar ihn zum Sterben über den Zaun geworfen hatte, hatte sie ihn mit nach Hause genommen und in den nächsten zwei Wochen alles getan, um ihn am Leben zu erhalten.

Ich war immer noch dabei, es zu lösen, als Vicky mich unterbrach: „Mama, sie hat aufgehört zu trinken und ist ganz normal zu ihrem Schlafplatz gelaufen! Kein Hecheln, kein Sabbern oder sonst etwas! Ihr Kopf schleift nicht mehr auf dem Boden. Sie hat sich zusammengerollt und ist eingeschlafen."

Am nächsten Morgen erhielt ich eine Textnachricht: „Sie hat die ganze Nacht geschlafen und ist heute Morgen auf und davon."

Sharon D., Auckland, Neuseeland

MUSKELTEST MIT TIEREN

Viele Energieheilungsmethoden, die Menschen zugutekommen, können auch bei Haustieren angewendet werden! Die Body Code-Anwendung bei Tieren funktioniert mit genau derselben Vorgehensweise wie bei einem Menschen. Wenn Sie also den Body Code schon bei anderen Menschen anwenden, dann sind Sie bereits ein „Tierflüsterer“. Sie können Ersatzperson-Sitzungen mit einem Testpartner für ein Tier durchführen, oder Sie können selbst als Ersatzperson oder Stellvertreter arbeiten.

Auf diesen Bildern arbeiten Jean und ich mit unserem Hund Max. Sie können den Ersatzperson-Muskeltest in Kapitel 4 (→ Seite 116) nachlesen, wenn Sie eine Auffrischung benötigen, wie dies funktioniert. Bei der Arbeit an Tieren ist es nicht nötig, sie zu berühren, vor allem, wenn Sie das Gefühl haben, dass es gefährlich sein könnte.

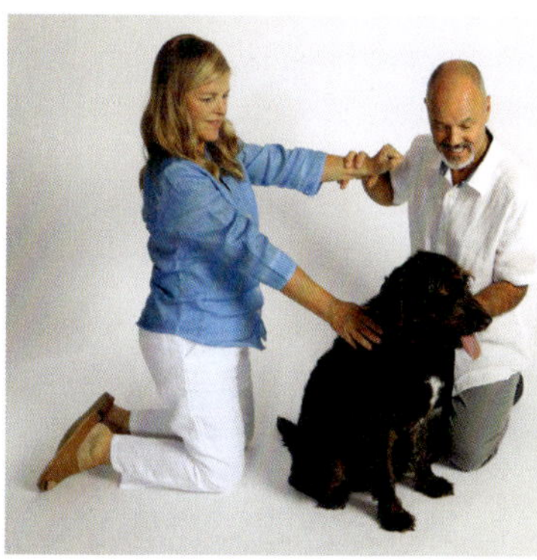

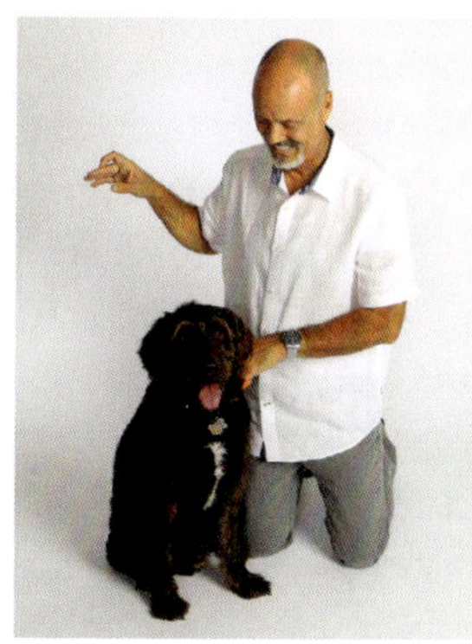

Wenn Sie keinen Testpartner haben, mit dem Sie an einem Tier arbeiten können, funktioniert der Selbsttest genauso gut. Sie können die betreffenden Ungleichgewichte an dem Tier oder an sich selbst für das Tier lösen. Wenn es nicht sicher ist, das Tier zu berühren oder in seiner Nähe zu sein, oder wenn es sich bedroht fühlt, können Sie mittels Stellvertreter testen, ebenfalls mit einem Testpartner oder allein.

Wenn Sie sich darauf vorbereiten, an einem Tier zu arbeiten, denken Sie daran, dass Tiere sehr empfindsam sind und Ihre Energie wahrnehmen können. Wenn Sie vor der Arbeit mit Tieren nervös sind, werden Tiere auch nervös sein. Nehmen Sie sich einen Moment Zeit, um sich zu entspannen und zu fokussieren, und gehen Sie dann in die Sitzung voller Liebe und mit der Absicht, dem Tier zu helfen. Glücklicherweise können wir unseren Haustieren zu ihrem Seelenfrieden und körperlichen Wohlbefinden verhelfen, wie Gail in der folgenden Geschichte erzählt, in der sie ihrer sehr ängstlichen Katze Frieden schenkte.

Shadows Ängstlichkeit

Mein Kater Shadow war schon immer ein wenig anspruchsvoll. Er miaute unaufhörlich und suchte nach Aufmerksamkeit. Aber nachdem sein Geschwisterchen von einem Kojoten geschnappt worden war, wurde er extrem nervös, miaute und weinte die ganze Zeit. Es war herzzerreißend.

Eines Tages hob ich ihn auf und setzte ihn oben auf den Kratzbaum. Er weinte und bewegte sich ständig in einem sehr ängstlichen Zustand. Ich begann, den Emotion Code bei ihm anzuwenden, und nachdem die dritte eingeschlossene Emotion gelöst war, ließ Shadow sich auf die Seite fallen und begann, nach der ausgestopften Maus zu schlagen, die am Kratzbaum hing!

Ich brach in Tränen aus, als er plötzlich von einem ängstlichen Kater zu einem spielfreudigen Kätzchen wurde! Es war ein solcher Kontrast zu seinem vorherigen emotionalen Zustand. Seitdem hatte er zwei weitere Sitzungen, und er ist jetzt ein friedliches Kätzchen. Er miaut zur Begrüßung, ist aber nicht mehr so hektisch wie vorher. Die Veränderung ist phänomenal.

Gail B., Kalifornien, USA

SPRACHE IST KEINE BARRIERE

Dass Tiere emotionale Wesen sind, ist spätestens seit Charles Darwins Buch *Der Ausdruck von Emotionen bei Mensch und Tier* aus dem Jahr 1872 hinlänglich bewiesen. Wir Tierliebhaber wissen, dass sie emotionale Bindungen zueinander und zu uns aufbauen. In unserer Liebe zu ihnen wollen wir unbedingt lernen, wie wir unseren Haustieren und vielleicht sogar Wildtieren helfen können, sich von Traumata und Schwierigkeiten zu erholen.

Erinnern Sie sich an den Robert-Redford-Film *Der Pferdeflüsterer* von 1998? Darin geht es um ein Mädchen und ihr Pferd, die beide bei einem Reitunfall verletzt werden. Die Mutter des Mädchens bringt die beiden zu einem legendären *Pferdeflüsterer*, gespielt von Redford, der das Pferd heilt, nachdem er die Ursache des Traumas herausgefunden hat.

Wäre es nicht unglaublich, wenn wir alle verstehen könnten, was Tiere sagen und was sie brauchen? Wir sprechen zwar nicht dieselbe Sprache wie die Tiere, aber wir können ihr Unterbewusstsein erreichen, so wie wir es bei Menschen mithilfe des Muskeltests können, wie Michele es in folgender Geschichte getan hat.

Diabetisches Pferd

Joseph ist ein hübsches Pferd, ein sechzehnjähriger Wallach, der liebevoll „The Guardian" genannt wird. Er liebt seine Arbeit als leitender Pferdeheiler in unserem pferdegestützten Psychotherapieprogramm, in dem er hochgradig traumatisierten und dissoziativen Kindern hilft, ihre schmerzhafte Vergangenheit zu heilen. In den letzten Jahren war Joseph von Laminitis (ähnlich wie Diabetes bei Menschen) geplagt, und vor Kurzem hatte er einen schweren Laminitis-Schub, der zu Lahmheit führte.

Dank Body Code bin ich in der Lage, umfassendere Fürsorge zu leisten und zugrunde liegende Ungleichgewichte zu bearbeiten, die durch Röntgen, Blutuntersuchungen oder Radiografie nicht erkannt werden können. Gott hat Joseph durch den Body Code bereits von anderen Problemen geheilt, und ich glaube an ihn für eine weitere Wunderheilung.

Täglich beginne ich die Sitzung mit verschiedenen Pferdeanatomiekarten und frage, ob es irgendwelche Ungleichgewichte gibt, und ich benutze die Body Code-App, um alle damit assoziierten Ungleichgewichte zu finden und nach Anleitung durch sein Unterbewusstsein zu lösen. Ich bestimme genau die Mengen und Arten von Kräutern, Nahrungsergänzungsmitteln, Futter und sogar die Dauer, wie lange die Eisstiefel an seinen Beinen bleiben müssen.

Ich habe mich mit einem erfahrenen Tierarzt beraten und ihn über meine Arbeit mit dem Body Code informiert. Eine andere Pferdeexpertin bestätigte, dass die vorliegenden Ungleichgewichte sehr typisch für Laminitis sind. Sie war erstaunt über den kombinierten Einsatz von Pferdeanatomiekarten und Body Code. Bisher hat Joseph keine Unterstützung von außen benötigt, weder von meinem Tierarzt noch von einem Chiropraktiker für Pferde noch von einem Spezialisten noch von einem Radiologen, außer zur Beratung.

Der Body Code war auch für die psychische/emotionale Gesundheit von unschätzbarem Wert! Joseph ist sehr sensibel, und ich löse täglich mindestens ein assoziiertes Ungleichgewicht. Das hat seine Laune und seine Verspieltheit stark verbessert, selbst inmitten seiner Beschwerden. Nach den Sitzungen entspannt er sich, senkt den Kopf und kuschelt sich oft an mich... seine Art zu sagen: „Danke, Mama." Dank Body Code müssen wir nicht mehr raten, was innerlich vor sich geht oder wie wir die Genesung unterstützen können.

Ich wäre sicher irgendwann verzweifelt, wenn es diese erstaunliche Methode und die Güte Gottes nicht gegeben hätte. Joseph und unsere Familie senden dem gesamten Discover-Healing-Team viel Liebe und Dankbarkeit. Ich freue mich darauf, mich nächste Woche für den Body Code-Zertifizierungskurs anzumelden! Was für ein unglaublicher Segen!

Michele Y., Colorado, USA

Ich glaube wirklich, dass die Tiere auf einer Herz-zu-Herz-Ebene verstehen. Während meiner Praxistätigkeit habe ich festgestellt, dass Sprache nicht unbedingt notwendig ist.

Einmal kam ein Mann aus Indien zu mir, um sich behandeln zu lassen. Er sprach kein Wort Englisch, und ich sprach kein Wort Hindi. Anfangs war ich nicht sicher, was ich tun sollte. Ich stellte meine Fragen auf Englisch, und durch die Antworten seines Unterbewusstseins fanden wir das, was er brauchte, und konnten ihm helfen. Ebenso habe ich festgestellt, dass man sich bei Tieren nicht unbedingt des gesprochenen Wortes bedienen muss.

Wenn man mit einem Tier arbeitet, ist es nicht strikt erforderlich, laut zu sprechen, weil das Unterbewusstsein des Tieres implizit versteht, was man denkt und was das Herz mit seiner Absicht, ihm zu helfen, kommuniziert. Sie können die Fragen laut oder leise stellen. Sie können dies sogar tun, ohne dass das Tier in der Nähe ist, wie Beate es in folgender Geschichte erlebte.

Lillys Angst vor der Treppe

Lilly, die Hündin einer befreundeten Familie, wollte plötzlich nicht mehr die Treppe im Haus hinauflaufen und schaffte es nur mit viel Anlauf und Motivation durch ihr Frauchen. Körperlich schien alles in Ordnung zu sein. Meine Freundin erzählte mir in einem Café davon, zu einer Zeit, zu der dies schon länger der Fall gewesen war. Gleich dort verband ich mich auf die Entfernung mit Lilly, der Hündin, und löste einige ihrer eingeschlossenen Emotionen. Als meine Freundin an diesem Nachmittag nach Hause kam, rannte Lilly ohne Probleme die Treppe hinauf. Einige Tage später, als ihre „Treppenangst" wieder auftauchte, konnte ich noch ein paar weitere Dinge lösen. Jetzt hat Lilly keinerlei Probleme mehr, die Treppe hinaufzulaufen.

Beate S., Frankfurt, Deutschland

HAUSTIERE UND LAUTE GERÄUSCHE

Die Angst vor lauten Geräuschen ist bei Hunden und Katzen weit verbreitet. Um sie zu lindern, ist oft ein kontinuierliches, geduldiges Training erforderlich mit dem Ziel, die Tiere daran zu gewöhnen. Es ist viel einfacher, den Body Code anzuwenden, um die Ursache für die Reaktion auf laute Geräusche zu finden.

Wie viele Tierliebhaber wissen, kann der Lärm von Feuerwerkskörpern ein Alptraum für unsere vierbeinigen Freunde sein. Die Geräusche von Feuerwerkskörpern, insbesondere von Böllern, versetzen sie oft in Panik. Sie springen, versuchen sich zu verstecken oder zittern und speicheln, manchmal flüchten sie sogar und laufen weg, sodass ihre verzweifelten Besitzer sie manchmal tagelang suchen müssen. Patricia erzählt, wie sie den Body Code einsetzte, um die Reaktion ihres Hundes Temper auf Feuerwerkskörper zu lindern.

Keine Angst mehr vor Feuerwerken

Mein älterer Hund Temper reagierte mit der Zeit immer ängstlicher, wenn es richtig laut knallte. Dieses Jahr, am 30. Dezember, reagierte er auf die ersten gelegentlichen Knallgeräusche, indem er von seinem Schlafplatz aufstand und sich neben mich setzte, angespannt, zitternd und hechelnd. Ich versuchte, ihn mit Futter und Spielen abzulenken, aber er zeigte kein Interesse und saß stattdessen weiter in seiner angespannten Haltung, ständig zitternd und hechelnd.

Ich erwartete, dass ich einige eingeschlossene Emotionen finden würde, also wollte ich zunächst direkt zur Emotion Code-Tabelle gehen. Aber meine Intuition sagte mir, dass ich auf der ersten Seite im Body Code beginnen sollte. Zu meiner großen Überraschung wurde ich zu Toxinen und nicht zu Emotionen als Ursache für die akuten Symptome meines Hundes geführt. Als ich weiter testete, stieß ich auf Umweltgifte, genauer gesagt auf Kosmetika. Hunde küssen ihre Besitzer ständig, und sie scheinen oft eine besondere Vorliebe für Handcremes oder Körperlotion zu haben, also könnte er auf diese Weise etwas aufgenommen haben. Da ich neugierig war, fragte ich nach und fand heraus, dass die Giftstoffbelastung von einem Hundeshampoo stammte, das verwendet worden war, als er ein Welpe war. Mehr Informationen waren nicht nötig, also löste ich den Giftstoff mithilfe eines Magneten bei Temper selbst. Er hatte immer noch zitternd und hechelnd neben mir gesessen, und nach dem Lösen legte er sich sofort hin und hörte auf zu zittern, und auch das Hecheln ließ nach!

Ich fragte, ob ich noch etwas anderes lösen könne, damit er in Zukunft weniger empfindlich auf Feuerwerkskörper reagiere, und wurde zu Fehlausrichtungen geführt. Sein dritter Lendenwirbel war fehlausgerichtet. Es gab keine Gründe für die Fehlausrichtung, aber wir mussten mehr wissen, also testete ich weiter und fand heraus, dass die Fehlausrichtung im Alter von vier Jahren aufgetreten war, als Temper einer fliegenden Frisbeescheibe nachgelaufen war und sie in der Luft erwischt hatte. Ich korrigierte diese Fehlausrichtung ebenfalls energetisch, und später am Tag, als ich weitere Feuerwerkskörper hörte, blieb Temper liegen und zitterte nicht mehr!

Am nächsten Tag, in der Silvesternacht, reagierte Temper mit vorsichtiger Neugierde auf den immer häufiger werdenden Böllerlärm. Er schaute auf, ging zur Terrassentür und versuchte herauszufinden, was da los war. Nach einer Weile kehrte er zu seiner normalen Routine zurück, ignorierte den Krach weitgehend und verschlief den größten Teil der

Feuerwerke um Mitternacht. Und bei unseren Spaziergängen am Neujahrstag schien er von den gelegentlichen Knallgeräuschen völlig unbeeindruckt zu sein.

Patricia F., Mannheim, Deutschland

Diese Geschichte beweist einmal mehr, dass das Sprichwort des Ganzheitsmediziners „Alles kann alles verursachen" wirklich zutrifft. Ein scheinbar emotionales Problem (Angst, Panik) wurde in diesem speziellen Fall durch eine Umweltgiftbelastung verursacht und durch eine Fehlausrichtung unterstützt, die beide um Jahre zurücklagen. Natürlich können andere Tiere mit ähnlichen Symptomen auch ganz andere Ursachen haben, also bleiben Sie immer offen für alle Möglichkeiten und vertrauen Sie auf den Prozess.

VERHALTENSÄNDERUNG

Wir stellen oft fest, dass das schlechte Verhalten eines Tieres auf seine emotionalen Lasten zurückzuführen ist, und die Beseitigung dieser eingeschlossenen Emotionen löst in der Regel das Problem. In folgendem Bericht erzählt Jodie, was geschah, nachdem sie den Body Code bei einem Pferd angewendet hatte.

Vom ängstlichen Pferd zum großen Gewinner

Cricket ist ein fünfjähriges Appaloosa-Pferd, das beim Reiten anfing zu scheuen und zu bocken. Dieses Verhalten führte zu einer schweren Verletzung seines Besitzers, sodass dieser Angst bekam, sein Pferd zu reiten. Schließlich bat er um eine Emotion Code-Sitzung. Die Ergebnisse waren bemerkenswert. Der Besitzer nahm Cricket am nächsten Tag mit zu einer Reitschule und einem Turnier. Er sagte, Cricket sei nun ein völlig anderes Tier. Er war ruhig und entspannt und tat alles, was er tun sollte. Das Reitturnier war ein großer Erfolg! Cricket und sein Besitzer gewannen an diesem Wochenende zwei Grand Championship Awards und einen Reserve Championship Award!

Jodie P., New Jersey, USA

Viele zertifizierte Body Code-Anwender arbeiten überwiegend mit Tieren, und der Erfolg tritt in der Regel sofort ein.

Depressive Tiere

Ich habe mich entschieden, Energiearbeit hauptsächlich mit Tieren durchzuführen, und hatte viel Erfolg mit Tieren, die depressiv wirkten und keine Zuneigung von ihren Besitzern haben wollten. Nachdem ich sie von ihren eingeschlossenen Emotionen befreit hatte, stellten die Besitzer fest, dass ihre Tiere wieder ihre Aufmerksamkeit suchten.

Jenny Marie G., Tennessee, USA

Ein anderer unserer zertifizierten Anwender fasst das Wunder der Arbeit mit Tieren wie folgt zusammen:

Kein Placebo-Effekt bei Tieren

Ich denke, die Arbeit mit Tieren ist für mich die freudigste und erhebendste Aufgabe. Tiere sprechen nicht auf Placebos an. Es scheint ihnen egal zu sein, ob man neu im Body Code ist, und die Ergebnisse, die man bei den Tieren sieht, sind wirklich herzerwärmend.

Guy M., Florida, USA

Wie Sie sehen, ist es eine Freude, mit Tieren zu arbeiten, und es ist sowohl für Sie als auch für das Tier eine große Bereicherung, wenn Sie sich auf Energieheilung mit Tieren einlassen. Denken Sie daran, mit Einverständnis des Besitzers zu arbeiten, und haben Sie Spaß dabei!

28

ARBEIT MIT BEZIEHUNGEN

Wenn unser Herz nicht voll Dankbarkeit ist für die Liebe, die uns so großzügig geschenkt wurde, ist es leicht, andere nicht so zu lieben, wie wir es sollten.

PAUL DAVID TRIPP

Ohne Beziehungen wäre das Leben fade, und Freude wäre schwer zu finden. Die Partnerschaft mit einem anderen Menschen kann die lohnendste, aber auch die herausforderndste Erfahrung unseres Lebens sein, vor allem, wenn eine tiefe Bindung besteht, wie z.B. in der Ehe. Eines der großen Geschenke der Partnerschaft ist das heilige Vertrauen, das wir dem anderen entgegenbringen, dass er uns dabei unterstützt, unser bestes Selbst zu werden. Diese emotionale und intellektuelle Nähe schafft eine Verletzlichkeit, die segensreich oder verletzend sein kann. Wenn wir darauf achten, den anderen zu ehren, und unser Insiderwissen nur dazu nutzen, ihn zu erheben und zu segnen, kann die Beziehung gedeihen. Aber wir alle haben Beziehungen, die nicht immer harmonisch sind. Ständige Wachsamkeit ist notwendig, um Schäden zu reparieren, ungesunde Muster zu beseitigen und einander zu nähren.

Viele Menschen leben in gesunden und liebevollen Partnerschaften, aber nicht immer teilen beide dieselben Überzeugungen und auch nicht immer sind beide offen für die Ideen des jeweils anderen. Selbst wenn emotionale oder körperliche Schmerzen vorhanden sind und Sie das Gefühl haben, dass Sie mit dem Body Code helfen können, sollten Sie Ihren Partner oder Ihre Partnerin entscheiden lassen, ob er oder sie mitmachen möchte oder nicht. Diese großzügige Frau hat das Einverständnis ihres widerstrebenden Mannes erhalten, und die Arbeit mit dem Body Code hat einen Unterschied bewirkt.

Ein zögernder Ehemann

Mein Mann ist von vielen Dingen, an die ich glaube und/oder die ich tue, nicht überzeugt. Als ich also erwähnte, dass ich Emotion Code-Sitzungen für ihn durchführen könnte, um seine Herzmauer zu lösen, war ich mir nicht sicher, wie er reagieren würde. Ich war angenehm überrascht, als er zustimmte, dass ich die Sitzungen stellvertretend durchführen könne. Es benötigte fünf Sitzungen, und nach der ersten Sitzung bemerkte er, dass sein Brustkorb sich leichter anfühlte. Er stand und steht unter großem Stress, sodass sein Körper ständig in höchster Alarmbereitschaft ist. Dass er zugab, dass ihm eine Last von der Brust fiel, war enorm. Er ist jetzt offener für Gespräche, was großartig ist. Jetzt, da er keine Herzmauer mehr hat, hat er während meiner einmonatigen Abwesenheit Renovierungsarbeiten geleistet, was ein außergewöhnlicher Schritt nach vorn ist. Er weiß nicht, was der Body Code ist und erkennt auch nicht viele Veränderungen an, ich hingegen schon.

Jennifer S., Nova Scotia, Kanada

Der Body Code kann eine lebensspendende Ressource sein, um sich gegenseitig zu stärken und liebevolles Engagement zu zeigen, dem Partner zu helfen, seine Träume zu verwirklichen. Wenn jemand als Reaktion auf eine negative Beziehungserfahrung oder als Schutz vor weiterem Leid unbewusst eine Herzmauer aufgebaut hat, könnte viel von dieser Energie im Herzen gespeichert sein. Da eine Herzmauer aus eingeschlossener emotionaler Energie besteht, kann diese Energie ausstrahlen und sich nicht nur auf die eigene Person, sondern auch auf Menschen in der Umgebung negativ auswirken. Hier sind vier verschiedene Beispiele von Beziehungen aus der ganzen Welt, die sich verändert haben, nachdem die Herzmauer gelöst wurde.

Ich bin seit fünfundzwanzig Jahren verheiratet und hatte nie das Gefühl, dass ich mit meinem Mann ganz verbunden war. Ich fühlte mich distanziert, als wäre da eine Mauer zwischen seinem Herzen und meinem. Ich konnte nachts neben ihm liegen und spürte überhaupt keine Verbindung zu ihm. Seit ich meine Herzmauer gelöst habe, was soll ich sagen? Ich spüre es... Ich fühle Liebe… Ich fühle mich ganz und vollständig und glücklich. Ich hatte alle „Wie werde ich glücklich"-Bücher gelesen, alles getan, was darin stand, aber nichts hatte sich je für mich geändert. Ich danke Ihnen, Dr. Nelson. Der Emotion Code/Body Code ist ein echter Wendepunkt.

Amanda S., Queensland, Australien

Der Ehemann meiner Freundin kam für eine Sitzung zu mir. Er wollte seiner Frau nicht von der Herzmauer erzählen, die wir gelöst hatten, also wartete ich ab, ob meine Freundin irgendwelche Veränderungen bemerkte. Sie rief mich am nächsten Tag an und sagte: „Ich weiß nicht, was Du getan hast, aber er ist so liebevoll." Sie sagte, sie habe sich in ihrer Ehe noch nie so geliebt gefühlt. Alle Falten auf seiner Stirn waren verschwunden, und er lächelte mehr. Ein paar Monate später erwähnte sie sogar, dass sie ihm sagte, er könne mir dafür danken, dass ich ihre Ehe gerettet habe.

Joy P., London, Großbritannien

Meine Ehe wurde durch die Arbeit mit dem Body Code vor einer Scheidung bewahrt. Ich hatte eine riesige Herzmauer. Nachdem sie entfernt war, verbesserten sich viele Aspekte meines Lebens, einschließlich meiner persönlichen Beziehungen und meiner Gesundheit. Jetzt habe ich nur noch selten Herzanfälle, bei denen mein Blutdruck gefährlich tief abfällt, weil mein schwaches Herz seine Kraft zurückgewinnt. Und ich erreiche alle meine Ziele, einschließlich meiner Anwender-Zertifizierung

Jerusalem D., New York, USA

Viele Jahre lang war ich mit meinem Mann unzufrieden. Er leitete unser gemeinsames Unternehmen und hörte nicht auf meine Vorschläge, wie man es verbessern könnte. Mit der Zeit baute ich eine Herzmauer auf, die sich negativ auf unsere Ehe auswirkte. Durch meine Arbeit mit dem Emotion Code über mehrere Sitzungen wurde unsere Ehe gerettet.

Lynn H., Ontario, Kanada

Das Gefühl, nicht gewürdigt und übersehen zu werden, kann ein sehr belastender Zustand sein. Viele von uns kämpfen mit diesem Gefühl im Beruf und im öffentlichen Leben, aber noch frustrierender kann es sein, wenn es in unseren persönlichen Beziehungen auftritt. Die Verbesserung von Beziehungen kann so einfach sein wie ein Lächeln und ein Dankeschön für eine gut gemachte Arbeit. Freundlichkeit könnte die Welt erobern und hat das Potenzial, sie zu einem viel besseren Ort zu machen.

FRÜHERE BEZIEHUNGEN HINTER SICH LASSEN

Vergangene Beziehungen können uns noch zu schaffen machen. Übrig gebliebene Gefühle und eingeschlossene Emotionen können in unserem Unterbewusstsein lauern. Negative Gedanken können uns auf einer Achterbahn emotionaler Höhen und Tiefen halten.

Das Erste, was Sie tun können, um sich von diesen verweilenden Gedanken und Emotionen zu befreien und sich nach dem Ende früherer Beziehungen wieder ganz zu fühlen, liegt darin, die Trigger oder Auslöser zu identifizieren. Werden Sie unruhig, wenn Sie sich in der Nähe einer bestimmten Person aufhalten? Gibt es eine bestimmte Art von Aussage, Kommentar oder Interaktion, die Sie aus der Fassung bringen?

Oft haben diese Auslöser gar nichts mit der aktuellen Person oder Situation zu tun, sondern sind das Ergebnis alter Ungleichgewichte von einer vergangenen Trennung oder von Schwierigkeiten in einer früheren Beziehung. Wenn Sie z.B. in einer Beziehung gelebt haben, die geprägt war von verbaler Misshandlung durch den Ehepartner, der Sie ständig herabsetzte, kann ein bloßer Vorschlag, wie man etwas so Einfaches wie das Zusammenlegen der Wäsche oder den Abwasch macht, eine starke Reaktion bei Ihnen auslösen. Es könnte sein, dass Sie das Gefühl haben, außer Kontrolle zu geraten, und dies geschieht wegen Ihrer Altlasten aus vergangenen Beziehungen, die unter der Oberfläche Ihres Bewusstseins lagern.

Es ist wichtig, sich daran zu erinnern, dass diese Auslöser nicht bestimmen müssen, wer Sie sind, wie stark Sie sein können oder was Sie erreichen können. Trigger oder Auslöser bewirken natürliche Reaktionen Ihres Körpers auf vergangene Verletzungen, und ihr Zweck ist es, Ihnen mitzuteilen, dass Sie unterdrückte Gefühle oder andere Traumata haben, die darauf warten, verarbeitet zu werden. Glücklicherweise sind die Antworten, die Sie brauchen, um damit umzugehen, in Ihnen vorhanden und direkt verfügbar, wenn Sie danach fragen.

Shaun erzählt von seinen Erfahrungen mit seiner Ex-Frau und davon, dass er nie dachte, vorangehen zu können, aber dass er jetzt die Liebe wiedergefunden hat und verlobt ist.

Die Vergangenheit loslassen und wieder Liebe finden

Vor etwa vier Jahren musste ich die Beziehung mit meiner damaligen Frau verlassen, die mich psychisch misshandelte. Zusätzlich zu den ständigen Misshandlungen, die ich erlebt hatte, einschließlich der Erniedrigung vor meinen beiden kleinen Söhnen, stand ich vor der Wahl, bei ihr zu bleiben und nach vielen Episoden der Depression wahrscheinlich verrückt zu werden oder die Beziehung zu beenden. Ich entschied mich für die Trennung. Im Nachhinein wurde mir klar, dass ich nach Jahren der Ehe völlig am Ende war, weil mir ständig meine psychische, emotionale und körperliche Energie entzogen worden war. Als ich noch mit meiner früheren Frau zusammen war, konnte ich das nicht erkennen, obwohl enge Freunde mir das immer wieder sagten. Ich konnte sie nicht hören oder verstehen, oder vielleicht wollte ich es auch einfach nicht. Im Grunde genommen war ich zum Schatten meiner Selbst geworden.

Durch glückliche und göttliche Zufälle wurde mein Ehrgeiz, anderen bei der Überwindung ihrer Schwierigkeiten zu helfen, auf verschlungenen Wegen geweckt. Ich interessierte mich mehr und mehr für Energieheilungsarbeit. Dr. Bradley Nelsons Emotion Code schien wie aus heiterem Himmel zu mir zu kommen, und plötzlich ergab alles vollständig Sinn, was mit den enormen Schmerzen und Schwierigkeiten zu tun hatte, die ich erlebt hatte. Nachdem ich mir viele Videos über seine Arbeit, Theorien und Prinzipien angeschaut hatte, begann ich, an Freunden zu experimentieren, und ich erhielt unerwartet positive Ergebnisse. Ich beschloss, das Buch zu kaufen und den EC-Zertifizierungskurs zu belegen.

Ich postete eine Anfrage zum Austausch oder zur Weitergabe von Einzelsitzungen. Felix hat sich gemeldet und seine Dienste angeboten. Seit unseren gemeinsamen Sitzungen habe ich einige besonders berührende Erlebnisse gehabt. Einige spezifische Probleme, die ein „normaler" Bestandteil meiner Existenz gewesen waren, scheinen verschwunden zu sein: die Schuldgefühle und die Scham über meinen Mangel an finanziellen Mitteln, ein ständiges auslaugendes Lenken meiner Energie hin zu meiner Ex-Frau.

Ich kann nicht beschreiben, wie viel Lebensfreude ich jetzt empfinde, die ich erleben und ausdrücken kann. Auch meine neue Verlobte hat dies schon mehrmals mit großer Freude bemerkt. Gott segne Sie!

Shaun D., Odense, Dänemark

Eingeschlossene Emotionen können dazu führen, dass wir falsche Annahmen treffen und unschuldige Bemerkungen und Verhaltensweisen falsch interpretieren, was letztendlich unsere Beziehungen ruinieren kann.

Wenn Sie Ihr Leben mit jemandem teilen, teilen Sie auch Ihre Energie. Manchmal wird diese Energie blockiert, und die Beziehung beginnt zu bröckeln. Mit dem Body Code können Sie und Ihr Partner oder Ihre Partnerin sich gegenseitig helfen, negative Energien zu beseitigen und offener und erfüllter zu leben. Vielleicht finden Sie allerlei Ursachen, die den Erfolg Ihrer Beziehungen blockieren. Wenn Sie diese Ursachen beseitigen, können Sie die reichhaltigen und liebevollen Beziehungen schaffen, für die Sie bestimmt sind. Erinnern Sie sich an das Gefühl, das Sie hatten, als Sie sich zum ersten Mal sahen und sich kennenlernten? Das können Sie zurückholen!

ANDEREN IN BEZUG AUF DEREN BEZIEHUNGEN HELFEN

Mit dem Body Code können Sie nicht nur Ihre eigenen Beziehungen verbessern, sondern auch anderen in Bezug auf deren Beziehungen helfen. Jeder leidet irgendwann einmal unter Herzschmerz. Als menschliche Wesen mit Emotionen, Unvollkommenheiten und dem Bedürfnis, geliebt zu werden, ist niemand von uns immun. Auch wenn die Fähigkeit zur Heilung von Beziehungen in uns steckt, kann eine zerbrochene Beziehung manchmal nicht repariert werden. In solchen Momenten ist es wichtig zu wissen, wie man Liebeskummer heilen kann, damit man selbst oder andere weiterleben und wieder Freude erleben können.

Die Heilung von Liebeskummer kann ein langer Prozess sein. Wenn jemand, dem Sie helfen, mit emotionalem Ballast oder negativer Energie aus früheren Erfahrungen oder Liebeskummer zu kämpfen hat, könnte dies die Fähigkeit der Person untergraben, Beziehungen zu heilen oder Liebeskummer zu überwinden. Es gibt zwar nicht die eine richtige Methode zur Heilung von Liebeskummer, aber es gibt einige Dinge, die Sie ausprobieren können, um ihre angeborene Fähigkeit zu aktivieren, anderen Menschen zu helfen, sich von Verlusten zu erholen. Mit dem Body Code können Sie anderen helfen, eingeschlossene Emotionen oder andere negative Energien zu finden, zu dekodieren und zu lösen. Wenn Menschen solche Dinge loswerden, können Körper, Geist und Seele sich erholen. Viele haben bemerkenswerte Heilungserfolge nach belastenden Beziehungen erlebt, wie Sheryl im Folgenden berichtet.

Sie ist endlich frei!

Ich habe so viele positive Veränderungen bei den Menschen gesehen, mit denen ich gearbeitet habe, aber ich möchte diese eine Erfahrung weitergeben. Eine Frau hatte eine langjährige Beziehung mit einem Narzissten. Sie war zweiundsechzig Jahre alt, und nachdem sie zwölf Jahre lang misshandelt worden war, suchte sie verzweifelt nach etwas oder jemandem, das bzw. der ihr helfen konnte. Von einer gemeinsamen Freundin erfuhr sie vom Emotion Code und dem Body Code. Sie war skeptisch, aber bereit, es zu versuchen. Ihre Freundin hatte ihr ein wenig über Energiearbeit erklärt, und ich bat sie, sich einige Videos von Dr. Bradley Nelson auf YouTube anzusehen. In der Zwischenzeit führte ich eine Stellvertreter-Sitzung für sie durch. Ich fand heraus, dass sie viele eingeschlossene Emotionen und negative Energien im Zusammenhang mit ihrer Beziehung hatte. Es gab Flüche, negative Geistwesen und Verstrickungen. Wir lösten all diese Ungleichgewichte, einschließlich ihrer Herzmauer. Nach Monaten der Arbeit und der Verarbeitung bin ich glücklich, sagen zu können, dass sie frei ist! Sie ist ausgezogen, hat sich enorm weiterentwickelt und hat jetzt ein neues, glückliches

Leben! Sie freut sich darauf, selbst eine zertifizierte Emotion Code-Anwenderin zu werden. Der Emotion Code und der Body Code haben ihr Leben verändert! Dies ist nur eines der vielen Wunder, die ich mit dieser erstaunlichen Energieheilungsmethode erlebt habe.

Sheryl S., Florida, USA

Es ist nicht nur möglich, anderen in Bezug auf ihre partnerschaftlichen Beziehungen zu helfen, sondern auch Familienbeziehungen können sich bessern. In der folgenden Geschichte unterstützte Annabelle ihren Mann dabei, seine Beziehungen zu seiner Ex-Frau und seinen Schwestern zu heilen.

Gute Kommunikation

Mein Partner befand sich sowohl mit seiner Ex-Frau als auch mit seinen Schwestern in einer Krise, also führte ich eine Body Code-Sitzung mit ihm durch. Ein paar Stunden später rief seine Ex-Frau an, und sie kommunizierten wunderbar! Dann riefen seine Schwestern an und waren bereit zu reden. Ich schreibe diese Veränderung der Body Code-Sitzung zu, da sich sonst nichts geändert hatte.

Annabelle M., Massachusetts, USA

Eingeschlossene Emotionen können eine Rolle spielen in einem ständigen Teufelskreis von Negativität, der die Fähigkeit, Vertrauen in einer Beziehung aufzubauen, beeinträchtigen kann. Eingeschlossene Emotionen wie Groll, Angst, Verlassenheit, Unsicherheit, das Gefühl, nicht unterstützt zu werden, Eifersucht und anderes können dazu führen, dass Menschen dazu neigen, sich ständig so zu fühlen ... auch in Beziehungen.

Emotionen haben ihre eigenen einzigartigen Energiefrequenzen. Wenn diese aktuellen Gefühle und ihre Energien vom Körper nicht vollständig verarbeitet werden, können sie sich einschließen.

Wenn dies geschieht, werden solche Emotionen viel leichter als sonst empfunden. Im Wesentlichen fühlt der Teil des Körpers, in dem diese Energie gespeichert ist, ununterbrochen diese Emotion. Nehmen wir zum Beispiel Eifersucht. Wenn die Energiefrequenz der Eifersucht in Ihrem Körper eingeschlossen ist, neigen Sie dazu, leichter und öfter eifersüchtig zu sein. Wie könnte sich das auf Ihre Fähigkeit auswirken, in einer Beziehung zu vertrauen? Was ist, wenn Sie, wie die meisten Menschen, eine ganze Reihe emotionaler Altlasten haben, die Ihre Fähigkeit, normal zu funktionieren, beeinträchtigen? Meiner Erfahrung nach haben wir alle auch emotionalen Ballast geerbt, der sich auf uns auswirkt, wie Stephanie in der folgenden Geschichte festgestellt hat.

Wiedergewonnenes Vertrauen

Dieses Programm hat mein Leben verändert. Für mich war es wichtig, Ahnen-Trauma zu lösen, denn in meiner Familie gab es über mehrere Generationen hinweg toxische Mutter-Tochter-Beziehungen. Die Verbesserung, die ich in meinen Beziehungen festgestellt habe, hat in mir das Feuer entfacht, anderen helfen zu wollen, und zwar nicht nur, indem ich allen, die ich kenne, davon erzähle!

Die Beziehung zu meiner Mutter hat sich sogar so sehr verbessert, dass sie mir dieses Programm (zum Muttertag) gekauft hat, um meine Mission zu unterstützen. Mein Vater hält jetzt wöchentlich Kontakt zu mir, anstatt monatelang auf sich warten zu lassen, und er hat mich in einer Weise unterstützt, die ich nie erwartet hätte. Für jemanden, der ein Trauma des Verlassenseins und Vertrauensprobleme hat, bedeutet das die Welt.

Ich möchte dieses Geschenk gerne weitergeben und so viele Menschen wie möglich segnen, denn ich kann ehrlich sagen, dass es das Leben verändert.

Stephanie S., Tennessee, USA

Als Erwachsene fällt es uns vielleicht schwer, schmerzhafte Emotionen loszulassen, die mit unseren Eltern aus der Zeit unseres Heranwachsens verbunden sind. Einige werden vermutlich aufgrund der schwierigen Zeiten in ihrer gemeinsamen Vergangenheit weiterhin angespannte Beziehungen zu ihren Eltern haben.

Unsere Eltern sagen oder tun vielleicht Dinge, die in uns starke Gefühle auslösen. Dies kann dazu führen, dass Familientreffen unangenehm und belastend sind oder sogar bis hin zu Entfremdung reichen. Wir können die Verletzungen der Vergangenheit heilen, damit wir unsere Beziehungen wiederherstellen und ohne Bedauern nach vorne blicken können, wenn wir lernen, eingeschlossene Emotionen zu erkennen und zu entdecken, diese nachklingenden, schmerzhaften Gefühle, die viele von uns noch in sich tragen aufgrund von Ereignissen in unserer Vergangenheit. Dies ist nicht nur für unsere Beziehungen wichtig, sondern auch für unsere allgemeine Gesundheit und unser Wohlbefinden.

29

EINE BESSERE WELT SCHAFFEN

Setzen wir uns zusammen und sehen wir,
welches Leben wir für unsere Kinder schaffen werden.

SITTING BULL

Wir sind Schöpfer. Wir alle kommen mit einer Aufgabe in die Welt und mit dem Potenzial, Gutes zu tun. Es ist unsere Entscheidung, die uns gegebene Zeit zu nutzen, um zu dienen, einen Beitrag zu leisten, zu lernen und uns weiterzuentwickeln oder auch nicht. Wie ich in meinem Leben gelernt habe, liegt ein Schlüssel darin: Wenn unsere Herzen weich und offen für die Eindrücke der Wahrheit sind, werden wir mit mehr und mehr solchen Eindrücken gesegnet. Die Wahrheit ist wie ein Strom, der ständig an uns vorbeifließt und in den wir eintauchen können, wenn wir nur unseren Becher hinhalten, um etwas davon aufzufangen.

Unser Schöpfer ist sich unserer und jedes Aspekts unseres Lebens bewusst. Wenn Sie dienen möchten und Licht in sich tragen, weil Sie sich geöffnet haben, um Licht zu empfangen, können Sie es sich zur Aufgabe machen, anderen Freude oder Heilung oder Ganzheit zu bringen, manchmal denen, die wirklich gebrochen sind und leiden. Es liegt an Ihnen, die Gaben, die Ihnen gegeben wurden, zu nutzen, um eine bessere Welt zu schaffen. Egal, ob Ihr Einflussbereich klein oder groß ist, es gibt Menschen in Ihrer Reichweite, die Ihre Hilfe benötigen.

Wenn Sie eine Welt des Friedens, der Liebe, der Kreativität und des Überflusses wünschen, dann müssen Sie sich an ihrer Erschaffung beteiligen. Es ist unser Geburtsrecht, die Welt zu gestalten und zu manifestieren.

Ich glaube, dass diese Welt schließlich besser sein wird, als wir es uns vorstellen können, wenn wir unsere Herzen öffnen, um die Wahrheit zu empfangen und dementsprechend zu handeln, wie wir fühlen und lernen.

In der Geschichte der Erde gab es noch nie eine solche Zeit wie diese. Noch nie stand uns so viel Wahrheit und Wissen zur Verfügung, aber auf der anderen Seite gab es auch noch nie so viel Täuschung und Spaltung in der Welt.

Wenn wir nicht wissen, was die Wahrheit ist, wenn wir uns nicht auf die Meinung anderer verlassen können, müssen wir uns an die Quelle aller Wahrheit wenden. Unser Herz muss weich und offen genug sein, um zu spüren, was wahr ist. Und je weicher Ihr Herz ist, desto mehr Wahrheit wird Ihnen gegeben werden, bis Sie alles wissen.

Was fühlen Sie also? Was wissen Sie? Was möchten Sie sehen? Was wollen wir Menschen auf diesem schönen Planeten verändern? Was wollen wir bewahren und besser machen? Was haben wir aus der Vergangenheit gelernt, und was lernen wir aus den gegenwärtigen Umständen? Was können wir tun, um mehr Freude zu empfinden? Ist Freude nicht das, was wir alle gerne fühlen möchten? Was müssen wir tun, um dies zu erreichen?

Fragen sind so wichtig. Sie sind nicht nur wichtig, wenn Sie den Body Code anwenden, um Ihren größten Gesundheitsproblemen, Ihren Geldproblemen und Ihren Beziehungsschwierigkeiten auf die Spur zu kommen, sondern sie sind auch in jedem kreativen Prozess wichtig, an dem Sie jemals beteiligt sein werden. Sie sind entscheidend, um Ihr bestes Leben zu erschaffen.

Das Leben ist eine interessante Sache. Wenn Sie geboren werden, sind Sie plötzlich hier, ohne einen Fetzen Kleidung, ohne eine Erinnerung daran, wo Sie vor dieser Existenz waren, ohne eine Vorstellung davon, was Sie hier tun werden oder warum Sie hergekommen sind. Schon bald begreifen Sie, dass Sie die Liebe anderer benötigen, um zu überleben, dass Sie von der Fürsorge anderer abhängig sind. Und bevor viele Jahre vergangen sind, kämpfen Sie um Ihre Unabhängigkeit. Das Leben hat viele Phasen und Gelegenheiten zu wachsen und zu lernen, woher das wahre Glück kommt.

Ich hoffe, dass Sie mit der Lektüre dieses Buches beginnen, das enorme Potenzial zu verstehen, das der Body Code für Sie und für uns alle bereithält. Ich sehe den Tag voraus, an dem kein Medikament oder Heilmittel mehr verabreicht und keine Behandlung mehr begonnen wird, ohne zuerst die Hilfe des Göttlichen zu suchen und dann die Datenbank zu konsultieren, die in jedem von uns Menschen steckt.

Dieser Tag wird kommen. Es ist für die Menschheit nicht mehr möglich, die tiefe Intelligenz in jedem von uns zu ignorieren, die genau weiß, warum wir krank sind und was wir tun müssen, um gesund zu werden und so gesund an Körper, Geist und Seele zu sein, wie wir es sein können. Mit all dem, was wir jetzt lernen und verstehen, können wir die Schöpfer dieser neuen und besseren Welt sein.

Ein wunderschönes Konzept in der jüdischen Tradition ist das des „Tikkun Olam". Es besagt, dass der Schöpfer, als er die Welt erschuf, sie absichtlich unvollendet ließ. Er überließ es uns, die Vollendung in die Hand zu nehmen mit der Entscheidung, was aus ihr werden soll und wie sie dorthin gelangen wird. Ein bekanntes und moderneres Verständnis dieses Konzeptes erklärt, dass wir in Partnerschaft mit dem Schöpfer stehen und die Möglichkeit haben, Schritte zur Verbesserung des Zustands der Welt zu unternehmen und anderen zu helfen. Wir können uns dafür entscheiden, die Welt schöner zu machen. Wir können uns entscheiden, Heiler statt Zerstörer zu sein, Friedensstifter statt Unruhestifter.

Es liegt in unserer Macht, diese neue Welt zu schaffen, ein Herz und eine Person nach der anderen.

IHRE EINZIGARTIGEN GABEN UND IHRE MISSION

So wie Ihr Leben voller Erfahrungen ist, die niemand sonst gemacht hat, wird auch Ihre Herangehensweise an diese Heilungsarbeit einzigartig sein.

Erlauben Sie sich, die tiefe Dankbarkeit zu empfinden, die Sie dafür verspüren sollten, dass Sie an den heiligen Lebensgeschichten anderer teilhaben. Teilen Sie Ihre Dankbarkeit oft mit denen, an denen Sie arbeiten. Die Mitwirkung an deren Heilung, Befreiung und Rückkehr ins Gleichgewicht ist eine heilige Arbeit, die auch Sie transformieren wird. Erkennen Sie immer das Geschenk an, das andere für Sie darstellen.

Ich hoffe, dass sich diese Gedanken für Sie als nützlich erweisen, wenn Sie einmal nicht weiterkommen. Ich weiß, dass mir diese Dinge geholfen haben, wenn ich vorübergehend nicht wusste, was ich tun sollte. Wenn wir uns umeinander kümmern, haben wir die Möglichkeit, die richtigen Fragen zu stellen und dann zu sehen, wie die Antworten zusammenpassen. Es kann sich wirklich so anfühlen, als würde man die Teile eines Puzzles finden. Wenn man dann die Antworten gefunden hat, die man braucht, um jemandem zu helfen, war es die Mühe allemal wert.

Ich kann Ihnen gar nicht sagen, wie begeistert ich von der heutigen Zeit bin, in der wir leben. Ich glaube, dass wir am Rande einer Zeit stehen, in der Heiler aller Art zum Wohle aller zusammenarbeiten werden. Wenn wir endlich beginnen, die wahre Natur unserer

Existenz als energetische Wesen zu begreifen, und wenn wir endlich verstehen, dass die Antworten auf unsere Krankheiten in unserem eigenen Unterbewusstsein liegen, wenn wir endlich erkennen, dass wir durch diese Technologien einfach und leicht Zugang zu diesen Antworten haben, kann die Welt gar nicht anders, als sich zum Besseren zu verändern. Der Emotion Code und der Body Code haben bereits begonnen, eine Rolle dabei zu spielen, diese neue Welt Wirklichkeit werden zu lassen.

DER SINN DES LEBENS

Einer meiner Lieblingscartoons zu diesem Thema zeigt einen Guru auf einem Berggipfel, der zu einem Wahrheitssuchenden sagt: „Sie sollten sich lieber hinsetzen – Menschen neigen dazu, den Berg hinunterzufallen, wenn ich ihnen den Sinn des Lebens erläutere!"

Aus irgendeinem Grund bin ich mit einigen tiefgreifenden spirituellen Erfahrungen gesegnet worden. Ich habe für mich persönlich gelernt, dass wir wirklich alle Brüder und Schwestern im wahrsten Sinne des Wortes sind, denn ich habe für mich erfahren und weiß, dass wir einen Vater im Himmel haben, der der Vater von uns allen ist. Ob Sie Ihn *Das Göttliche* oder *Quellenenergie* oder *Höhere Macht* nennen oder ihm irgendeinen anderen Namen geben, ich denke, es meint alles dasselbe. Ihn als Vater zu bezeichnen, ist meiner Meinung nach passender und fühlt sich für mich persönlicher und familiärer an.

Ich habe auch für mich selbst erfahren, dass wir hier in dieser Welt eigentlich Fremde sind. Mit den Worten von William Wordsworth:

Geburt, das ist nur Schlaf und ein Vergessen:
Die Seele, die mit uns aufgeht, unsres Lebens Stern,
ein anderes Zuhaus hat sie besessen
und kommt daher von fern:
Nicht alles sie vergessen hat,
nicht gleicht sie unbeschriebnem Blatt:
Nach uns ziehend Wolkenglanz und Glorienschein,
von Gott wir kommen, er ist unser Heim.[17]

Das beste Geschenk, das Sie sich selbst und Gott machen können, liegt darin, sich immer wieder für Liebe, Wahrheit, Vergebung und Freude zu entscheiden, ein Leben zu führen, das von Dienst, Dankbarkeit und dem höchsten Gut, das Sie finden können, erfüllt ist, sodass Sie, wenn Sie aus diesem Leben scheiden, gerne wieder nach Hause zurückkehren, zurück in Seine Gegenwart, zu Ihrem Vater. Im Leben geht es letztlich darum, wer wir werden. Ich glaube, wenn wir wirklich verstehen würden, wie wichtig das ist, würden wir wahrscheinlich selbst „den Berg hinunterfallen".

Viele Menschen haben mir berichtet, wie sich ihre Fähigkeit, Liebe zu spüren und Liebe zu geben, durch die Heilungsarbeit, die wir mit ihnen geteilt haben, dramatisch verbessert hat. Viele haben uns sogar erzählt, dass sie zum ersten Mal in ihrem Leben tatsächlich die Liebe der Höheren Macht für sich spüren konnten, vor allem, nachdem ihre Herzmauer entfernt war. Ich habe ausgerechnet in Disneyland eine kraftvolle Lektion über diese Liebe gelernt.

BEDINGUNGSLOSE LIEBE

Als unsere Kinder klein waren, hatten wir das Glück, nur eine Stunde von Disneyland entfernt zu wohnen. Da wir nicht viel Geld hatten, sind wir nicht sehr oft hingefahren. Doch eines Tages fand ich mich mit einigen meiner Nichten und Neffen in Disneyland wieder. Ich hatte ihren Bitten nachgegeben und in dem Bemühen, ein guter Onkel zu sein, stimmte ich zu, mit ihnen nach Disneyland zu fahren. Irgendwann im Laufe des Tages, während sie in der Schlange für eines der Fahrgeschäfte warteten, machte ich einen kurzen Spaziergang. Als ich durch die Menschenmenge ging, beobachtete ich die Leute um mich herum. Manche waren groß, manche klein, manche breit, manche schmal, manche sahen gut aus, andere weniger gut.

Im Allgemeinen mag ich Menschen, aber mir fiel auf, dass keiner dieser Fremden eine wirkliche Bedeutung für mich hatte. Ich hatte keine Gefühle für sie, weder auf die eine noch auf die andere Weise. Ich begann mich zu fragen, wie es für unseren Vater im Himmel sein muss, der, wie man uns sagt, jeden Menschen bedingungslos liebt. In Gedanken sprach ich ein stilles Gebet: „Vater, hilf mir zu verstehen, wie es für Dich ist, alle Deine Kinder so sehr zu lieben." Ich schätze, dass ich in diesem Moment nicht wirklich eine Antwort erwartete, und es kam auch keine Antwort. Ich zuckte gedanklich mit den Schultern, und der Tag ging weiter.

Als ich später nach Hause kam, wurde ich sofort von meinen beiden jüngsten Söhnen, Ian und Joseph, und ihrer Cousine Ciera belagert, die mich anflehten, mit ihnen nach Disneyland zu fahren. Es ließ sich nicht verheimlichen, dass ich mit einigen der älteren Kinder dort gewesen war, wie konnte ich es ihnen also verweigern? Etwas widerwillig stimmte ich zu, einen weiteren freien Tag zu opfern und mit ihnen dorthin zu gehen.

Am darauffolgenden Samstag war ich also wieder in Disneyland. Irgendwann im Laufe des Tages, während die Kinder in der Schlange für ein Fahrgeschäft warteten, machte ich wieder einen Spaziergang. Während ich so vor mich hinschlenderte und die Menschen um mich herum beobachtete, kam mir wieder derselbe Gedanke.

Diese Menschen schienen aus der Ferne nett zu sein, aber sie hatten keine Bedeutung für mich. Ich dachte: „Wie muss es wohl für unseren Vater sein...?"

Plötzlich wurde mein Gebet erhört. Augenblicklich wurde ich von einer überwältigenden, bedingungslosen Liebe für die Menschen um mich herum erfüllt. Ich kannte sie nicht, aber das machte nichts! Ich war erfüllt von einer Liebe, wie ich sie noch nie zuvor empfunden hatte, einer enormen, überwältigenden, bedingungslosen und vollkommenen Liebe.

Ich blickte nach rechts und sah eine Menge von mindestens zweihundert Menschen, die in der Schlange bei einem Fahrgeschäft warteten. Die Liebe, die mein Herz für jeden einzelnen dieser Fremden erfüllte, war so groß und so weit außerhalb meines normalen Erlebens, dass ich einen plötzlichen Moment der Panik verspürte, und genauso plötzlich, wie sie gekommen war, war die Erfahrung auch schon wieder vorbei. Ich empfand keine Liebe mehr für all die unbekannten Menschen, die mich umgaben. Aber ich wusste jetzt, dass sie mir zwar fremd waren, aber Gott waren sie nicht fremd.

Ich bekam einen kurzen Einblick in die reine, unermessliche Liebe, die unser Vater für jeden von uns hat. Ich weiß, dass er bedingungslose Liebe für Sie empfindet, wer immer Sie sind, was immer Sie getan oder nicht getan haben, welche Entscheidungen Sie getroffen oder nicht getroffen haben. Er ist unveränderlich, seine Liebe zu Ihnen ist eine Konstante im Universum wie die Schwerkraft, sie ändert sich nicht, egal was passiert. Ich weiß, dass dies wahr ist.

Seit vielen Jahren ist es mein Ziel, dieser Quelle der Liebe zu dienen. Dazu ist es notwendig, offen und empfänglich für den Einfluss und das Licht zu sein, das uns alle segnen kann, und trotz unserer Schwächen, Fehler und Irrtümer durchzuhalten.

Ich hoffe, dass Sie auf Ihrer Reise durch Ihr Leben hindurch, auf der Suche nach Antworten auf Ihre Probleme und auf der Suche nach Hilfe für andere, an den Body Code denken und ihn als Werkzeug einsetzen. Ich weiß, dass er die Wahrheit über unser eigenes Wesen aufdecken und ans Licht bringen kann über die Natur des unglaublichen Körper-Tempels, den wir bewohnen, und seine bemerkenswerte Schnittstelle mit unserem ewigen Wesen, Geist und Herzen. Denken Sie daran, um Hilfe von oben zu bitten. Wenn Sie das tun, wird sich das Universum für Sie öffnen.

Bradley Nelson, Saint George, Utah

ANHANG 1 BODY CODE-ZERTIFIZIERUNG UND MEHR

Der Body Code besteht aus drei Teilen:

1 Die Body Code-System-App. Diese mobile und Desktop-Software ist eine patentierte Mind-Map-Schnittstelle zwischen Ihnen und Ihrem Unterbewusstsein, mit der Sie in Sekundenschnelle Tausende von zugrunde liegenden Ungleichgewichten aufspüren können(→ Seite 437).

2 Das Body Code-System – Methode und Fertigkeiten. Sie können die Grundlagen des Body Code-Systems erlernen, indem Sie an Webinaren, Seminaren, Live-Veranstaltungen und Online-Kursen teilnehmen, die über discoverhealing.com und emotionscode.de verfügbar sind.

3 Die Body Code-System-Zertifizierungen

3.1 Discover Healing bietet tiefgreifende Online-Zertifizierungsprogramme mit Video-Learning, Mentoring und praktischen Übungen als umfassendste Möglichkeit, sich im Body Code-System zu qualifizieren. Ich selbst unterrichte einen Großteil der Ausbildung mit interaktivem Lehrmaterial, um Verständnis und Merkfähigkeit zu verbessern.

3.2 Eine Zertifizierung ist erforderlich, um zertifizierter Anwender zu werden und Dienstleistungen in Rechnung stellen zu können. Auf diese Weise gewährleisten wir den Qualitätsstandard und die ständige Weiterbildung für zertifizierte Anwender weltweit. Wir bieten derzeit vier aufeinander aufbauende Stufen der Online-Zertifizierung an, beginnend mit Level I, dem Emotion Code. Die Body Code-Zertifizierung ist Level II.

1 Level I-Zertifizierung: Emotion Code

2 Level II-Zertifizierung: Body Code

3 Level III-Zertifizierung: Belief Code

4 Level IV-Zertifizierung: Healing Mastery[18]

Unser Unternehmen nennt sich Discover Healing, Inc.

ANHANG 2
LINKS UND RESSOURCEN

DIE BODY CODE-SYSTEM-SOFTWARE

Das Body Code-System ist vollständig in unserer gleichnamigen mobilen App verfügbar. Sie bietet Ihnen die vollständige Baumstruktur der Ungleichgewichte, in der Sie sich bewegen können. Während Sie sich Schicht für Schicht nach unten durcharbeiten, um die zugrunde liegenden Ungleichgewichte zu finden, erhalten Sie Definitionen, Beschreibungen, Optionen und Hinweise. Aus diesem Grund ist eine umfassende Gesundheitsausbildung nicht erforderlich – die Informationen werden für Sie bereitgestellt. Die App enthält die gesamte Funktionalität für alle unsere Zertifizierungskompetenzen – den Emotion Code, den Body Code, den Belief Code und mehr.

Verwenden Sie dieses Tool sowohl online als auch offline auf Mobiltelefonen, Tablets und sogar Desktop-Webbrowsern, um Ungleichgewichte aller Art im Körper zu erkennen, zu korrigieren und das körperliche und seelische Gleichgewicht wiederherzustellen.

Die App ist als monatliches Abonnement über unsere Website DiscoverHealing.com sowie im Apple App Store und im Google Play Store erhältlich, einschließlich einer kostenlosen Testphase zu Beginn.

Starten Sie Ihren kostenlosen App-Test, indem Sie discoverhealing.com/app besuchen. Die App ist für alle Länder gleich. In den Einstellungen der App kann man die Sprache auf Deutsch umstellen, dann die App schließen und erneut öffnen.

DISCOVERHEALING.COM

Die offizielle Website für das Body Code-System, einschließlich Emotion Code, ist DiscoverHealing.com. Sie stellt das Werkzeug und das Wissen zur Verfügung, damit Sie Menschen helfen können, zu genesen und zu gedeihen. Ich glaube, dass dies Ihr Geburtsrecht ist: zu wissen, wie Sie sich selbst und Ihren Lieben helfen können, das für das Wohlbefinden notwendige Gleichgewicht zu entdecken und herzustellen, damit alle ihr volles Potenzial ausschöpfen können.

Ich habe DiscoverHealing.com mit dem ausdrücklichen Ziel gestaltet, diese kraftvollen natürlichen Heilmethoden für alle zugänglich zu machen.

- Erfahren Sie mehr über Energiearbeit.
- Sehen Sie sich Videos über Emotion Code, Body Code, Muskeltest und mehr an.
- Erhalten Sie Zugang zu Videos, Büchern, CDs, Tools und Ergänzungsmitteln.

- Stellen Sie Fragen und tauschen Sie sich mit anderen aus.
- Sehen Sie sich unseren Terminkalender für Live- und Online-Veranstaltungen an.
- Bestellen Sie Exemplare der Bücher zum Emotion Code und Body Code.
- Informieren Sie sich darüber, wie Sie ein zertifizierter Emotion Code- und Body Code-Anwender werden können.
- Buchen Sie Fernsitzungen bei zertifizierten Anwendern.
- Lassen Sie sich als zertifizierter Anwender listen, damit andere Sie finden und kontaktieren können.
- Sehen Sie sich Live-Webinare zum Emotion Code und Body Code an.

Nutzen Sie alle Vorteile, die die Webseite zu bieten hat, indem Sie die Webside discoverhealing.com besuchen. Auch in deutscher Sprache.

MEINE PERSÖNLICHE WEBSITE: DRBRADLEYNELSON.COM

Verbinden Sie sich mit mir auf meiner persönlichen Website unter DrBradleyNelson.com, wo ich mehr über meine Erfahrungen, persönlichen Überzeugungen, Fotos, Hobbys und vieles mehr mit Ihnen teile.

Mein persönlicher YouTube-Kanal befindet sich unter: youtube.com/drbradleynelson.

Abonnieren Sie meinen YouTube-Kanal und sehen Sie sich Sitzungsdemonstrationen und Frage-und-Antwort-Videos an, in denen ich Ihre Fragen beantworte und tiefer in die Themen *Emotion Code* und *Body Code* eintauche, sehen Sie sich Muskeltest-Videos an und vieles mehr.

DAS EMOTION CODE-BUCH

Das erste Buch, das ich veröffentlicht habe, mit dem Titel *Der Emotion Code* ist ein wesentlicher Bestandteil des Body Code-Systems, das Sie lehrt, wie Sie Ihre eingeschlossenen Emotionen identifizieren und lösen können, um Ihre emotionalen Altlasten zu beseitigen und Ihr Herz und Ihren Körper für ein produktives und glückliches Leben zu öffnen. *Der Emotion Code* ist ein klares und maßgebliches Werk, das inzwischen zu einem Klassiker der Selbstheilung geworden ist. Die neueste Ausgabe ist erweitert und enthält ein Vorwort von Tony Robbins. Die englische Original-Fassung ist bei St. Martin‘s Press erschienen, die deutsche Ausgabe beim VAK-Verlag in Kirchzarten bei Freiburg. Kaufen oder bestellen Sie Ihr Exemplar des Buches *Der Emotion Code* überall dort, wo Bücher verkauft werden. Die englische Version ist auch als Hörbuch bei Audible.com erhältlich, die deutsche Version ist in Vorbereitung.

E-MOTION, DER FILM

e-motion ist ein Dokumentarfilm (2014), der aufzeigt, wie menschliche Emotionen sich auf die Physiologie des menschlichen Körpers auswirken und wie negative Emotionen gelöst werden können, was oft zu einer körperlichen Verbesserung führt. Ein Team von Emotionsexperten aus der ganzen Welt, darunter auch ich, teilen ihr Wissen und ihre Methoden, um der Menschheit den Weg zu Gesundheit und Erleuchtung zu zeigen.

In der Trailer-Information heißt es: „Stellen Sie sich eine Welt vor, in der jeder aus seinem Herzen heraus die perfekte Schöpfung manifestiert, die in jedem von uns steckt. Stellen Sie sich eine Welt vor, in der Fülle, innerer Frieden, Langlebigkeit und liebevolle Beziehungen im Überfluss vorhanden sind. Wir sind heilige, spirituelle Wesen, die aus einem viel größeren Grund hier sind und einem viel höheren Zweck dienen, einem göttlichen Zweck. Experten aus der ganzen Welt teilen ihr Wissen und ihre Techniken zur Befreiung von negativen Emotionen mit uns, um der Menschheit einen neuen Weg zu weisen. Sie können sich den Film *e-motion* ansehen, indem Sie e-motionthemovie.com besuchen. Die deutsche Fassung ist online oder als DVD verfügbar. Deutscher Trailer auf YouTube: youtube.com/watch?v=tYnGxbvlzew

SOZIALE MEDIEN

Unser Discover Healing-Team ist auf allen wichtigen Kanälen vertreten, und wir sind dankbar für Ihre Hilfe bei der Verbreitung des Body Code-Systems. Bitte verwenden Sie diese Tags, wenn Sie etwas über den Body Code posten: #BodyCode, #BodyCodeStories. Damit helfen Sie uns, die Welt zu erreichen, und ich kann dann Ihre Beiträge über diese Hashtags finden. Weitere Informationen und Links zu unseren Social-Media-Kanälen finden Sie unter discoverhealing.com/social

LESEN SIE WEITERE ERFAHRUNGSBERICHTE

Lassen Sie sich von den Tausenden von Erfahrungsberichten auf meiner Website inspirieren, die jeden Tag von Menschen wie Ihnen eingesandt werden. Es ist jede Art von Problem, Sorge, Hoffnung und Wunsch vertreten. Ich teile diese Geschichten, um uns dabei zu helfen, den Glauben daran zu bewahren, dass wir im Leben unserer Lieben und in der Welt einen echten Unterschied bewirken können. Besuchen Sie discoverhealing.com/testimonials für weitere wahre Berichte.

Die App ist für alle Länder gleich. In den Einstellungen der App kann man die Sprache auf Deutsch umstellen, dann die App schließen und erneut öffnen.

KOSTENLOSER MUSKELTESTKURS

Weil ich glaube, dass der Muskeltest unerlässlich ist für Ihre Fähigkeit, schnell zu genesen und Ungleichgewichte zu finden und zu beseitigen, verschenke ich meinen Online-Einführungskurs zu diesem Thema. Nutzen Sie dieses Geschenk und machen Sie sich kundig, damit Sie anderen helfen können. Der Muskeltest kann eingesetzt werden, um das Unterbewusstsein anzuzapfen und Fragen zum körperlichen, psychischen und emotionalen Wohlbefinden zu beantworten.

Es handelt sich dabei um eine nichtinvasive Methode, mit der die möglichen Ursachen von Beschwerden und Unbehagen ermittelt werden können – von Ernährungsbedürfnissen bis hin zu eingeschlossenen Emotionen.

Weitere Informationen finden Sie unter discoverhealing.com/muscle-testing

EINEN ZERTIFIZIERTEN ANWENDER FINDEN

Wenn Sie daran interessiert sind, dass ein zertifizierter Anwender mit Ihnen aus der Ferne oder vor Ort mit dem Body Code arbeitet, haben wir eine wachsende Community von Menschen, die Ihnen helfen können, einschließlich unserer eigenen Staff Practitioner. Für weitere Informationen oder um einen Termin zu vereinbaren, besuchen Sie discoverhealing.com/practitioners für eine weltweite Karte der zertifizierten Anwender.

SPRACHEN

Zum Body Code-System gibt es Bücher, Seminare und Videos in viele Sprachen übersetzt. Zum Beispiel gab es das Buch zum Emotion Code zum Zeitpunkt der Drucklegung dieses Buches in zwanzig verschiedene Sprachen übersetzt und gedruckt. Die App gibt es auf Englisch, Deutsch und Spanisch, und weitere Sprachen werden folgen. Den Emotion Code und Body Code in anderen Sprachen finden Sie unter der Webside discoverhealing.com

PUBLIC RELATIONS

Ich habe das Privileg, diese einzigartigen energetischen Methoden in Live-Seminaren und auch online an Zuhörer in der ganzen Welt weitergeben zu können. Es ist sowohl für mich als auch für die Teilnehmer immer wieder aufregend und lohnend, die unmittelbaren Ergebnisse zu sehen, die in vielen Fällen bei Menschen erzielt werden können, die unter den verschiedensten Problemen leiden. Wenn Sie daran interessiert sind, dass ich vor Ihrer Gruppe oder Ihrem Unternehmen oder bei einer von Ihnen organisierten Live-Veranstaltung spreche, lassen Sie es uns bitte wissen.

HÄUFIG GESTELLTE FRAGEN

Wenn Sie eine Frage zum Emotion Code oder zum Body Code haben, ist es wahrscheinlich, dass sie bereits gestellt und beantwortet wurde. Die aktuelle Liste der häufigsten Fragen und Antworten zu unserer Arbeit bei Discover Healing finden Sie unter discoverhealing.com/faqs

FÜR WEITERE INFORMATIONEN

Wenn Ihnen die FAQ-Webseite nicht weitergeholfen hat, besuchen Sie unsere Support-Seite, die unsere Wissensdatenbank unter discoverhealing.com/support enthält. Dort können Sie die Fragen sehen, die andere gestellt haben, und Ihre eigenen Fragen stellen, die noch nicht beantwortet wurden.

ANHANG 3
DEFINITIONEN

In diesem Buch rühren wir an einige tiefgreifende Konzepte. Es ist schwierig, Begriffe zu finden, mit denen alle einverstanden sind oder die für alle in Frage kommen. Dieser Anhang enthält eine Liste von Ersatzbegriffen, die keinen Anspruch auf Vollständigkeit erhebt. Ich biete sie in dem Versuch an, einen Kontext zu schaffen, um zu verstehen, warum und wie das Body Code-System funktioniert. Ich danke Ihnen für Ihre Großzügigkeit, einen Weg zu finden, diese Konzepte in einen Rahmen zu stellen, den Sie berücksichtigen können. Dies sind meine Überzeugungen, und mit ihnen lässt sich gut arbeiten, um positive Transformation für jeden, der daran teilhaben möchte, zu ermöglichen. Wenn wir mehr lernen, erweitern sich die Modelle und Konzepte. Mögen wir nie aufhören zu lernen.

SCHLÜSSELBEGRIFF	ALTERNATIVE BEGRIFFE	BESCHREIBUNG
Bewusstsein/ bewusster Verstand	Intellekt, der Denker, das bewusste Gewahrsein	Das Bewusstsein ist der Teil von uns, der das enthält, was wir zu wissen glauben. Er arbeitet während der wachen Stunden.
Engel	Geistführer, Schutzengel, verstorbene geliebte Menschen, noch ungeborene Nachkommen	Engel leiten uns dazu an, Dinge zu tun und zu fühlen, die uns dem Schöpfer näher bringen. Sie sind positiv und kommen vom Licht. Sie wollen uns in unserem Fortschritt und unserer Freude unterstützen.
Gehirn	Physisches Organ im Schädel	Das Gehirn ist die Hardware-Schnittstelle für den physischen Körper und den Geist/Energiekörper.
Geistwesen	Negative Energien, Geister, dunkle Energien, unreine Geister, böse Geister, körperlose Geistwesen, Dämonen usw.	Geistwesen verleiten uns dazu, Dinge zu tun und zu fühlen, die uns von unserem Schöpfer entfernen. Sie sind negativ und kommen von der Finsternis. Sie wollen uns unglücklich machen, unseren Fortschritt aufhalten und uns kontrollieren. Sie können körperliche und psychische/emotionale Symptome wie Depressionen usw. hervorrufen.
Höhere Macht	Gott, Herr, Jesus Christus, Allmächtiger, Schöpfer, Göttin, Allah, Messias, Gottheit, das Göttliche, Erlöser, Oberstes Wesen, Jehova, Gottvater etc.	Vater unseres Geistes, der allmächtige Schöpfer und oberste Herrscher des Universums.

SCHLÜSSELBEGRIFF	ALTERNATIVE BEGRIFFE	BESCHREIBUNG
Höheres Selbst, Geistkörper, Seele, Aura, Chi, Qi, Ki, Prana, ewiges Sein, empfindungsfähige Energie	Wesen, eine feinere Form der Materie, Bauplan für den physischen Körper	Der Geistkörper ist der Teil von uns, der ewig ist, er hat keinen Anfang und kein Ende. Er ist organisierte Intelligenz, unzerstörbar, unschuldig und rein. In seinem Wunsch zu wachsen und sich weiterzuentwickeln nimmt er neue Seinsformen an, wie zum Beispiel einen physischen Körper.
Körper	Physischer Körper, Körper-Tempel	Der Körper ist der sterbliche Tempel, der den Geist beherbergt. Er besteht aus Fleisch und Knochen und ist das physische Medium, mit dem wir den Muskeltest durchführen, um Antworten zu erhalten.
Körperenergiefelder	Biofeld, Chakren, elektromagnetisches Feld, Plasmaenergiefeld	Energiefelder, die durch den physischen Körper erzeugt werden und an der Schnittstelle zwischen dem physischen Körper und dem Geist/Energiekörper entstehen.
Universelle Intelligenz	Licht, Licht der Wahrheit, das Licht Christi, morphisches Feld, dunkle Materie, Kosmisches, Überbewusstes, immaterielles Reich, das Quantenfeld, Buddha-Bewusstsein usw.	Die Datenbank von allem, was ist. Die Wahrheit, das Wissen und die Intelligenz, die das Universum erfüllt.
Unterbewusstsein und Geist	Unbewusstes Bewusstsein, das Herz, der Beobachter, der Hauptcomputer, Sitz der Seele, Seele, Kern unseres Seins, Sitz der Liebe. Obwohl ich sie als zwei getrennte Aspekte unseres Selbsttests mit unterschiedlichen Zielen sehe, verwende ich sie der Einfachheit halber in diesem Buch austauschbar.	Das Unterbewusstsein ist der Hauptanteil unseres Geistes, der immer in Betrieb ist, der den Körper am Laufen hält, sich an alles erinnert, alles, was wir erlebt haben, und es ist mit allen Informationen überall verbunden. Es wird durch den Muskeltest angezapft.

ALLGEMEINES GLOSSAR

Assoziiertes Ungleichgewicht: Ein Ungleichgewicht, das entweder ein anderes Ungleichgewicht verursacht oder damit in Verbindung steht. Zum Beispiel: „Johns Leber war aufgrund einer eingeschlossenen Emotion im Ungleichgewicht."

Dekodieren: Die Arbeit zur Identifizierung eines Ungleichgewichts durch Ausschlussverfahren und Muskeltest. Dieser Schritt beinhaltet die Identifizierung des Ungleichgewichts sowie aller dazu notwendigen Details.

Energie: Die Bausteine von allem im Universum. Alles besteht aus Energie. Manche Energien sind unsichtbar, manche Energien sind in ihrer Schwingung so weit verlangsamt, dass sie in Form von physischer Materie erscheinen. Jede Energie hat eine Schwingung, und jede Energie kann durch andere Schwingungen anderer Energien positiv oder negativ beeinflusst werden.

Energieheilung: Jede Art von Arbeit, die versucht, einen ausgeglicheneren Zustand der Energie des physischen Körpers und des Energiekörpers zu schaffen, um die körperliche Genesung zu fördern und das psychische und emotionale Wohlbefinden zu steigern.

Ersatzperson: Eine Person, die vorübergehend auf das Energiefeld einer anderen Person oder eines Tieres zugreift, das sich in unmittelbarer Nähe befindet, sodass Ungleichgewichte identifiziert und aus dem Subjekt entfernt werden können.

Geistkörper/Energiekörper: Der unsichtbare Geist, der den physischen Körper belebt. Er wird auch als Qi, Chi, Ki oder Prana bezeichnet. Er hat von Natur aus eine sehr hohe Schwingung, aber Ungleichgewichte können diesen Zustand beeinträchtigen.

Gleichgewicht: Ein gesunder, normaler Zustand, in dem die Bedingungen für den physischen Körper stimmen, um sich zu erholen, zu gedeihen und aus eigener Kraft Heilung zu schaffen.

Intention/Absicht: Ein fokussierter Geisteszustand, der auf ein bestimmtes Ziel ausgerichtet ist. Dies kann die Lösung oder Korrektur eines Ungleichgewichts einschließen, zusammen mit allen hilfreichen Maßnahmen, die der Einzelne ergreifen kann, um das Gleichgewicht wiederherzustellen. Bei der Arbeit mit dem Body Code ist dies offiziell der letzte Schritt bei der Behebung eines Ungleichgewichts, aber es ist wichtig zu erkennen, dass die Absicht zu helfen und zu heilen von Beginn einer Sitzung an entscheidend ist.

Lenkergefäß (Energieleitbahn/Meridian, bekannt aus der Akupunktur): Ein Reservoir und Fluss von Energie im Körper, der mit den anderen Meridianen verbunden ist. Wenn man eine verstärkte Intention in diesen Meridian legt, kann die Energie sofort durch den gesamten Körper fließen und die Lösung eingeschlossener Emotionen und anderer energetischer Ungleichgewichte vervollständigen.

Lösen: Der Prozess zur Beseitigung eines Ungleichgewichts, sobald es identifiziert wurde. Für das Lösen sind drei Elemente erforderlich: die Intention oder Absicht, eine andere Energieform, z.B. magnetische Energie, und das Lenkergefäß.

Magnetische Energie: Ein Werkzeug, das die Intention vergrößert oder verstärkt. Dies kann ein Magnet beliebiger Stärke oder Polarität sein oder das elektromagnetische Feld Ihres Körpers (Ihre Hand).

Muskeltest: Eine Fähigkeit oder Kunst, die die Kommunikation mit dem Unterbewusstsein ermöglicht. Wir können damit leichte Veränderungen in der Muskelkraft feststellen, wenn wir dem Unterbewusstsein eine Ja- oder Nein-Frage stellen. Ein Muskel bleibt stark, wenn die Antwort Ja lautet. Ein Muskel wird für ein paar Sekunden schwächer, wenn die Antwort negativ ist oder nein lautet.

Negative Energie: Energieschwingungen, die von Natur aus in irgendeiner Weise destruktiv, schädlich und/oder unausgewogen sind.

Physischer Körper: Er besteht aus Energie in Form von Materie und kann durch andere Schwingungsfrequenzen beeinflusst werden. Wenn er im Ungleichgewicht ist, kann der physische Körper Symptome erzeugen, um dieses Ungleichgewicht zu kommunizieren.

Positive Energie: Schwingungen von Energie, die von Natur aus lebensspendend und ausgleichend sind.

Resonanz: Wenn zwei Energien mit einer ähnlichen Frequenz zusammen schwingen und dadurch aktiviert oder ausgelöst werden.

Schwingung/Schwingungsfrequenz: Auch bekannt als Molekularschwingung. Dies bezieht sich auf die konstante und periodische Bewegung der Atome in einem Molekül und aller subatomaren Teilchen (Energien). Die Frequenz der periodischen Bewegung wird als Schwingungsfrequenz bezeichnet. Die Schwingungsfrequenz einer Energie bestimmt, ob sie positiv oder negativ ist und wie sie sich anfühlt und/oder aussieht. Dies gilt für alles im Universum.

Stellvertreter: Eine Person, die sich vorübergehend aus der Ferne mit dem Energiefeld/ Unterbewusstsein einer Person verbindet, damit Ungleichgewichte lokalisiert und beseitigt werden können.

Subjekt: Die Person oder das Tier, die/das Hilfe benötigt und getestet wird.

Symptom: Die Art und Weise des Körpers, uns mitzuteilen, dass er ein oder mehrere Ungleichgewichte hat. Jedes Ungleichgewicht kann potenziell zu jedem körperlichen, psychischen oder emotionalen Symptom beitragen.

Tester: Die Person, die den Muskeltest durchführt.

Überlastung/„Overload“: Ein vorübergehender Zustand, in dem der Muskeltest unklar oder unmöglich sein kann. Dies kann nach der Lösung eines intensiven Ungleichgewichts oder am Ende einer Sitzung auftreten, wenn die Person bereits mit der Verarbeitung begonnen hat und nichts mehr loslassen kann.

Unausgeglichener Zustand: Ein Zustand, in dem der physische Körper oder Energiekörper durch Ungleichgewichte und energetische Blockaden überlastet ist. Dies kann neben unzähligen anderen Symptomen zu Genesungsschwierigkeiten und schließlich zu Fehlfunktionen führen.

Ungleichgewicht: Alles, was im physischen Körper oder im Energiekörper falsch läuft. Ungleichgewichte können Dinge sein, die nicht dazugehören, Dinge, die dem Körper fehlen oder gebraucht werden, Dinge, die ihren Platz verlassen haben oder unterbrochen wurden. Ungleichgewichte haben im Allgemeinen eine niedrige Schwingung und stören immer den normalen, ausgeglichenen Zustand des Körpers oder Energiekörpers oder beider. Ungleichgewichte verursachen häufig andere Arten von Ungleichgewicht im Körper (z.B. eine eingeschlossene Emotion, die zu einem Ungleichgewicht der Nieren führt). Diese werden im Body Code als „assoziierte Ungleichgewichte“ bezeichnet.

Unterbewusstsein: Der Teil des Gehirns und des Körpers, der den größten Teil unserer allgemeinen Intelligenz enthält. Es stellt eine riesige Datenbank dar, die abgefragt werden kann, um Antworten darauf zu finden, was der Körper und der Energiekörper benötigen, um ins Gleichgewicht zu kommen.

Verarbeitung: Ein Zustand, in dem sich der Energiekörper und der physische Körper verändern, um die Lösung von einem oder mehreren Ungleichgewichten zu verarbeiten. Die Verarbeitung dauert im Allgemeinen ein bis drei Tage und kann in etwa 20 Prozent der Fälle zu leichter Müdigkeit oder emotionaler Empfindlichkeit führen.

DANKSAGUNG

Mein ausdrücklicher Dank gilt all jenen, die an der Entstehung dieses Werkes mitgewirkt haben.

Natalie Nelson für ihre Mitarbeit bei der Entwicklung und Verfeinerung dieses Werks im Laufe der Jahre.

Josh Nelson für seine wunderbaren Einsichten und Beiträge und dafür, dass er ein großartiger Ausbilder für unsere zertifizierten Body Code-Anwender auf der ganzen Welt ist.

Patti Rokus, die mir geholfen hat, einen Berg von Material zu ordnen und das Buch auf den Weg zu bringen.

Jana Carter für ihre großartige Hilfe bei der Durchsicht und Bearbeitung des Buches.
Gwen Hawkes, stellvertretende Lektorin bei St. Martin's Press, die so viel Geduld mit mir hatte.
Meinen Patienten, die mir erlaubt haben, ihr Freund und Therapeut zu sein, und die mir erlaubt haben, ihre Geschichten zu erzählen.
Unseren wunderbaren zertifizierten Anwendern auf der ganzen Welt, die ihre Erfahrungen mit mir teilten.
Meinem Bruder Bruce Nelson Jr., meinem Mentor und Vorbild in so vielerlei Hinsicht.
Tom Miller, meinem wunderbaren literarischen Agenten, für all seine Hilfe bei der Gestaltung dieses Buches.
Joel Fotinos, meinem Verleger bei St. Martin's Press, für seine Hilfe, dieses Buch zu einem großartigen Folgeband zum *Emotion Code* zu machen.
Meinen wunderbaren Kollegen bei Discover Healing für all ihre Hilfe, diese Heilungsarbeit in die Welt zu bringen.
Meiner Frau Jean für ihre zahllosen Einsichten während der Entwicklung dieses Werkes und dafür, dass sie meine Inspiration, meine Helferin und meine beste Freundin ist.
Und schließlich dem Schöpfer dafür, dass er mich mit den Gaben gesegnet hat, die ich für dieses Werk benötige, dass er mich zu einem Instrument der Heilung gemacht hat und dass er mein Leben auf dem ganzen Weg begleitet hat.

ANMERKUNGEN

1 https://www.americanactionforum.org/research/chronic-disease-in-the-united-states-a-worsening-health-and-economic-crisis

2 https://www.npr.org/sections/goatsandsoda/2017/04/20/524774195/what-country-spends-the-most-and-least-on-health-care-per-person

3 https://www.theatlantic.com/health/archive/2013/01/new-health-rankings-of-17-nations-us-is-dead-last/267045

4 Stahel, P. F., VanderHeiden, T. F. and Kim, F. J. "Why Do Surgeons Continue to Perform Unnecessary Surgery?" Patient Saf Surg 11, no.1 (2017): https: //doi.org/10.1186/s13037-016-0117-6

5 Um mehr über meine spirituellen Überzeugungen zu erfahren, besuchen Sie https://www.drbradleynelson.com/my-beliefs

6 https://www.discoverhealing.com/app

7 https://www.discoverhealing.com/muscle-testing

8 https://www.discoverhealing.com/muscle-testing

9 https://www. youtube.com/c/discoverhealing

10 https://www.discoverhealing.com/video/the-voice
11 https://www.discoverhealing.com/app
12 https://www.discoverhealing.com/app
13 https://www.discoverhealing.com/app
14 https://www.GeneticRouletteMovie.com
15 https://www.carlsonattorneys.com/news-and-update/banning-roundup
16 Enthalten in der Body-Code-System-App, erhältlich unter https://www. discoverhealing.com/app
17 Übersetzung des Gedichts entnommen aus: http://www.william-wordsworth.de/translations/ode.html
18 Änderung des Namens vorbehalten

STICHWORTVERZEICHNIS

M

N

O

P

Qu

R

S

U

V

W

STIMMEN ZUM BUCH

Ich habe Dr. Bradley Nelsons Buch Der Emotion Code *vor einigen Jahren gelesen und begonnen, die darin enthaltenen Informationen zu nutzen, um meinen Patienten, meiner Familie und meinen Freunden zu helfen. Als Bradley mich bat, sein neues Buch* Der Body Code *zu lesen und eine Rezension zu schreiben, habe ich gerne zugesagt.* Der Emotion Code *war ein sehr gutes Buch, aber ich denke, der* Body Code *ist noch besser. Ich mag die methodische Art und Weise, in der Dr. Nelson die Prinzipien und Anwendung des Body Code dargelegt hat. Die vielen lebensverändernden Erfahrungsberichte und Fallbeispiele im Buch zum Body Code bieten den Lesern Ermutigung und konkrete, umsetzbare Beispiele. Es ist ein Buch, das bei richtiger Anwendung der darin enthaltenen Informationen nicht nur das Leben des Lesers positiv beeinflussen kann, sondern auch das Leben derjenigen, denen der Leser mit den Informationen helfen möchte. Ich empfehle den Body Code wärmstens.*

WILLIAM LEE COWDEN
MD, MD(H), Vorsitzender des wissenschaftlichen Beirats
der Academy of Comprehensive Integrative Medicine

In dem Buch Der Body Code *baut Dr. Nelson auf der Arbeit in seinem Bestseller* Der Emotion Code *auf, um ein umfassendes Rahmenwerk zu schaffen, mit dem Sie Ihr Leben wieder ins Gleichgewicht, in die Gesundheit und ins Glück bringen können. Diese Seiten enthalten Wissen und Anleitungen, die Sie sofort in die Praxis umsetzen können. Das Buch wird Ihr Verständnis dafür, was es bedeutet, auf Ihren Körper zu hören, wahrhaftig erweitern! Die Arbeit von Dr. Nelson hat mein Leben für immer verändert. Dies ist ein kraftvolles Buch für alle Zeiten, und ich empfehle es unbedingt.*

STEVEN R. SHALLENBERGER
Autor des nationalen Bestsellers "Becoming Your Best:
The 12 Principles of Highly Successful Leaders"

Dr. Bradley Nelson hat es wieder geschafft! Der Body Code *ist ein wahres Meisterwerk. Ihr Körper ist ein reines Spiegelbild Ihres Geistes. Ändere deinen Geist, heile deinen Körper. Dieses Buch und Dr. Nelsons Arbeit sind ein Muss für jeden, der bereit und willens ist, die wirkliche Arbeit zu tun, wenn es um tiefgreifende Heilung geht. Es ist einfach und voll von goldenen Nuggets und praktischen Möglichkeiten, den Body Code zu entschlüsseln, damit Sie Ihr bestes Leben leben können.*

DR. DARREN R. WEISSMAN
Entwickler der LifeLine-Technik® und Bestsellerautor von „
The Power of Infinite Love & Gratitude"

Ich hatte das Glück, den Body Code kennenzulernen, und der Unterschied in meinem Energieniveau vor und nach der Sitzung ist unübersehbar. Nachdem ich Dr. Nelson ein paar Mal gefilmt habe, kann ich aus erster Hand berichten, dass er definitiv das tut, wovon er redet.

FRAZER BAILEY
Regisseur der Dokumentarfilme „E-Motion“ und „Root Cause“

Dr. Bradley Nelson und das Buch Der Body Code *sind ein Geschenk des Himmels! Der Body Code ist eine fantastische Heilmethode, und zusammen mit dem Emotion Code hat er meine Reise in die Heilung mit Schwingung und Energie auf eine ganz neue Art und Weise eingeleitet. Der Body Code ist wunderschön, gründlich und für jeden zugänglich, der seine Heilung selbst in die Hand nehmen möchte.*

DR. KAREN KAN
Ärztin für Lichtmedizin und Gründerin der Academy of Light Medicine(TM)

Der Body Code ist im wahrsten Sinne des Wortes umwerfend: Die Theorie, der einfache Bearbeitungspfad und die Algorithmen sind absolut genial, funktionieren wie eine Bombe und sind meiner Meinung nach ein umfassendes Gesundheitspaket zur Selbstanwendung fürs Leben! Wenn mein Sohn Hilfe im Bereich der Gesundheit bräuchte, würde ich ihm nur Dr. Bradley Nelson empfehlen!

ALEXANDER LOYD
PhD, ND, New York Times-Bestsellerautor

Ein brillantes, umfassendes, leicht verständliches System, um schnell, effektiv und vor allem sicher tiefgreifende Heilerfolge zu erzielen. Dies ist ein umfassender Leitfaden für jeden, vom Neuling in Sachen Selbstheilung bis zum erfahrenen Profi. Der Body Code wird Sie mit dem tiefgreifendsten Heiler vertraut machen, dem Sie je begegnet sind: Ihrem eigenen kostbaren Körper.

KRIS FERRARO
Autor von „Energy Healing and Manifesting“

Der Body Code ist eine der revolutionärsten Methoden unserer Zeit. Er bietet ein Tor zur emotionalen Freiheit, indem er ein System zur Befreiung und Transformation einiger der zugrunde liegenden Ursachen für emotionale und körperliche Schmerzen anbietet. Das Buch enthält bemerkenswerte Erfahrungsberichte, die die Macht des menschlichen Energiefeldes und des Unterbewusstseins veranschaulichen. Ein wahres Geschenk für die medizinische und psychologische Gemeinschaft.

SHERIANNA BOYLE
Autorin von „Emotional Detox Now“

Stellen Sie sich einen Verbündeten vor, dem Sie immer vertrauen und den Sie um Rat fragen können, um Ihre Gesundheit zu verbessern, um sich von körperlichen und emotionalen Schmerzen zu befreien, Ihre Beziehungen zu verbessern und eine bessere Zukunft für sich und Ihre Lieben zu schaffen. Dieser Verbündete ist Ihr Körper, und in dem Buch Der Body Code *zeigt Ihnen Dr. Bradley Nelson, wie Sie seine angeborene Intelligenz mithilfe der einfachen, aber wirkungsvollen Techniken nutzen können, die er im Laufe seiner langjährigen Tätigkeit als anerkannter Gesundheitsexperte entwickelt hat. Lesen Sie dieses Buch mit offenem Geist, wenden Sie an, was Dr. Bradley Nelson lehrt, und machen Sie sich bereit, Ergebnisse zu erleben, die Sie verblüffen werden!*

LARRY TRIVIERI JR
Autor von „No Doctors Required"

Das Reich Gottes ist in Ihnen. Gebet, Meditation und Dienst verschaffen uns Zugang zu der göttlichen Weisheit in unseren Herzen und Seelen. Der Body Code bietet einen Schlüssel zum Entschlüsseln des unendlichen Wissens und der Heilung, die unser Geburtsrecht sind. Lesen Sie dieses Buch und entschlüsseln Sie das Geheimnis Ihres eigenen Körpers, Geistes und Ihrer Seele.

MICHAEL ALEXANDER
Emmynominierter Moderator und Executive Producer
von „Conscious Living"